AF610525

MALADIES DU CUIR CHEVELU

V. — LES SYNDROMES ALOPÉCIQUES

Pelades et Alopécies en Aires

PAR

Le Dr R. SABOUROUD

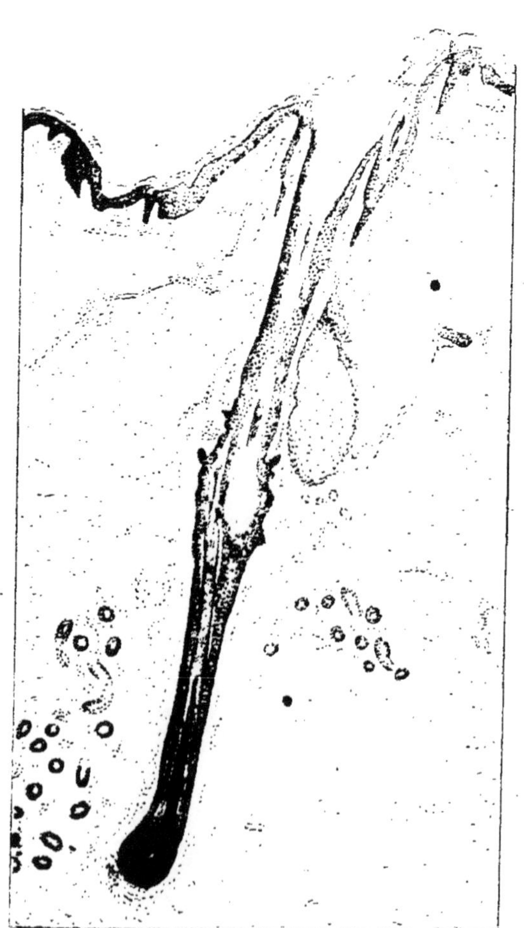

PARIS
MASSON ET Cie
ÉDITEURS
Libraires de l'Académie de Médecine
120, BOULEVARD SAINT-GERMAIN

V. — LES SYNDROMES ALOPÉCIQUES

PELADES ET ALOPÉCIES
EN AIRES

DU MÊME AUTEUR

I. — Les Maladies séborrhéiques : *Séborrhée, Acnée, Calvitie.* Paris, 1902, 1 vol. gr. in-8, avec 91 figures en noir et en couleurs .... *épuisé.*

II. — Les Maladies desquamatives : *Pityriasis et Alopécies pelliculaires.* Paris, 1904, 1 vol. gr. in-8, avec 122 figures dans le texte en noir et en couleurs.............................. *épuisé.*

III. — Les Maladies cryptogamiques : *Les Teignes.* Paris, 1910. 1 vol. gr. in-8, avec 433 figures dans le texte et 28 planches hors texte. .... *épuisé.*

IV. — Les Maladies suppuratives et exsudatives : *Pyodermites et Eczémas,* Paris, 1928, 1 vol. de 284 pages gr. in-8, avec 149 figures originales .... 60 fr.

MALADIES DU CUIR CHEVELU

V. — LES SYNDROMES ALOPÉCIQUES

PELADES ET ALOPÉCIES EN AIRES

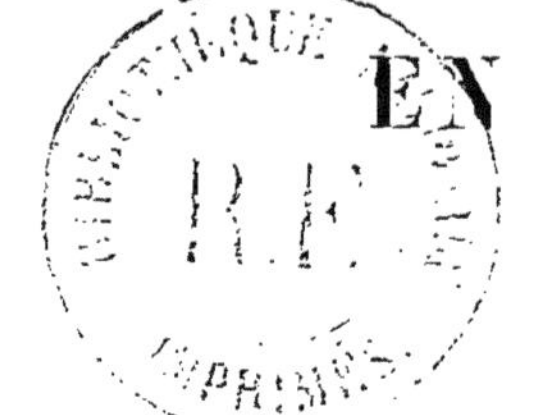

PAR

LE DOCTEUR R. SABOURAUD

Directeur du Laboratoire municipal de la ville de Paris à l'Hôpital Saint-Louis

AVEC 179 FIGURES ORIGINALES

PARIS

MASSON ET Cie, ÉDITEURS

LIBRAIRES DE L'ACADÉMIE DE MÉDECINE

120, BOULEVARD SAINT-GERMAIN

1929

PRÉFACE

Ce livre est le dernier des cinq que je m'étais proposé d'écrire sur les affections du cuir chevelu — il y a trente ans de cela.

La *séborrhée*, les *pityriasis*, les *teignes*, les *pyodermites*, les *alopécies en aires*, tels sont les jalons plantés au cours de la route, les témoins de trente ans d'études consacrées à un seul et même chapitre de la dermatologie.

Je garde en terminant l'opinion que j'avais par avance : si nous voulons éclaircir peu à peu les divers problèmes qui se posent à nous, il faut que chacun restreigne son effort à un sujet bien circonscrit et qu'il s'y consacre uniquement.

Chaque chapitre de la dermatologie aurait besoin d'une vie d'étude. Les efforts de tous, dispersés en surface, valent peu et ne profitent guère; l'effort unique, en profondeur, amène seul des résultats. Nous avons de très bons manuels et nous manquons de monographies. Mais une seule monographie veut des années de patient travail. C'est la loi énoncée par Gœthe : « Le temps ne respecte pas ce qu'on a fait sans lui. »

Ce dernier livre est consacré aux alopécies, et avant tout à l'Area Celsi, la pelade française.

Si restreint qu'en puisse paraître le sujet, il est considérable et la matière en doit être divisée. Comme toute question scientifique, celle de l'alopécie en aires comprend des parties claires et d'autres obscures. Mais les plus claires contiennent encore des obscurités et les parties obscures restent encore les plus nombreuses.

I. — Dans ces conditions, il m'a semblé devoir faire d'abord un résumé du sujet, tel qu'il se présente au clinicien, au praticien, à l'œil nu. C'est ce résumé qui fera la première partie de ce volume, il contiendra ce que je sais de moins discutable en la question. Et non seulement ce résumé comprendra l'étude clinique des lésions locales, leur ordre de succession, l'énumération et la description de leurs principales variétés, mais le diagnostic différentiel de la maladie, ce qui nous fera passer en revue toutes les affections de symptômes analogues; et je dirai de même ce que m'a montré de plus certain la pratique de son traitement. Ce sera donc une vue d'ensemble, toute extérieure, mais complète en soi, faite comme si nous ne savions rien de plus.

Tout le reste du volume sera consacré à la recherche des causes et des mécanismes qui peuvent produire cette affection : étiologie et pathogénie.

II. — Nous commencerons par l'étude microscopique, anatomique et bactériologique du sujet, ne fût-ce que pour montrer la précarité des renseignements qu'elle nous donne.

III. — Nous énumérerons ensuite les affections dont l'évolution est analogue à celle des pelades ou qui nous paraissent reliées aux alopécies en aires par des liens cliniques évidents.

IV. — Après cela, nous étudierons les hérédités de nos malades : hérédité peladique, syphilis congénitale et tuberculose.

V. — Nous chercherons ce que valent les causes le plus souvent invoquées par le malade lui-même : la contagion, les traumatismes, les chocs émotifs.

VI. — L'âge du début de la pelade nous indiquant l'importance étiologique de la ménopause dans la pelade féminine, nous étudierons les troubles génitaux qui peuvent s'observer dans les deux sexes avant l'apparition des aires glabres...

VII. — Et les troubles thyroïdiens, dont certains ont sur la pelade une influence très certaine.

VIII. — Ainsi serons-nous amenés à l'étude du rôle du grand sympathique, seul lien direct entre les glandes endocrines... et à la théorie étiologique de Jacquet de la pelade réflexe... et aux études en cours auxquelles la théorie de Jacquet a donné lieu.

IX. — Enfin, nous terminerons par un cours résumé de ce que nous aurons appris, et par un aperçu des divers traitements généraux auxquels les théories étiologiques de l'alopécie en aires ont donné lieu.

Si nos conclusions restent dubitatives, au moins aurons-nous éclairci le sujet dans la mesure de nos moyens pour faciliter le travail de ceux qui, après nous, le reprendront.

PELADES ET ALOPÉCIES EN AIRES

PREMIÈRE PARTIE

ÉTUDE CLINIQUE

CHAPITRE PREMIER

LA PLAQUE PELADIQUE

Il est impossible encore aujourd'hui de fournir une définition autre que descriptive du type morbide connu partout au monde sous le nom d'*Alopecia areata,* en France seulement sous le nom ancien de *Pelade.*

La première définition en fut donnée par Bateman, au début du siècle dernier : « Cette singulière maladie est caractérisée par des taches plus ou moins circulaires qui rendent chauve la partie sur laquelle elles ont leur siège, et sur lesquelles on ne remarque aucun cheveu, tandis qu'elles sont environnées d'un aussi grand nombre de cheveux que dans l'état naturel. La surface du cuir chevelu est, au centre des taches, unie, brillante et d'une blancheur remarquable. Les aires des taches s'agrandissent progressivement. Elles deviennent quelquefois confluentes, produisant un état chauve sur une grande partie du cuir chevelu... » (1).

A cette définition précise, mais brève, il faut ajouter :

(1) BATEMAN, *Abrégé pratique des maladies de la peau,* 1820, traduction Bertrand.

1) Que la plaque peladique survient brusquement, et le plus souvent sans aucun trouble fonctionnel perceptible ;

2) Que le plus souvent rien, dans la santé du sujet, ne peut faire prévoir son apparition. L'état général du malade peut être et demeurer satisfaisant pendant toute l'évolution de la maladie ;

3) De plus, cette affection, de durée et de gravité essentiellement variables, peut, à toutes périodes de son évolution, s'accroître, ou, au contraire, rétrocéder et guérir sans laisser de traces ;

4) Mais la maladie, en apparence guérie complètement, peut reparaître sur le même sujet, fût-ce à des années d'intervalle, et ces récidives sont loin d'être rares ;

5) Cette affection ne semble aucunement contagieuse...

Tel est, décrit en quelques mots, le type morbide auquel nous voulons consacrer le présent volume.

Il est à remarquer d'abord que, dans presque tous les cas, la pelade commence par une plaque unique, qui naît, se développe et dure au moins quelque temps solitaire. Mais, dans beaucoup de cas, de nouvelles plaques surgissent ailleurs, en tout semblables à la première, et souvent aussi d'autres surgiront derrière les secondes. L'unité morphologique, la lésion élémentaire de la pelade est donc la *plaque glabre,* et c'est elle que nous devons d'abord étudier. Sa description occupera la première place en ce travail.

A. — APPARITION DE LA PLAQUE.

L'apparition de la plaque est brusque. Elle est faite par la chute d'une touffe de cheveux laissant leur place nue. Ces cheveux ne sont pas cassés; pour la plupart du moins, ils tombent en entier, leur extrémité radiculaire montrant un point blanc très petit qui est le bulbe pilaire desséché. Comme ce phénomène est le premier et n'est accompagné d'aucun autre, il arrive que le malade ne s'en aperçoit pas lui-même. Très souvent, il est averti par autrui de l'existence, sur son cuir chevelu, d'une plaque dont il n'avait pas connaissance; déjà la plaque est faite, large comme l'empreinte du pouce environ.

Si l'on examine avec soin la surface de la plaque, on y trouve la peau lisse, blanche, *propre*, sans nulle lésion de surface. Les orifices des follicules y sont visibles comme des points. Rien d'autre.

1. — Cheveux caducs. — Au pourtour de la plaque qui vient de naître, les cheveux du voisinage, bien que demeurés en place,

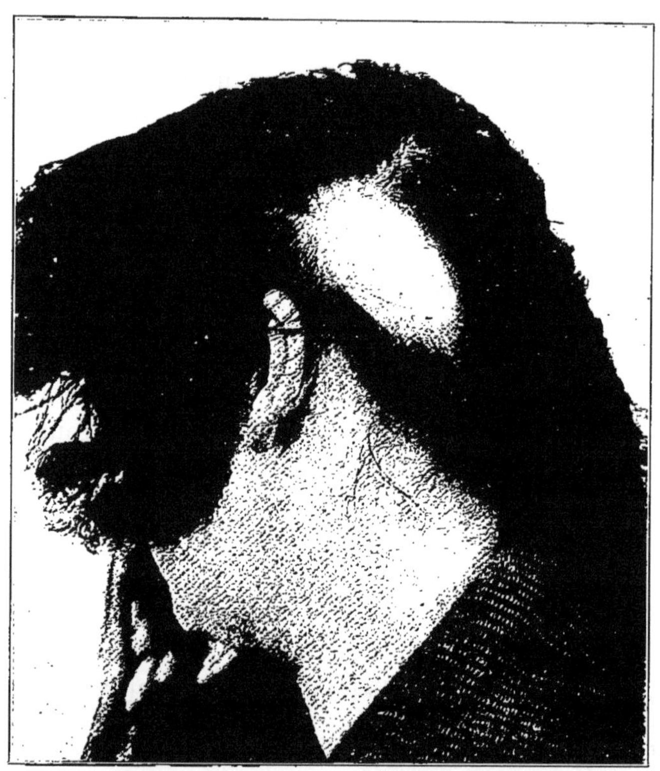

Fig. 1. — La plaque *princeps* de la pelade. Elle dessine un ovale régulier. (Malade de Ravaut. Photographie de Schaller.)

sont caducs, ils viennent aux doigts sans résistance et sans douleur. L'épilation ainsi continuée en enlève un grand nombre, jusqu'à ce que les doigts rencontrent la résistance à la traction que présentent les cheveux normaux. La plaque ainsi agrandie n'est pas exactement ronde et faite comme au compas, mais ovale plutôt, régulière toujours (fig. 1).

2. — ***Cheveux peladiques.*** — Lorsque les longs cheveux morts sont ainsi enlevés, il est facile de voir, sur le pourtour de la plaque, en plus ou moins grand nombre, suivant les cas, des tronçons de cheveux plus courts, de 4 à 10 millimètres de haut, très fins à leur base et terminés à leur extrémité aérienne par un renflement plus foncé (fig. 2). Ce sont les cheveux peladiques, ainsi nommés parce qu'ils sont caractéristiques de la maladie. En raison de leur valeur diagnostique et pronostique, nous en donnerons plus loin une étude particulière (voir p. 115). Ils étaient mélangés aux cheveux caducs plus longs; c'est leur brièveté qui leur a permis d'échapper à l'épilation aux doigts. Ils dessinent, plus ou moins nombreux, plus ou moins serrés, la circonférence de la plaque. On en trouve même quelques-uns parmi les cheveux sains et solides de son pourtour.

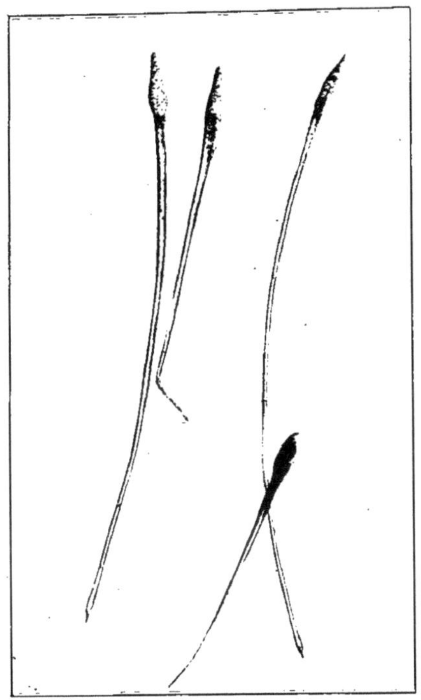

Fig. 2. — Le cheveu peladique « en épi ». (Préparation de Sabouraud. Cliché de Noiré. 20/1.)

L'existence du cheveu peladique est éphémère ; il signale la période d'accroissement de la maladie. Si donc on examine une plaque déjà faite depuis plusieurs semaines et parvenue au stade d'état, ces cheveux peladiques auront ordinairement disparu. On peut n'en plus rencontrer un seul. Mais, sur une plaque à la période d'état, si l'on retrouve, en un seul point, un îlot de cheveux peladiques, on peut être sûr qu'en ce point cette plaque s'agrandira. Ces cheveux, en certain cas, sont assez rares, en d'autres ils sont si nombreux qu'ils forment une bande d'un centimètre de largeur, ou même plus, autour de la plaque extensive. Quelquefois ils demeurent sur place plusieurs semaines, donnant à la plaque un aspect spécial. C'est la pelade « pseudo-tondante » ou *trichophytoïde* de Besnier, ainsi nommée parce que le grand nombre de ces cheveux courts, restés en place, fait ressembler, vaguement d'ailleurs, la tache de pelade à une plaque de trichophytie du cuir chevelu.

Si la plaque est située en telle région que ces poils courts

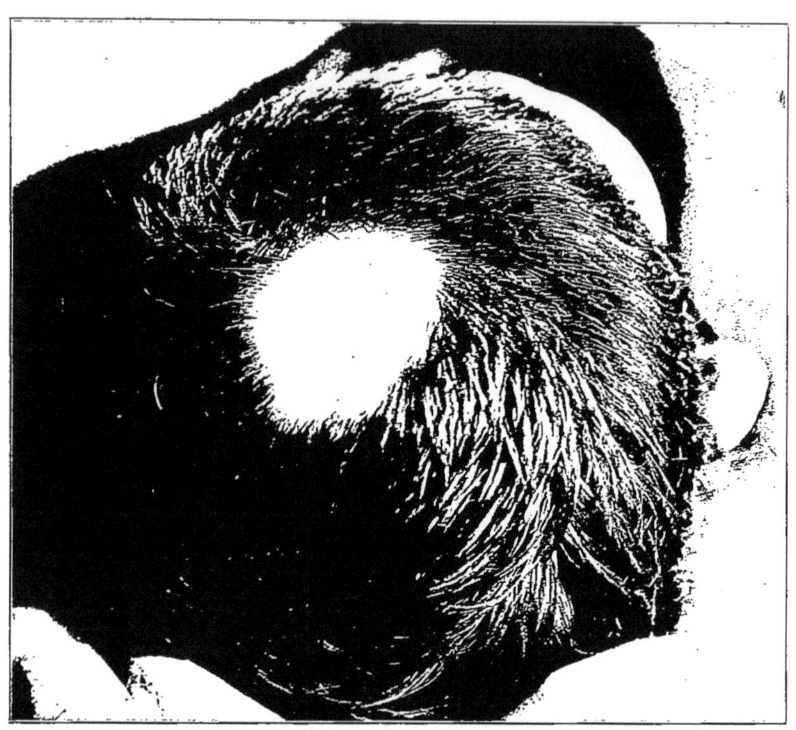

FIG. 3. — Plaque *princeps* de la pelade.
Sur son pourtour, on commence à voir des encoches extensives déformant l'ovale primitif.
(Malade de Sabouraud. Cliché de Noiré.)

puissent être vus du malade, ou si, en passant le doigt sur la plaque, il les sent comme des poils d'une brosse, il prend le plus souvent ces cheveux pour des cheveux nouveaux et qui poussent. Or, ce sont des cheveux déjà morts et qui vont tomber. Il prend donc pour un bon symptôme un mauvais. Car, partout où l'on trouve des cheveux peladiques, c'est sur une zone en voie d'accroissement. Le médecin doit toujours faire comprendre cette erreur au malade, ou du moins ne pas la partager.

Dans quelques jours, ces cheveux auront disparu et aussi tous les cheveux longs autour d'eux. Si les cheveux peladiques occupaient tout le tour de la plaque, la plaque sera toute agrandie; s'ils n'en occupaient qu'un côté, c'est de ce côté que la surface glabre aura progressé. S'ils n'occupaient qu'un point de la circonférence, ce point sera devenu une encoche demi-ronde qui déformera l'ovale de la plaque primitive (fig. 3).

3. — ***Cheveux cadavérisés.*** — Au moment où la plaque s'agrandit, et sur les mêmes points signalés par l'existence des

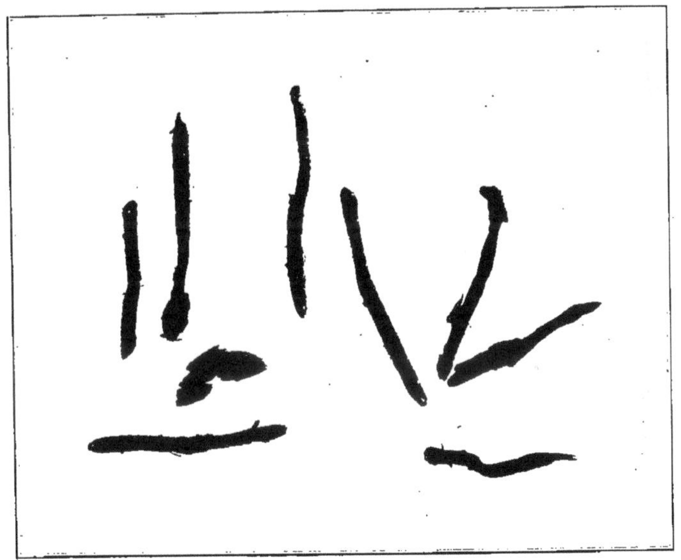

Fig. 4. — Résidus de cheveux cadavérisés autour d'une pelade à grandes plaques extensives.
(Préparation de Sabouraud. Cliché de Noiré. 10/1.)

cheveux peladiques, on peut voir d'autres cheveux malades, cassés plus courts et dont la description est ordinairement négligée par les auteurs. Ce sont des cheveux cassés au ras de la peau ou bien faisant sur elle une saillie d'un ou deux millimètres. Ceux-ci ont conservé leur diamètre et leur couleur. Les plus courts apparaissent seulement à son orifice. Avec une forte loupe, on voit très bien que leur section n'est pas nette, mais irrégulière et frangée. Ils paraissent souvent plus gros et plus colorés que les cheveux sains de la même tête. Certains cas et certaines plaques en montrent beaucoup plus que d'autres. D'autres orifices qui n'ont plus de cheveux sont occupés par un point jaune ou roux, visible à la loupe. On dirait une minuscule goutte de cire. Avec un extracteur de comédons, on en retire de petits corps gras, vaguement cylindriques ou irréguliers.

4. — Points noirs. — Enfin, au niveau de la zone d'accroissement d'une plaque présentant ou non ces résidus de cheveux et ces apparences de comédons, on peut voir aussi de petits grains

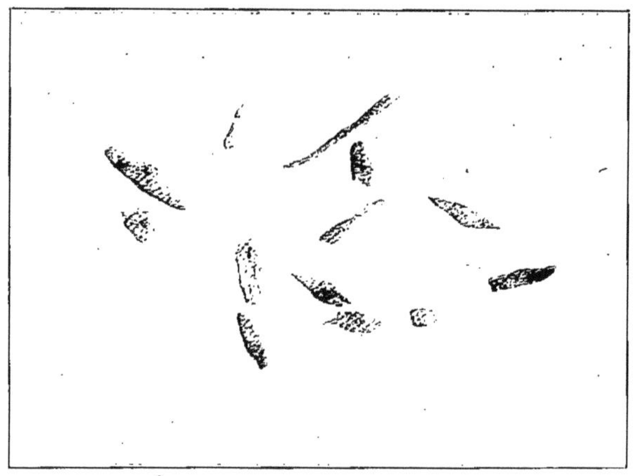

Fig. 5. — Les « bois pilaires », points noirs extraits par grattage des orifices folliculaires au niveau de la zone périphérique d'une plaque en voie d'accroissement. (Préparation de Sabouraud. Cliché de Noiré. 10/1).

noirs (fig. 5), comme des grains de poudre enchâssés dans les orifices pilaires. Il y en a quelquefois beaucoup, qui font comme une bande circulaire autour des plaques fraîchement dépilées. Sur cette bande, ces points noirs apparaissent comme un point d'imprimerie très fin, et le râclage de la peau en enlève un grand nombre...

Il y a donc toute une série de symptômes signalant les zones d'accroissement des plaques, et les zones qui ne sont devenues glabres que depuis peu. Parmi les premiers, il faut signaler d'abord les cheveux d'apparence normale qui ont perdu leur adhérence à la peau et viennent aux doigts sans traction. Ensuite les cheveux peladiques, en forme de points d'exclamation. Parmi les autres, il faut mentionner les tronçons de cheveux morts, inclus dans la peau, faisant très peu de saillie à la surface..., et aussi les points noirs que je viens de signaler. Suivant que les plaques grandissent vite ou lentement, ces symptômes sont marqués ou rares, car de tels signes étant éphémères et disparaissant après quelques jours, ils ne peuvent se trouver nombreux que si la plaque vient de se produire, ou de s'accroître récemment. Dans ces cas, il y a une évidente opposition entre le centre de la plaque, qui est blanc et net, et le pourtour où ces points noirs et ces tronçons de cheveux existent en nombre.

B. — STADE D'ÉTAT.

En règle, une plaque peladique ne s'agrandit pas ainsi indéfiniment; elle dépasse rarement 5 à 6 centimètres de diamètre, sinon par la coalescence de plaques voisines, ou par une succession d'encoches autour d'elle. Il survient alors un moment où tout cheveu peladique a disparu de son pourtour. La plaque a cessé de grandir; elle est arrivée au stade d'état. La « blancheur remarquable » et la propreté de son centre sont devenues uniformes sur toute sa surface jusqu'à ses limites entourées de cheveux normaux. C'est une loi sans exception que la peau de la plaque peladique ne présente ni rougeur, ni squames, ni croûtes, et ce symptôme est d'importance pour le diagnostic différentiel de la pelade et des teignes tondantes. Ce serait un proverbe dermatologique à retenir que, sur les plaques de teigne, la peau est toujours sale (salie de squames ou de croûtelles), tandis que sur les plaques de pelade la peau est et restera toujours propre.

Néanmoins, cette peau, de première apparence normale, présente quelques symptômes spéciaux qu'il est nécessaire de passer en revue.

*1. — **Atrophie.*** — Au palper, la plaque de pelade, parvenue au stade d'état, est en général déprimée. On dit « en soucoupe », comme si, à son niveau, le derme et l'épiderme étaient un peu atrophiés. Nous verrons que le fait est histologiquement certain, mais il est encore plus apparent que réel, car on reproduit le même affaissement cutané en épilant à la pince une surface ronde en un point quelconque du cuir chevelu sain. C'est parce que les cheveux, si minces qu'ils nous paraissent, ont un volume, et quand on en épile des centaines sur une surface limitée, l'épaisseur de la peau se trouve diminuée du volume de toutes les racines éliminées. Cet amincissement est sensible sur les plaques au stade d'état, et persiste tant qu'il ne s'y reproduit pas de cheveux nouveaux. Au doigt, on perçoit cet affaissement tégumentaire, et de même le relèvement de la peau au niveau des bords de la plaque, où elle reprend son épaisseur.

2. — *Œdème.* — Dans un certain nombre de cas, mais principalement sur les plaques très grandes ou dans certaines pelades totales, la peau est au contraire épaissie, elle est le siège d'un véritable œdème, signalé justement par Devergie, et nié à tort par Bazin. Le doigt bien appuyé y laisse une empreinte persistante.

A la surface de la plaque, la peau semble normale. Les pores y sont souvent peu marqués, visibles à la loupe cependant. Souvent, au contraire, les pores paraissent larges et remplis de sébum. Alors la surface de la plaque est devenue non seulement lisse, mais luisante et grasse, ce que démontre son empreinte prise au papier soie. Inversement, elle est sèche quand les pores sont petits et presque invisibles.

3. — *Leucodermie.* — Au stade d'état, la plaque de pelade est toujours blanche, mais elle est souvent plus blanche que la peau normale. Ce symptôme est même de règle. L'histologie nous montrera que les premiers troubles perceptibles de la peau, dans la pelade, sont des troubles pigmentaires, promptement suivis d'une raréfaction du pigment de la couche malpighienne. Cette leucodermie est aisément perceptible à l'œil, et souvent elle est très marquée.

Quand il s'agit d'une pelade de la barbe et que celle-ci est rasée, non seulement la leucodermie est plus visible, mais on voit qu'elle s'accompagne parfois d'une surpigmentation, d'une hyperchromie des régions circonvoisines et non peladiques. En général, cette leucodermie se prononce, avec tous les autres symptômes déjà décrits, d'atrophie, d'amincissement de la peau ; elle est donc d'un pronostic plus fâcheux, à proportion qu'elle est plus marquée. C'est elle qui a fait apparenter la pelade au vitiligo par un si grand nombre d'auteurs. Cette disparition du pigment se prononce de même au niveau de la papille pilaire, et cela peut se traduire par la repousse individuelle de gros cheveux d'un blanc d'argent sur les vieilles surfaces peladiques. Leur survenue n'est

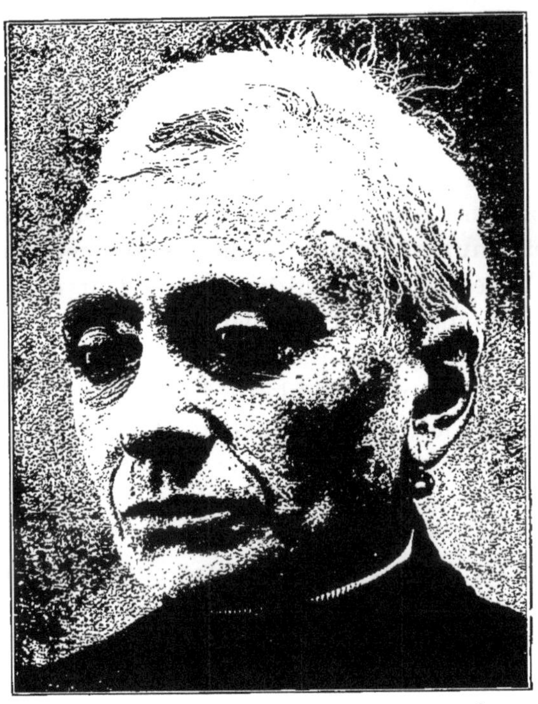

Fig. 6. — Repousse de cheveux d'un blanc d'argent après une pelade presque totale. Une mèche préservée au sommet du front est restée noire. (Malade de Brocq. Cliché de Schaller.)

pas d'un bon pronostic. Le gros cheveu blanc d'argent ne se voit jamais dans la repousse normale des pelades bénignes (fig. 6).

Un autre phénomène corrélatif de celui-ci n'a pas été souligné comme il convient. Lorsqu'une pelade survient au milieu d'une chevelure grisonnante, il est très remarquable de voir la plaque déjà parfaitement dessinée n'avoir perdu que ses seuls cheveux noirs, alors que ses cheveux blancs sont au moins partiellement conservés. Ils finissent souvent par tomber aussi, mais tardivement, et souvent on les voit demeurer sur place sans que le processus peladique paraisse les avoir atteints. Ce fait est parmi ceux qui prouvent le mieux que la chute du cheveu est *précédée* par le trouble de la fonction pigmentaire, lequel semble le premier en date de tous ceux qu'on peut observer dans la pelade.

*4. — **Le duvet.*** — En règle, au stade d'état, la plaque peladique est tout à fait nue ; exposée à la lumière oblique, elle peut ne montrer aucun duvet, si fin qu'il soit. Mais, en d'autres cas, la peau peut garder ce duvet, même quand la plaque vient de se former ; ou bien on voit le duvet reparaître très peu après que les gros cheveux sont tombés. Ce duvet épilé peut ne donner aucune sensation douloureuse au patient ; il n'en sent pas l'épilation. Ces duvets peuvent n'apparaître que sur le centre de la plaque, ou au contraire autour de lui, ou sur un côté seulement. L'apparition de ce duvet et sa répartition constituent un signe pronostique de toute importance. Pour bien voir ce duvet, il faut savoir éclairer le champ de la plaque que l'on examine. Si on la place en pleine lumière et qu'on l'éclaire directement, on peut ne pas voir le duvet du tout, quoiqu'il existe. Pour le bien voir, il faut placer la plaque entre la lumière et l'ombre : le duvet apparaît alors, fait de cheveux fins comme de la soie, très courts et clairs, plus ou moins serrés.

Théoriquement, c'est le début de la repousse. Partout où l'on rencontre ces cheveux naissants, le pronostic est donc meilleur que s'ils n'étaient pas. Ce pronostic varie avec leur nombre, leur grosseur, leur répartition, etc. Mais, dans les cas de pelade bénigne, ce sont ces duvets qui deviendront les cheveux nouveaux.

Même quand ce duvet, pourtant, a recommencé d'apparaître, il n'est pas du tout certain que la plaque va se recouvrir sans retard ; la repousse peut être locale, partielle, centrale ou annulaire. Il n'est même pas rare de rencontrer une plaque dont le centre est en pleine repousse, alors que par ses bords elle continue de s'agrandir. On peut voir des parties en état de repousse duveteuse, même sur le champ d'une pelade en voie de généralisation. Le duvet n'a donc de valeur que pour la région où il existe. Et encore peut-on le voir disparaître, alors qu'on croyait assuré le commencement de la repousse. Malgré ces possibilités fâcheuses, son apparition n'en est pas moins un signe heureux, celui qui précède toute repousse, sérieuse ou passagère, définitive ou momentanée.

C. — STADE DE RÉINTÉGRATION ET DE GUÉRISON.

Dans les pelades bénignes, c'est le duvet, incolore, qui va devenir le cheveu nouveau. Peu à peu, il s'épaissit et se pigmente. Sa couleur devient nettement blonde et fonce peu à peu ; chaque poil devient plus gros à mesure qu'il pousse ; sa pointe gardera longtemps un reflet cendré, même alors que dans ses parties plus récentes le poil a repris le diamètre et la couleur des cheveux normaux de la tête. Bientôt la plaque est recouverte ; elle n'est plus signalée au milieu de la chevelure que par la brièveté relative des cheveux nouveaux. Mais désormais ceux-ci résistent à l'épilation autant que les cheveux sains du voisinage. La guérison de la plaque peladique a donc pour preuve la restitution intégrale des cheveux tombés. Après un temps, il devient impossible de savoir distinguer la place où elle a été.

Ainsi, la plaque a passé par un stade de formation, un stade d'état et un stade de régression, après quoi le cuir chevelu a repris son statut normal. Telle est l'évolution habituelle d'une plaque peladique, de la plaque, qui est l'unité morphologique de la maladie, de la pelade.

Mais, dans cette affection, la plaque ne constitue que sa lésion élémentaire, elle n'est pas à elle seule toute la maladie. C'est ce que nous allons montrer tout à l'heure.

D. — LES SYMPTOMES FONCTIONNELS DE LA PELADE.

Avant d'envisager la crise peladique, qui, après la plaque première en fera d'autres, il semble que je doive parler des symptômes fonctionnels dans la pelade. Je dirai seulement qu'il n'y en a pas, bien qu'à lire les auteurs qui ont écrit sur ce sujet, depuis cinquante ans, on puisse penser qu'il en existe en grande foule.

Pour les uns (Blaschko), une réaction inflammatoire peut s'observer sur toute l'aire peladique avant la chute des cheveux. Pour d'autres (Dubreuilh), cette réaction, visible dans la moitié des cas, est limitée à tout ou partie du bord de la plaque sous forme d'un bourrelet érythémateux. Ce sont là des faits que je n'ai jamais observés.

D'autres ont décrit une tension locale qui faisait prédire au malade l'apparition de ses plaques à coup sûr (Jamieson). Déhu parle d'anesthésie, de paresthésie, d'hyperesthésie, au niveau des plaques, et aussi d'engourdissement de fourmillement, de sensations de brûlures ou de froid. La criesthésie a été mentionnée aussi par Jacquet...

Besnier, avec la sagesse clinique et le sens d'observation qui le caractérisaient, a jugé tout cela d'un mot : « Ce sont, dit-il, des symptômes *pour le moins* exceptionnels. »

Quant au prurit local, on peut le rencontrer, il est vrai, une ou deux fois sur cent. J'ai rencontré un malade qui, avant tout interrogatoire, insista sur ce point. (Il s'agissait d'une pelade de la barbe sise au-dessous du trou mentonnier.) Mais ce sont là des exceptions. La règle, on peut dire constante, c'est que le malade ignore tout du premier début de sa maladie. Il ignore sa plaque; il en est averti par d'autres ; c'est donc que tout symptôme fonctionnel a manqué... Alors pourquoi cette opposition si flagrante entre les faits et les écrits. C'est qu'en dépit de ses efforts l'observateur veut justifier inconsciemment ses idées préconçues. Et plus encore que le médecin, le malade est suggestionnable. L'histoire de l'hystérie, telle que Charcot l'avait faite, est là pour nous apprendre que les interrogatoires tendancieux créent des symptômes artificiels ; et c'est ainsi qu'on a décrit, au niveau des plaques de pelade, des troubles de la sensibilité qui n'existent pas.

Le prurit des plaques peladiques ne s'observe presque jamais, sauf *au niveau des plaques que le malade peut voir* et dont l'évolution le préoccupe. Quand il ne les voit pas, il ne les sent pas. Tel auteur affirme que la peau des plaques est plus sensible aux irritants, un autre dira le contraire. A mon avis, ce sont des propositions également erronées et que l'observation contredit.

On a même noté chez les peladiques cette hyperesthésie générale de tout le cuir chevelu qui fait dire au patient qu'il a « mal aux cheveux », mais c'est un phénomène qu'on peut observer chez n'importe qui, après n'importe quel excès, ou même sans cela, et qu'un seul peladique signalera entre cent autres patients qui, même interrogés, répondront par la négative. La banalité de tels symptômes, leur fréquence dans les états les plus divers, l'impossibilité où nous sommes d'en obtenir la mesure, doivent les faire négliger systématiquement, à moins que le malade n'en parle de lui-même, avant tout interrogatoire. Le médecin qui voudra observer les faits tels qu'ils se présentent n'en écrira pas si long. Il dira que le malade ignore l'existence de sa pelade, qu'il l'apprend par d'autres ; et ordinairement le malade voit si peu en lui la raison de sa maladie, qu'il accuse autrui de la lui avoir donnée.

CHAPITRE II

LA CRISE PELADIQUE

Il arrive, et même fréquemment, qu'un malade ne présente qu'une plaque peladique et qu'il n'en présentera jamais d'autre. Alors malades et médecins, qui n'ont jamais vu que ces cas bénins, ignorent ce que peuvent être les cas graves ; ils traitent mollement ce contre quoi ils devraient agir avec vigueur et laissent le mal s'étendre sous leurs yeux. On peut assister ainsi à de véritables désastres.

Car, très souvent aussi, la plaque première ne demeure pas seule, plusieurs autres vont survenir ; il ne s'agit pas d'une plaque peladique, mais d'une crise de pelade, et c'est de cette crise que je voudrais donner maintenant la description. Cette description est difficile, car les cas les plus divers peuvent se présenter.

1. — ***Cas bénins. Plaque primaire.*** — Les plus bénins sont constitués par une plaque unique, mais par une plaque dont l'évolution peut déjà se montrer variable, rapide ou lente. Rapide, et la plaque cessera vite de grandir, et elle guérira en deux ou trois mois. Déjà, lorsque les cheveux tombés la dessinent, on en voit la surface garder un duvet. Le cheveu peladique disparaît, la plaque reste petite, le duvet s'épaissit, la repousse s'effectue presque sans intervalle ; en fait, la peau n'a jamais été rigoureusement glabre. Il y a des pelades si bénignes qu'elles guérissent sans aucun traitement.

Ces cas ne sont pas nombreux, bien moins nombreux que certains l'ont voulu prétendre, parce qu'ils rangeaient dans la pelade les alopécies en aires minuscules qui suivent l'impétigo ou les folliculites, dont l'aspect est fort analogue, et dont la guérison spontanée rapide ne manque jamais. Cependant, les cas bénins de pelade authentique existent, caractérisés par une plaque limitée qui peut guérir seule.

Mais, qu'on y prenne garde : d'une part, cette plaque unique et qui guérit seule peut être de guérison lente et durer sur place de longs mois ; sa repousse peut être incomplète, signalée par des cheveux blancs et rares, et la plaque demeurer visible plus d'une année. En outre, rien ne distingue à son début une pelade bénigne d'une pelade grave. La plaque première peut être suivie d'une foule d'autres qui n'apparaîtront pas de suite, mais après des semaines ou des mois, sournoisement comme la première. Et même quand la première a guéri vite, cela ne veut pas dire que les suivantes feront de même. Enfin une plaque de vraie pelade, même quand elle est restée unique et bénigne, doit faire craindre des récidives à venir qui peuvent survenir, fût-ce à des années d'intervalle, et aussi affecter une gravité différente.

2. — *Plaques secondes.* — Même lorsqu'une pelade sera sévère, elle commence, comme toute autre, par une plaque unique et qui reste solitaire pendant plusieurs semaines ou plusieurs mois. Les plus graves atteintes de cette maladie commencent comme les plus bénignes et rien ne fait prévoir leur particulière gravité.

Cette plaque primaire de dimension moyenne, large de 2 centimètres sur 3, s'étend par ses bords à la façon d'une tache d'huile, et elle atteint à des dimensions doubles, gardant sur ses bords, tant qu'elle progresse, une rangée de cheveux peladiques plus ou moins serrée. Souvent elle semble s'arrêter ; on peut même voir sur l'aire glabre une repousse de duvet très nette, et l'on suppose à tort que la guérison va s'ensuivre. Cependant de nouveaux cheveux peladiques apparaissent ici ou là sur un segment de la circonférence. Autour d'eux tomberont les cheveux morts d'apparence saine et la plaque déformée présente en ces points des encoches semi-lunaires augmentant la surface dénudée (fig. 7). Bien savoir que ce début peut être très lent, insidieux : les choses ne marchent pas vite. Tout cela peut demander trois semaines, un mois, six semaines ou davantage... Et tout d'un coup, brusquement, souvent à grande distance de la première plaque, de nouveaux « clairs » apparaissent. A leur surface, les cheveux tombent, et, en quelques jours, trois ou quatre plaques nouvelles seront constituées. Leur apparition est ordinairement simultanée ou bien elle se fait à quelques jours d'intervalle.

J'insiste sur ce fait que la plaque primitive est quelque temps demeurée seule, comme si les plaques secondes demandaient un temps d'*incubation* variant de deux à six semaines, quelquefois plus. Tandis qu'après ce laps de temps les plaques secondes apparaissent ou bien toutes ensemble, ou une par une. Chacune de ces plaques nouvelles va suivre l'évolution commune à toutes : extension par ses bords signalée par l'apparition des cheveux peladiques, ensuite état stationnaire pendant lequel la plaque restera glabre. Même il arrive que ces plaques nouvelles, comme la première, se recouvriront de duvet, au moins par places.

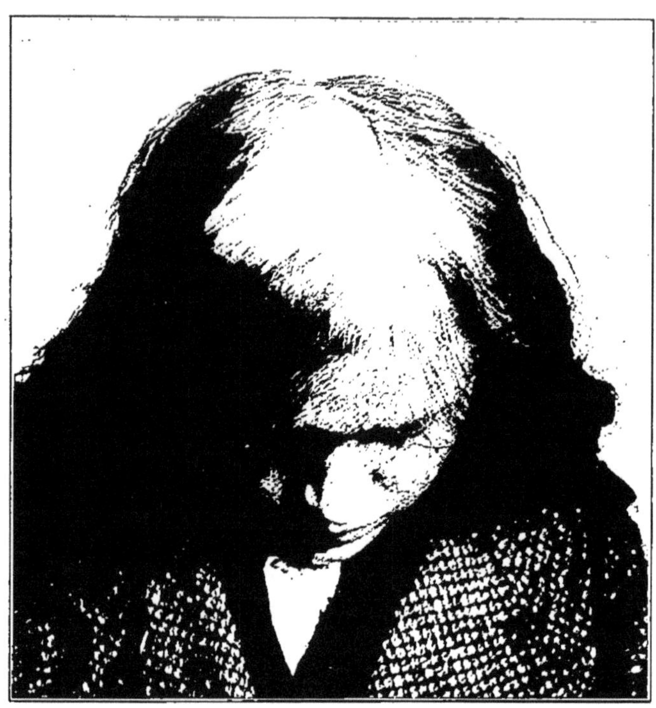

Fig. 7. — Déformation de la plaque de pelade primitive par le développement d'encoches arrondies sur divers points de son pourtour. (Malade de Sabouraud. Cliché de Noiré.)

Ne jamais oublier d'ailleurs ce fait singulier, commun à presque tous les cas, que dans une pelade, de quelque gravité qu'elle soit, chaque plaque semble évoluer à sa manière, indépendamment des autres. Il n'est pas rare, le moins du monde, de voir dans la pelade des plaques naître et s'étendre, à côté d'autres plus anciennes ou de même date qui semblent vouloir guérir. Ce fait est d'autant plus à remarquer qu'il explique bien des erreurs de doctrine. En général, quand une alopécie diffuse résulte d'un état de shock ou de toxi-infection comme celles qui suivent la fièvre typhoïde, par exemple, elle marche du même pas sur la tête entière ; c'est pour la tête entière qu'il y a un stade de chute diffuse, un stade où l'état reste stationnaire, et un stade ensuite de guérison. Ainsi en est-il après une opération, après une infection grippale, une rougeole, un accouchement. Il n'en est pas ainsi dans la pelade. Chaque plaque a son devenir particulier; et cette marche et cette allure individuelle des plaques ont été (sans que personne l'ai dit explicitement) une des grandes raisons qui ont fait longtemps considérer la pelade comme une maladie parasitaire et contagieuse. Apparemment, tout se passe comme si une infection locale déterminait la première plaque, avec son développement circonférentiel, ses temps d'arrêt, ses reviviscences partielles et sa guérison. *Et tout, en outre, se passe comme si la pelade était contagieuse pour le sujet même,* déterminant à distance, et comme au hasard, une série de nouvelles plaques ayant leur origine dans les précédentes, et ayant chacune leur développement et leur évolution propres. En ce qui concerne sa naissance et sa progression, cette maladie offre des analogies frappantes avec ce que nous savons des teignes tondantes.

3. — Plaques tierces. — Donc, dans la pelade d'intensité moyenne, après un sommeil apparent de plusieurs semaines de la plaque primaire évoluant sur place, il est apparu une série de plaques secondes. L'évolution de la maladie peut s'arrêter là. Les plaques se limitent, elles se recouvrent de duvet et se termineront par la repousse intégrale. Même alors chaque plaque pouvant suivre une évolution un peu particulière et guérir plus vite ou plus lentement que ses voisines.

Mais, après un deuxième temps de repos pendant lequel la maladie semble de nouveau se recueillir, elle peut renouveler un troisième assaut qui va multiplier les plaques encore. Il en surviendra par poussées successives cinq ou six, huit ou dix, n'importe où, qui vont chacune s'agrandir par leurs bords, et déjà le cuir chevelu sera découpé par ces plaques blanches comme une carte géographique, et certaines plaques ayant fusionné auront intersecté leur circonférence. A partir de ce moment, le pronostic, incertain au début, a bien changé ; il est grave. La gravité d'une pelade se mesure au nombre des plaques, à l'importance de la surface déglabrée totale, à la rapidité de survenue des plaques nouvelles ; car, à mesure qu'elles augmentent de nombre, le temps d'apparente incubation que demandait leur naissance se restreint de plus en plus. Le processus morbide semble suivre une progression géométrique et les événements fâcheux vont se précipiter. A cette période de la maladie, il est exceptionnel de la voir s'arrêter et rétrocéder ; ordinairement, les choses vont de mal en pis.

En cette évolution que nous venons de suivre et d'étudier, certains faits primordiaux sont donc à souligner avant d'en étudier d'autres :

1) Le premier : quelle que doive être sa gravité, une pelade commence par une plaque unique ou deux au plus, et les pelades extensives procèdent par paroxysmes plus souvent que par extension continue.

2) En second lieu, rien ne distingue une pelade grave d'une pelade bénigne, sinon son développement et la multiplication des plaques au moment où elles se produisent.

3) En outre, chaque plaque peladique évolue à sa manière et non pas forcément comme les autres, ses voisines. Et cela est surtout vrai tant qu'il n'existe en tout que quatre ou cinq plaques, car, lorsque les plaques se multiplient, tout semble marcher également vers le pire.

4) La variabilité d'évolution de chaque plaque est telle que, même au cours d'une pelade en régression manifeste, on peut encore être témoin de réveils peladiques locaux. Quelquefois, et pendant longtemps, on peut gagner du terrain sur un point et en perdre sur d'autres, jusqu'à ce qu'enfin la repousse se produise partout.

5) Même les pelades à plaques nombreuses arrivent en général à un stade d'immobilité suivi d'une guérison plus ou moins lente, mais progressive.

6) J'ajouterai : plus encore que les pelades bénignes, les pelades graves sont sujettes à récidiver, à des intervalles d'ailleurs très irréguliers, dont j'ai vu quelques-uns de vingt ans et plus, tandis qu'en d'autres cas, les rémissions ne seront que de quelques mois.

CHAPITRE III

DE LA PELADE OPHIASIQUE

Jusqu'ici, j'ai parlé de la pelade et de ses diverses plaques : primitives, secondes et tierces, comme si leur point d'apparition était toujours quelconque et ne montrait aucune particulière élection pour quelque région que ce fût. Dans beaucoup de cas, il en est ainsi effectivement. La première plaque apparaît aussi bien au front, au vertex, sur les régions pariétales ou occipitales, mais en plein cuir chevelu, et les plaques secondes font de même.

Mais il n'en est pas toujours ainsi. Il existe une pelade dont la naissance et le développement se font suivant un schéma toujours le même, ou très peu différent d'un cas à l'autre, suivant un ordre à peu près régulier, et qui, par beaucoup de ses caractères, s'oppose grandement à la description qui précède. Ce type morbide était connu des médecins grecs, dont l'enseignement nous a été transmis par Celse en un texte bien connu, d'une brièveté et d'une précision quasi lapidaire (1).

« Cette maladie que les Grecs nomment *Ophiasis,* en raison

(1) A. CORN. CELSI, *De re medica,* Parisiis, apud. P.-Fr. Didot, 1772, p. 372, lib. VI, cap. I, p. 372 :

Ea (area) quæ ἀλωπεκία nominatur, sub qualibet figura dilatatur. Fit in capillo et in barba. *Id vero quod a serpentis similitudine* ὀφίασις *appellatur, incipit ab occipitio, duorum digitorum latitudinem non excedit ; ad aures duobus capitibus serpit, quibusdam etiam ad frontem, donec se duo capita in priorem partem committant.* Illud vitium in qualibet ætate est, hoc fere in infantibus. Illud vix unquam sine curatione, hoc per se sæpe finitur.

Quidam hæc genera arearum scalpello exasperant :

Quidam illinunt adurentia ex oleo, maximeque chartam combustam ; quidam resinam terebinthinam cum thapsia inducunt. Sed nihil melius est quam novacula quotidie radere qua quum paullatim summa pellicula excisa est, adaperiuntur pilorum radiculæ : neque ante opportet desistere, quam frequentem pilum nasci apparuerit. Id autem quod subinde raditur, illius attramento scriptorio satis est.

de sa marche serpentine, commence par l'occiput; elle n'excède pas deux doigts de large et se prolonge par deux têtes qui s'avancent au-dessus des oreilles jusqu'à se rejoindre au-devant du front. » (Fig. 8 et suiv.) Or, telle que Celse l'a décrite, cette alopécie existe encore, et sous des formes un peu variables, on l'observe

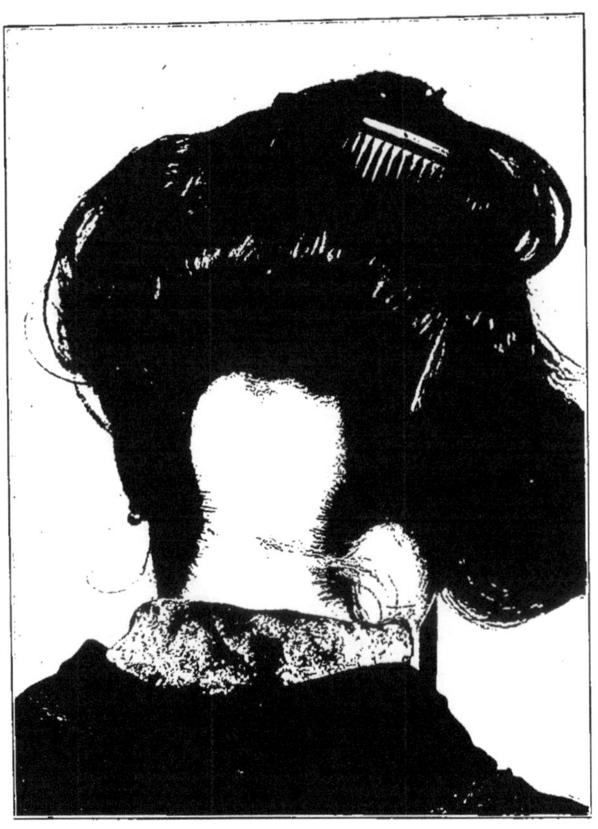

Fig. 8. — Plaque occipitale médiane symétrique à elle-même du début de la pelade *ophiasique*.
(Malade de Sabouraud. Cliché de Noiré.)

en France très fréquemment. Comme Celse le dit encore, elle se rencontre le plus ordinairement au cours de l'enfance, mais chez l'adolescent aussi, même chez l'adulte et chez le vieillard. On en observe des cas bénins, mais aussi beaucoup de cas très sérieux, et quoi qu'en dise l'auteur latin, on en voit bien des cas qui ne guérissent que pour reparaître ou ne guérissent qu'incomplètement. C'est le type morbide que je voudrais décrire maintenant.

Le plus singulier caractère que présente l'ophiasis est sa tendance manifeste à la symétrie. Ordinairement, la première plaque est sous-occipitale ; son grand axe est vertical. Elle est exactement située sur la ligne médiane, dans l'intervalle de l'attache haute des splénius, elle est donc symétrique à elle-même (fig. 8).

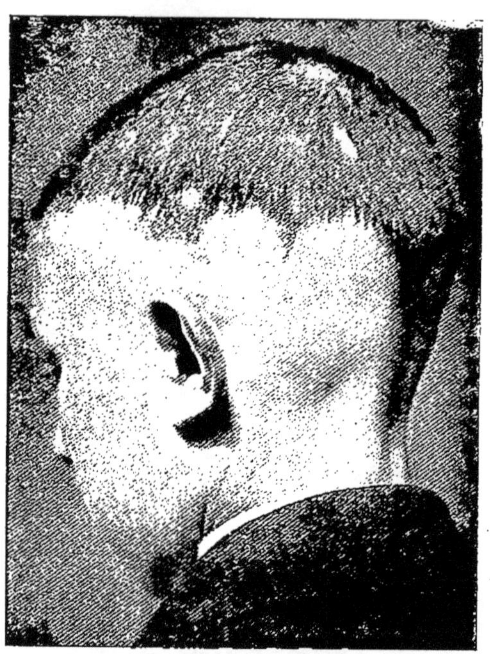

Fig. 9. — Pelade marginale en arceaux montrant encore la disposition initiale des plaques arrivées à coalescence.
(Malade de L. Brocq. Cliché de Sottas.)

De part et d'autre de ses bords, à 3 centimètres environ, naissent ensuite deux plaques latérales, symétriques, également ovalaires, ayant chacune, comme la première, tendance à s'accroître par leurs bords. Souvent l'une apparaît avant l'autre, ou grandit plus vite, mais leur symétrie reste évidente à tous les yeux.

Ensuite, deux nouvelles plaques symétriques naîtront en dehors des précédentes, un peu plus obliques en dehors, leur grand axe se dirigeant vers l'oreille.

Notez que ces plaques peuvent ne montrer que très peu de cheveux peladiques, leur contour régulier est net d'emblée, et sur leur pourtour la chute des cheveux si régulière, qu'on ne la voit pas se produire ; on la voit quand elle est faite. Mais chacune des plaques, s'agrandissant, diminue l'espace qui les sépare. Ainsi se forment des arceaux glabres réguliers qui, en s'élargissant par la base, arrivent à supprimer leurs intervalles. Alors disparaissent,

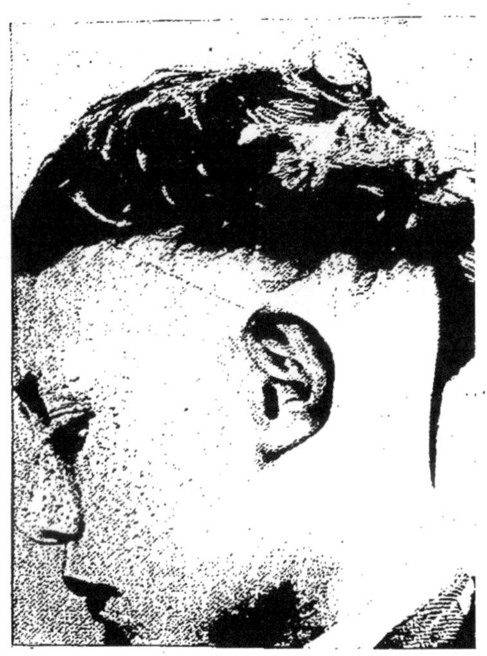

Fig. 10. — Arceaux demeurés visibles en bordure d'une pelade marginale ophiasique. (Malade de L. Brocq. Cliché de Sottas.)

rongées par leurs bords, les bandes verticales de cheveux qui les séparaient d'abord.

Chacun sait que le cuir chevelu se prolonge sur la nuque par trois dentelures, dont l'une petite et médiane et deux latérales symétriques plus larges, plus longues. Or, il arrive que les plaques nues de l'ophiasis découpent les extrémités de ces dentelures sans les faire disparaître. La dentelure médiane disparaît d'ordinaire, mais les extrémités inférieures des dentelures latérales sont très souvent respectées (fig. 9). Si le sujet ne les rase pas, elles font deux touffes, isolées du cuir chevelu auquel elles appartenaient.

Ce n'est pas tout : deux nouvelles plaques ovalaires sont nées au-dessus des oreilles, mais dont le grand axe est presque horizontal ; elles vont s'étendre à leur tour jusqu'à rejoindre les premières. Dès lors, la chevelure, rongée par ses bords, a fait place

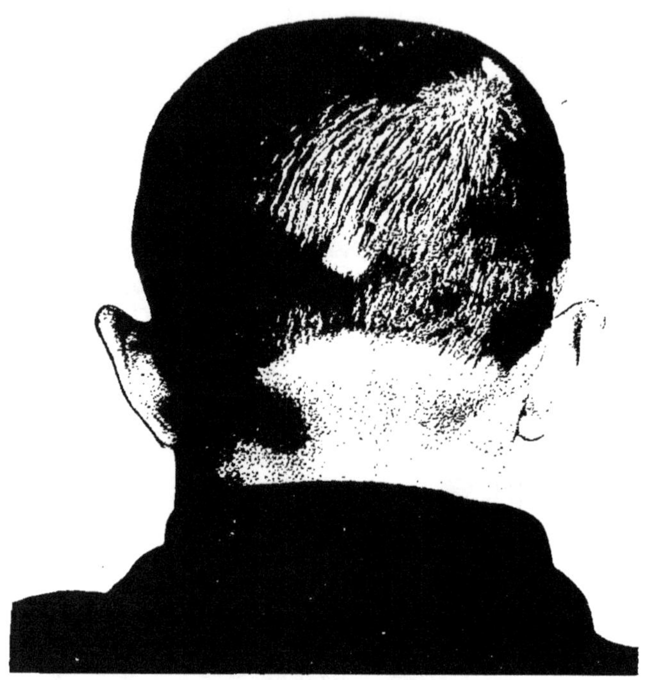

Fig. 11. — Pelade ophiasique copiant exactement la description de Celse. (Malade de Sabouraud. Cliché de Noiré.)

à une bande alopécique de trois doigts de large qui pourtourne la région occipitale et pariétale, et cette bande, en son bord supérieur, montre encore quelque chose des arceaux qui, en se réunissant, l'ont déterminée (fig. 10). Au niveau de l'apophyse mastoïde, une touffe de cheveux plus ou moins étrangement découpée peut aussi rester sur place très longtemps.

Comme toute pelade, celle-ci peut s'arrêter à un moment quelconque de son évolution, rétrocéder et disparaître par une repousse de cheveux nouveaux, laquelle commence presque toujours en haut, si bien que la tache alopécique se recouvre en sens inverse du mouvement ascensionnel qui l'a produite. Mais si cette pelade progresse, au contraire, elle le fera suivant deux types différents. Ou bien le bord supérieur de la bande alopécique occipitale se creuse de plus en plus, en empiétant sur le cuir chevelu

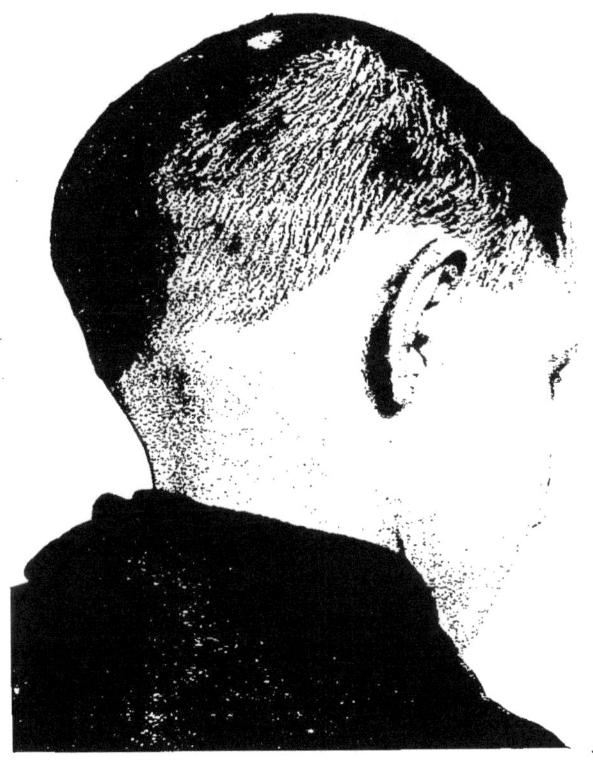

Fig. 12. — Même malade que celui que représente la figure précédente. Vue latérale.

resté sain : c'est une extension lente, constante et régulière (fig. 11 et fig. 12). Ou bien, chose plus étrange, au-dessus de ce bord et à distance de lui, vont naître sur la région occipitale deux, puis quatre points glabres, ovales, symétriques, qui à leur tour se réuniront par leur base aux arceaux sous-jacents et se fusionneront avec eux en les rendant chacun plus élevé (fig. 13, 14, 15). C'est une répétition des premières plaques à 3 centimètres au-dessus d'elles. Ce processus est alors d'une symétrie si évidente, si *voulue*, qu'il est impossible de n'en être pas frappé très pro-

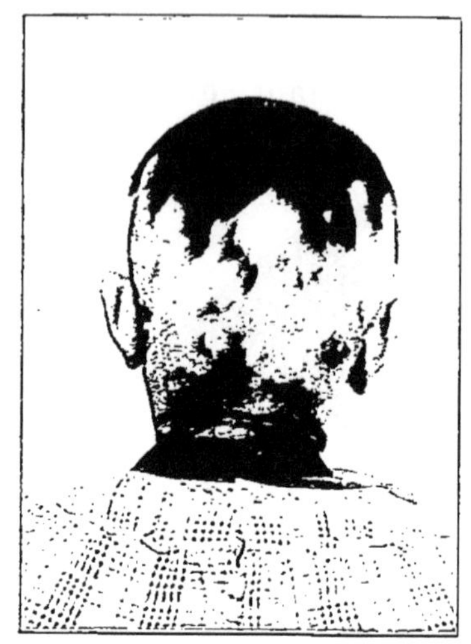

Fig. 13.

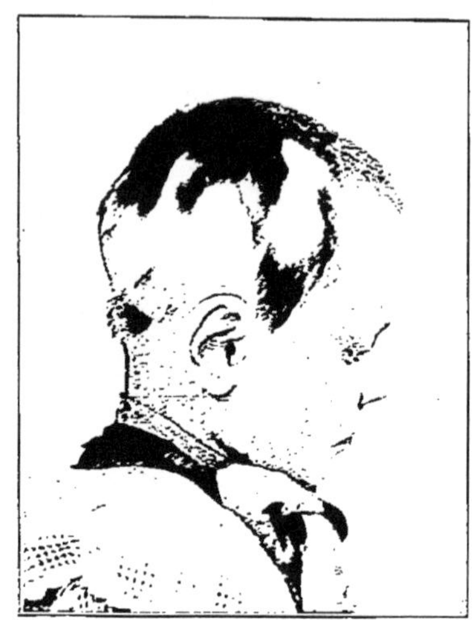

Fig. 14.

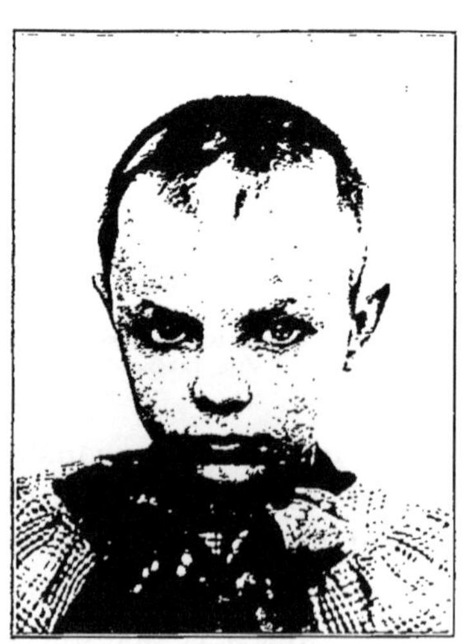

Fig. 15.

Fig. 13, 14, 15. — Deuxième série d'arceaux alopéciques au-dessus de la première dans la pelade ophiasique.
(Malade de Sabouraud. Cliché de Noiré.)

fondément, car rien de ce que nous savons de la distribution des vaisseaux et des nerfs, tout spécialement des territoires nerveux de toute origine, ne permet présentement d'entrevoir pour l'expliquer des raisons plausibles, et même de risquer une hypothèse pathogénique, si faible qu'elle soit. Encore plus, l'hypothèse d'une

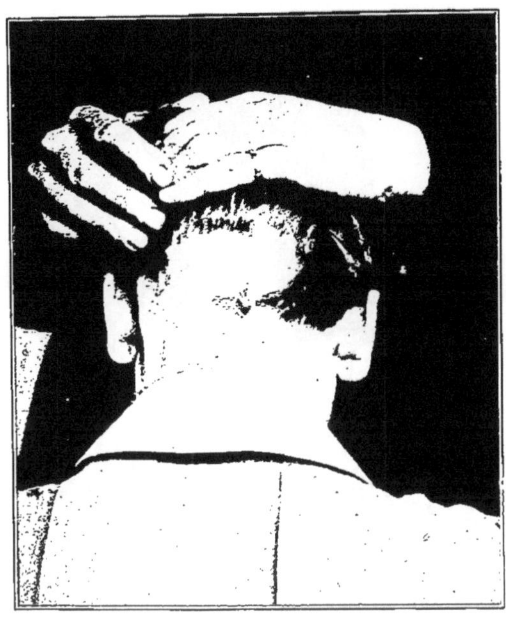

Fig. 16. — Plaque seconde sus-occipitale apparaissant au-dessus de la nuque déjà déglabrée au cours d'une pelade ophiasique. (Malade de Sabouraud. Cliché de Noiré.)

infection locale parasitaire apparaît-elle, dans des cas semblables, impossible à soutenir (fig. 18-22).

Lorsque la pelade ophiasique a évolué ainsi, toute la région occipitale, mastoïdienne et pariétale basse est dénudée. La peau y est lisse, blanche, propre, normale, quoique un peu amincie, avec l'aspect soyeux et trop fin d'une peau sénile (fig. 23) ; sur cette surface, à l'emplacement du pied des arceaux qui l'ont faite, il reste quelquefois, ici ou là, une touffe mince et découpée de cheveux solides.

La description de Celse est véridique jusqu'au bout. On rencontre des cas, à la vérité assez rares, où surgissent encore des plaques *temporales* symétriques et même des plaques *frontales*, qui se soudent pareillement l'une à l'autre (fig. 18, 19 et 20). Alors, ce qui reste du cuir chevelu, rongé par ses bords, ressemble à une calotte écclésiastique (fig. 22).

Il existe des cas plus rares encore où l'évolution de la maladie est inversée, dont le début se fait par des plaques frontales, temporales ou pariétales (fig. 25), la région de l'occiput demeu-

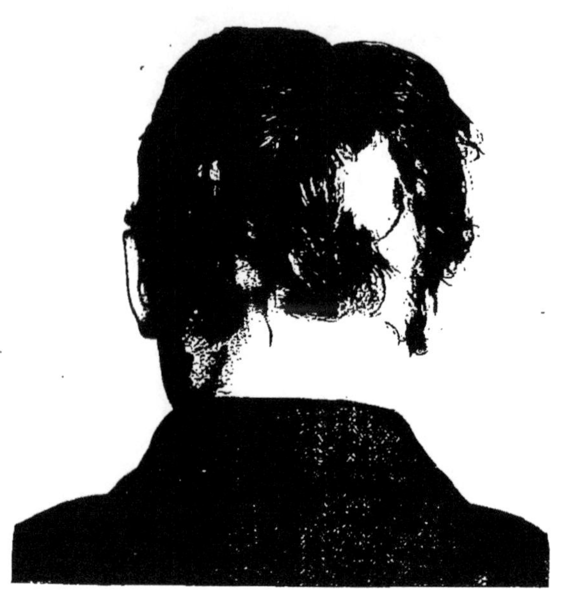

Fig. 17. — A une grande hauteur au-dessus de la nuque déglabrée par une pelade ophiasique, deux grandes plaques droite *et gauche*, symétriques, se sont produites, dont la déglabration a été rejoindre celle de la nuque. (Le cliché n'en montre qu'une.)

(Malade de Sabouraud. Cliché de Noiré.)

rant saine, ou n'étant prise que secondairement. Seul le début, par deux plaques au-dessus des oreilles, est presque aussi fréquent que l'apparition première des plaques occipitales.

Cette forme de pelade si spéciale — *ophiasique* — ne se différencie pas seulement de l'autre par sa symétrie, son lieu de naissance et son évolution particulière. J'ai dit que le cheveu peladique y est plus rare ; il peut manquer, quoique rarement, même autour des plaques en évolution extensive. En outre, il est exceptionnel que l'épilation aux doigts de leur pourtour enlève par touffes les cheveux voisins, comme il est de règle, au contraire, autour de la pelade banale que nous avons décrite d'abord. Ici, on enlève un

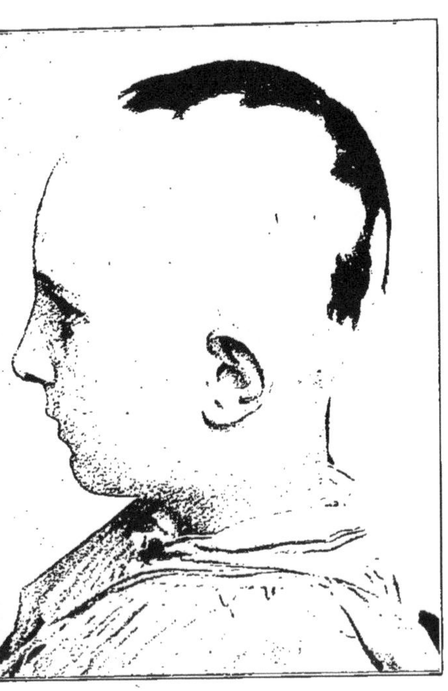

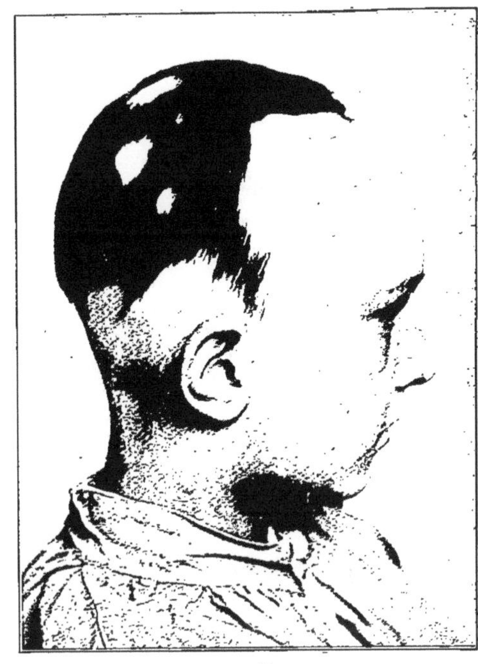

FIG. 18 et 19. — Les deux profils d'un enfant atteint de pelade ophiasique. Forme grave.
(Malade de Sabouraud. Cliché de Noiré.)

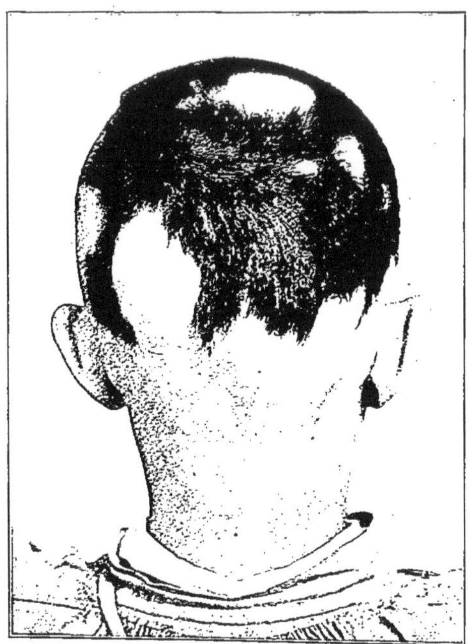

FIG. 20. — Aspect du dos de la tête du même patient.

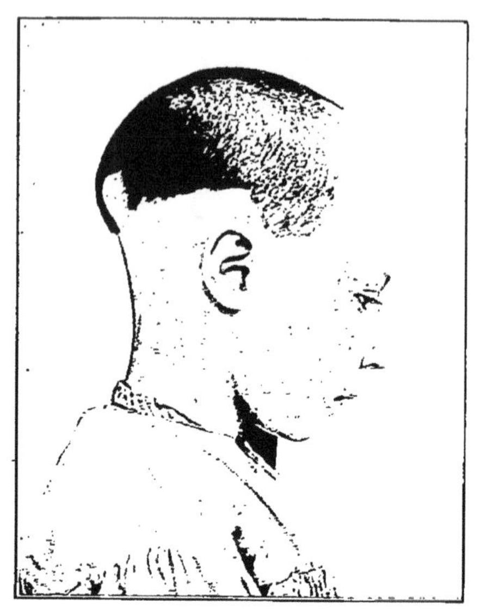

FIG. 20.

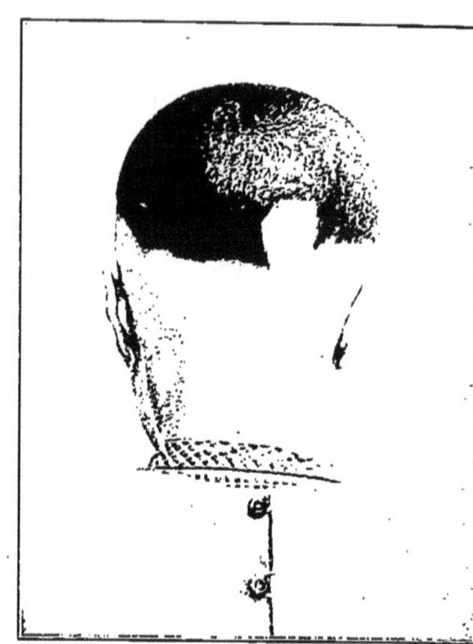

FIG. 21.

Pelade ophiasique type chez l'enfant.
(Malade de Sabouraud. Cliché de Noiré.)

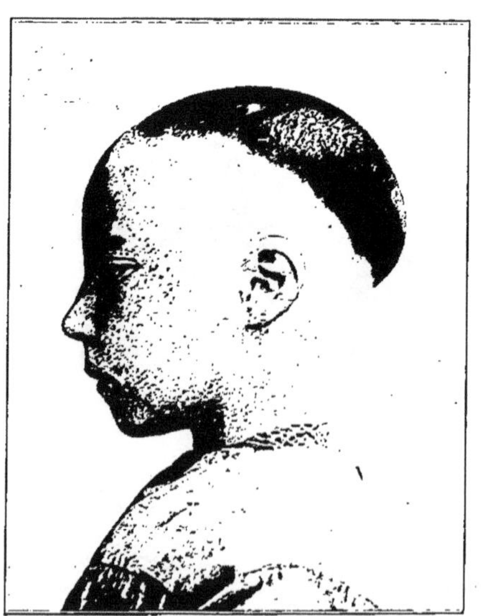

FIG. 22.

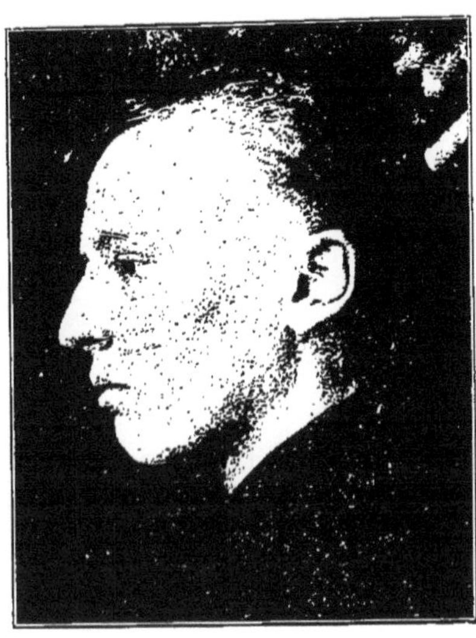

Fig. 23. — Début par la tempe d'une ophiasis chez l'adulte. (Malade de Sabouraud. Cliché de Noiré.)

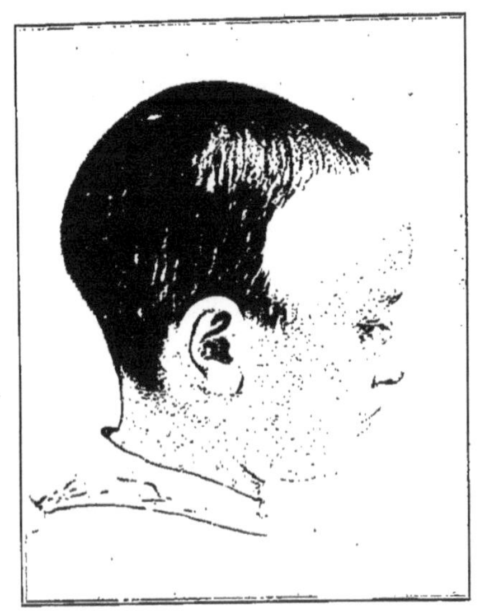

Fig. 24. — Début de la pelade ophiasique par une aire temporale. (Malade de Sabouraud. Cliché de Noiré.)

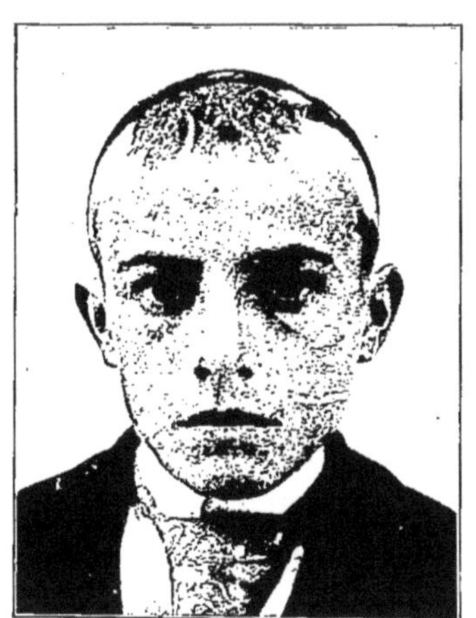

Fig. 25. — Début symétrique par les deux tempes d'une pelade ophiasique. Au-dessus du front, sur la droite, existe une cicatrice traumatique linéaire. (Malade de Sabouraud. Cliché de Noiré.)

ou deux cheveux, rarement une pincée, et quand il reste entre deux arceaux primitifs deux ou trois cheveux demeurés en place, ils sont solides : une forte traction aux doigts soulève avec eux un cône de peau prouvant la résistance de leur racine ; cette traction même ne les enlève pas. Ainsi, chaque cheveu ou rangée de cheveux tombe à son heure, lentement et régulièrement. Combien différente est la plaque de pelade banale, où la tache, déjà glabre en son centre, est entourée d'une large zone de cheveux morts que

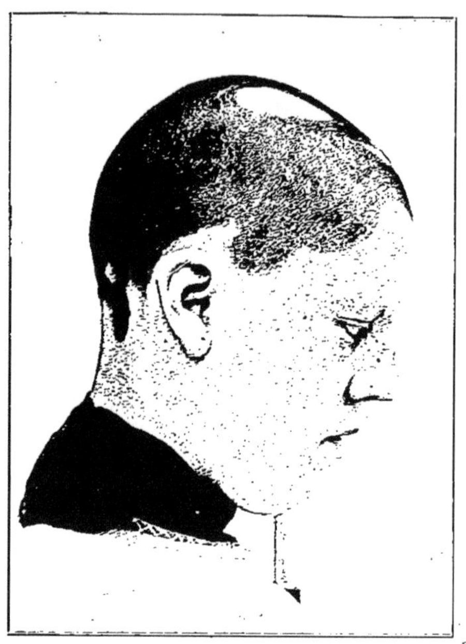

Fig. 26. — Une plaque du vertex survenue au cours d'une pelade ophiasique type (Malade de Sabouraud. Cliché de Noiré.)

les doigts enlèvent sans douleur jusqu'à rencontrer la bordure saine où les cheveux résisteront.

Dans l'ophiasis, il va sans dire que la peau, qui n'est jamais séborrhéique chez l'enfant, ne semble pas grasse, comme elle le paraît si souvent dans la pelade banale chez l'adulte. Elle est d'un blanc mat, un peu amincie, et les orifices pilaires y sont devenus invisibles. C'est la surface éburnée, ivoirine des descriptions anciennes.

Cependant, malgré la prédilection manifeste de l'ophiasis pour la région occipitale et le pourtour du cuir chevelu, il n'est pas rare de voir, au cours de son évolution, une ou plusieurs plaques glabres apparaître en des points quelconques du cuir chevelu (fig. 26, 27, 28 et 29), sans s'accompagner chacune d'une plaque symétrique en face d'elle. Même chez l'enfant, ces plaques sans élection topographique n'ont rien qui permette de les distinguer des plaques de la pelade banale. J'ai dit que l'ophiasis ne s'accompagne pas toujours des cheveux peladiques, si caracté-

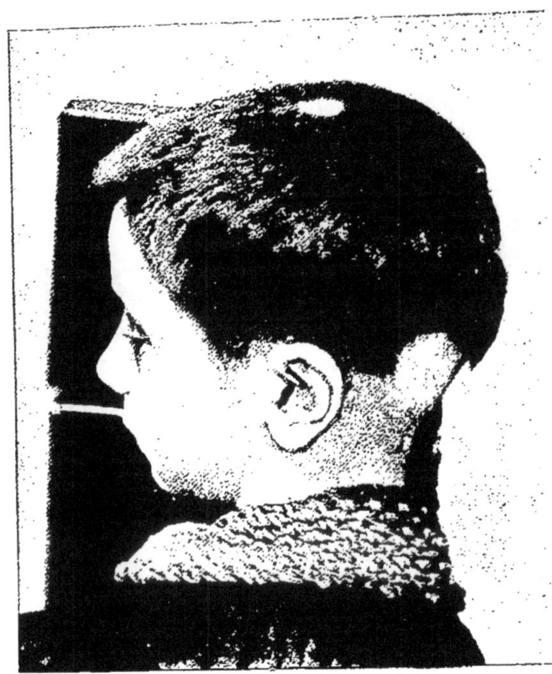

Fig. 27. — Petite plaque du vertex accompagnant une ophiasique de la nuque. (Malade de Brocq. Cliché de Sottas.)

ristiques des plaques peladiques à la période d'extension; mais il y a beaucoup d'ophiasis où l'on en rencontre, et même très abondamment.

Il y a donc, entre les deux types de pelade que voilà décrits, des dissemblances très particulières et des ressemblances non moins frappantes. J'avais tenté, en 1897-1900, d'opposer ces deux types cliniques l'un à l'autre, sous le nom de pelade *séborrhéique* pour la première et de pelade *ophiasique* pour la seconde ; et il est bien certain qu'on pourrait mettre en face l'un de l'autre deux malades également représentatifs chacun, de chacun de ces types

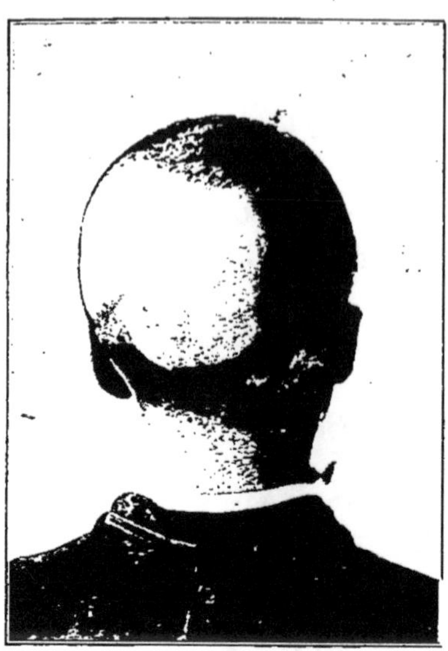

Fig. 28. — Très larges plaques pariétales et occipitales survenues au-dessus d'une ophiasis de la nuque. C'est sur ces grandes plaques secondes de l'ophiasique que se rencontrent particulièrement les cheveux cadavérisés que nous avons décrits plus haut, p. 12.

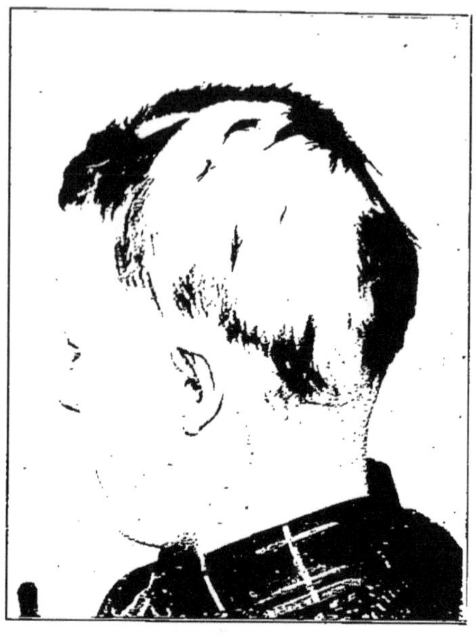

Fig. 29. — Très nombreuses plaques alopéciques disséminées sur tout le cuir chevelu au cours d'une pelade ophiasique en voie de généralisation.

(Malades de Sabouraud. Clichés de Noiré.)

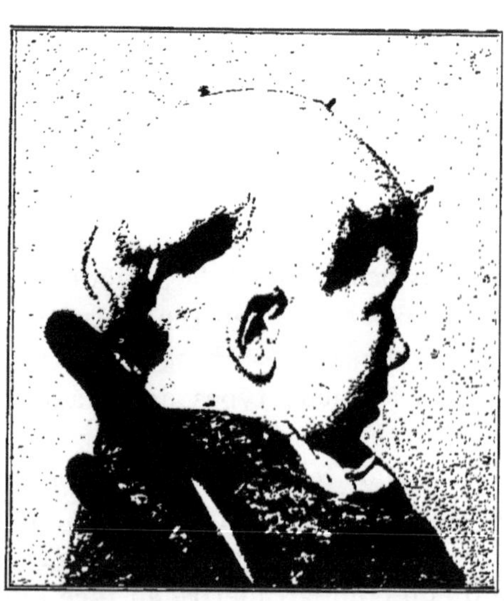

Fig. 30. — Pelade ophiasique de l'enfant évoluant vers la déglabration totale. (Malade de Sabouraud. Cliché de Noiré.)

morbides, au point que l'on conclurait très facilement qu'il s'agit de maladies différentes. Mais inversement les cas sont nombreux où l'on serait incapable de ranger un malade proposé dans l'une ou l'autre de ces deux catégories. On voit des cas qui commencent comme l'une et finissent comme l'autre. Toutes deux peuvent conduire à la décalvation totale, comme nous le verrons plus loin. Toutes deux ont cette ressemblance foncière de guérir de même par la renaissance progressive des cheveux disparus. Pourtant la pelade de type nettement ophiasique, à dimensions égales, semble plus rebelle à nos traitements. Elle récidive comme l'autre, plus souvent peut-être, et les cas où elle ne guérit pas complètement ne sont pas rares, laissant toujours la lisière occipitale du cuir chevelu un peu dénudée.

Il n'y a pas de doute que Celse ait eu raison. Sans être spécial aux enfants, ce type peladique est beaucoup plus fréquent chez eux. Mais on l'observe souvent dans l'adolescence, à l'âge adulte, même chez le vieillard, et non pas toujours comme récidive d'une ancienne atteinte.

Pour qu'on puisse mieux séparer l'un de l'autre ces deux types peladiques, il nous faudra de nouvelles lumières sur la pathogénie de l'un et de l'autre et trouver un moyen de classer les cas indécis, qu'on ne sait auquel des deux types rattacher. Peut-être, au contraire, ces deux modalités symptomatiques rentreront-elles dans le même tableau d'ensemble, dont elles ne constitueraient qu'un aspect différent. En attendant, il faut les décrire comme elles se voient et ne pas conclure.

La pelade ophiasique présente autant de variétés d'évolution que la pelade banale, et les mêmes. On voit des cas bénins qui guérissent tout seuls, des cas plus graves de guérison lente, et ceux-là sont nombreux, enfin des cas plus graves encore qui durent des années et ne guérissent pas complètement. On voit même des malades tout à fait guéris et qui récidivent, après des années de guérison apparente et de silence de la maladie.

En ce qui concerne leur évolution (fig. 29, 30), il me paraît impossible de faire, de l'un et de l'autre de ces deux types morbides, un tableau qui soit différentiel. L'anatomie pathologique de l'un et de l'autre non plus n'a jamais été étudiée différentiellement. Je dirai plus loin ce que nous savons ou croyons savoir touchant leur étiologie.

CHAPITRE IV

PELADE DÉCALVANTE

De quelque façon que la pelade ait commencé, elle peut s'étendre et devenir grave. Il est rare qu'une seule plaque arrive, en grandissant par ses bords, à faire une surface plus large que la paume de la main ; mais, loin d'elle ou près d'elle, il en naît d'autres qui s'accroissent et se confondent. Elles peuvent grandir en nombre et fusionner à tel point que la chevelure entière est anéantie ; c'est ce qu'on appelle la pelade *décalvante,* qui est dite totale ou *généralisée* quand le poil du corps aussi disparaît.

Entre les pelades partielles et les pelades totales, il existe d'ailleurs tous les degrés d'extension et de gravité. En certains cas, les plaques, par fusion, ont dessiné d'immenses aires glabres, on croit que tout ce qui reste de la chevelure va disparaître : et cette disparition totale des cheveux ne se produit pas. Sur la tête plus qu'à demi dénudée, il restera des îles ou des îlots de cheveux sains qui gardent toute leur solidité et demeureront intacts pendant des années (fig. 31, 32). Et ces îlots sont disséminés sur le cuir chevelu chauve de la façon la plus variable et la plus fantaisiste. Rien ne nous explique de tels faits. Rien non plus ne nous permet de les prévoir. Il nous est impossible même de savoir si ces îlots de cheveux persistants demeureront intacts ou s'ils vont lentement s'user par leurs bords jusqu'à disparaître, ou même si, au contraire, ils ne seront pas le centre d'une repullulation de cheveux nouveaux, car toutes ces éventualités peuvent se produire.

Les pelades qui deviendront décalvantes ne commencent pas autrement que toutes les autres ; c'est *une* plaque au début, puis deux ou trois, puis huit ou dix, chaque paroxysme précédé par un intervalle de repos et comme d'incubation des plaques nouvelles. Mais ces intervalles diminuent à mesure que le nombre des

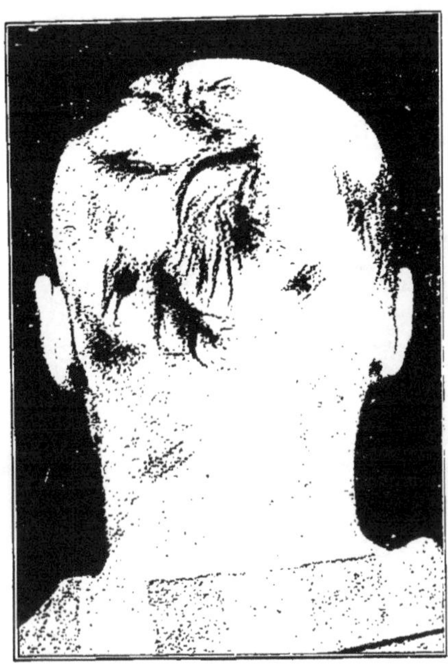

Fig. 31. — Pelade presque décalvante qui guérit cependant sans avoir passé par un stade de dénudation complète. (Malade de Sabouraud. Cliché de Noiré.)

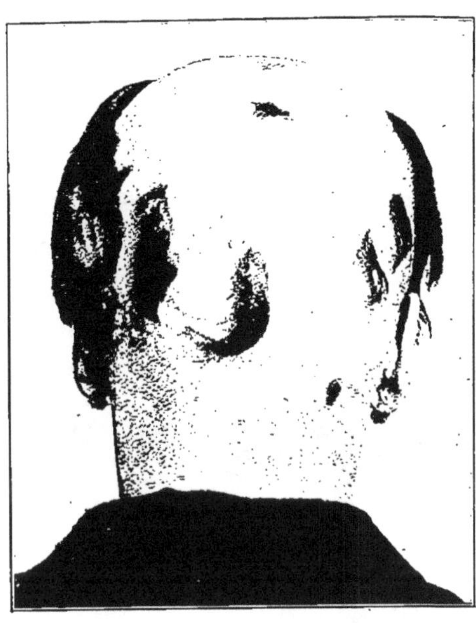

Fig. 32. — Pelade presque décalvante sur laquelle persistent de singuliers îlots de cheveux solides disséminés en couronne. (Malade de Sabouraud. Cliché de Noiré.)

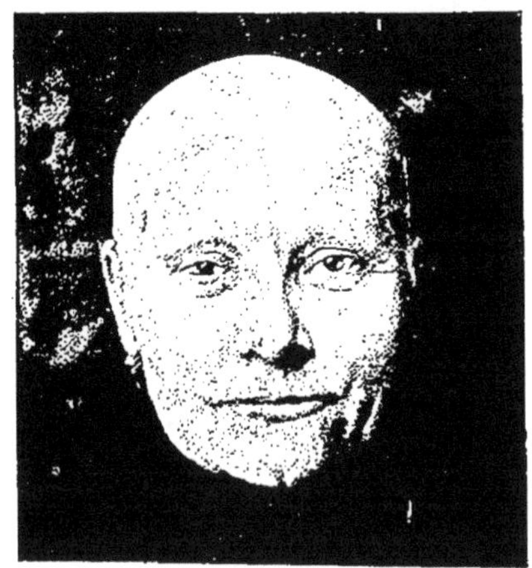

Fig. 33. — Pelade décalvante. (Malade de Sabouraud. Cliché de Noiré.)

plaques augmente. Un avant-dernier sursaut de la maladie, et ce n'est plus dix autres plaques, c'est trente ou quarante qui surviennent. Elles sont de plus en plus petites, de plus en plus nombreuses. Ce sont des « clairs » plutôt que des plaques et elles ont perdu leur forme ronde. Et puis, en cent endroits, le cheveu tombe par toutes petites taches, presque diffusément, comme dans

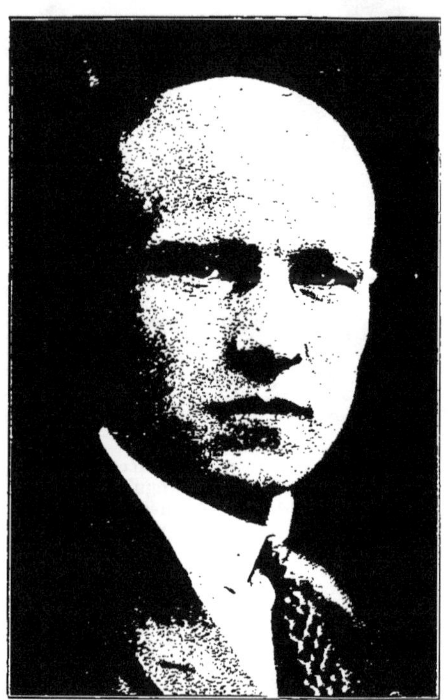
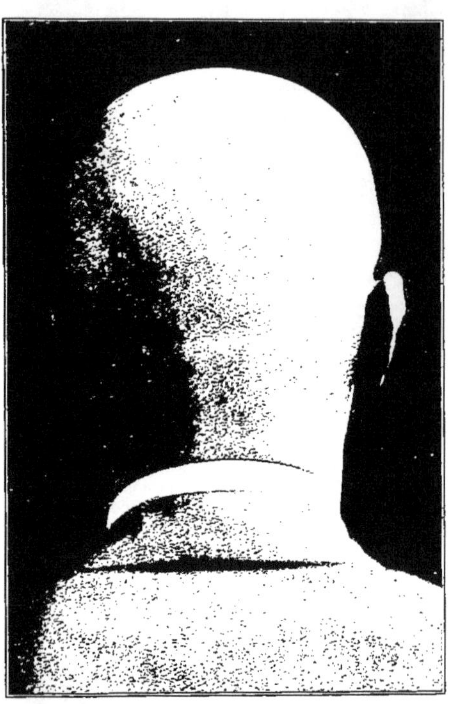

Fig. 34 et 35. — Décalvante totale ayant débuté sous la forme d'une pelade ophiasique. (Malade de Sabouraud.)

l'alopécie en clairières de la syphilis; mais ces taches aussi fusionnent. Il reste seulement quelques îlots de cheveux déjà éclaircis qui disparaîtront à leur tour, laissant la peau tout à fait nue.

C'est au début de cette période ultime que j'ai vu de mes yeux une véritable roséole prédécalvante survenir sur le cuir chevelu. C'est sur chaque tache d'un rose orangé que le cheveu est mort et qu'il tombe. Sur un cuir chevelu à cheveux courts, on voit les taches à l'œil nu, et l'épilation aux doigts les nettoie des cheveux plantés *sur elles,* alors que les cheveux placés *entre elles* sont encore solides et résistants.

J'ignore ce qu'est et ce que veut dire cette roséole prédécalvante, très spéciale, que j'ai observée à plusieurs reprises chez divers sujets et toujours au même instant de la maladie. Ses taches ressemblent à celles de la roséole syphilitique comme dimension, comme disposition des taches et comme couleur. J'ai cru avoir été le premier témoin de cette éruption, très inattendue de moi, et puis j'ai appris que d'autres que moi l'avaient déjà vue. Cependant, je doute encore qu'il s'agisse exactement des mêmes faits. Il va de soi que, dans les cas dont je parle, il ne pouvait être question d'une syphilis secondaire méconnue et d'une alopécie syphilitique.

Au moment où s'établit une décalvante, à cette dernière phase où de nouvelles taches glabres surgissent partout, il n'y a presque plus nulle part de cheveux peladiques, et si l'on en trouve sur quelques-unes, c'est par exception. Nous verrons que le cheveu n'est peladique qu'en témoignage d'une mort lente, plus lente que celle des cheveux qui tombent d'emblée autour de lui. Sans doute, quand le processus devient aigu et multiplie, partout à la fois, les points nouveaux, l'acuité même du processus ne permet-elle plus sa formation.

L'établissement d'une décalvante n'est très rapide qu'à la phase ultime de la dépilation qui la constitue. La pelade avait suivi jusque-là une marche lente, souvent très lente, qui ne devient rapide qu'à la fin. Il est rare que l'établissement d'une décalvante n'ait pas demandé plusieurs mois, mais sa phase dernière un mois à peine. Je note, à ce propos, qu'il ne faut pas confondre avec l'établissement de la pelade décalvante, les faits extrêmement rares connus sous le nom ancien de *deffluvium capillorum,* alopécie diffuse totale à marche rapide, sans formation préalable d'aucune plaque de pelade. Ces chutes de cheveux brusques, ordinairement consécutives à un choc nerveux intense, sont suivies de repousse immédiate et ne se conduisent pas du tout comme la décalvante. Je leur consacrerai plus loin un chapitre spécial.

Ainsi la décalvante commence comme une pelade ordinaire. Il s'écoule trois ou quatre semaines au moins, quelquefois bien davantage, entre l'apparition de la première plaque et celle des plaques secondes. De même entre son deuxième et son troisième assaut. Mais quand une pelade devient grave, les intervalles de repos apparent ou d'incubation qui séparent les paroxysmes se font de plus en plus courts : c'est seulement alors que l'on voit fourmiller les petites plaques qui constituent la décalvante. Même sur une décalvante presque totale, une mèche de cheveux peut subsister intacte et demeurer telle de longs mois (fig. 36).

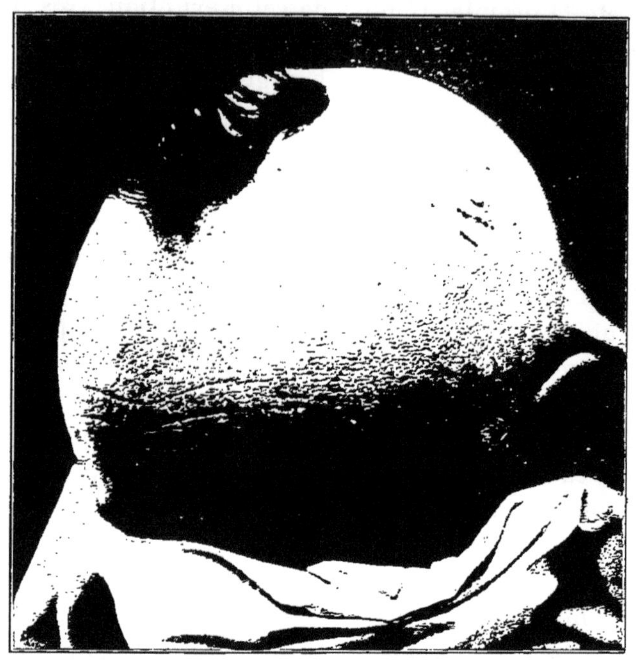

Fig. 36.
Décalvante incomplète ; une touffe de cheveux sur le sommet de la tête a persisté. (Malade de Brocq. Cliché de Schaller.)

Il me semble que, quand la décalvante est consécutive à une ophiasis de type accusé, elle se constitue un peu autrement, par l'agrandissement indéfini des larges surfaces déjà nues avançant jusqu'à se rejoindre (voir fig. 28). C'est alors surtout qu'on peut voir demeurer dans les orifices pilaires d'innombrables cadavres de cheveux cassés donnant au doigt la sensation d'une brosse rude, comme d'une barbe mal rasée. J'ai vu ce symptôme être si frappant que des dermatologistes éprouvés hésitaient sur le diagnostic ; les cheveux gros et cassés court dépassaient l'orifice d'un demi, 1, 2 millimètres, rarement plus. Ils sortent d'un follicule largement ouvert. D'autres follicules déjà vides restent béants, le plus souvent bouchés par un comédon. Ces cheveux courts ne résistent pas à la pince; ils sont morts et leur racine paraît souvent d'une incroyable longueur, certains ont de 4 à

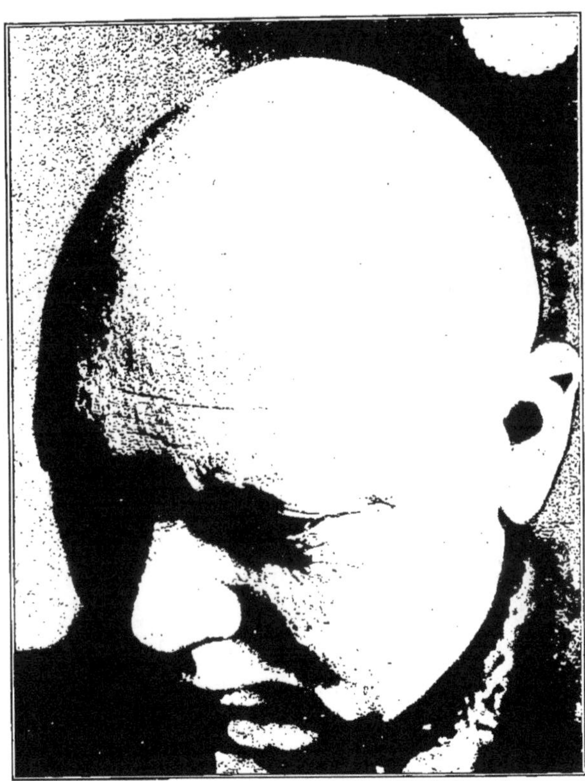

Fig. 37. — Pelade généralisée totale.
(Malade de Brocq. Cliché de Sottas.)

6 millimètres de long. Peu à peu, ces restes de cheveux sont éliminés soit par le traitement et les savonnages, ou spontanément, et les régions qui en étaient couvertes deviennent toutes nues à leur tour (fig. 37).

Cette phase n'est d'ailleurs pas constante. A la dernière période de formation d'une décalvante, les cheveux qui tombent peuvent tomber entièrement pour laisser leur place nue et propre, sans rien qui ressemble à la barbe mal rasée que nous venons de décrire. Mais alors, même dans ces cas, il peut rester, ici ou là, un poil solitaire ou deux ou trois, gros, noirs, inclus dans la peau ou la dépassant à peine. On les enlève à la pince sans aucune résistance. Ils ont gardé la raideur d'un cheveu sain, assez pour qu'on puisse les réintroduire à la pince dans leur follicule par un véritable cathétérisme. Leur follicule est inerte, il a gardé toute sa profondeur sans procéder à l'expulsion du cheveu mort, comme il le fait toujours dans une alopécie passagère. Car alors, derrière le cheveu-mort, les parois du follicule reviennent sur elles-mêmes par une sorte de resserrement ; le follicule retourne à l'état d'un bourgeon plein, plus court qu'il n'était, au fond duquel, sur un point latéral, se produira une saillie épithéliale en forme de massue, toujours oblique sur le follicule ancien, et qui donnera lieu au nouveau cheveu.

C'est cette fermeture spontanée du follicule derrière le cheveu mort qui détermine son évacuation. Visiblement, elle ne se produit plus dans la pelade grave, quand le cheveu mort et libre de toute adhérence profonde demeure sur place. Ces cheveux « cadavérisés », comme disait Besnier, sont variables de nombre dans la décalvante, mais il est rare qu'ils manquent totalement, au niveau des derniers îlots pilaires mortifiés. Lorsqu'on épile ces cheveux, on remarque que leur partie radiculaire profonde est effilée, finement pointue. Eux aussi, comme le cheveu peladique, se sont donc atrophiés progressivement. On remarque enfin, je l'ai dit, l'extrême profondeur de leur racine, ils sont plus longs que n'importe quel cheveu épilé d'une tête saine; et, comme il est difficile de penser que le follicule s'est creusé en profondeur, il faut croire que le derme et l'épiderme ont amplifié leur épaisseur autour de lui, et c'est la vérité. Très souvent, au moment où se produit la décalvante, le tégument s'est épaissi. C'est là cette sorte d'œdème bien décrit par Devergie. Le doigt, fortement appuyé sur la peau, y laisse un empreinte plus ou moins profonde, mais qui peut mettre des heures à s'effacer. La raison de ce phénomène nous échappe encore comme beaucoup d'autres dans la pelade, mais il est à certifier parce qu'il est vrai. On ne le rencontre pas toujours d'ailleurs; mais, quand il existe, il persiste pendant de longs mois. Je n'ai pas remarqué sa valeur pronostique pour l'avenir, mais tant qu'il existe la repousse ne se fait pas.

D'ailleurs, et même à la phase de la décalvante constituée, on peut se trouver en présence de deux aspects du tégument, deux aspects bien différents, presque inverses.

Tantôt le cuir est épaissi et gras en surface; les pores sont restés visibles et même ils sont élargis. Beaucoup gardent alors des apparences séborrhéiques, et généralement le toucher, la pression le font devenir rose très facilement. Le pli de la peau est rond, l'expression en fait sourdre des gouttelettes de graisse par les follicules et des gouttelettes de sueur entre eux. Tout cela s'observe sur les mêmes téguments qui montrent l'œdème signalé par Devergie.

Tantôt, au contraire, le tégument est comme aminci et sec en surface, les pores n'y sont plus visibles qu'à la loupe et plus étroits que normalement. Le toucher en est doux aux doigts, mais non plus onctueux. La peau est blanche uniformément, le massage ne la fait rosir que difficilement et d'une manière passagère. Enfin le pli en est mince et l'aspect de la peau soyeux et comme sénile. Ces deux aspects si différents ne semblent pas se voir successivement sur le même sujet. Chaque sujet garde son type, mais comme le plus souvent nous ne voyons les malades atteints de décalvante qu'au moment où la décalvation s'achève, ou quand elle est faite depuis longtemps, il m'est difficile de dire si l'un de ces aspects correspond à la pelade ophiasique et l'autre à la pelade ordinaire et banale. Je croirais que la pelade, quel qu'ait été son mode de début, peut donner lieu soit à l'un, soit à l'autre de ces deux aspects, quand elle est parvenue à la décalvation totale.

Dans quelques cas qui ne sont pas rares, la peau du grand peladique montre une laxité extrême, au point que la poussée des doigts à distance la soulève en gros replis (fig. 38). C'est l'hypotonie de Jacquet. Cette laxité n'est pas spéciale à la pelade, il ne manque pas de cuirs chevelus sains sur lesquels il est aisé de démontrer le même phénomène. Je l'étudierai spécialement plus loin (p. 308). Tels sont les faits principaux que la pelade décalvante permet d'observer.

Tantôt, dans la décalvante, il ne reste pas un cheveu visible, même un duvet; tantôt l'examen de la peau en jour frisant y montre des îlots de poils de duvet très ténus, dont l'apparition peut avoir précédé la constitution de la décalvante, qui peuvent demeurer sur place et grandir, ou au contraire avorter et disparaître de nouveau. Même alors qu'une pelade a tout détruit sur un cuir chevelu, son pronostic est encore variable. On en voit dont la repousse de duvet est commencée presque partout, alors que la décalvation se termine à peine; et, dans ce cas, la repousse partielle ou totale peut suivre la chute presque sans intervalle (fig. 39). Mais, là encore, il y a deux cas à distinguer. La repousse, quoique rapide, peut rester limitée à certaines surfaces, tandis que la plus grande partie du cuir chevelu demeure nue. Alors le plus souvent, le pronostic reste médiocre, car on peut voir des repousses partielles qui restent partielles, ou bien les îlots de repousse ne

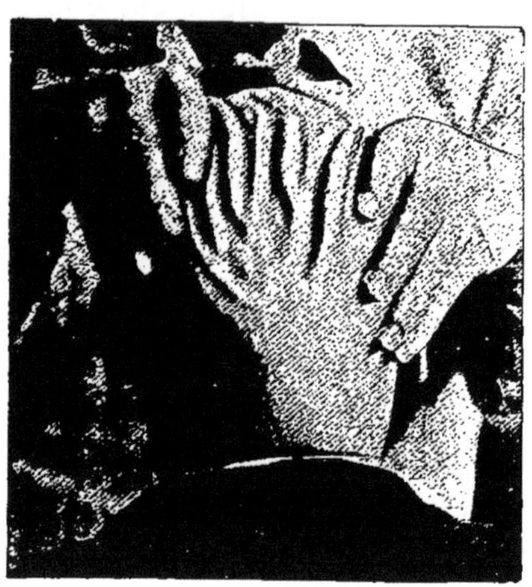

FIG. 38. — Laxité des téguments peladiques. Hypotonie de Jacquet. (Malade de Sabouraud. Cliché de Noiré.)

grandissent que pour disparaître de nouveau. C'est une des formes de la « pelade perpétuelle » de Besnier. De telles alternatives peuvent s'observer pendant des années. Ou bien, tout est tombé, mais le duvet pousse partout très égal et sans intervalle. Ce sont les cas les meilleurs, dont toute l'évolution peut être comprise entre douze et quinze mois et se terminer par la guérison.

Mais, en bien d'autres cas, la décalvante une fois constituée demeure. Il ne se produit de duvet en aucun point, mais seulement quelques gros cheveux blanc d'argent, le tégument reste lisse comme un coque d'œuf ou comme une table de marbre, et cet état peut persister de longues années, sinon toute la vie.

Dans le pronostic de pareils états, il y a lieu de tenir grand compte de certains symptômes locaux dont la valeur n'est nulle part mise à son rang par les auteurs. Entre tous, la repousse partielle du duvet, ou mieux totale, a la plus grande importance. Mais je mettrais au même rang la *conservation intégrale des sourcils.* Tant que les sourcils sont conservés, la repousse est encore probable. Elle est très aléatoire dans le cas contraire. Dans toutes les décalvantes qu'on ne guérit pas, les sourcils ont disparu.

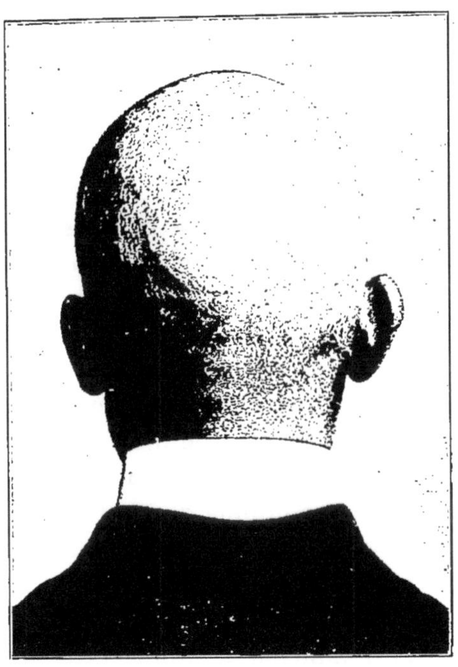

Fig. 39. — Pelade décalvante. Repousse de duvet. (Malade de Sabouraud. Cliché de Noiré.)

Nous parlerons plus loin des pelades locales et de la pelade du sourcil en particulier. Il y a des cas plus rares où la pelade est généralisée à tout le corps, où les ongles même sont malades. Sur toute la surface tégumentaire, il ne reste pas un poil, ou seulement quelques gros poils d'un blanc d'argent, qui, à eux tout seuls, constituent un pronostic médiocre où qu'on les trouve, car ils indiquent un trouble resté permanent de la fonction pigmentaire. Dans ces cas, la guérison partielle du cuir chevelu est encore possible, mais la guérison totale des plus incertaines. Autant dire qu'on ne l'observe jamais.

CHAPITRE V

LES DIVERSES LOCALISATIONS DE LA PELADE

La pelade de la barbe est fréquente chez l'homme. Même on l'observe souvent seule, sans que le cuir chevelu soit touché. D'autres fois, une pelade née à la barbe s'étend au cuir chevelu. Plus rarement, la pelade du cuir chevelu se propage à la barbe.

On peut l'observer en des points quelconques de la barbe, sans aucune symétrie ni ordonnance, mais plus souvent elle est symétrique et commence par deux taches situées un peu au-dessous des deux trous mentonniers. Ce sont deux taches glabres, toutes nues et lisses, d'un centimètre de diamètre ; et tantôt leur symétrie est absolue comme position, dimension et forme; tantôt moins régulière, l'une devenant double de l'autre, par exemple. Là aussi, la dépilation est totale ou incomplète, la surface malade montrant quelques poils incolores plus faibles et d'un diamètre moindre que les poils normaux chez le même sujet.

Il faut dire que l'habitude commune du rasage enlève à notre appréciation beaucoup de symptômes qui pourraient nous servir. D'abord, si le rasage est bien fait et récent, il dissimule ces poils incolores qui, après deux jours, se verraient, En outre, et même en supposant que le rasage date de trois jours, nous ne pouvons savoir si ces poils blancs coupés étaient la base d'un poil peladique en voie d'atrophie, ou s'ils appartiennent à un poil nouveau en reviviscence. Or, le poil étant un produit de la papille pilaire, traduit par sa forme même, sur sa longueur, les états normaux ou anormaux de la fonction papillaire. Mais on comprend qu'un segment de ce poil coupé ne signifie rien; sa signification serait précisée par la forme que le poil avait plus haut ou par celle qu'il aurait plus bas. Un poil est l'histoire récente d'une papille, et l'histoire est un fait continu : en voir un instant ne précise rien.

Or, il est toujours fort difficile de décider si un tronçon de poil sur une plaque peladique de la barbe est un poil qui pousse ou un poil qui meurt. Cette appréciation serait plus aisée au cuir chevelu, où le cheveu est plus vite atrophié parce qu'il est plus fin. A la barbe, tous les poils ne sont pas détruits sur une plaque peladique ; j'ai longtemps conservé des poils d'une barbe peladique provenant d'un sujet qui la portait longue. Ces poils étaient atrophiés sur 5 centimètres de longueur, bruns au bout et à la racine, blancs et grêles sur la longueur intermédiaire. Ces poils avaient traversé la crise de pelade et ils en portaient le témoignage, et cependant ils n'avaient jamais cessé d'être ; c'est moi qui les ai enlevés après qu'ils avaient repris leur diamètre et leur couleur.

Ce phénomène est intéressant en ce qu'il montre des faits nouveaux. Le plus important, à mon avis, c'est l'absence de pigment sur tout le segment atrophique du poil. Dans l'avenir, on comprendra mieux ce qu'est la fonction de la papille et ce que signifient les troubles qu'elle présente, car, nous le verrons plus loin, c'est la papille qui accuse la première l'établissement de la pelade par des troubles pigmentaires, et l'atrophie du poil et du follicule semble secondaire à la disparition du pigment.

A la barbe, nous voyons ce poil blanc aminci survivre ; sa pousse continue persiste malgré la disparition de son pigment, et c'est quand la sécrétion pigmentaire reprend que le poil reprend son diamètre.

Cependant, sur la plaque peladique de la barbe, il est des cas où, de même qu'au cuir chevelu, il ne reste aucun poil où le doigt passé sur la peau n'obtient plus la sensation d'une brosse. Mais le cas est bien plus rare qu'au cuir chevelu.

En ce qui concerne l'évolution de la pelade de la barbe, on peut dire avec certitude, parlant en général, qu'elle est plus lente qu'au cuir chevelu. Les plaques se font plus lentement, durent plus longtemps, guérissent moins vite. Sans doute on peut voir tel cas où cinq ou six plaques de la barbe auront guéri dans les six mois, mais combien il est plus fréquent d'en voir qui dureront une année ou davantage.

A la barbe comme au cuir chevelu, l'absence de symptômes

fonctionnels est de règle dans la pelade. Même à la barbe, c'est souvent une tierce personne qui avertit le malade, lequel ne s'était pas aperçu de sa tache blanche. Plus rarement, la plaque, lorsqu'elle se produit, est le siège d'un prurit sensible, que j'ai vu une fois être très intense, mais le fait est exceptionnel.

Comme au cuir chevelu, à la barbe, l'évolution de chaque

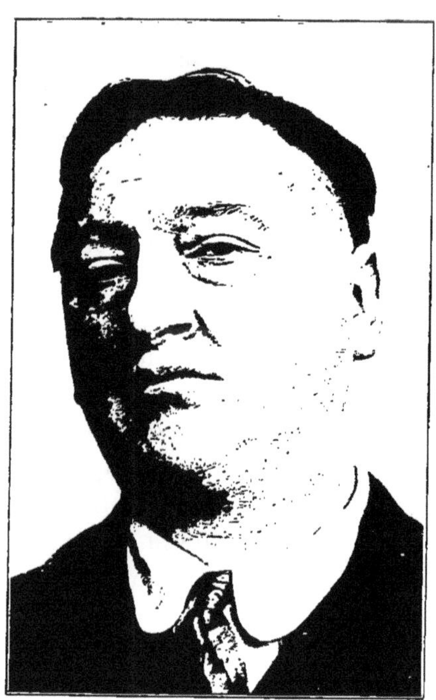

FIG. 40.

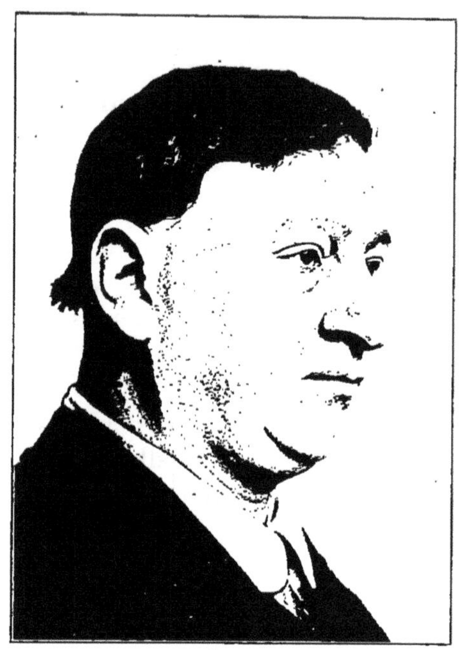

FIG. 41.

Pelade de la barbe chez un homme atteint de pelade ophiasique du cuir chevelu. Remarquables taches de leucodermie au niveau des plaques de la barbe. L'œil ne les voyait presque pas, la photographie les accuse, ainsi que l'hyperchromie intercalaire. (Malade de Sabouraud. Cliché de Noiré.)

plaque est différente. On peut voir deux plaques symétriques, dont l'une restera toujours petite, tandis que l'autre s'agrandira jusqu'à devenir large comme la paume d'une main d'enfant. Ici aussi, la leucodermie de la plaque peladique est à souligner, elle est très souvent marquée. Chaque plaque est nettement achromique, plus blanche que la peau normale, et j'ai vu le fait mis en valeur par la photographie d'une manière surprenante, le cliché accusant nettement sur les plaques une achromie légère que l'œil voyait à peine, et une hyperchromie notable de leur pourtour que l'œil ne voyait aucunement (fig. 40 et 41).

J'ai dit qu'une pelade de la barbe peut, tant qu'elle dure, y rester cantonnée sans envahir le cuir chevelu. Pourtant, quand elle prend de l'extension sur place, il n'est pas rare de voir d'autres plaques au cuir chevelu, à proximité de la barbe, par exemple dans la fosse rétro-mastoïdienne ou à la tempe. D'autres fois, c'est une pelade du cuir chevelu qui envahit la barbe, et le fait est frappant lors de l'établissement d'une pelade généralisée.

Certaines régions de la barbe, comme la moustache, peuvent présenter une pelade autonome, solitaire, qui, par exemple, coupera la moustache en deux comme un bec-de-lièvre, et d'après mon observation le fait se produit le plus souvent à gauche, comme le bec-de-lièvre. D'autres fois, la pelade du menton gagne la moustache par ses pointes, la région de la gouttière sous-nasale étant presque toujours prise en dernier.

Lorsque la barbe est atteinte de pelade sans qu'on voie survenir de plaques au cuir chevelu, le médecin qui connaît mal le sujet, se basant sur ce qu'il a vu de pelades au cuir chevelu, s'aventurera souvent à prédire une prompte repousse, et le plus souvent les événements lui donneront tort. Ce n'est pas une mauvaise règle d'admettre *a priori* qu'une pelade de la barbe met deux fois plus de temps à guérir que la même plaque au cuir chevelu. A la barbe, le plus souvent, l'évolution d'une pelade prend plus d'une année, et les mêmes moyens de traitement, que nous voyons actifs et valables au cuir chevelu, donnent des résultats beaucoup moins démonstratifs à la barbe. Nous avons dit que la présence de poils rares, courts et blancs, sur une plaque de la barbe, peut faire croire à tort à la repousse prochaine et tromper le médecin grandement.

Il est bien entendu que les pelades graves qui frappent ici ou là tout le poil du corps frappent la barbe de même. Mais alors le fait est épisodique dans l'ensemble. Les grandes pelades doivent être étudiées en dehors des localisations particulières.

Notons toutefois, en opposition avec les pelades du cuir chevelu, qui sont le plus souvent asymétriques, que celles de la barbe sont le plus souvent symétriques. Elles s'apparentent, de ce fait, aux pelades ophiasiques, elles en ont la ténacité et les mœurs singulières. Là, comme aux régions occipitales ou mastoïdiennes, on peut voir une touffe de cheveux respectée au milieu d'une surface nue, des poils si rares qu'on en sait le nombre, et qui demeureront des mois au milieu d'une surface dénudée.

PELADE DES SOURCILS

J'ai dit un mot déjà de la pelade des sourcils, mais pour souligner seulement sa valeur pronostique, qui est toujours grave. Par essence, la pelade du sourcil appartient aux cas qui ont tendance à la généralisation. Sans doute on peut voir tel sujet qui a ou n'a pas eu de pelade antérieure et qui présentera en un point d'un sourcil une tache peladique sans que le pronostic en soit très fâcheux. Mais combien il est plus fréquent de voir la pelade frapper à la fois les deux sourcils et les détruire plus ou moins complètement au cours d'une pelade déjà sérieuse et dont ce seul fait assombrira le pronostic.

Sans que nous sachions pourquoi, il en est ainsi ; les sourcils paraissent une des régions pileuses où le poil est le plus solide, le plus immuable et le moins souvent touché par la maladie. Les maladies spéciales du sourcil sont exceptionnelles. On n'y voit guère que cette affection singulière et rare de la queue du sourcil décrite par Brocq sous le nom de kératose pilaire (qui n'a d'ailleurs que de lointains rapports avec la kératose pilaire du dos des bras chez les jeunes filles) et qui arrive à détruire les trois quarts externes du sourcil. Hors cette kératose pilaire, et quelques trichophyties du sourcil exceptionnelles, la région est rarement malade. Les pityriasis stéatoïdes des adolescents peuvent l'atteindre, mais sans guère amener une diminution appréciable de son volume.

Jusqu'à la cinquantaine, le sourcil mue perpétuellement et perd du poil sans que sa masse diminue apparemment. Jamais le sycosis de la barbe ne l'atteint, sauf de très rares cas où l'infection staphylococcique se généralise à toutes les régions pileuses du corps. Ces faits sont à rapprocher de plusieurs autres. L'intoxication par l'acétate de thallium peut faire tomber tous les cheveux de la tête, sans alopécie aucune du sourcil, etc.

Donc, quand le sourcil est touché par la pelade, c'est que le processus peladique menace tout le corps, et à ce titre-là sa disparition est chose grave. Même quand une pelade du cuir chevelu est constituée à l'état de décalvante, si les sourcils tiennent, il y a grande espérance d'un bon résultat thérapeutique. Dès qu'il sont touchés, la maladie peut guérir encore, mais elle peut aussi ne jamais guérir. Si elle a été très étendue, elle ne guérira qu'incomplètement, le malade gardant souvent la nuque trop haute et l'aspect des clercs d'église d'autrefois, qu'on rasait « à l'écuelle ».

Aux sourcils, la pelade prend l'un des deux sourcils avant l'autre, mais le plus souvent les deux. Tantôt il s'agit d'une plaque dont les contours opposés sont bien visibles, tantôt ce sont de simples « clairs », avec quelques cheveux peladiques assez rares, parmi d'autres qui vont tomber. Et tantôt la chute est rapide, et les sourcils ont disparu en deux ou trois semaines, tantôt la maladie est torpide. Il reste, par ci par là, quelques poils souvent longs et intacts parmi les poils de duvet, rares aussi et signalant une mauvaise repousse. Dans la décalvante, il ne reste rien.

PELADE DES CILS

Les cils eux-mêmes peuvent être atteints de pelade, et je dirai de deux façons. Tantôt le cil ne tombe que parce que tout le poil du corps tombe aussi. Alors la ligne de poils des paupières se raréfie et disparaît peu à peu, remplacée souvent par quelques poils de duvet incolores. C'est le processus grave qui accompagne la décalvante de la tête et celle plus grave encore de tout le corps. Dans ce cas, la pelade des cils n'est qu'un épiphénomène, dont la gravité pronostique est la même que celle de la pelade des sourcils. Mais il y a d'autres cas fort rares et très particuliers de pelade exclusive des cils et ces cas demandent à être décrits. J'ai vu une fois une jeune fille, institutrice anglaise habitant la France, venue pour me consulter pour une pelade symétrique des deux moitiés externes des quatre paupières. La pelade s'était limitée là. Elle s'arrêtait strictement à la moitié de chaque paupière, supérieure et inférieure, et des deux côtés. Plus tard seulement, une plaque survint au cuir chevelu derrière l'oreille. Celle-ci guérit assez vite, mais aux paupières la pelade persista des mois avec une repousse insignifiante et irrégulière de quelque duvet. Le cas était si singulier, que l'idée me vint d'une supercherie de mythomane. Mais je dus me convaincre qu'il n'en était rien.

Là encore, la symétrie exacte, en haut et en bas et de chaque côté, était frappante et posait le même point d'interrogation que la pelade ophiasique du cuir chevelu quand elle est le plus typique. Non seulement toute explication actuelle du fait serait hypothétique, mais on ne voit pas même quelle hypothèse hasardée en fournirait l'explication. Nous devons donc l'enregistrer sans lui donner de raisons fantaisistes.

PELADE DU CORPS

Dans l'étude de la pelade du corps, il faudrait apporter beaucoup de méthode, car le sujet est obscur, il est très mal connu, et les cas qu'on en voit sont très différents.

D'abord et jusqu'après la puberté, la pelade du corps est inappréciable chez l'enfant, le duvet que montre son corps étant trop fin. Or, presque tous les cas de pelade du corps ont une remarquable tendance à la symétrie, et c'est dans la pelade ophiasique, plus commune chez l'enfant, que cette tendance à la symétrie est le plus marquée. Ce sont donc les cas qui auraient chance de nous montrer les plus beaux exemples et que nous ne pouvons pas voir.

En second lieu, il est rare qu'on oblige un peladique à se dévêtir et qu'on examine les déglabrations possibles du torse et des membres. Le plus souvent, la découverte d'une pelade du corps est, même pour le malade, une découverte de hasard.

Il ne faudrait pas croire, du reste, que la pelade commence toujours par la tête, il existe d'authentiques pelades qui sont toujours restées limitées aux membres sans que le cuir chevelu ait été jamais touché. Ces cas-là passent le plus souvent inaperçus et du malade et du médecin. Il est entendu, d'ailleurs, qu'il existe sur le corps des points connus d'alopécie traumatique, par exemple au-devant des cuisses, à la place où frottent constamment les poches de culotte et leur contenu. On peut y voir les poils usés ; de même au niveau de la stricture habituelle d'une jarretière ou d'une ceinture. J'en ai vu de semblables sur l'épaule velue de gens exerçant la profession de débardeurs. Dans ce cas, le poil existe, il est seulement usé jusqu'à la peau, laquelle peut réagir aux traumatismes répétés par un léger degré d'ichthyose pilaire. Cela n'est pas plus de la pelade que l'alopécie occipitale du nourrisson, qui use le poil de sa nuque en la frottant sur l'oreiller. Je parle de vraie pelade, de plaques où le poil manque absolument, de façon à dessiner des plaques ou des bandes dont l'aspect tranche avec celui des régions velues du voisinage.

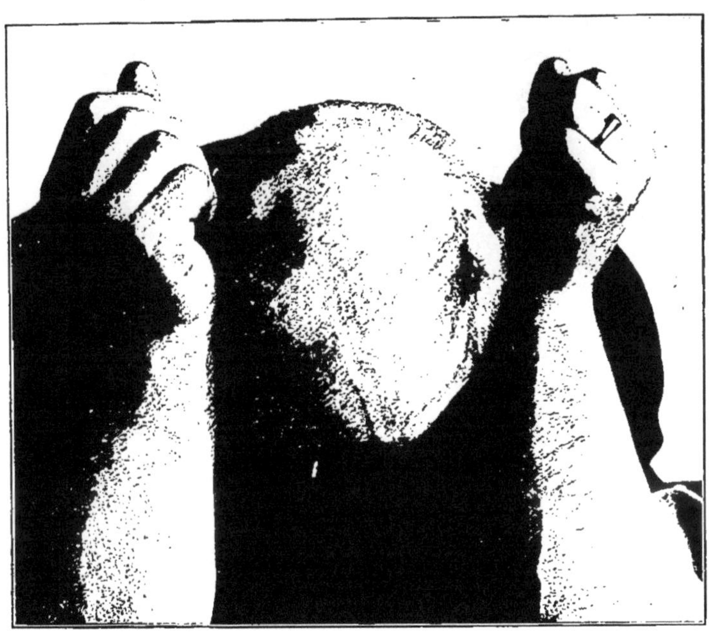

Fig. 42. — Aires alopéciques des deux avant-bras chez un grand peladique. (Malade de Sabouraud. Cliché de Noiré.)

Pendant longtemps, j'ai fait déshabiller systématiquement tous les malades hommes qui présentaient de la pelade, soit au cuir chevelu, soit à la barbe, et j'ai maintes fois fait des découvertes inattendues, par exemple sur un malade présentant une seule plaque de la barbe au niveau du trou mentonnier gauche, plaque large de 6 centimètres et très rebelle, qui dura quatorze mois. Je découvris sur la fesse, du même côté, et qui était très velue, une plaque arrondie tout à fait glabre et à peu près de mêmes dimensions.

Beaucoup plus fréquente est la pelade des avant-bras, pelade en bandes, larges de deux à trois doigts, plus ou moins symétriques aux quatre membres et dessinée exactement (fig. 42). Je me rappelle un cas semblable où ces bandes tout à fait glabres respectèrent longtemps une petite touffe de poils sur un nævus.

J'ai vu aussi, sur les jambes, des bandes peladiques qui semblaient suivre le trajet du sciatique poplité externe, mais en

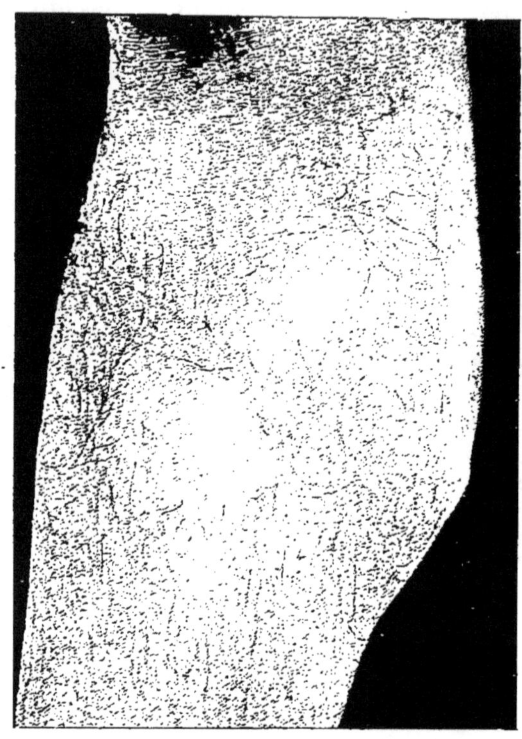

Fig. 43. — Trois zones peladiques de la jambe. (Malade de L. Jacquet. Cliché de Dubray.)

d'autres cas la bande est flexueuse et ne suit aucun trajet nerveux défini (fig. 43). Dans la pelade décalvante totale, l'alopécie est d'abord diffuse, elle ressemble à l'alopécie syphilitique, et l'alopécie est plus évidente sur les régions où le poil est plus fourni, aux aisselles et au pubis. Le malade s'aperçoit que du poil tombe en quantité. Si l'on examine les régions normalement pileuses, on y trouve moins des plaques arrondies que des « clairs » multiples et disséminés, dont l'alopécie se complète en se généralisant.

Dans la pelade du corps, on observe donc, d'une part, une pelade diffuse et généralisée qui aboutit à la décalvante totale, et d'autre part, une alopécie spécialisée, disciplinée, ayant des trajets symétriques et une disposition topographique bien nette. Il est rare, d'ailleurs, que l'une fasse l'autre. Je suis depuis quinze ans une pelade en bande des quatre membres chez un sujet qui n'a jamais eu de pelade du cuir chevelu ni de la barbe. Depuis dix ans, elle augmente à peine. Grossièrement, on pourrait dire qu'elle n'a pas bougé.

La pelade diffuse du corps marche vite, au contraire ; on voit qu'elle fait partie d'un ensemble. Elle a commencé le plus souvent au cuir chevelu. Une plaque d'abord, puis trois ou quatre, puis dix ou vingt et cent un peu plus tard. La barbe était prise déjà ou se prend, les sourcils tombent par places, puis les cils. Les sous-vêtements sont remplis de poils tous les jours. Sur la région pubienne, le poil devient pauvre et disparaît de plus en plus, de même aux aisselles. Tout disparaît du même pas, et le sujet se trouve entièrement nu. A peine trouve-t-on ici ou là un gros poil blanc d'argent qui n'a pas bougé. La pelade totale se trouve constituée ; elle comprend la pelade du cuir chevelu, des sourcils, des cils et même des ongles, dont je vais parler tout à l'heure. Il est pour moi sans exemple qu'une pelade ainsi totale ait jamais guéri complètement. D'ordinaire, elle est aussi définitive que totale, et s'il se produit par surprise quelque repousse partielle, elle est toute momentanée. Ce duvet de repousse est stérile : il s'atrophie, il retombe quelques semaines plus tard.

Même entre les pelades totales, il y a d'ailleurs des différences, car les unes restent totales, immuables, définitives, tandis que sur les autres on observe de perpétuels essais de repousse qui demeurent sans lendemain. Dans le premier cas, on dirait la maladie morte victorieuse, et dans l'autre victorieuse toujours, mais avec de perpétuelles réactions de l'organisme, tenues en échec par la maladie.

La pelade totale peut survenir sur des vieux comme sur des jeunes. Chez les vieux, elle est presque définitive ; chez les jeunes, il n'en est pas toujours ainsi ; dans beaucoup de cas, on voit la maladie rétrocéder avec les années. Tel qui pendant vingt ans est demeuré glabre, finit par voir surgir une repousse partielle ou de gros poils blancs isolés, mais qui restent sur place sans retomber. Il est rare de trouver un peladique qui fut atteint d'une pelade totale chronique avant vingt ans n'avoir pas après cinquante ans une amélioration de son état, quoique toujours médiocre et incomplète.

PELADE DES ONGLES

Dans la pelade, il n'est pas fréquent, hors les cas graves, d'observer des altérations des ongles. J'ai vu cependant un cas où la pelade de la barbe fut précédée d'une onychose angulaire dont je n'avais pas fait le diagnostic.

Les pelades décalvantes, même limitées au cuir chevelu, peuvent s'en accompagner, et il n'est presque pas de pelade totale où les ongles soient trouvés sains.

Dans la pelade, plusieurs modes d'altérations unguéales peuvent être observées. D'abord, dans beaucoup de pelades, surtout récidivantes, mais relativement bénignes, il ne manque pas de malades, hommes et femmes, qui vous disent, même sans être interrogés, que tous leurs ongles sont devenus cassants. En second lieu, beaucoup de peladiques présentent un état de leuconychie très accentué (fig. 44). Mais les ongles sont souvent marbrés ainsi, en dehors de toute pelade. Tout le monde connaît ces striations blanches transversales des ongles qui, à mon avis, indiquent toujours, au moins chez l'adulte, que la santé du sujet n'est pas sans reproche. Dans la pelade, j'ai vu ces strates si nombreuses et si serrées que la couleur de l'ongle normal se voyait à peine. A ce degré, ce signe acquiert quelque importance, pourtant il n'est pas aussi caractéristique que les suivants.

L'*onychorrexis* est aussi fréquente et plus spéciale. Les ongles, *spécialement ceux des pouces,* sont striés de fissures ouvertes dans lesquelles les poussières se déposent et qui paraissent noires. Ces fissures longitudinales se voient d'un bout à l'autre de l'ongle et font les ongles crénelés, parce qu'entre deux fissures l'ongle casse, tandis que sa longueur est respectée entre deux autres fissures. Le bord libre de l'ongle se trouve inégal et raboteux (fig. 45).

L'*ongle en dé à coudre* est aussi fréquent dans les pelades graves que dans les psoriasis graves et il est presque identique.

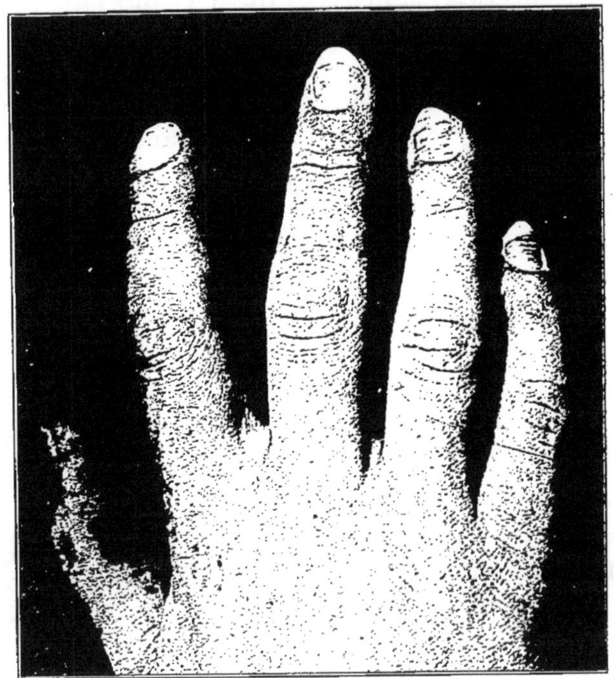

Fig. 44. — Leuconychie très marquée au cours d'une pelade. (Malade de Brocq. Cliché de Schaller).

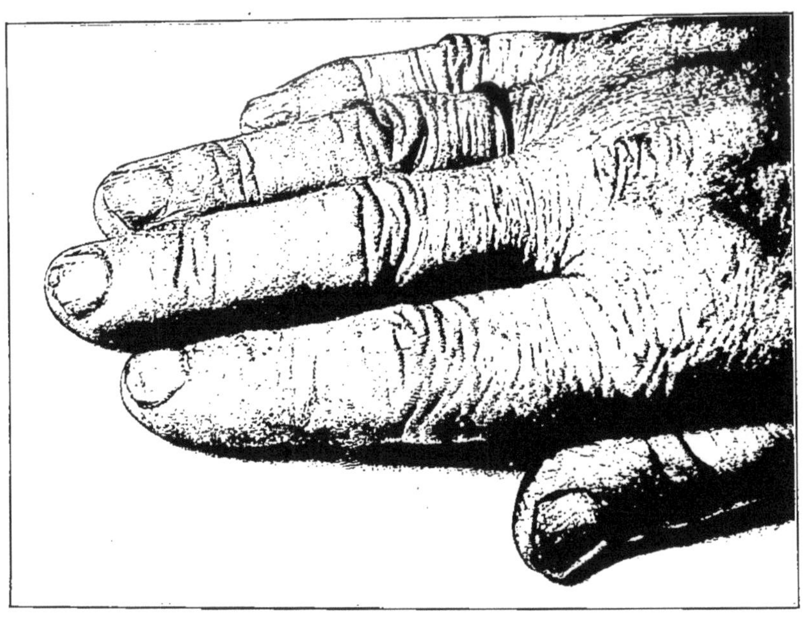

Fig. 45. — Onychorrexis et ongles crénelés de la pelade unguéale. (Malade de Sabouraud. Cliché de Noiré.)

C'est l'ongle qu'on dit aussi « grêlé », comme une terre molle qui a reçu l'empreinte des grêlons. La surface de l'ongle est parsemée de petites cupules, de trous borgnes sans profondeur, comme ceux de la surface d'un dé à coudre. Ces trous sont souvent disposés suivant des lignes transversales. Il arrive que ces trous sont si peu profonds, qu'il faut présenter le doigt à la lumière, suivant divers orients, pour les percevoir. Et souvent on voit alors que toute la surface d'un ongle est ainsi couverte de petites facettes semblables à celles des bronzes travaillés au marteau. Les ongles d'une même main sont diversement atteints quelquefois, mais presque toujours suivant le même type.

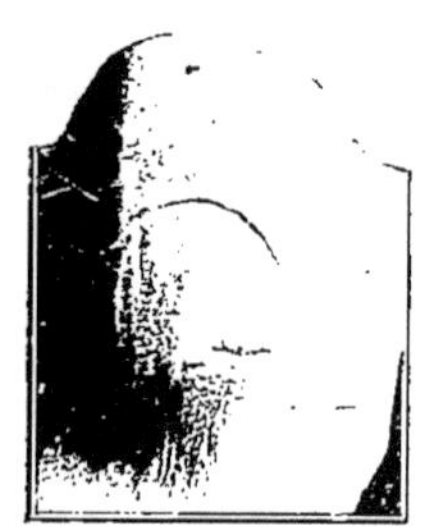

Fig. 46. — Ongle fissuré et crénelé chez un peladique. (Malade de Sabouraud. Moulage et cliché de Noiré.)

Enfin, dans des cas de pelade totale et le plus souvent définitives, j'ai vu des ongles altérés dans leur forme se réduire à de simples moignons. D'abord ils se creusent en bateau, et leur courbe devient inverse à la normale. C'est la forme concave dite en pétale de fleur, « pétaloïde ». Mais, si la déformation s'accentue, l'ongle se trouve réduit à mi-hauteur, il semble incrusté dans la chair, il n'a plus d'épaisseur ni de résistance, et sa surface même est parsemée de petits bourgeons inégaux, raboteux, dont quelques-uns ont gardé une couche cornée luisante. J'ai vu des altérations unguéales analogues survenir chez l'enfant, sans pelade aucune. Le plus souvent, il s'agit de malformations congénitales et irrémédiables, en corrélation avec une syphilis héréditaire. Aucune de ces dystrophies de l'ongle que je viens de décrire n'est assez caractéristique pour que l'on puisse faire sur elles le diagnostic ferme de pelade. C'est la pelade concomitante qui témoigne de leur vraie nature. Cependant l'ongle à facettes ou à cupules me semble le plus caractéristique.

Ces altérations sont toujours sérieuses par leur valeur pronostique, car elles ne s'observent jamais au cours de pelades bénignes. Elles sont sérieuses aussi par leur durée, qui est sans limites. Je ne crois pas avoir jamais vu de ces lésions transitoires. Quand elles sont faites, elles demeurent.

CHAPITRE VI

DE L'ÉVOLUTION DE LA PELADE

L'évolution de la pelade varie d'un cas à l'autre, entièrement. Vous interrogez un peladique de trente ans ; il a eu sa première atteinte à quatorze ans, et depuis lors trois récidives, à cinq ans d'intervalle ; chacune a duré un an et disparu. Inversement, un homme de soixante-cinq ans a vu sa pelade survenir depuis un mois. C'est sa première atteinte, et il en accusera le coiffeur. Sa pelade dure six mois et guérit tout à fait.

Une femme de cinquante ans vous dit : « J'en ai eu trois atteintes, l'une à treize ans, suivie d'une seconde à quinze ans, la troisième est survenue il y a trois mois. »

D'autre part, vingt malades successifs vous diront qu'ils n'ont jamais connu de pelade dans leur famille, tandis qu'une femme, prise pour la première fois à trente-cinq ans, vous raconte que sa mère était peladique, et sa sœur peladique depuis quinze ans n'est jamais parvenue à se guérir.

J'ai soigné le fils d'un industriel du Nord dont le père était peladique. Je l'ai soigné de seize à vingt-deux ans, sans résultat parfait ni stable ; c'était une pelade perpétuelle. Chaque plaque guérissait assez aisément en quatre ou cinq mois, mais il survenait invariablement une encoche en un point de son pourtour, et une autre plaque se trouvait faite qui atteignait aussi 4 centimètres de diamètre et guérissait à son tour pendant qu'une autre naissait ailleurs. Son cuir chevelu était une carte géographique en perpétuelle modification, mais qui présentait à peu près toujours la même proportion de parties chevelues et de parties glabres ; et il est à noter que dans ce cas les plaques guérissaient sans faute et se trouvaient, après un temps, couvertes de cheveux aussi drus et aussi forts que sur les parties restées saines.

Inversement, sur un malade de vingt ans environ, j'ai vu une seule plaque survenir à droite de la région occipitale, une plaque de 2 à 3 centimètres de large qui, pendant sept ou huit mois, guérissait perpétuellement par son bord inférieur pendant que son bord supérieur était rongé perpétuellement, si bien que la plaque a fini par guérir à plus de 6 centimètres de l'endroit où elle était née.

Je me rappelle un homme de trente-cinq ans qui n'avait jamais eu qu'une seule plaque de la région mastoïdienne, mais elle avait atteint 7 centimètres de large environ ; et, sans diminuer ni grandir, elle demeurait immobile depuis des années.

Sans doute il y a des quantités de pelade qui guérissent entièrement et ne récidiveront jamais, mais ce dont la théorie à venir de la pelade devra à tout prix donner l'explication, c'est le fait des récidives qui, sans être de règle, sont trop fréquentes pour ne pas faire partie intégrante de la description de la maladie. A ce sujet, tout se voit, depuis les malades qui n'ont eu dans leur vie que deux atteintes de pelade, dont l'une à quinze ans et l'autre à soixante, jusqu'à ceux déjà connus de Besnier qui, depuis qu'ils ont été atteints par la maladie, n'ont plus cessé d'en présenter des rechutes perpétuelles. Bien des malades sont peladiques comme ils seraient psoriasiques, indéfiniment. Seulement, dans la pelade, les récidives sont moins fatales et à échéance plus lointaines. Mais, à côté de ces récidives, il y a nombre de cas qui apparaissent comme de purs accidents et ne récidiveront jamais.

Besnier qui, sur la foi de Bazin, croyait à l'origine exogène de la pelade, n'en connaissait que ces récidives subintrantes, faisant ce qu'il nommait la *pelade perpétuelle,* et il les comprenait comme des réinoculations de voisinage. L'idée de la pelade pouvant récidiver à des années d'intervalle lui était étrangère, comme à Vidal, comme à Fournier, comme à tous mes maîtres. Je n'ai trouvé qu'une observation ancienne de pelade récidivante à échéance distante, et elle est de Cazenave. C'est après moi que Jacquet a observé et discuté les récidives de la pelade.

Il y a ceci de particulier que les récidives surviennent souvent suivant un rythme particulier à chaque malade, tous les trois ans, tous les dix ans, et le plus souvent ce rythme se continue toujours le même. Ces faits noircissent un peu le pronostic de tout cas donné: le médecin doit en prévenir le malade et le mettre en garde contre cette éventualité. Combien de malades ai-je vu revenir cinq ou dix ans après la guérison d'une première atteinte et pour m'en montrer une seconde !

« L'avenir d'un peladique, c'est son passé. » Voilà un des proverbes dermatologiques que j'affectionne ; il semble vrai pour tous ceux qui ont un passé peladique, et cette mince phrase en dit long sur l'incertitude et l'insuffisance de notre thérapeutique et de nos connaissances étiologiques concernant cette affection.

D'ailleurs, une seconde atteinte de pelade n'est pas forcément identique à la première, elle peut varier de gravité. Un malade, après deux atteintes bénignes dans l'enfance, peut faire à quinze ou à dix-huit ans une pelade grave. (En général, je n'aime pas les pelades de dix-huit ans, elles sont souvent graves.) L'inverse peut se voir aussi, et des enfants qui ont présenté une décalvante passagère à cinq ans peuvent à dix-huit ans présenter une seconde atteinte beaucoup plus bénigne : tout peut se voir. Mais, en général, « les récidives se copient ». Les nouvelles plaques, qui ne surviennent presque jamais sur le même point que les anciennes, se ressemblent d'ordinaire par leurs dimensions, leur pouvoir d'extension, leur durée. Souvent chaque malade a son type et le reproduit.

La flore séborrhéique de beaucoup de pelades de l'adulte m'a fait rechercher avec grand soin les rapports cliniques possibles entre la pelade et la séborrhée. La parité de leur flore microbienne est impressionnante pour qui l'a vue. Mais, franchement, il n'y a cliniquement aucun rapport entre ces deux états morbides. Sans doute on peut observer une pelade survenue sur un cuir chevelu demi-chauve, mais ce n'est pas du tout une règle. Au contraire, et souvent, on voit la pelade apparaître sur une tête qui, sauf sa plaque nue, a gardé une chevelure magnifique et la gardera toute sa vie. Ce ne sont pas les mêmes malades qui viennent consulter pour une pelade et une séborrhée, et quand le cas se rencontre où l'on doit traiter ces deux états conjointement, tout se passe comme s'ils étaient indépendants l'un de l'autre.

La pelade ophiasique, plus que la tache peladique située n'importe où, est récidivante par essence ; très souvent, elle guérit incomplètement ; le sujet garde la nuque trop haute (fig. 47). Les récidives gardent le plus souvent le même type que la première atteinte. C'est en bordure du cuir chevelu, souvent au-dessus des oreilles, que les plaques se reproduiront. Mais, d'autres fois, une plaque survient en plein cuir chevelu que rien ne peut distinguer de la pelade banale. Tant que le malade garde sa nuque à demi dépilée, on doit le considérer comme non guéri (il est souvent inguérissable). Ses plaques nouvelles sont des rechutes

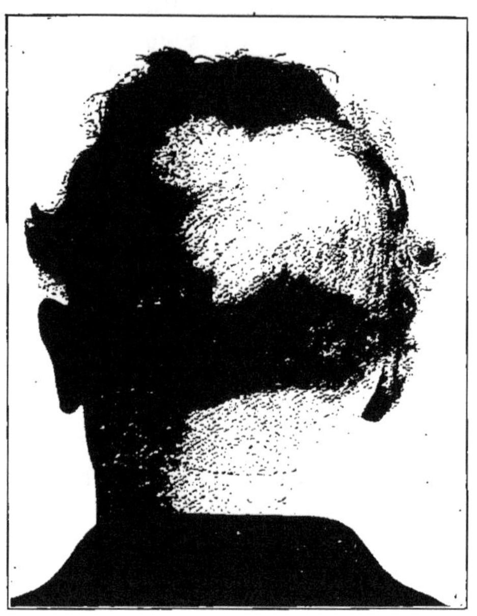

Fig. 47. — Trois taches peladiques simulant la « tonsure » de l'alopécie séborrhéique. Remarquer la dépilation en bande de la région de la nuque, signature de l'ophiasis.

(Malade de Sabouraud. Cliché de Noiré.)

au cours d'un état de pelade sourdement durable, plutôt que des récidives vraies.

J'insiste peut-être trop sur ce point, c'est parce que les auteurs affectent, en ce qui concerne la pelade, une sorte d'optimisme de commande qui est très loin de la vérité. Beaucoup parlent de la pelade comme d'une maladie insignifiante dont les atteintes se guérissent en quelques semaines sans laisser de traces. Or, ces pelades ultra-bénignes constituent dans l'ensemble un pourcentage négligeable ; celles qui durent près d'un an forment la majorité, sans parler de celles qui ont récidivé, récidivent ou récidiveront. Et il y a des cas en grand nombre dont les livres parlent à peine et qui ne guérissent jamais complètement. En ce qui concerne sa gravité et sa durée, il faut considérer la pelade comme une maladie sérieuse, et pour le présent et pour l'avenir. En général, le médecin n'aime point à dire qu'il ne sait pas. On se paie de mauvaises raisons quand on manque de bonnes, spécialement en ce qui concerne le problème des origines. Nous avons tous cru la pelade microbienne sur la foi d'autrui. Ensuite on l'a dite nerveuse parce que tous les faits demeurés sans explication recevaient cette étiquette bénévole. Maintenant la mode veut qu'on en accuse le système vagotonique et les glandes endocrines ; tout cela en attendant une explication précise et claire qui nous manque. C'est une vieille habitude que nous avons de mettre un mot grec à la place des idées que nous n'avons pas. Cette habitude nous survivra : ce n'est pas une raison pour ne pas dire contre elle le mal qu'on en pense.

Notez d'ailleurs que chaque nouvelle théorie étiologique de la pelade, si fausse qu'elle soit, constitue un progrès partiel. La théorie nerveuse nous a fait cesser de considérer les peladiques comme des contagieux. La théorie vagotonique nous a montré de nouveaux faits que nous ne voyions pas et dont j'aurai à parler plus loin ; la théorie endocrinienne est justifiée par un certain nombre de faits que nous étudierons à leur tour et dont l'existence n'est pas niable. L'erreur est d'en induire des généralisations trop hâtives ; ce qui nous paraît vrai dans un cas, nous le croyons vrai pour tous.

A tout ce qui précède concernant la gravité de la pelade, il serait aisé d'opposer une palinodie. J'ai vu un cas de pelade ophiasique datant de vingt-six ans guérir au plus vite sous l'influence d'un traitement bien dirigé. J'ai vu (surtout chez des adolescents) des guérisons de pelade grave se faire avec une rapidité inespérée, et nous avons tous vu des multitudes de pelades en une seule plaque se conduire comme la maladie la plus bénigne qui puisse être. On pourrait enfin ajouter qu'un spécialiste qui s'est consacré de longue main à ces sortes d'affections verra tous les mauvais cas de son pays, car les médecins auront une tendance naturelle à lui adresser tous ceux qu'ils n'auront pas pu guérir. Tout cela est vrai, ou vrai partiellement. Il n'en reste pas moins que la pelade, malgré l'absence de tous symptômes fonctionnels et spécialement de douleur, est une maladie sérieuse et qui réserve au médecin une foule de mécomptes.

Entre tous, deux types me semblent particulièrement poser un problème au clinicien. C'est la pelade perpétuelle de Besnier et la pelade totale de l'adolescent.

J'ai longuement suivi de la première le cas suivant : Une veuve jeune et mère d'un unique enfant (hérédo-syphilitique) me l'amène quand il avait neuf ans, pour une pelade perpétuellement récidivante et dont rien n'avait pu empêcher les récidives. J'ai suivi quatre ou cinq ans ce jeune garçon à travers dix récidives plus ou moins graves ; une plaque, pour paraître, n'attendait pas la guérison de la précédente. Tantôt la maladie faisait, en six semaines, des ravages tels qu'un tiers de la tête était dénudé. Tantôt la repousse survenait et l'on croyait toucher à la guérison.

La mère, fort intelligente, et qui se rendait compte que je m'intéressais à elle et à son enfant, me fut fidèle pendant des années. Elle voyait parfaitement l'utilité du traitement et ses bons résultats, d'ailleurs sans pouvoir douter davantage de leur insuffisance. Le jeune homme grandit et je l'ai suivi jusqu'à son mariage, toujours peladique, quoique à la longue les récidives se fussent un peu espacées et amoindries. Je l'ai revu deux fois depuis, en dix ans, et il est toujours peladique. Il venait me voir à propos de retours offensifs de la maladie. Assurément et dans l'ensemble, il était moins atteint qu'autrefois, et la maladie, comme il arrive le plus souvent dans les pelades chroniques, avait diminué d'intensité avec l'âge. Depuis longtemps il ne porte plus perruque et noircit au bouchon brûlé les plaques glabres, mais, à trente ans passés, il demeure encore peladique, sans que jamais les plaques peladiques aient manqué de guérir. A peine reste-t-il en permanence à la nuque une zone claire qui n'a jamais repoussé complètement. Partout ailleurs, on ne distingue plus les places malades quand elles sont guéries. Mais il n'y a presque pas de points de son cuir chevelu qui n'aient présenté des plaques trois ou quatre fois.

Voilà un fait, entre bien d'autres, qui montre l'infinie obscurité du sujet pour nous, car nous ignorons tout de ce qui fait les plaques, de ce qui fait ou permet leur guérison, de ce qui fait la maladie permanente, avec des récidives perpétuelles, sur des points incessamment différents, qui guériront cependant, etc...

En regard, je placerai une autre histoire, celle de deux jeunes filles jumelles qui me vinrent de Chicago avec leur mère, qui avait résolu d'habiter Paris, même un an, afin de guérir l'une d'elles, atteinte de pelade généralisée totale survenue en suite d'une rougeole. On me montra la photographie de ces deux jeunes filles, qui s'étaient développées d'une façon pareille jusqu'à la formation. Mais, à partir de cette époque, chez l'une la pelade avait commencé et s'était étendue peu à peu, jusqu'à devenir complète. Elle avait seize ans. Les règles s'arrêtèrent et ne reparurent jamais. En même temps, les deux jumelles se différencièrent de plus en plus jusqu'à la plus extrême opposition. Tandis que la jeune fille saine gardait la forme gracieuse et la beauté de son âge, sa sœur peladique perdait du poids pendant que sa taille s'allongeait ; elle devint menue et sèche avec un visage vieillot dont les traits immobiles rappelaient les sclérodermies. Tous les essais thérapeutiques locaux ou généraux demeurèrent inutiles. Après un an, la malade repartit pour l'Amérique, et je ne l'ai plus revue. Elle avait grandi, mais sans augmenter de poids ou d'une façon insignifiante. En dépit de tous les traitements opothérapiques, variés maintes fois et poursuivis, les règles n'étaient pas revenues. Ce fut un insuccès complet.

Pas plus de ce cas que des précédents, je dis que nous n'avons la moindre explication valable. Qu'il y ait eu ici un état général dont la pelade n'était qu'un témoignage, la chose ne fait aucun doute. Mais d'où vient-il ? Quelle en est l'origine ? Comment a-t-il une influence sur la chevelure et amène-t-il sa disparition? Je dis que nous n'en savons rien. Dans de tels cas, la thérapeutique est faite d'essais dont notre imagination fait tous les frais et qui ne s'appuient sur aucun fait expérimental sérieux.

A côté de tels cas, cent autres nous seront montrés, bénins ou graves, dont nous ne savons pas davantage. Les plaques surviennent et elles guérissent sans que le médecin en sache la cause, ni le malade, qui n'a pas cessé un instant de se bien porter. C'est cette absence de toute raison plausible qui a contribué pour sa part à perpétuer l'idée de la contagion ; le sujet se porte si bien qu'il ne peut croire son état général en cause, alors il accusera le coiffeur. Au cours des chapitres suivants, je présenterai de nouveaux faits qui me semblent à peine moins problématiques ; ceux-ci suffisent, je crois, à bien indiquer l'évolution très individuelle et infiniment variable de la pelade, ses formes les plus frappantes et le problème singulier que posent ses récidives mêmes aux plus lointaines échéances (1).

(1) Voici une lettre que je viens de recevoir et dont la place me semble ici :

« Monsieur le Docteur,

« En 1911-1912, vous eûtes la complaisance de soigner mon fils d'une pelade décalvante qui l'avait complètement dépouillé de ses cheveux. La repousse se fit après trois ans de soins assidus ; néanmoins, des plaques se formaient de temps en temps, et, pour tout dire, il y en eut toujours quelques-unes. Actuellement, le mal s'est aggravé, les plaques peladiques sont grandes et nombreuses, et rien ne peut les empêcher de se reformer. Mon fils a trente ans; il est fort gêné de cet état et obligé d'avoir sur le sommet de la tête une perruque. Je viens vous demander si, depuis lors, la science n'a pas trouvé d'autres traitements que ceux employés déjà. Je suis une malheureuse mère qui souffre beaucoup de cet état de choses, et je constate que mon fils a perdu tout espoir de guérison. Son état général est bon ; je n'arrive pas à comprendre qu'il n'ait pas pu se débarrasser de cette pelade depuis quinze ans !

« Monsieur le Docteur, je mets en vous tout mon espoir, dites-moi ce qu'il faut faire... »

Voilà le type de la pelade perpétuelle (avec amélioration lente en corrélation avec l'âge), dont le malade, d'après mon expérience, ne se débarrassera jamais complètement.

CHAPITRE VII

DIAGNOSTIC DIFFÉRENTIEL

Il n'y a pas d'affection dermatologique dont le diagnostic différentiel puisse moins que la pelade prêter au doute ou à l'équivoque. L'apparition *subite* d'*une* plaque dénudée au cuir chevelu ou à la barbe, sans que cette dénudation ait été précédée d'aucun symptôme prémonitoire, l'extension progressive de la plaque et l'apparition de taches nouvelles tout à fait semblables, en l'absence de toute lésion autre préalable : vésicule, croûte ou pustules ; le silence même de tout symptôme fonctionnel ; tout dans cette affection précise le diagnostic et le certifie.

De temps à autre pourtant, on peut redresser quelques diagnostics erronés ; et je dois passer en revue les erreurs que j'ai faites ou que j'ai vu faire.

1. — ***Les alopécies de l'impétigo.*** — La plus fréquente consiste à prendre pour de la pelade les plaques alopéciques consécutives à l'impétigo (streptococcique).

Une épidémie d'impétigo survient dans une école. Les lésions du visage, avec leurs croûtes ambrées, cireuses, sont très visibles. Comme on les voit, on les traite et elles guérissent. Celles du cuir chevelu, souvent peu nombreuses et dissimulées, sont demeurées inaperçues. Elles ont séché, la croûte, qui s'amincit en séchant, est devenue cartonneuse. Maintenue en place par le feutrage des cheveux qu'elle englobe, elle restera sur place jusqu'au prochain savonnage, qui peut tarder. Quand elle tombe, il est de règle que les cheveux qu'elle englobe tombent avec elle. On s'aperçoit soudain de deux, trois, quatre taches alopéciques qui seront baptisées pelade et qui sont post-impétigineuses. Or, le même fait s'est produit sur plusieurs enfants. Alors on dira non seulement pelade, mais pelade contagieuse et épidémie de pelade.

Cette erreur est facile à faire. Même si l'enfant est d'âge à pouvoir être interrogé, il ne se souvient de rien. Quant aux parents, ils n'ont rien vu. Il y a trente ans, lorsqu'on croyait à la pelade contagieuse, de tels faits n'étaient jamais attribués à leur vraie cause. Si l'on peut dire dans le livre de Tenneson, très bon dermatologiste cependant : « La pelade est aussi contagieuse que la rougeole », c'est parce qu'on ne distinguait pas alors de la pelade l'alopécie consécutive à l'impétigo.

Pourtant l'aspect seul de la lésion permet de faire le diagnostic. Lorsque tombe la croûte de l'impétigo, la peau vient de refaire son épiderme tout neuf au-dessous d'elle. Sa surface est rose, elle garde encore l'empreinte de la croûte. Cette plaque qui vient d'apparaître ne montre jamais sur son pourtour le moindre cheveu peladique ; elle ne s'agrandira pas. Autour d'elle, les cheveux sont solides. Telles elles sont apparues, telles elles resteront. Souvent même la repousse des cheveux de duvet est commencée quand la croûte tombe ; on les voit en jour frisant ; ils succèdent sans intervalle aux cheveux tombés, et peut-être cette repousse hâtive a-t-elle contribué plus que tout à la réputation de bénignité que la pelade a gardé jusqu'à nos jours. Les pelades de nos anciens, qui guérissaient en six semaines, n'étaient pas de la pelade... Pour aider au diagnostic, ajoutez que ces taches alopéciques sont le plus souvent multiples d'emblée, alors que la première tache de la pelade vraie précède de loin l'apparition des autres. Enfin, si l'on examine avec attention le pourtour des plaques alopéciques post-impétigineuses, il est bien rare de ne pas trouver, parmi les cheveux de bordure quelque débris de croûte demeuré sur place qui certifiera le diagnostic.

Faussement interprétés, ces faits ont donné lieu à toute une mythologie. Ce sont eux qui ont créé la légende de la pelade contagieuse, « vraies épidémies de fausse pelade », écrivait Déhu. Comme ces plaques apparaissent trois semaines seulement après que l'impétigo n'est plus, lorsqu'on en a perdu même le souvenir, c'est l'alopécie qui passe pour épidémique et la pelade pour contagieuse. Presque toutes les légendes se font autour d'un fait qui est véridique.

2. — *Alopécies consécutives aux folliculites.* — La plaque d'alopécie consécutive à l'impétigo peut être comparée à la plaque de pelade commençante, car elle peut avoir, comme elle, 3 centimètres de diamètre. La tache alopécique consécutive aux folliculites staphylococciques est bien plus petite : c'est un point

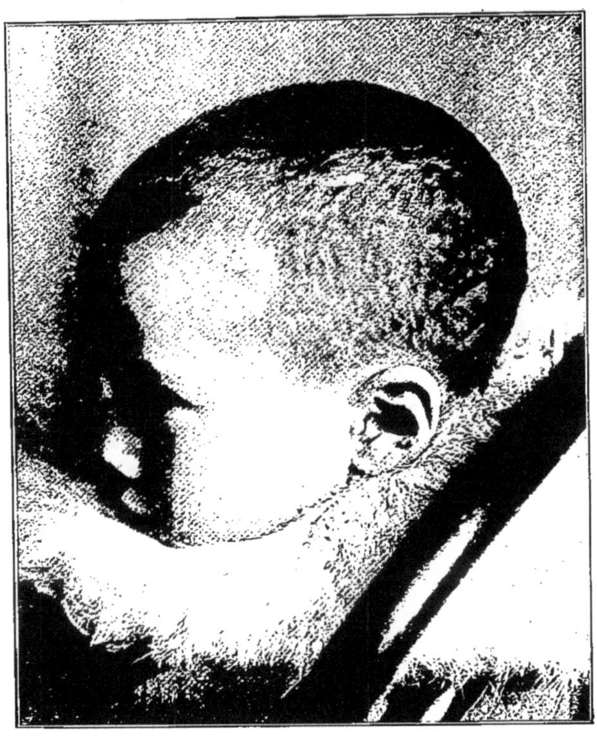

FIG. 48. — Alopécie passagère consécutive à un abcès périfuronculeux de la tempe. La tache alopécique orbiculaire montre en son centre la trace du furoncle. (Malade de Sabouraud. Cliché de Noiré.)

glabre que recouvrirait le petit doigt. Mais comme une poussée de folliculites peut comprendre cent éléments et davantage, le cuir chevelu ressemble à un papier criblé de grains de plomb.

Ici, rien de commun avec la plaque unique et large de 3 centimètres qui fait le début de la pelade. Toutes ces taches alopéciques survenues ensemble vont rester petites. Le centre de chacune montre un point rouge déprimé, vestige de la suppuration folliculaire. Cela seul exclut la pelade, dont la tache glabre ne montre aucune trace d'inflammation passée. Et puis, ces pustules ont été fort douloureuses ; cette fois, les parents le savent et l'enfant s'en souvient. Très fréquemment aussi, une poussée de folliculites se fait en plusieurs temps. Les dernières nées gardent leur croûtelle adhérente. Néanmoins, pour beaucoup de médecins peu familiers avec la dermatologie, toute alopécie est pelade, comme dans le langage français d'autrefois. J'ai vu l'erreur diagnostique se produire. Et peut-être faut-il voir dans le texte même de Bateman un reflet de ces confusions. « A l'origine de la pelade », dit-il, il peut exister, *quoique le fait ne soit point prouvé,* une éruption de petites pustules ne subsistant que peu de temps ; elles se manifestent dès le commencement et ne donnent issue à aucun fluide. Cette maladie a attaqué, dans un ou deux cas, un grand nombre d'enfants, chez lesquels les autres formes du porrigo s'étaient produites (1). »

3. — Alopécies consécutives à un abcès. — Quelquefois cependant, une de ces folliculites a infecté le follicule dans la profondeur : c'est un furoncle, ou même le derme voisin, créant un petit abcès. L'abcès fini, les cheveux tombent sur une surface arrondie qui peut avoir 3 centimètres de large. Ici, la confusion avec la pelade est plus facile, mais le point rouge et déprimé, signalant l'orifice d'évacuation de la collection purulente, se voit toujours, bien au centre de la tache alopécique (fig. 48).

4. — Peladoïde atrophodermique. — D'autres fois, les choses se passent autrement. Le médecin est consulté pour une seule petite aire glabre que recouvrirait le bout du doigt, en un point quelconque du cuir chevelu. Elle est déprimée et elle ne montre pas de point rouge en son centre ; mais souvent la palpation y découvre un point dur, gros comme un grain d'orge, et qui semble inclus dans la peau. C'est le reliquat d'un abcès folliculaire abortif et en résorption. Son évolution inflammatoire sourde a entraîné l'atrophie des cheveux autour de lui. Cette plaque très durable survit même à la disparition du nodule central. Au bout d'un temps, la palpation ne le perçoit plus. Dans ce cas, le diagnostic positif est difficile. Tout ce que le médecin peut dire, c'est que, étant donné la petitesse de la plaque et son immobilité, étant

(1) BATEMAN, *loc. cit.*, trad. Bertrand, p. 220.

donné l'atrophie tégumentaire à son niveau, il ne s'agit pas de pelade. C'est la *peladoïde atrophodermique,* reste d'une folliculite abortive.

5. — Alopécie temporale, triangulaire, congénitale. — J'ai signalé, voici des années, cette tache alopécique congénitale, tou-

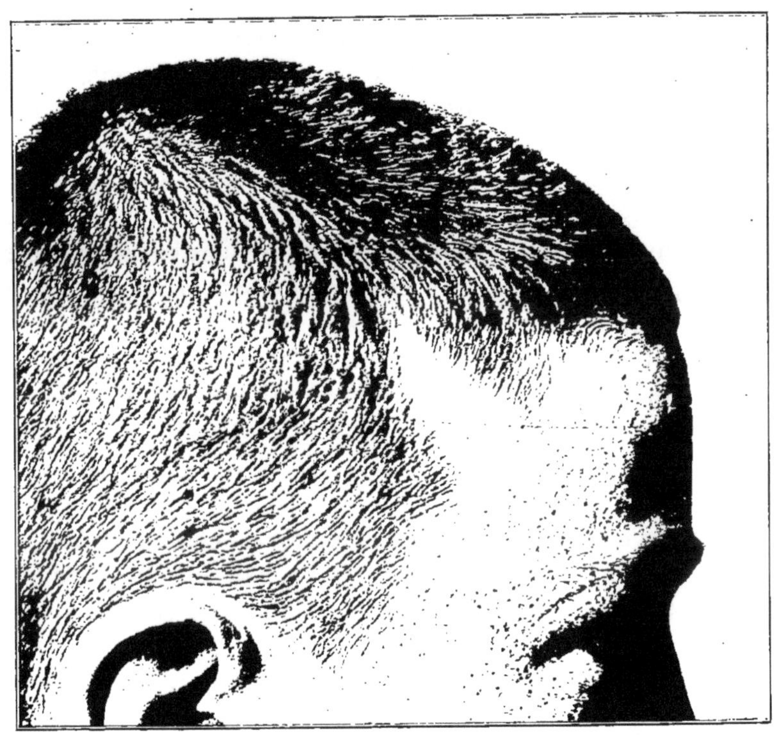

Fig. 49. — Alopécie angulaire congénitale de la tempe. (Malade de Sabouraud. Cliché de Noiré.)

jours située au même endroit, entre le front et la tempe ; on la découvre par hasard, on la montre au médecin comme de date récente. Si le médecin ne connaît pas ce type de malformation, il peut être embarrassé. Sa localisation et sa forme, toujours la même, suffisent pourtant à la caractériser (fig. 49).

6. — Trichotillomanie. — On amène parfois au médecin des enfants qui présentent au-dessus du front, sur les tempes ou vers la région mastoïdienne, des deux côtés ordinairement, mais d'un côté plus que de l'autre, des surfaces du cuir chevelu dénudées. Ce ne sont pas des surfaces tout à fait glabres, et elles sont toujours mal délimitées. Si l'on examine la peau sur ces régions, on voit que beaucoup de cheveux y manquent. On en voit d'autres qui sont cassés, d'autres qui repoussent, et de tous les âges. Enfin beaucoup d'orifices veufs montrent un point noir inclus, tout semblable à ceux que l'on peut voir autour des plaques de pelade à la période de leur extension. On cherche la résistance à la traction des cheveux qui restent : elle est normale.

L'ensemble de ces symptômes assure le diagnostic. Il s'agit de sujets qui s'épilent eux-mêmes, consciemment ou inconsciemment. Le fait s'observe surtout chez des enfants, de même que l'onychophagie. Mais on peut le voir chez l'adulte. Chez une femme jeune, ce tic ne survenait que pendant ses grossesses, et il était plus complexe, car elle sectionnait avec les dents, par petits tronçons, le cheveu épilé aux doigts.

Dans cette affection manquent les symptômes capitaux de la pelade : la plaque unique, faite et parfaite d'un seul coup, et l'existence de cheveux caducs autour d'elle.

*7. — **La pseudo-pelade de Brocq,*** lorsqu'elle est de date ancienne, n'est pas sans ressembler à la pelade ; et l'on conçoit les erreurs auxquelles elle peut donner lieu, car il s'agit d'une affection dépilante, en petites aires, dépourvue de tous symptômes fonctionnels ou généraux (fig. 50). Mais au contraire de la pelade, qui est fréquente, cette affection est fort rare. Elle débute non par une seule plaque qui s'agrandit de jour en jour, mais par un essaim de petites plaques qui se multiplient plus qu'elles ne grandissent, chacune ovale, longue à peine d'un centimètre et moitié moins large. Elles sont placées à peu de distance l'une de l'autre, ordinairement sur une même région temporale ou pariétale. On ne les voit que quand elles sont faites, et, une fois faites, elles paraissent moins s'agrandir que se multiplier.

Au point où elles sont apparues d'abord, elles sont presque d'emblée nombreuses et proches, et de plus en plus rares et écartées à mesure qu'elles s'en éloignent. Leur évolution est lente. Après des années, elles peuvent être si nombreuses qu'elles se touchent presque dans la région première où elles sont nées.

Elles restent séparées néanmoins par une lisière de cheveux qui les délimitent. Plus tard, elles fusionneront, cette lisière même ayant disparu, mais la plaque plus grande, ainsi formée, garde le contour polymicrocyclique qu'elle doit à la multiplicité des petites plaques ayant concouru à sa formation (fig. 51 et 52). En outre, elle reste entourée d'une quantité de petites taches alopé-

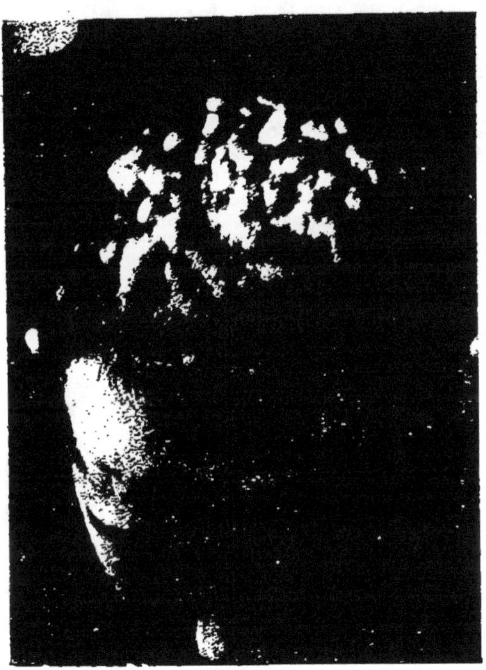

Fig. 50. — Pseudo-pelade de Brocq.
(Malade de L. Brocq. Cliché de Sottas.)

ciques non fusionnées qui gardent leur dimension et leur aspect habituel. On dirait des empreintes de pas minuscules.

Cette affection ne rétrocède jamais. Rarement même son développement continu s'arrête ; elle ne cesse pas de progresser, mais d'une allure lente. Un autre caractère essentiel la distingue encore de la pelade, c'est que son évolution est cicatricielle. A la surface des plaques, les orifices folliculaires ont disparu, l'épiderme est aminci, presque nacré. Chaque plaque est une cicatrice mince et lisse.

Longtemps, Brocq hésita à faire de ce type morbide une entité

Fig. 51. — Pseudo-pelade de Brocq.
Au point où elles sont apparues, les plaques arrivent à se fusionner.
(Malade de Sabouraud. Cliché de Noiré.)

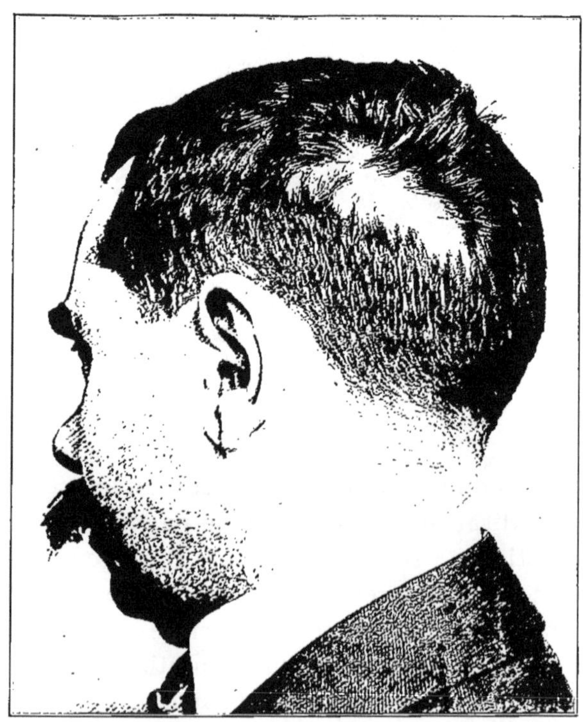

Fig. 52. — Pseudo-pelade de Brocq. Même quand les petites plaques alopéciques ont fusionné, le contour polymicro-cyclique de la plaque signale leur origine distincte.

(Malade de Sabouraud. Cliché de Noiré.)

clinique distincte. En 1892, lorsque j'étais interne de Besnier, il m'envoyait ses malades, me demandant de rechercher dans leurs cheveux un parasite cryptogamique (fig. 53). Il pensait que ce pouvait être des favus sans godets, à demi guéris, et dont l'évolution sourde continuait pourtant; et je lui renvoyais ses malades après des examens toujours négatifs. J'ai été le témoin de sa longue patience et de sa lente observation. C'est après des années qu'il publia son premier mémoire sur la question.

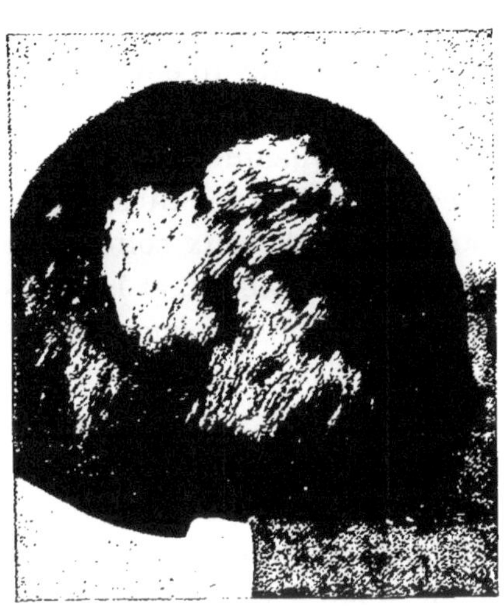

Fig. 53. — Pseudo-pelade. Variété acné décalvante. La cicatrice ressemble à celle du favus. (Malade de L. Brocq. Cliché de Sottas.)

Beaucoup de cas ne montrent rien de plus que ce que je viens de décrire. Il y en a pourtant qui offrent quelques symptômes nouveaux. Si on examine à une certaine distance une région atteinte de pseudo-pelade et criblée de ses taches blanches alopéciques, on voit nettement que certains orifices pilaires qui possèdent encore leur cheveu sont marqués d'un point rougeâtre. Et si on essaie à la pince la résistance de ces cheveux, on voit qu'ils s'épilent sans traction et sans douleur. Ils viennent en entraînant parfois, avec leur racine, une gaine vitreuse épithéliale. Les cheveux qui tombent, tombent par ce mécanisme, mais l'alopécie est si lente que ces cheveux se comptent par unités. Après cette épilation qui a seulement hâté leur chute, l'orifice pilaire s'efface et disparaît. En ce point, jamais un cheveu ne renaîtra.

Par ce symptôme, la pseudo-pelade de Brocq s'apparente donc à l'acné décalvante de Quinquaud, dans laquelle le processus folliculitique est un peu plus apparent. Cependant, l'ensemencement des cheveux détachés à gaine vitreuse reste stérile.

En étudiant plus loin le processus qui fait le cheveu peladique, je montrerai par comparaison ce que sont les cheveux de la pseudo-pelade ; de même l'anatomie pathologique de cette affection quand j'étudierai celle de la pelade.

La pseudo-pelade de Brocq n'a donc rien de commun avec la pelade vraie ; elle en diffère objectivement et anatomiquement, par son évolution et par sa fin. C'est une maladie atrophique et scléreuse, cicatricielle, et qui ne rétrocède jamais. Cette affection a reçu de Dreuw le nom beaucoup plus heureux d'*Alopecia parvimaculata,* qui souligne ses symptômes propres.

J'ai dit que la pseudo-pelade de Brocq est une maladie rare ; elle peut se voir à tout âge et sur des individus des deux sexes. Elle est bien plus fréquente à l'âge adulte. Je l'ai observée cependant chez une enfant de neuf ans.

Très habituellement, son évolution est si lente qu'elle garde jusqu'à la fin sa physionomie première. Pourtant, j'en ai vu de plus rapides qui dénudent toute une région en quelques années ; mais sur les grandes plaques nées de la confluence des petites, il restait par places de petites touffes ou rangées de cheveux solides. Dans ce cas, d'ailleurs, l'aspect cicatriciel devient évident, et la maladie ressemble moins à la pelade qu'à un vieux favus guéri. Et c'est précisément cette ressemblance qui avait si longtemps arrêté Brocq dans la différenciation de cette maladie.

8. — Alopécie du retour d'âge chez la femme. — Il existe chez la femme un type d'alopécie en aire, analogue, mais non semblable au précédent, et qui demande quelques mots de diagnostic différentiel. D'abord cette alopécie survient toujours de quarante à cinquante ans, et puis elle siège toujours au-dessus du lambda, au niveau du tourbillon. Elle affecte une forme bilobée comme de deux cotylédons unis par leur base ou d'un bissac pendu par son milieu. L'une de ces moitiés peut exister seule ou se développer plus que l'autre. Cette affection naît et s'étend peu à peu. Sa découverte est de hasard. Au début, l'alopécie est incomplète ; les cheveux qui tombent peuvent se casser d'abord, mais la partie radiculaire reste saillante sur la peau, à peine assez pour en permettre l'épilation. L'épilation amène sans douleur une racine grosse, noire, molle, et ce cheveu ne repousse jamais. Le follicule se transforme en un cordon fibreux et ne donnera plus de cheveu.

Il s'ensuit deux plaques oblongues, jumelles, soudées par leur extrémité supérieure. Ici, le tégument est moins visiblement cicatriciel que dans la pseudo-pelade. Aucun traitement ne m'a semblé efficace. En huit ou dix ans, l'alopécie se complète dans sa forme bilobée, qui s'accuse en s'agrandissant.

Cette alopécie est assez mal décrite par plusieurs auteurs. On l'attribue souvent à l'usure des cheveux par le frottement du chignon. La vérité est que nous ignorons autant sa nature et sa cause que celles de la pseudo-pelade de Brocq. Son évolution systématique et localisée, définitive, son absence d'extension rapide, le fait qu'elle ne s'accompagne jamais à distance de plaques semblables, suffisent à lui assurer une autonomie.

9. — Alopécie des simulateurs. — Au temps où la pelade était redoutée au régiment comme contagieuse, des soldats très avertis, anciens infirmiers, en épilant à la pince des surfaces ovalaires en un ou deux points de leur cuir chevelu, se faisaient exempter ou réformer. Depuis que la pelade n'est plus contagieuse, c'est un subterfuge qui a pris fin.

Mais on voit de temps à autre un certain nombre de mythomanes, jeunes gens et jeunes filles, qui simulent par le rasage des plaques de dépilation spontanée. C'est un exemple entre bien d'autres des simulations des pithiatiques. Quelquefois il s'agit de jeunes gens qui ne veulent pas continuer leurs études, qui veulent se faire exclure du lycée ; plus souvent, de jeunes filles qui désirent pathologiquement se voir entourer de soins, exciter la commisération et la pitié.

Le diagnostic, d'abord suspendu, est ordinairement facile. D'abord ces plaques rasées ne peuvent s'observer que sur les régions les plus facilement accessibles : front et tempes. Et puis elles ne sont pas orbiculaires, mais angulaires. Le rasage a été pratiqué par une main maladroite, la peau a été entamée souvent et suivant la ligne droite du tranchant du rasoir. Beaucoup de cheveux font déjà saillie hors de la peau depuis que le rasage a été pratiqué. Tous les cheveux rasés se voient dans la peau, qui reste bleue, etc...

Dans ce cas, et quand le médecin a sa certitude établie, il doit s'en expliquer seul avec les parents de l'enfant, qui l'accompagnent toujours, et leur faire comprendre ce dont il s'agit, instituer une surveillance, provoquer une petite enquête domestique et la recherche du rasoir. Ne jamais renvoyer les parents pour rester seul à seul avec l'enfant, ni essayer de provoquer un aveu.

D'abord on ne l'obtiendra jamais, et puis ces *a parte* pourraient être exploités par une mythomane. Ce sont les mêmes jeunes filles, désireuses d'attirer l'attention sur elles par tous moyens, qui aiment à accuser n'importe qui d'avoir voulu abuser d'elles.

10. — Trichoclasie idiopathique. — Il est cependant une maladie véritable qui ne simule pas la pelade, mais qui pourrait être prise pour une alopécie provoquée par simulation. C'est la trichoclasie idiopathique. Sur une ou plusieurs surfaces, vaguement ovalaires, qui peuvent varier en dimension de celle d'une pièce de monnaie à celle de la paume de la main, les cheveux semblent non pas rasés, mais coupés aux ciseaux à un demi-centimètre de la peau. Ils restent d'ailleurs tout à fait solides et ne tombent à aucun moment.

C'est une affection rare, qui survient aussi bien chez l'homme que chez la femme, et dont la cause reste inconnue. Elle se produit exactement comme la trichorrexie noueuse, par l'apparition, au niveau où se fera la cassure, d'une nodosité oblongue qui augmente le diamètre du cheveu. A ce niveau, les cellules corticales du cheveu sont désagrégées et le cheveu cassera. Je montrerai en son lieu la parenté microscopique des cheveux de la trichoclasie avec les cheveux peladiques. En essayant aux doigts la résistance des cheveux à la traction, on en rompt ainsi autour de ceux qui sont déjà rompus. Et le fragment de cheveu qui reste en place montre son extrémité frangée, qui paraît usée et grise.

Ces plaques surviennent presque d'un jour à l'autre. Elles s'agrandissent, puis elles demeurent souvent un long temps immobiles, avant que le cheveu ne reprenne sa croissance normale. Peu à peu elles disparaissent, mais quelquefois pour se reproduire ailleurs. J'ai vu cette affection durer plus d'un an et récidiver à plusieurs années d'intervalle.

Dans certains cas, on peut incriminer les causes de la trichorrexie banale, c'est-à-dire les traumatismes répétés des cheveux: savonnages trop fréquents, teintures, frisures, etc... Mais, en d'autres cas, surtout chez l'homme, la cause en demeure obscure.

En certains de ces cas, j'ai vu le tégument épaissi et comme lichénisé au niveau des plaques, qui sont alors le siège d'un prurit notable. Peut-être doit-on incriminer le traumatisme des ongles, peut-être le processus qui fait la lichénisation fait-il aussi le cheveu friable.

Cette affection est rare, mais il faut la connaître. Je l'ai étudiée et suivie particulièrement chez un de nos auteurs dramatiques, sans pouvoir démêler chez ce sujet hypernerveux, prurigineux et asthmatique, la part de chacun de ces éléments dans la production et les récidives de sa maladie.

11. — Les teignes. — Ce serait ici le lieu de faire le diagnostic différentiel de la pelade et des teignes de l'enfant si ce diagnostic se posait jamais aux yeux d'un médecin exercé. En réalité, il ne se pose jamais, parce que ces affections n'ont de commun que leur fréquence au cuir chevelu. J'ai vu pourtant, surtout pendant la guerre, lorsque les services civils et militaires étaient encore mêlés, et lorsque toutes les maladies de la peau et du cuir chevelu de la garnison de Paris étaient envoyées à l'hôpital Saint-Louis, de jeunes soldats atteints de la pelade la plus authentique m'être adressés comme teigneux; avec un bulletin me demandant quel était le trichophyton causal. Mais de tels faits montrent seulement que certains médecins ignorent tout des affections du cuir chevelu. Pratiquement, on peut dire que les trichophyties ne s'observent jamais au cuir chevelu de l'adulte ; la question ne se poserait donc que pour les enfants. Mais, chez eux-mêmes, aucune ressemblance entre la pelade et les teignes (tondante et faveuse). D'abord les plaques de teigne tondante ne sont jamais nues, elles montrent autant de cheveux qu'à l'état normal ; et le doigt passé sur elles les sent comme des poils de brosse, tandis que la plaque de pelade est nue entièrement. En outre, c'est un proverbe dermatologique à retenir qu'*une plaque de teigne est toujours sale, et une plaque de pelade toujours propre.* Les teignes sont croûteuses ou pelliculeuses toujours, la peau revêtue d'une couche de débris épithéliaux qui la recouvre entièrement. C'est là même le premier caractère qui les signale à l'attention. Au contraire, et même sur un cuir chevelu mal soigné, la plaque peladique est blanche et lisse. Il n'y a donc que des oppositions symptomatiques entre ces maladies et nulle ressemblance objective.

La teigne faveuse montre des surfaces encombrées de croûtes qui sont les godets faviques arrivés à coalescence ; et même quand un vieux favus montre des plaques nues, ces plaques sont cicatricielles et les régions chevelues circonvoisines sont squamo-croûteuses.

Rien d'analogue dans la pelade.

De tels diagnostics différentiels ne se posent jamais au dermatologiste, il ne les discute que pour les autres.

12. — Les alopécies diffuses. — On sait que toute maladie fébrile ayant déterminé 39° est suivie, soixante ou soixante-quinze jours après elle, d'une chute de cheveux en rapport avec l'importance de l'hyperthermie et sa durée. Il en est de même après un grand traumatisme accidentel ou opératoire, même sans fièvre.

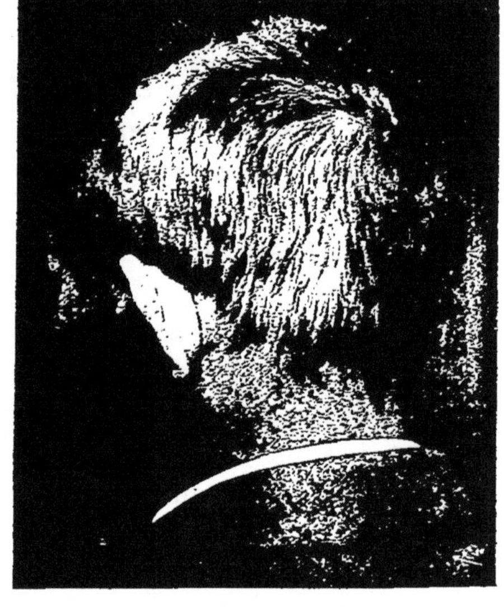

Fig. 53. — Alopécie post-érysipélateuse. (Malade de Brocq. Cliché de Sottas.)

Cette chute de cheveux est diffuse, quoique plus marquée au niveau des régions temporales ; et l'on peut dès lors se demander comment on pourrait confondre des alopécies dont le caractère est d'être diffuses avec d'autres dont le caractère est d'être localisées en plaques. L'erreur peut se produire pourtant.

D'abord, si l'on suppose une alopécie consécutive à une infection très grave et prolongée telle qu'une grosse fièvre typhoïde, elle peut être si importante, que les cheveux qui restent étant peu nombreux, on voit des régions entières du cuir chevelu qui sont dénudées. Le fait est rare, mais on peut le voir.

En outre, il existe une phase terminale de la pelade décalvante dans laquelle, après la naissance successive de plaques de plus en plus nombreuses et de plus en plus petites, la dénudation totale s'achève par une alopécie diffuse qui ne dessine plus de plaques. Dans ces conditions, le diagnostic peut hésiter un instant. Mais si l'on veut bien se rappeler la règle absolue qui veut qu'une pelade commence toujours par une ou deux plaques *nues* toujours visibles et toujours larges, tandis que les alopécies infectieuses sont toujours diffuses d'emblée et restent diffuses; que si, ayant été très importantes, elles en arrivent à constituer des placards dénudés, ces placards ne sont jamais tout à fait nus et ne prennent jamais la forme orbiculaire de la plaque peladique-mère, je ne crois pas que le diagnostic, même objectif, puisse plus d'un instant rester suspendu. D'ailleurs, dans de tels cas, le commémoratif de la fièvre ou de l'opération est toujours facile à retrouver.

13. — L'alopécie syphilitique. — L'alopécie syphilitique peut faire un peu plus souvent hésiter le médecin et pour deux raisons : la première, c'est qu'elle n'est pas exactement diffuse, mais constitue sur les tempes et les régions pariétales une multitude de petites plaques incomplètement, mais presque complètement dénudées, visibles au premier coup d'œil, et qui peuvent en imposer par leurs dimensions anormales pour une pelade en voie de généralisation. La seconde, c'est que rien n'empêche un peladique d'avoir contracté la syphilis et que le médecin peut se trouver en face d'un double diagnostic à faire.

Deux faits peuvent se présenter : ou bien il s'agit d'une alopécie syphilitique très accusée et qu'on pourrait supposer être une pelade en voie de généralisation. Mais, dans ce cas, la grande ou les grandes plaques de la pelade n'existent pas; *or, il n'y a pas de pelade sans elles.* Ou bien il y a des plaques nues datant de plusieurs semaines. Dès lors, il s'agit bien d'une pelade indubitable, mais l'alopécie généralisée actuelle est-elle celle d'une pelade qui va faire une décalvante, ou bien est-elle due à une syphilis intercurrente. De beaucoup, c'est la première hypothèse qui est le plus souvent vraie. Il s'agit d'une pelade en voie de généralisation : l'histoire du malade en fait foi. Il a eu une grande plaque première il y a six mois, trois nouvelles plaques trois mois après, maintenant les plaques se multiplient et se réunissent, et sur les régions encore chevelues des multitudes de points peladiques se font tous les jours : c'est le prélude d'une décalvante.

Mais, étant donné ici l'importance des diagnostics en présence, il faut nécessairement s'éclairer par tous moyens. On regardera les sourcils pour y chercher l'alopécie syphilitique qui, dans ces cas, ne manque jamais, l'alopécie en coups de ciseaux. On examinera la bouche, la gorge, les piliers antérieurs du voile du palais, pour y chercher l'ourlet grisâtre des plaques muqueuses ; on fera déshabiller le malade sous le prétexte d'examiner les poils du bas-ventre, mais en réalité pour palper les régions inguinales et y chercher la pléiade et le ganglion indicateur.

Deux fois dans ma vie, j'ai rencontré cette concomitance d'une syphilis récente survenue chez un peladique ancien. Dans le premier cas, chacune des deux affections avaient ses symptômes si nets que le doute n'était pas possible. Dans le second, où l'alopécie spécifique était plus marquée, le double diagnostic était beaucoup plus délicat. Penser toujours à cette coïncidence possible est le meilleur moyen d'éviter cette erreur qui consiste à ne faire qu'un diagnostic, et le moins important, sur deux que l'on devrait faire, dont le second plus immédiatement nécessaire.

14. — L'alopécie de l'acétate de thallium. — C'est un diagnostic que l'on ne fera pas beaucoup désormais, l'acétate de thallium ayant disparu de la thérapeutique générale. On ne l'emploie plus que pour provoquer des alopécies, et, dans ce cas, on ne s'étonnera pas qu'elle survienne. Mais, il y a vingt ans, époque où on le conseillait contre les diarrhées, spécialement des tuberculeux, on en a pu voir des exemples. L'alopécie survient douze à quatorze jours après l'ingestion de 0.007 à 0,008 d'acétate de thallium par kilogramme. Elle est tellement rapide et profuse que la tête se trouve entièrement dénudée en quelques jours. C'est même cet accident qui en a contre-indiqué le premier l'emploi. Les cheveux tombent diffusément, mais en si grand nombre que le peigne et la brosse ne suffisent plus à les enlever. Alors ils se feutrent et font dans une chevelure longue de femme des bouchons gros comme une orange ou comme le poing, tout à fait impossibles à démêler. Pour les enlever, il faut couper les cheveux qui retiennent ce feutre. Le sacrifice n'est pas gros d'ailleurs, car ses cheveux mêmes, qui d'abord restaient solides, se détachent quelques jours après. L'alopécie est totale. Elle respecte d'ailleurs les sourcils, ce qui aide au diagnostic. Enfin le commémoratif de l'ingestion du médicament est là pour expliquer le phénomène. Ici, comme dans tous les cas analogues, *ce qui élimine le diagnostic de pelade, c'est l'absence d'une plaque alo-*

pécique primitive. La chute brutale a été d'emblée diffuse sans qu'aucune plaque, antérieure de plusieurs mois, l'ait précédée. Je le répète, mais on n'insistera jamais trop sur ce fait primordial qui est à la base de tout diagnostic différentiel en ce sujet.

15. — Le « defluvium capillorum » est une chose rare, décrite par les anciens auteurs et que j'ai vu seulement deux ou trois fois dans ma vie. Il copie tellement l'alopécie brutale de l'acétate de thallium, que l'enquête diagnostique doit d'abord porter sur ce point pour l'éliminer. J'ai vu cette chute diffuse totale survenir chez une enfant de treize ans, treize ou quatorze jours après une peur affreuse; elle avait cru être assassinée par un chemineau qui l'avait violée.

Une autre fois, je l'ai vu survenir chez un jeune homme de dix-sept ans, sans cause connue. Dans les deux cas, l'alopécie, *non précédée d'une plaque peladique quelconque,* fut d'apparition subite et d'une rapidité telle que le cuir chevelu fut dénudé entièrement en trois semaines sans qu'il y demeurât un seul cheveu. Les sourcils et cils ne furent pas touchés. La repousse était visible un mois plus tard, et fut complète après trois mois. La repousse spontanée me semble la règle dans ces cas très rares, elle se produit aussi vite que dans le cas des alopécies post-opératoires ou post-infectieuses.

Un fait me semble notable, c'est que ces alopécies profuses, brutales, me semblent suivre leur cause à treize ou quinze jours jours d'intervalle, tandis que les alopécies infectieuses ne se voient guère que soixante à soixante-quinze jours d'intervalle après le shock qui les a causées.

16. — L'alopécie par les rayons X survient aussi quatorze jours après l'irradiation. Quand elle survient trois jours plus tôt, la dose dépilante a été certainement trop forte et la repousse se trouvera fort compromise. Si j'en parle, c'est qu'on peut ne pas rattacher l'alopécie à sa cause, et même, comme je l'ai vu, la rattacher à une autre cause et la décrire comme une authentique pelade. Un sujet qui avait voulu se suicider s'était tiré une balle dans la tête, et l'examen radioscopique la montrait au travers du crâne en pleine masse cérébrale. Le blessé avait survécu et même, si je me rappelle bien le cas, sans symptômes paralytiques ou cérébraux graves. La curiosité du fait l'avait fait soumettre à de nombreux examens radioscopiques et, comme l'ampoule irradiait toujours la même région, il s'ensuivit une large plaque d'alopécie. Le sujet fut montré à la Société française de Dermatologie comme un exemple de pelade dont l'origine traumatique, le coup de feu, semblait évidente. Ce qui favorise le plus cette erreur de diagnostic, c'est l'extraordinaire parenté d'aspect de la plaque alopéciée par les rayons X, avec la plaque peladique véritable. Quand la dose de rayons absorbés par la peau a été à peine suffisante pour provoquer la dépilation, le centre de la plaque, plus fortement irradié en raison de la convexité de la tête, est alopécié totalement, tandis que le pourtour de la plaque est criblé de cheveux demi-atrophiques qui copient à l'œil nu et même au microscope l'aspect spécial du cheveu peladique (fig. 54). L'erreur est donc facile à faire. Dans ce cas, s'enquérir des commémoratifs d'abord. En outre, ces faux cheveux peladiques sont ici en très grand nombre et forment une lisière large d'un doigt autour de la plaque décalvée. Ici les cheveux d'apparence peladique ne tombent pas et reprennent peu à peu leur couleur, leur diamètre et leur longueur, mais le centre de la plaque n'est pas recouvert avant trois mois.

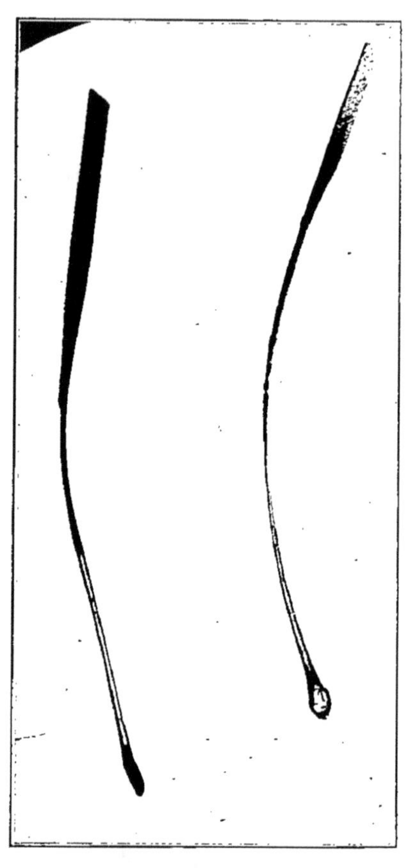

Fig. 54. — Cheveux très analogues aux cheveux peladiques autour d'une plaque irradiée par les rayons X. (Malade de Sabouraud. Cliché de Noiré. 20/1.)

17. — ***Les alopécies cicatricielles.*** — Je viens d'envisager à peu près toutes les affections qui peuvent donner lieu à des erreurs dans le diagnostic de la pelade, toutes celles du moins dont l'évolution n'est pas cicatricielle ou qui ne s'accompagnent que d'une cicatrice postérieure en date à l'établissement de l'alopécie (pseudo-pelade de Brocq). Il me reste à envisager les alopécies proprement cicatricielles qui peuvent simuler la pelade de plus ou moins près. En général, elles n'ont avec la pelade que des rapports plus lointains, mais elles peuvent encore donner lieu à quelques erreurs. J'ai vu prendre pour de la pelade, surtout à l'époque où elle était considérée comme contagieuse, les cicatrices les plus évidentes, résultant d'un traumatisme physique ou chimique avéré.

Beaucoup de têtes, par ailleurs saines, présentent des cicatrices diverses, suite de coups, de brûlures, de varicelle, etc. Il arrive que des parents les découvrent par hasard sur la tête de leurs enfants. Ils prennent peur et viennent consulter. Cette peur a souvent une origine plus réelle. L'enfant lui-même présente une vraie pelade et les parents prennent ces cicatrices pour de nouvelles plaques ; ou bien il existe, dans l'entourage du patient que l'on vous présente, un vrai peladique dont on redoute la contagion. C'est ainsi qu'autrefois j'ai vu déclarer peladiques toutes les plaques nues résultant de cicatrices traumatiques, par exemple dans un corps de troupe. C'est ainsi qu'on faisait les épidémies. Il est donc utile d'en parler.

Savoir différencier une peau alopécique non cicatricielle d'une cicatrice alopécique, cela semble un jeu pour un dermatologiste ; ce n'est cependant pas sans une certaine éducation de l'œil qu'il est parvenu à en faire le diagnostic sûrement, témoin le long temps pendant lequel nos vieux maîtres identifiaient la pelade avec la cicatrice d'anciens favus. Une cicatrice est lisse, à reflets brillants; la peau, pincée à son niveau, fait une multitude de tout petits plis analogues à ceux d'une peau atrophique sénile. Sa surface, souvent traversée de tractus cicatriciels linéaires, ne montre plus aucune trace d'orifices pilaires, ni par transparence le point d'un jaune un peu rose qui signale à la loupe la glande sébacée. Souvent, en outre, elle présente des veinules sous-épidermiques visibles. Enfin, toute cicatrice traumatique a une forme linéaire ou angulaire dépendant de la nature du traumatisme et du corps vulnérant. L'expérience prouve néanmoins qu'un des premiers exercices dermatologiques à faire faire à un étudiant, c'est de lui faire différencier une plaque alopécique cicatricielle d'une alopécie non cicatricielle.

Les brûlures chimiques par corrosifs prêtent moins à confusion. Même la brûlure de l'eau bouillante fait une cicatrice qui n'est pas plane, surtout si elle a été mal soignée; elle est parcourue de tractus cicatriciels étoilés rendus sensibles au doigt comme des cordes, Le fait est bien plus marqué après les brûlures par les acides forts, vitriol, etc... Dans ce cas, l'aspect labouré de la cicatrice est évident et nous ne parlerons pas des commémoratifs qui éclairent d'emblée le diagnostic. Il est à noter que ces brûlures sont souvent entourées d'une bordure de folliculites sycosiques longues à guérir et que j'ai vu persister après de longs mois.

18. — Acné décalvante. — Sous ce nom mauvais, car il ne s'agit pas d'une acné, mais d'un sycosis de forme particulière, on décrit une affection caractérisée par des plaques cicatricielles de la nuque ou du cuir chevelu, entourées d'un rebord extensif de folliculites chroniques qui ont créé la cicatrice et qui l'étendent. Ici la cicatrice est évidente et même raboteuse. En outre, les folliculites du pourtour persistent toujours et leur présence éclaire le diagnostic.

Il existe d'ailleurs, entre les sycosis les plus évidents, à évolution cicatricielle, et la pseudo-pelade de Brocq, des formes atténuées faites de folliculites sourdes non suppurées, symptôme qui relie ces types morbides l'un à l'autre; et cependant la forme, le nombre, l'aspect des lésions dans ces deux affections ne permet pas au dermatologiste de voir entre elles plus que des analogies d'évolution, et à plus forte raison de les identifier.

19. — Alopécie liminaire frontale. — J'ai décrit sous ce nom une acné vraie à évolution cicatricielle, de mœurs très particulières. Elle commence symétriquement au cuir chevelu, un peu au-devant des oreilles, par des lésions demi-squameuses demi-acnéiques qui s'étendent très vite en haut, comme un ruban tendu à un centimètre en dedans de la lisière frontale du cuir chevelu. Cette lésion s'arrête d'ordinaire sous l'influence du traitement quand il n'est pas commencé trop tard, traitement par des massages quotidiens à la pommade d'Helmerich par exemple. Mais si on laisse cette affection évoluer, elle laisse partout après elle une alopécie cicatricielle et définitive. C'est le plus souvent sous cette forme d'une cicatrice rubanée qu'on l'observe, et dès lors la lésion est faite et il n'y a rien à espérer du traitement.

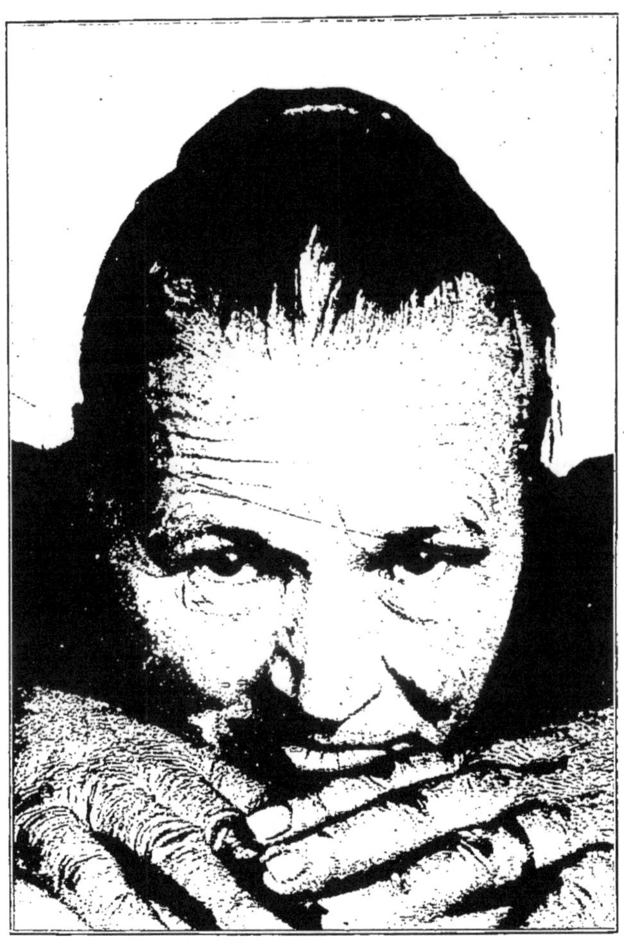

FIG. 55. — Alopécie liminaire frontale.
(Malade de Sabouraud. Cliché de Noiré.)

Nous ne savons absolument pas pourquoi ce processus qui tient du pityriasis stéatoïde et de l'acné nécrotique, mais qui, objectivement, ne ressemble pas du tout à l'acné nécrotique, détermine à coup sûr une cicatrice, laquelle ne ressemble pas non plus à la cicatrice de l'acné nécrotique. Nous ne savons pas davantage pourquoi cette lésion spéciale naît toujours là, pourquoi elle est symétrique et pourquoi elle s'arrête quand la cicatrice rubanée est faite, et sans traitement.

20. — *Alopécie du favus.* — Normalement, le favus détermine des cicatrices, et c'est même son processus spontané de guérison. Lorsqu'il n'y a plus de cheveux, le parasite déserte la région qu'il a dévastée. Nous avons tous vu des favus vieux de trente ans, de cinquante ans et davantage, ayant transformé le cuir chevelu en une immense cicatrice, sur laquelle on trouve encore, autour de quelque cheveu de duvet épargné, un minuscule godet çà et là. D'ailleurs, ces vieux favus respectent le plus souvent une lisière de cheveux de bordure, large de quelques millimètres, et qui peuvent demeurer sains; c'est une remarque souvent faite par Besnier dans son enseignement. Le bord interne de cette lisière montre aussi de petits godets à la base de quelques cheveux encore existants.

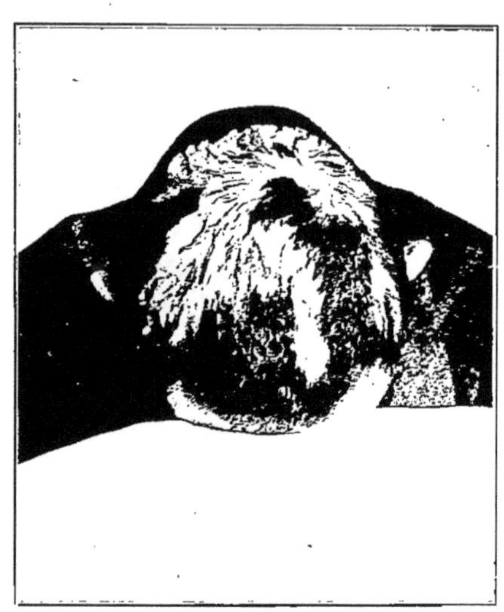

Fig. 56. — Alopécie cicatricielle d'un vieux favus. (Malade de Sabouraud. Cliché de Noiré.)

Le processus atrophique qui crée la cicatrice dans le favus est demeuré assez obscur. Darier et Hallé, en montrant dans l'épaisseur du derme l'infiltration de véritables tubercules faviques, l'ont expliqué en partie par la sclérose consécutive, mais on ignore si ce processus est fréquent ou exceptionnel.

Les favus s'accompagnent d'une cicatrice plus ou moins prompte et plus ou moins étendue. Mais quand ils sont installés depuis une année, il est ordinaire de voir débuter à la place où sont nées les premières lésions une cicatrice qui s'agrandira.

Cette cicatrice peut être plane ou régulière, mais sa surface lisse, unie, sans trace de follicules pileux, revêtue d'un épiderme atrophique luisant, doit être différenciée au premier coup d'œil d'une plaque peladique où la peau est restée intacte. D'ailleurs, l'interrogatoire du malade certifiera le diagnostic : ou bien la maladie est en évolution, et la cicatrice sera entourée des cheveux gris du favus, ayant à leur pied des croûtes sèches qui sont des godets faviques en coalescence. Ou bien la maladie a été traitée et guérie, et il n'en reste que la cicatrice, mais le malade, interrogé, dira qu'il a eu sur place des croûtes tenaces pendant de longs mois, et il se rappellera son traitement longtemps poursuivi.

21. — Alopécies par radiodermites. — On ne peut pas non plus confondre avec une pelade une cicatrice de radiodermite. D'abord le malade se rappellera l'application de rayons X et la radiodermite qui s'en est suivie, car, lorsqu'elle va jusqu'à la nécrose, elle est toujours fort douloureuse. En outre, l'aspect même de la cicatrice est spécial, et, pour celui qui en a déjà observé, elle impose le diagnostic. Elle est parsemée de petites taches rouges ressemblant à des nævi stellaires, elle est parcourue de veinosités visibles et entourée de cheveux demi-atrophiques, gros et blancs, ou fins, laineux, frisottants, tout à fait caractéristiques.

22. — Lupus érythémateux. — Le lupus érythémateux est, parmi toutes les affections alopéciques cicatricielles, l'une de celles qui fournit le plus grand nombre d'erreurs de diagnostic avec la pelade. Au premier abord, il ne semble pas croyable que le lupus érythémateux du cuir chevelu puisse jamais être confondu avec la pelade. Cependant, ces deux maladies sont toutes deux indolores, toutes deux plus fréquentes au cuir chevelu que partout ailleurs. En outre, l'une et l'autre sont signalées par des plaques alopéciques plus ou moins lentement extensives et durables.

A la vérité, le lupus érythémateux, avant qu'il soit guéri et remplacé par une cicatrice blanche et plane, traverse une phase érythémateuse tout à fait étrangère à la pelade; mais cela même est une cause d'erreur, car le traitement de la plaque peladique comprenant habituellement l'emploi des rubéfiants, nous voyons beaucoup de plaques peladiques rouges parce qu'elles ont été mises en traitement. Le médecin peut prendre une plaque de lupus érythémateux spontanément rouge pour une plaque de pelade artificiellement irritée. J'insiste sur cette erreur parce que l'expérience ne l'a montrée fréquente. Il n'y a pas d'année où je ne reçoive un malade avec une lettre de son médecin disant : « Qu'est donc, cette pelade que je traite si longtemps sans arriver à la guérison malgré sa rubéfaction permanente ? »

RÉSUMÉ. — En somme et si l'on veut résumer en peu de mots les règles du diagnostic de la pelade, on peut dire :

1° Que le médecin doit d'abord savoir différencier une alopécie non cicatricielle d'une alopécie par cicatrice. Et cela est le premier point.

2° En second lieu, il ne doit jamais oublier que la pelade est avant tout caractérisée par des plaques glabres dont la peau saine ne montre aucune altération, hors la disparition du cheveu.

3° Et que, même dans les pelades graves où l'alopécie en se généralisant devient diffuse, on voit toujours, très visibles et reconnaissables, les grandes plaques nues primitives par lesquelles la maladie a débuté.

4° Qu'il se rappelle néanmoins que la pelade est assez fréquente et que rien n'empêche un malade de présenter à la fois deux causes d'alopécie : pelade et séborrhée dépilante; pelade et alopécie syphilitique, etc. Même quand son premier diagnostic est assuré, il doit donc toujours penser qu'il y a peut-être un double diagnostic à faire et le rechercher.

CHAPITRE VIII

LE TRAITEMENT LOCAL DE LA PELADE

Bien qu'il ne faille pas attacher au vieil aphorisme d'Hippocrate plus de valeur qu'il n'en peut avoir, et que la nature d'un traitement efficace ne démontre pas toujours la nature du mal qu'il guérit, je dirais, en ce qui concerne notre sujet, qu'il faut noter d'autant plus précisément les résultats des traitements divers appliqués à la pelade que nous ignorons davantage la nature et le mécanisme de la maladie.

Ce qu'il faut affirmer d'abord, c'est le résultat évident des traitements externes de la pelade, et par conséquent l'utilité manifeste que nous avons d'y recourir; et je pourrais résumer mon opinion sur ce sujet sous la forme de quelques adages qui ont pour moi force de loi :

1) La plupart des malades qui auront usé de l'huile de cade dans le traitement externe de leur pelade considéreront tous les autres topiques comme inférieurs à celui-là ;

2) L'irritation locale provoquée des surfaces peladiques, considérée comme utile depuis la médecine antique, semble d'une action incontestable, mais bien plus efficace quand on associe l'huile de cade aux médicaments qui la provoquent ;

3) Dans la plupart des cas de pelade, tout se passe comme si la première plaque était la cause de toutes celles qui suivront, à ce point qu'un bon traitement appliqué à tout le cuir chevelu doit empêcher leur naissance; l'apparition des plaques secondes doit être considérée comme une défaite par le médecin;

4) Dans le plus grand nombre des cas, l'efficacité du traitement local est telle qu'il faudrait plutôt le conseiller seul que de conseiller seul le traitement général du malade lui-même.

De telles propositions, on pourrait conclure que la pelade doit être une maladie microbienne locale, mais je supplie les médecins qui me liront de ne voir en ceci le résultat d'aucune idée préconçue sur la nature intime de la pelade, c'est simplement le résultat d'une observation clinique longtemps continuée.

Dans la plupart des cas, tout se passe comme si la pelade, qui ne paraît nullement contagieuse d'un sujet à l'autre, était contagieuse pour le sujet même sur lequel elle est apparue. Le plus souvent, la première plaque est l'annonce de plusieurs autres, et ces autres plaques, ces plaques secondes, le traitement peut en général les empêcher de survenir.

Or, l'erreur thérapeutique qu'on voit commettre à chaque instant est de traiter la plaque actuelle sans se préoccuper de celles qui vont suivre, et c'est en agissant ainsi qu'on n'évite pas leur apparition. Une plaque est survenue, on la traite ; d'autres surviennent, on les traite à la file, et d'autres encore que le médecin poursuit une par une. C'est ainsi qu'on laisse un malade marcher vers la décalvante. Je prétends, moi, que dans la grande majorité des cas, ce sont des faits malheureux qu'on aurait pu éviter. Quand les plaques nouvelles surgiront, elles se feront sur des régions aujourd'hui saines ; si vous ne traitez pas d'avance les régions saines, elles seront prises. Le premier effort, dans un incendie, consiste à en préserver le voisinage. L'expérience montre que, dans le traitement de la pelade, il faut préserver les parties saines et qu'on y parvient.

A ces propositions, — je le sais bien, — on opposera toutes les raisons théoriques possibles. Je répondrai, sans les discuter, qu'il s'agit là d'un fait d'observation. Il est vérifiable.

Je ne dis pas qu'on verra réussir dans tous les cas la méthode que je préconise. Je ne dis pas que toute pelade y réagira de même. Il y a des cas que d'ailleurs nous savons mal distinguer des autres, et dans lesquels le résultat du traitement restera médiocre ou nul. Dans ces cas-là d'ailleurs, au moins le plus souvent, c'est que vous êtes arrivé trop tard. Je dis seulement que le plus fréquemment ce traitement sera heureux, que tout autre agira moins, et que l'appliquer en tous cas donne au malade le plus de chances de guérison.

Je parlerai donc ici du seul traitement externe de la pelade, du traitement de la plaque peladique elle-même, et du traitement préventif des parties saines du cuir chevelu d'un peladique pour éviter qu'elles ne soient malades à leur tour. C'est plus tard, lorsque j'aurai étudié les causes générales qui peuvent avoir une part dans la genèse de la pelade, que j'envisagerai avec elles les moyens d'obvier à leur action.

1. — Traitement de la plaque peladique. — Je prendrai pour type la pelade banale, celle qu'on observe le plus souvent. Une plaque est née en un point quelconque du cuir chevelu. Faites appliquer sur elle, de suite, chaque soir, par un massage *très* appuyé, *très* peu d'une pommade à l'huile de cade au tiers.

Huile de cade
Lanoline.... P. E.....
Vaseline....

L'action du massage me paraît utile seulement en ce qu'il aide à la pénétration du médicament, mais il est nécessaire.

Le lendemain, vous nettoierez la plaque en traitement avec une boulette d'ouate humide d'un liquide solvant tel que la liqueur d'Hoffmann ou l'acétone. Et, si vous voulez bien, vous incorporerez à votre solvant 1 gramme pour 30 d'acide acétique cristallisable.

Acétone anhydre	30 centigr.
Acide acétique cristall.	1 gramme

Ce traitement sera renouvelé chaque jour. En outre, et pour éviter l'apparition de plaques nouvelles, en d'autres points, vous conseillerez l'application de la même pommade sur le cuir chevelu entier, suivant la gravité du cas, deux ou trois fois par semaine, ou tous les jours.

La règle est d'employer très peu de pommade et de l'appliquer par massage très dur. Naturellement, ceci oblige, ou presque, à un savonnage le lendemain pour enlever les traces de la pommade et l'odeur du goudron, odeur caractéristique et un peu gênante. Mais ces savonnages ne sont à conseiller que pour faciliter au malade sa vie ordinaire sans qu'il interrompe ses occupations. La femme peut très bien ne savonner qu'une fois par semaine: le résultat en serait plus sûr.

En somme, l'application d'huile de cade *chaque jour* sur les plaques malades et *fréquemment* sur le cuir chevelu entier, est à mon avis le traitement qui, dans la pratique, fournit les résultats les meilleurs.

Ceci est un schéma, qui comporte bien des modifications possibles. Supposez un cuir chevelu encore sain, mais couvert de pellicules: vous aurez raison d'adjoindre à la pommade 1 pour 30 d'oxyde jaune d'hydrargyre. Si ces squames sont épaisses et d'apparence grasse, à plus forte raison s'il s'agit d'un cuir chevelu séborrhéique avec une calvitie du vertex en voie de réalisation, vous ajouterez à votre pommade un gramme de soufre et des réducteurs énergiques, tels que la résorcine ou l'hydroquinone. Vous aurez alors la formule complexe que voici :

Huile de cade	10	grammes
Lanoline	10	—
Vaseline	10	—
Soufre précipité	1	—
Résorcine	1	—
Hydroquinone	1	—
Oxyde jaune Hg	1	—

Une telle pommade sera appliquée non seulement sur les plaques et leur pourtour, dans un centimètre de large, mais sur le cuir chevelu entier, avec le plus certain bénéfice.

Quelques remarques s'imposent ici :

1) D'abord le traitement d'une plaque doit empiéter sur ses bords, car, si elle s'étend, c'est par son pourtour. Il importe donc que l'application soit faite assez large pour prévenir cette extension en la dépassant par avance.

2) Il est à remarquer qu'une pommade ainsi composée, quoique très active, sera supportée par le plus grand nombre des cuirs chevelus pris au hasard ; elle le sera par tous, excepté dans les cas rares où l'on rencontrera une idiosyncrasie contre le soufre, cas dont on sera averti par l'irritation produite. On peut toujours risquer cette irritation, qui ne peut pas nuire. Si elle survient, on continuera la pommade en y supprimant le soufre.

3) En outre, l'hydroquinone est un tinctorial. C'est un inconvénient pour les doigts qui font le massage. Mais ce pouvoir tinctorial est peu de chose en regard de celui de l'acide pyrogallique que je prescrivais jadis à sa place. D'ailleurs la quantité de pommade employée doit être minime; et après son application on doit recommander au malade d'en essuyer méthodiquement le plus possible avec un linge usé consacré à cet usage; le résultat sera identique. La seule quantité utile de la pommade paraît celle qu'on fait pénétrer par massage, tandis que celle qu'on laisse en surface semble ne servir à rien.

4) Pour bien faire le massage, je recommande toujours au malade d'appuyer le coude sur la table et de faire le massage avec sa tête contre le doigt immobile qui ne sert qu'à contrebuter la poussée. On a ainsi, avec moins de fatigue, beaucoup plus de force que quand le massage est fait le bras levé, ce qui suppose six articulations en l'air, agissant les unes sur les autres, et un effort musculaire beaucoup plus complexe.

5) Pour éviter les maculatures aux doigts, il suffit de les nettoyer aussitôt après le massage avec un liquide dégraissant :

Liqueur d'Hoffmann
Xylol purifié .... aa P. E.

par exemple.

6) Enfin, on peut éviter la soude du savon en prescrivant les lavages à la décoction de bois de Panama (80 gr. par litre) ou les lavages aux jaunes d'œufs dont beaucoup de femmes se servent usuellement.

Voilà quelle est la pratique d'un traitement local bien conduit dans un cas de pelade, Et, je le répète, je considère le traitement des parties saines comme aussi et plus nécessaire que le traitement des parties malades.

Ceci posé, quel en sera le résultat. Il sera extrêmement différent suivant le cas dont il s'agit. En général, la gravité d'une pelade se mesure au nombre des plaques et à leur extension. Moins les plaques seront nombreuses et plus elles seront petites, meilleur sera le pronostic. On doit prévenir de cette loi le malade atteint d'une pelade à plaques multiples, et il va de soi que chacune sera traitée comme je l'ai dit.

Le pronostic variera beaucoup suivant l'histoire antérieure du malade. La règle qui veut *que l'avenir d'une pelade soit son passé* intervient ici. Si le sujet a présenté des récidives subintrantes depuis des années, vous n'espérez pas empêcher les suivantes par le meilleur des traitements locaux. Tout ce que vous pouvez dire, c'est que ce traitement, même dans un tel cas, reste encore le meilleur à conseiller localement.

Mais les pelades qui ont visiblement partie liée avec un état général du malade ne s'amélioreront qu'avec lui, ce que nous verrons plus loin.

En outre, il y a des pelades qui offrent une résistance particulière aux meilleurs traitements locaux, spécialement les ophiasis de l'enfance ou de l'adolescence, les pelades chez les hérédo-syphilitiques. Même chez les adultes, on peut rencontrer par aventure une plaque de pelade atrophique qu'aucun traitement ne parvient à modifier. Il ne faut donc pas dire que le traitement local puisse être constamment heureux, même en des cas d'apparence bénigne. On peut en rencontrer de bonne apparence qui résisteront longtemps aux traitements locaux les mieux appliqués. Les mœurs de chaque pelade sont variables.

Inversement d'ailleurs, le médecin a des surprises. On voit une amélioration rapide de cas graves dont on n'espérait pas tant. J'ai vu six semaines de traitement cadique améliorer une pelade très étendue et de vieille date, l'une entre autres qui durait depuis vingt-six ans et que la malade ne traitait plus. Cette pelade guérit comme la plus docile en quelques mois. Il y a donc dans le pronostic des pelades comme dans leur étiologie de grosses inconnues.

C'est toujours la repousse égale et régulière d'un fin duvet qui signalera l'amélioration, alors que la repousse isolée de gros cheveux d'un blanc d'argent est toujours un signe médiocre. Ces cheveux gros, blancs, rares, signalent presque toujours une plaque dont la repousse sera lente et longtemps incomplète.

D'ailleurs et jusqu'au milieu d'une repousse très belle, on voit de subits retours en arrière, mêmes graves, et les pronostics optimistes sont toujours grevés d'une réserve. Souvent, même, au milieu d'une chevelure peladique en pleine guérison, on voit une ou deux plaques demeurer stationnaires qui ne voudront pas guérir, ou même, au cours d'une repousse générale du meilleur augure, de nouvelles plaques se faire sur des régions préservées jusque-là.

Ce qu'on peut dire seulement du traitement local que je préconise, c'est qu'il est le plus souvent heureux que je connaisse, que je l'ai vu heureux même en des cas que je considérais comme désespérés. En outre, il n'est jamais nuisible : on peut le recommander dans tous les cas. Les cas où j'ai pu le mieux vérifier sa valeur sont ceux dans lesquels, après une ou deux plaques primitives, cinq ou six plaques secondes et trente ou quarante plaques tierces, on voit l'alopécie diffuse survenir partout. La tête est alors en imminence d'une décalvante totale qui peut être faite en un mois. Même, en de tels cas, j'ai vu, sous l'influence du traitement cadique bien compris et bien appliqué, le processus d'envahissement se circonscrire, les cheveux morts s'éliminer et toute la tête se recouvrir peu à peu de cheveux nouveaux. Sans doute, on peut toujours, dans une affection d'allures aussi fantasques, supposer qu'elle s'est arrêtée toute seule. Mais c'est ce qui n'arrive pas à l'ordinaire, et j'ai vu trop souvent le bon et immédiat effet du traitement pour pouvoir douter de son efficacité. En outre, des malades soignés depuis des années par tous autres moyens sans en éprouver de bénéfices, lorsque leur pelade récidive, reviennent d'eux-mêmes au traitement cadique comme au meilleur qu'ils aient pratiqué. Parmi les infirmiers de l'hôpital Saint-Louis, il existe de vieux peladiques chroniques, toujours incomplètement guéris, et dont la pelade récidive. Tous ceux que j'ai connus revenaient à l'huile de cade comme au meilleur des topiques locaux qu'on leur eût jamais conseillé. J'estime l'opinion de telles gens tout à fait importante dans ces questions. En toute thérapeutique dermatologique locale, je n'ai jamais négligé l'opinion des vieux infirmiers. Ils représentent souvent la « sagesse des nations » dermatologique.

De la révulsion des plaques peladiques. — Maintenant je voudrais parler de la révulsion des plaques peladiques et de l'importance que je lui attache. La plus ancienne médecine attribuait une importance à cette irritation des plaques, principalement par le rasage. *Nihil melius quam sæpe radere,* expliquait Celse. Il conseillait en outre d'appliquer sur les plaques une certaine *Chartam combustam,* et je me plais à imaginer qu'il voulait dire le goudron produit par la combustion du papier entre deux assiettes. Ainsi la médecine actuelle rejoindrait de bien près la plus ancienne.

L'importance qu'on attache au rasage du duvet, destiné à le faire grossir, est encore une opinion qu'on rencontre chez beaucoup de gens ; elle me paraît uniquement tirée d'une comparaison horticole, car l'herbe coupée repousse plus drue. Ce qu'on peut dire du rasage, c'est qu'il a une action révulsive locale. Mais on y peut objecter que le rasage permanent de la barbe n'empêche nullement les plaques peladiques d'y apparaître.

Nos maîtres se servaient à la surface des plaques de tous les révulsifs connus. E. Vidal me disait: « Aucun traitement de la pelade ne vaut, excepté ceux qui entretiennent les plaques dans un état d'*irritation légère permanent.* » Pour la provoquer, il se servait d'un vésicatoire liquide plus ou moins dilué de chloroforme. J'ai vu d'autres maîtres utiliser l'acide phénique, l'acide lactique, Besnier leur préférait l'acide acétique cristallisable dilué dans la liqueur d'Hoffman ; d'autres ont employé l'ammoniaque dans le même but et avec de semblables résultats. Ce qui semble agir, c'est l'irritation tégumentaire, n'importe comment on l'ait produite. Hallopeau qui, jusqu'à son dernier jour, croyait à la pelade parasitaire, préconisait l'acide chrysophanique, sinon dans le même but, avec les mêmes résultats. Quant à la teinture d'iode, si uniformément conseillée sur les plaques peladiques par le plus grand nombre, je dois dire que je n'en ai jamais eu aucun résultat. Elle n'améliore à mon avis que les plaques qui guériraient seules et dont le pourcentage, du reste, n'est pas négligeable.

Entre tous les topiques irritants, c'est à l'acide chrysophanique que je donnerais la préférence, si, en le formulant, on savait mieux ce qu'on prescrit; car la formule exécutée dans des officines différentes donne des produits très différents.

Lorsqu'on prescrit :

Chloroforme anesthésique	20 grammes
Acide chrysophanique	0,20 centigr.

on reçoit tantôt un produit louche qui dépose sur la peau une poussière jaune, et tantôt un liquide brun, mais clair, qui teint la peau en rouge acajou, sans aucun dépôt à sa surface. C'est à ce dernier produit que je donnerais la préférence; ses résultats me paraissent excellents. On peut s'en servir pour nettoyer le matin la plaque peladique de la pommade à l'huile de cade et y substituer l'acide chrysophanique dissout, dont l'action locale me paraît bonne. Seulement la tolérance de la peau à l'acide chrysophanique est très variable. Certaines peaux n'y réagissent aucunement et à aucune dose usuelle. Certaines réagissent trop, même à l'acide dilué à un centième ; d'autres enfin présentent une réaction moyenne qui me semble la meilleure.

La douleur que provoquent les préparations chrysophaniques n'est pas vive et vite disparue, comme celle que provoque l'acide acétique; elle est lente, plus continue et plus pénible. Il est rare qu'on puisse utiliser ce produit sur des plaques nombreuses ou grandes sans rendre la vie dure au malade. Le savoir, le prévoir et s'en défier. A une pommade contenant soufre, résorcine et hydroquinone, on peut incorporer du reste de l'acide chrysophanique au centième, et sous cette forme le médicament est quelquefois mieux toléré. Toutefois l'acide chrysophanique ne se dissout bien que dans l'axonge, à chaud, et alors en toutes proportions utilisables.

A l'époque où, sur la foi de l'enseignement qu'on m'avait donné, je croyais la pelade parasitaire, j'avais modifié la technique de Vidal de la manière suivante : j'appliquais sur les plaques et autour d'elles une couche de vésicatoire liquide. Quelques heures plus tard, j'excisais aux ciseaux la bulle provoquée. Alors, et après avoir mis à nu l'épiderme sous le matelas du coagulum fibrineux, je badigeonnais vigoureusement la surface avec une solution de nitrate d'argent au quinzième. Cela fait, je recouvrais la plaque d'une mince couche d'ouate qu'on pouvait noircir au bouchon brûlé. Il s'ensuivait, sous le coton qui demeurait en permanence, une croûte mince qui se détachait après quelques jours, mais la peau réparée gardait une rougeur profonde, indice d'un processus congestif durable. En général, la repousse de la plaque s'effectuait très vite. Je suis resté longtemps partisan de cette méthode. Mais elle empêchait de soigner préventivement le reste du cuir chevelu, et la guérison des plaques anciennes n'empêchait pas l'apparition des plaques nouvelles. Pour cette raison, je l'ai abandonnée. J'en dirai autant de la Finsenthérapie. Avec elle, on obtient assez souvent des résultats surprenants, comme de faire repousser, au milieu d'une plaque peladique atone, une touffe de cheveux drus limitée exactement à la dimension de la lentille compressive, mais ce résultat m'a toujours paru être obtenu au prorata de l'inflammation provoquée. C'est un procédé qui est moins maniable par tous que mon procédé de vésicatoire cautérisé au nitrate d'argent, en ce qu'il suppose une instrumentation que tout médecin ne possède pas. Et il me paraît agir dans les mêmes étroites limites.

Les applications légères de rayons ultra-violets sur la tête entière me paraissent d'une efficacité nulle tant qu'elles ne provoquent pas « le coup de soleil ». Pratiquement, ce procédé me paraît d'un emploi limité, par exemple sur de larges plaques de pelade, immobiles depuis longtemps, mais je m'en défie extrêmement dans le cas de pelades récentes et extensives, car pendant qu'on traite activement une plaque, il s'en fait d'autres, et l'irritation provoquée empêche sur la tête entière l'application des topiques, utiles précisément pour éviter l'extension de la maladie.

Tout récemment, le docteur Jausion a utilisé les injections de gonacrine, qui favorisent la pénétration des rayons ultra-violets. Il a montré de bons résultats de repousse, incomplets, à la vérité, mais remarquables dans un cas de pelade très étendue. Ce résultat doit pousser à continuer les recherches thérapeutiques dans cette direction, sans que les résultats de cette méthode puissent être considérés comme définitifs. L'emploi de ces moyens me paraîtrait limité aux cas graves, mais anciens, dont l'extension semble arrêtée.

Je terminerai ici ce chapitre du traitement local de la pelade, et je pourrais le résumer en peu de mots :

I. — D'abord il me semble nécessaire. Aucun traitement général quelconque des peladiques ne m'a donné les résultats ordinairement heureux des seuls traitements locaux.

II. — Entre tous les topiques locaux, l'huile de cade me semble avoir de beaucoup le premier rang. Avec elle, on ne nuit jamais, et les résultats de son application sont plus constamment heureux que ceux que donne aucun autre médicament.

III. — Mais l'application de ce topique sur la tête entière me semble en nombre de cas nécessaire. C'est le meilleur moyen que je sache de prévenir l'extension et la multiplication des plaques. S'il s'agissait d'une maladie contagieuse, je dirais que c'est un excellent moyen de prophylaxie locale, le meilleur.

IV. — La révulsion des plaques n'est pas inutile, mais sa valeur me semble seconde. L'acide chrysophanique m'en paraît le meilleur agent.

V. — Les rayons ultra-violets, dans leur technique actuelle, ne m'ont pas montré une primauté évidente. Mais leur technique d'application est modifiable, et ils ont donné en certains cas des résultats qu'on n'aurait peut-être pas obtenus par d'autres moyens.

Pelade des sourcils. — En presque toutes les affections qui l'atteignent, le sourcil peut partager le sort du cuir chevelu, dont il paraît n'être qu'un fragment aberrant, et le traitement est le même dans les deux régions ; je ne fais aucune différence entre le traitement de la pelade au cuir chevelu et aux sourcils, mais la pelade se présente aux sourcils suivant deux formes. Tantôt le sourcil ne montre qu'une plaque qui évoluera là comme ailleurs, et cette plaque est bien délimitée, parfaitement glabre, entourée de poils normaux. Il est à remarquer à ce sujet que la plaque de pelade, même aux sourcils, garde plus d'un centimètre de diamètre, elle coupe donc le sourcil en deux et le dépasse de part et d'autre. Tantôt, au contraire, la pelade du sourcil vient de l'extension d'une décalvante, et alors l'alopécie est comme diffuse, on trouve des poils cassés entre les poils sains, et de nombreux vides irréguliers, période précédant d'ordinaire la décalvation totale.

Dans la première forme, le traitement a souvent de bons résultats; dans la seconde, le même résultat n'est obtenu qu'à grand'peine, souvent même la déglabration complète ou incomplète reste définitive, ou bien la repousse est médiocre, faite en partie de poils incolores, et elle demeure ainsi pendant de longs mois.

On a vu ce que j'ai dit plus haut de la pelade du corps; je la considère comme irréparable, au moins ne l'ai-je jamais vu guérir complètement; je dirais de la pelade des sourcils qu'elle se comporte tantôt comme la pelade de la tête, et elle guérit tantôt comme celle du corps, et elle ne guérit pas ou mal.

Pelade de la barbe. — Je dois dire ici, non pas ce que je voudrais, mais ce que je crois et ce que j'ai vu. La pelade de la barbe à surface égale est moitié plus lente à guérir que la pelade du cuir chevelu. Les traitements locaux m'y ont toujours paru d'une efficacité discutable; elle guérit quand elle veut guérir. On trouve de bons et de mauvais cas, mais quand elle guérit, je me garde d'en faire l'honneur à la thérapeutique. Je crois que sa guérison ou sa non-guérison dépend d'elle et non de nous. Ni les topiques locaux, qui ont une si évidente action au cuir chevelu dans le plus grand nombre de cas, ni les traitements généraux n'ont beaucoup d'action sur elle. J'ai essayé bien des traitements : l'huile de cade et le soufre, la rubéfaction continuée pendant des mois, la haute fréquence non seulement par effluvation, mais par étincelage, même avec des étincelles longues et douloureuses; j'ai essayé les rayons ultra-violets, etc... Je n'ai jamais vu de résultats tels que je puisse les attribuer au traitement suivi, quel qu'il fût.

Dans ces conditions, puisqu'il faut un traitement local, j'emploie de préférence le sulfure de carbone soufré (1/30) ou le mélange

Acétone........
Xylol.......... aa. P. E.

tous médicaments stimulants, mais qui ne créent pas une rubéfaction durable, gênante pour le malade, comme le ferait l'acide chrysophanique. Sur la barbe d'un homme rasé, la pelade est vraiment peu visible; dans l'incertitude du bénéfice d'une thérapeutique quelconque, nous devons ne pas imposer au malade la gêne évitable d'un traitement visible. Je regrette de n'avoir pas mieux à dire.

La pelade du corps me paraît presque incurable. Je la vois durer le plus souvent des années, avec de légers accroissements partiels ou de légères diminutions, mais le plus souvent avec une apparente et définitive immobilité.

Le plus souvent, elle ne préoccupe pas le malade. Il est difficile au médecin de lui demander de revenir vous montrer un état morbide qui est pour lui comme inexistant. Les traitements locaux par des pommades sont impraticables, les bains de lumière ultraviolette m'ont paru à peu près inefficaces, de même la haute fréquence, de même les bains divers, et d'une façon générale tout traitement.

Je dirai plus loin, en parlant des traitements généraux de la pelade, les cas exceptionnels où ils ont donné sur le corps des résultats intéressants.

Ici comme aux sourcils, je distinguerai deux cas différents. Tantôt le sujet présente des plaques ou des bandes de dépilation à l'exclusion de toute pelade du cuir chevelu. Tantôt, au contraire, la pelade de la tête est totale et celle du corps, qui s'est faite après elle, n'en représente que la généralisation. Mais ici, dans les deux cas, les résultats des traitements, mal suivis d'ailleurs, m'ont paru également nuls.

Je ne demande qu'à être convaincu du contraire par une thérapeutique précise, exécutable, et de résultats probants.

DEUXIÈME PARTIE

ÉTUDE MICROSCOPIQUE DU SUJET

Jusqu'ici, procédant du connu à l'inconnu, nous avons d'abord étudié la plaque peladique telle qu'elle nous apparaît cliniquement, son évolution progressive d'abord, régressive ensuite jusqu'à sa guérison.

Nous avons distingué de la plaque peladique, lésion élémentaire, la crise peladique faite de plusieurs plaques successives, et qui évolue aussi, quoique plus lentement, vers la guérison.

Ensuite, nous avons distingué de la plaque peladique de siège quelconque, la pelade ophiasique de Celse, qui présente des mœurs vraiment particulières en ce qui concerne son mode de naissance, son mode d'extension, son évolution, sa gravité.

Après cela, nous avons étudié ce que nous montrent les pelades graves aboutissant à la décalvation totale de la tête et même à la déglabration totale du corps.

Enfin nous sommes revenu sur les diverses localisations que la pelade peut affecter, spécialement à la barbe, aux sourcils, aux cils, aux ongles ou sur le corps.

Après quoi nous avons montré l'évolution variable de la pelade en général, et le problème surprenant que soulèvent pour le clinicien ses récidives. Enfin, et comme si ce qui précédait était tout ce que nous pouvions savoir du sujet, nous avons terminé par le diagnostic différentiel de cette affection, tel qu'il se présente au clinicien et par l'étude du meilleur traitement local, de celui que la pratique nous montre supérieur à tous autres.

En toute cette première partie, nous sommes resté volontairement cantonné dans le domaine de la clinique pure. Ce que nous avons décrit, c'est ce que tout clinicien peut voir du sujet avec ses yeux nus, ou tout au plus avec l'aide d'une loupe.

Maintenant, et afin de pousser plus loin notre enquête, il me semble utile d'étudier microscopiquement chacun des symptômes que l'œil nous montre, de dire ce qu'est, à un fort grossissement, le *cheveu peladique,* le *cheveu cadavérisé,* et le point noir inclus dans l'orifice folliculaire que nous avons nommé le *bol pilaire.*

Ensuite nous examinerons ce qu'est la flore microbienne de la plaque de pelade, et à quelle théorie de la pelade et son étude m'avaient conduit en 1897-1900.

Enfin nous étudierons les altérations anatomiques que nous montrent au microscopique la peau même du peladique et ses follicules pilaires.

Cette deuxième partie sera donc l'étude microscopique, microbiologique et histologique de la pelade.

CHAPITRE IX

EXAMEN MICROSCOPIQUE DES CHEVEUX MORTS DANS LA PELADE

I. — Lorsque nous avons étudié cliniquement la plaque peladique à l'œil nu et à la loupe, nous avons remarqué d'abord que la plupart des cheveux tombaient entiers, avec leur partie radiculaire atrophiée, presque inexistante. Ce sont les *cheveux caducs.*

II. — Lorsque ceux-ci sont éliminés, nous avons vu qu'il restait autour de la plaque grandissante un anneau plus ou moins complet de cheveux plus courts, en forme de points d'exclamation d'imprimerie : *cheveux peladiques.* Nous étudierons d'abord microscopiquement ces deux types de cheveux morts.

III. — Nous avons vu ensuite que l'on pouvait aussi rencontrer, avec une inégale fréquence suivant les cas, entre les cheveux peladiques ou même sans eux, des cheveux cassés court, morts dans le follicule et brisés à leur orifice. Ce sont les *cheveux cadavérisés* de Besnier. Ils devront être étudiés ensuite.

IV. — Nous examinerons en dernier lieu ce que sont ces points noirs inclus dans les orifices pilaires, qu'on peut en extraire par raclage et qui signalent, eux aussi, la zone d'accroissement de la plaque peladique.

Cette simple énumération indique les différentes parties du chapitre qui va suivre.

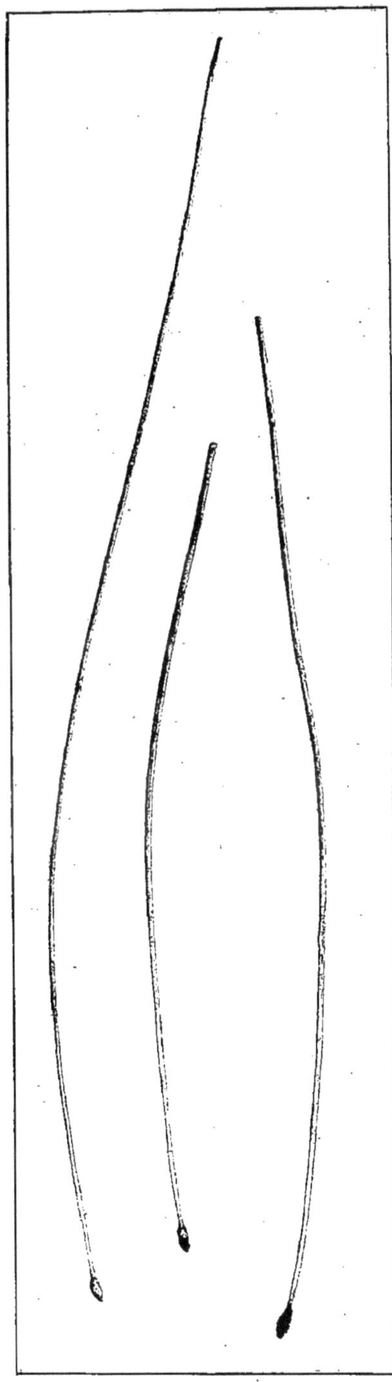

1. — Le cheveu caduc dans la pelade. — J'ai dit qu'au début de la plaque peladique et dans toute sa période d'accroissement, les cheveux tombaient spontanément à la surface de la plaque en voie de formation, et que la plus minime traction aux doigts les enlevait sans douleur. La plupart de ces cheveux sont longs, ils s'enlèvent d'une pièce et sont terminés à leur extrémité radiculaire par un point blanc à peine visible (ce qui reste du bulbe pilaire). Ces cheveux examinés au microscope ne me paraissent pas se différencier sensiblement des cheveux qui tombent de toute tête, des têtes séborréiques, au cours d'une calvitie masculine banale par exemple. Ils sont semblables aussi à ceux qui tombent deux mois ou deux mois et demi après une pyrexie infectieuse : angine grave, attaque d'appendicite, fièvre typhoïde, scarlatine, rougeole, etc. On voit qu'à leur base leur diamètre diminue rapidement jusqu'à leur bulbe. Leur bulbe plein et sec est lui-même atrophié, moindre et moins visible dans la pelade que sur les cheveux qui tombent d'une tête séborréique. L'examen microscopique montre seulement

Fig. 57. — Le cheveu caduc dans la pelade. (Préparation de Sabouraud. Dessin de Bessin. 8/1.)

qu'ils ont cessé de vivre et d'être, sans indiquer le pourquoi de leur mort et de leur chute (fig. 57).

Ceux-là font le plus grand nombre des chèveux qui tombent de la surface d'une plaque peladique en formation, mais ce sont ceux qui offrent le moins d'intérêt.

2. — *Le cheveu peladique.* — Relativement à eux, les cheveux peladiques sont presque une exception ; ils sont toujours vingt ou cent fois plus rares, mais leurs caractères spéciaux, ce fait qu'ils signalent une pelade en accroissement, et ce fait aussi qu'on les rencontre seulement dans la pelade, leur confèrent une valeur séméiologique, diagnostique et pronostique considérable. Ils méritent donc d'être étudiés particulièrement.

Le cheveu peladique, — on l'a répété et rien n'est plus vrai, — a la forme d'un point d'exclamation d'imprimerie. En général, il n'a que 5 à 6 milimètres de long, mais on peut en trouver d'une longueur double. Cette longueur varie sur des cheveux de la même tête, de la même plaque ; et même, sur certaines plaques très garnies de cheveux peladiques, on peut trouver de tels cheveux, plus longs sur les bords extrêmes, et de plus en plus courts à mesure qu'on se rapproche du centre de la plaque. Cette distribution, quand elle se rencontre, est frappante.

Tantôt la massue du cheveu peladique est courte, ramassée, oblongue, très fortement colorée, quelquefois plus colorée que les cheveux normaux de la même tête. Tantôt la massue est plus régulièrement allongée, et se continue insensiblement avec la tige qui la supporte. Cette tige elle-même peut être très courte, ou longue au contraire ; alors elle supporte la tête massuée comme une paille porte un épi (fig. 2).

Tantôt, quand on les épile, ces cheveux montrent un gros point blanc à leur base, le bulbe sec, et tantôt ce bulbe est lui-même atrophié au point d'être à peine visible. Tantôt le cheveu peladique tient encore à la peau, et c'est l'ordinaire ; il faut une petite traction pour le détacher. Tantôt il vient plus facilement à la pince, presque sans traction.

En d'autres cas, la tige du cheveu peladique est mince et le bulbe sec assez enchâssé dans le follicule pour que la traction brise le cheveu peladique et ne l'emporte pas entier.

Tout ceci semble minutieux et devient seulement plus intéressant quand on considère que, sur la même tête, tous les cheveux peladiques ont une évidente parenté morphologique, fait sur lequel nous reviendrons.

Le cheveu peladique est petit parmi de grands cheveux, c'est parce qu'il est le résidu d'un cheveu plus long qui s'est fracturé. D'ailleurs sa massue, souvent pénicillée au sommet, son extrémité « en fagot », indique bien un point de fracture. Comment cette fracture se produit-elle? Ce sera un point à examiner. Mais il nous faut d'abord chercher par comparaison à quels autres cheveux malades ou altérés le cheveu peladique ressemble.

Lorsqu'on a examiné un grand nombre de cheveux peladiques, et aussi d'autres cheveux atrophiés par des mécanismes différents, ce qui frappe d'abord, c'est la ressemblance évidente qui existe entre le cheveu peladique banal, en point d'exclamation, et le cheveu atrophié par une application de rayons X insuffisante à provoquer la dépilation. Lorsqu'on applique sur un point du cuir chevelu une dose de rayons X de quatre unités H de Holknecht ou quatre cents à cinq cents R Solomon, le point central de l'application est déglabré après quinze jours, mais sur le pourtour de la plaque irradiée persiste une zone de cheveux atteints et atrophiés sans avoir perdu tout à fait leur vitalité (fig. 58).

On les voit, à partir d'un certain niveau, perdre à la fois leur moelle, leur pigment, perdre de leur diamètre, réduit de moitié ou des deux tiers.

Naturellement, comme l'effet des rayons X n'a pas été continué, si l'application n'a pas été telle que la papille du cheveu soit tuée, le cheveu persiste sur place, et, peu à peu, la papille reprend sa vitalité. Après trois à six semaines, le cheveu qu'elle produit retrouvera ses caractères normaux. On aura donc un cheveu étranglé sur 1 à 2 centimètres de longueur, mais l'étranglement sera compris entre deux longueurs où le cheveu sera normal (fig. 58).

Dans ce cas, et si l'on a épilé pour l'examiner le cheveu ainsi touché par les rayons X, au moment où il se présente à l'œil avec les caractères du cheveu peladique, on remarquera sur certains le bulbe sec. C'était un cheveu assez touché par les rayons X pour tomber spontanément, mais avec quelque retard sur les autres (fig. 59).

Sur d'autres cheveux épilés à la pince, on verra le bulbe mou

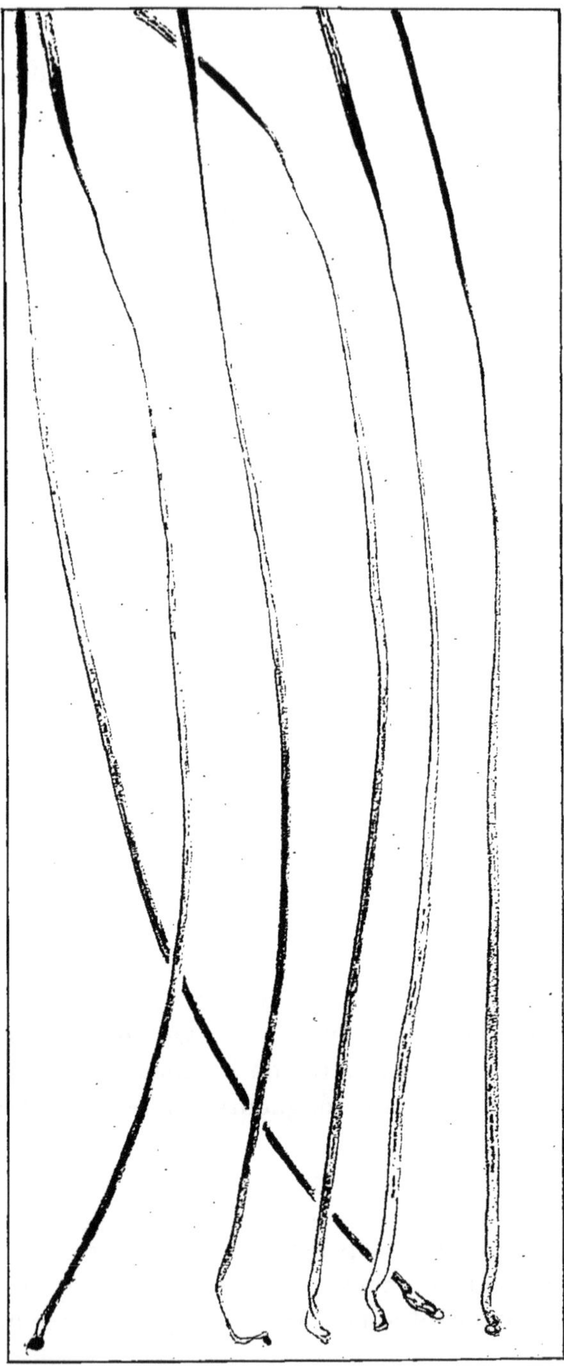

FIG. 58. — Cheveux atrophiés autour d'une plaque dépilée par les rayons X. (Préparation de Sabouraud. Dessin de Bessin. 10/1.)

et creux. C'est un cheveu qu'on a épilé de force, qui ne serait pas tombé spontanément, et qui, après un temps, aurait repris ses caractères de normalité. Eh bien! sur beaucoup de cheveux peladiques, on retrouvera la plupart de ces caractères (fig. 86), au point qu'il serait très difficile de différencier le cheveu peladique du cheveu touché par les rayons X à une dose insuffisante pour amener sa chute sans retard. Même diminution progressive de son diamètre et de son pigment, même effilure progressive; le cheveu aboutissant à un bulbe sec (fig. 91). Ces faits semblent démontrer que le cheveu peladique doit sa forme à une atrophie lente, progressive. Nous aurons à examiner tout à l'heure les cheveux peladiques atteints par un processus de trichorrexie, c'est-à-dire dissociés à leur extrémité ou latéralement. Mais ce processus peut manquer et manque effectivement sur un grand nombre de cheveux peladiques dont l'extrémité aérienne semble coupée aux ciseaux. Cela se voit surtout chez de jeunes garçons atteints de pelade et dont les cheveux étaient habituellement tondus très courts. Cependant ces cheveux peladiques, si ressemblants aux cheveux touchés par les rayons X à un degré insuffisant pour amener leur chute, nous montrent deux caractères constants suffisants pour les en différencier. Le premier, c'est que leur bulbe est toujours sec et plein ; cela veut dire que leur atrophie lente a été complète, et qu'ils tomberont un jour ou l'autre spontanément ; tandis que le cheveu insuffisamment touché par les rayons X, quand il a gardé son bulbe mou et creux, ce qui est la règle, pourra recommencer de croître sans avoir jamais cessé d'être (fig. 58).

Le second caractère du cheveu peladique, caractère inconstant, mais fréquent, et qui se rencontre aussi dans le cheveu atrophié par les rayons X, c'est que la trace du canal médullaire y persiste par places et se trouve remplie de granulations pigmentaires. Même, le bulbe sec montre parfois de ces granulations accumulées. Ce fait signale un trouble de la fonction pigmentaire que nous retrouverons plus loin.

Si donc nous résumons les caractères essentiels du cheveu peladique : amincissement progressif, diminution et disparition de son pigment, bulbe plein et sec, ils témoignent tous d'une disparition progressive, assez lente et finalement complète de la fonction papillaire qui fait le cheveu. Et si l'on compare les cheveux

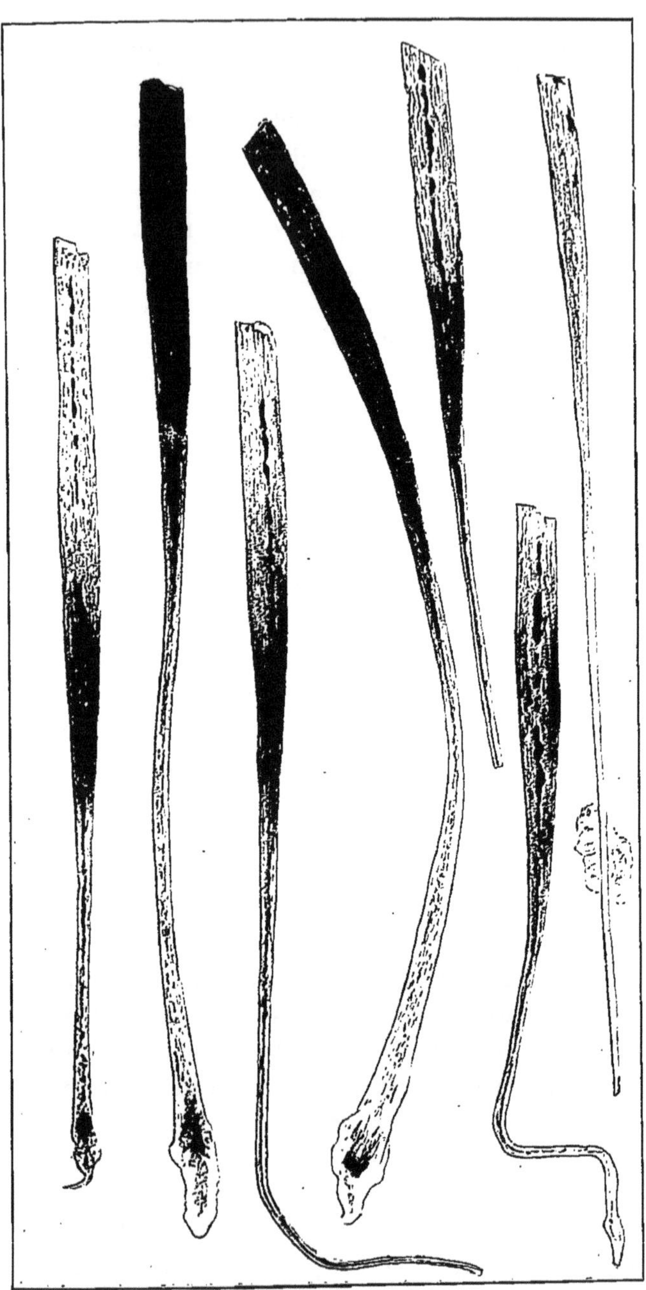

FIG. 59. — Cheveu atrophié par les rayons X et simulant le cheveu peladique. (Préparation de Sabouraud. Dessin de Bessin. 30/1.)

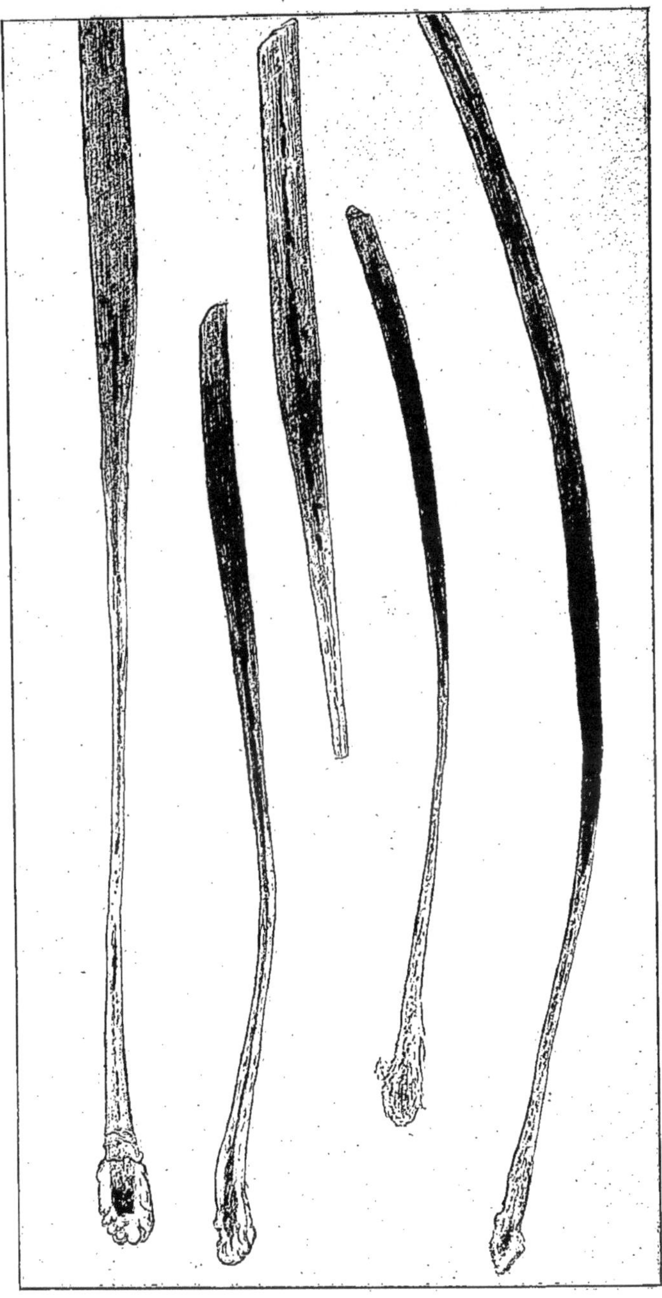

FIG. 60. — Cheveu atrophié par les rayons X et simulant le cheveu peladique. (Préparation de Sabouraud. Dessin de Bessin. 30/1.)

immédiatement caducs dans la pelade aux cheveux dits pela-

immédiatement caducs dans la pelade aux cheveux dits peladiques, on verra qu'ils ne diffèrent que par le plus de lenteur des phénomènes qui produisent la chute du cheveu. Les premiers sont atrophiés brutalement, leur effilure est courte au point

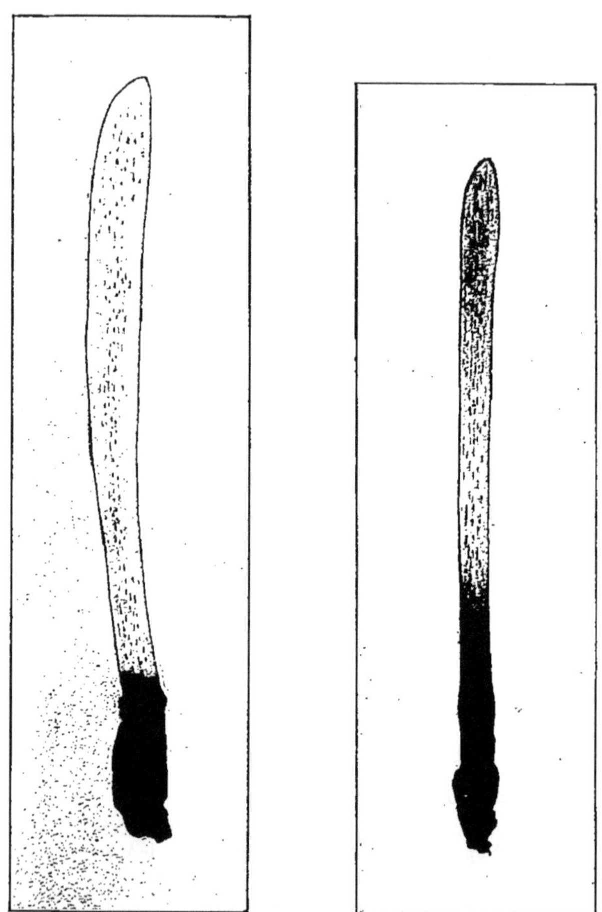

Fig. 61. — Cheveux de duvet présentant des altérations du cheveu peladique. (Préparation de Sabouraud. Dessin de Bessin. 30/1.)

qu'on ne la voit qu'au microscope (fig. 57), tandis que sur le cheveu peladique elle est longue et lente. Aussi le cheveu a-t-il persisté sur place plus longtemps avant de tomber. Le cheveu peladique signale donc la mort lente de la papille pilaire. On comprend dès lors que le phénomène qui fait le cheveu peladique

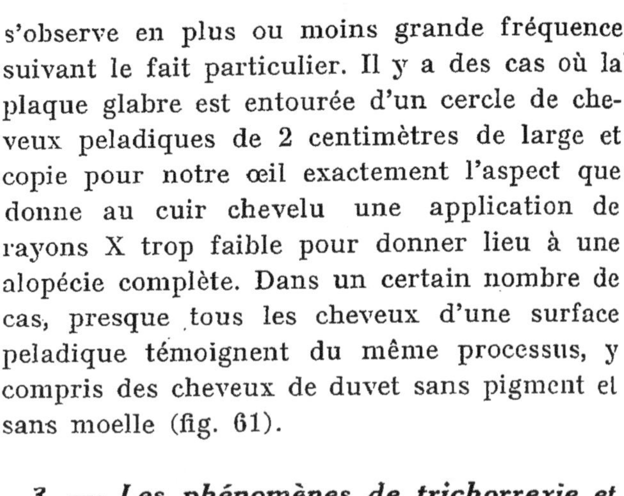

s'observe en plus ou moins grande fréquence suivant le fait particulier. Il y a des cas où la plaque glabre est entourée d'un cercle de cheveux peladiques de 2 centimètres de large et copie pour notre œil exactement l'aspect que donne au cuir chevelu une application de rayons X trop faible pour donner lieu à une alopécie complète. Dans un certain nombre de cas, presque tous les cheveux d'une surface peladique témoignent du même processus, y compris des cheveux de duvet sans pigment et sans moelle (fig. 61).

3. — Les phénomènes de trichorrexie et de trichoptilose dans la formation du cheveu peladique. — Lorsqu'on examine le pourtour d'une plaque peladique en voie de formation,

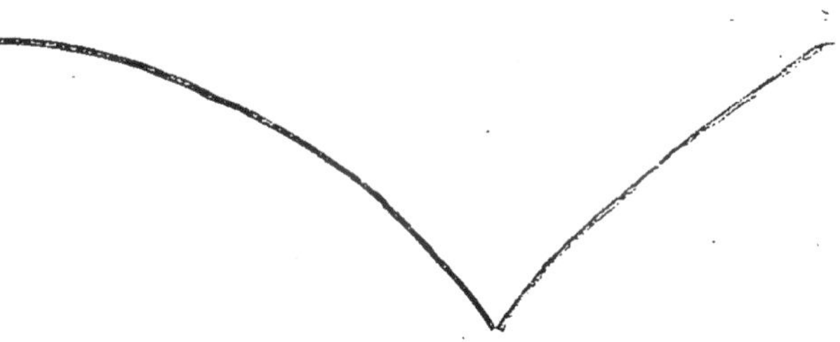

Fig. 62. — Brisure du cheveu dans la pelade à plus de 2 centimètres de la peau. (Préparation Sabouraud. Dessin de Bessin. 4/1.)

et qu'on examine la dimension toujours réduite des cheveux peladiques, ce qui frappe avant tout, c'est leur brièveté. Même sur une tête à cheveux longs, les cheveux peladiques ont de 3 à 10 millimètres de hauteur, rarement plus. S'ils n'ont au plus que cette longueur sur une tête dont les cheveux sont coupés à 10 cen-

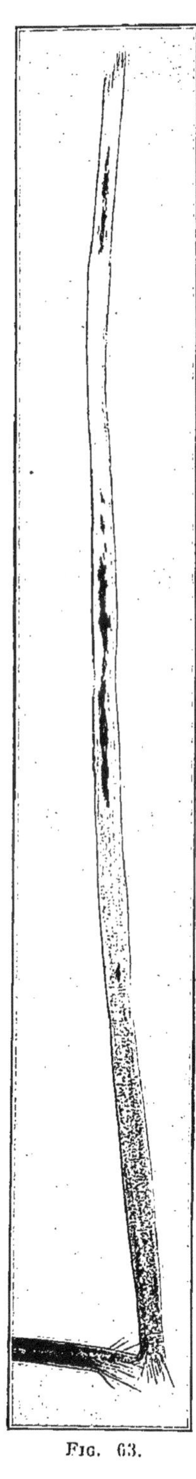

Fig. 63.

Fig. 63. — Brisure et partie terminale du cheveu précédent à un plus fort grossissement. (Dessin de Bessin. 25/1.)

timètres, je suppose, c'est donc qu'ils se sont brisés. Et très souvent leur extrémité aérienne ne montre pas une cassure franche, mais des pointes effilochées qui témoignent d'une brisure par trichorrexie. Ce phénomène de la trichorrexie dans la pelade est plus facile à deviner qu'à surprendre; on verra cent cheveux peladiques déjà constitués avant d'en trouver un que ce phénomène de trichorrexie va faire. Cependant, en examinant avec soin le pourtour d'une plaque en voie d'accroissement, on trouvera assez facilement, sur un sujet ou sur un autre, un ou deux cheveux dont la tige droite fait sur un point de sa longueur un angle plus ou moins net. C'est ce cheveu qu'il faudra épiler à la pince, en le saisissant près de sa racine, et examiner.

On trouvera (fig. 62), et quelquefois à plus de 2 centimètres de sa partie radiculaire, le point de brisure spontanée, presque toujours d'ailleurs sur un cheveu déjà visiblement malade, avec des amas de granulations pigmentaires disséminés au niveau du canal médullaire (fig. 63).

Bien plus souvent, on trouvera la brisure déjà faite avec une barbe de cellules corticales déhiscentes au niveau de la brisure (fig. 64 et 65). D'autres fois, on rencontrera, sur un cheveu peladique déjà tronqué par une trichor-

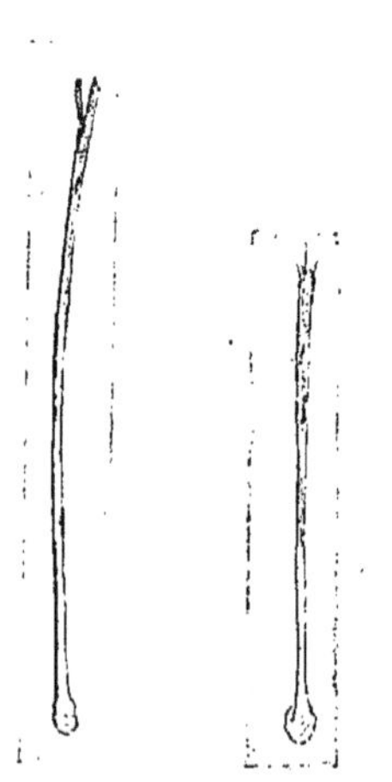

Fig. 64.

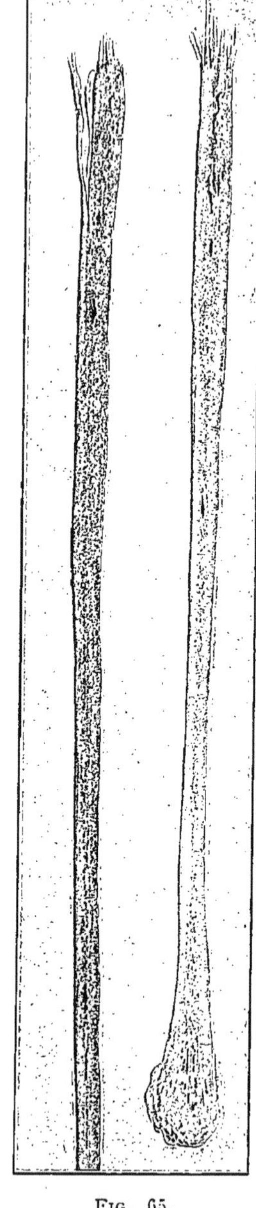

Fig. 65.

Fig. 64 et 65. — La brisure du cheveu peladique par trichorrexie est faite et le cheveu peladique constitué. (Préparation de Sabouraud. Dessin de Bessin. 6/1 et 25/1.)

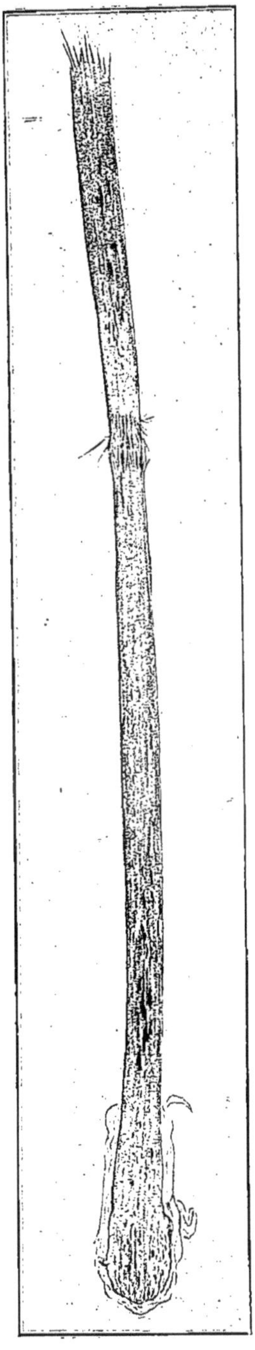

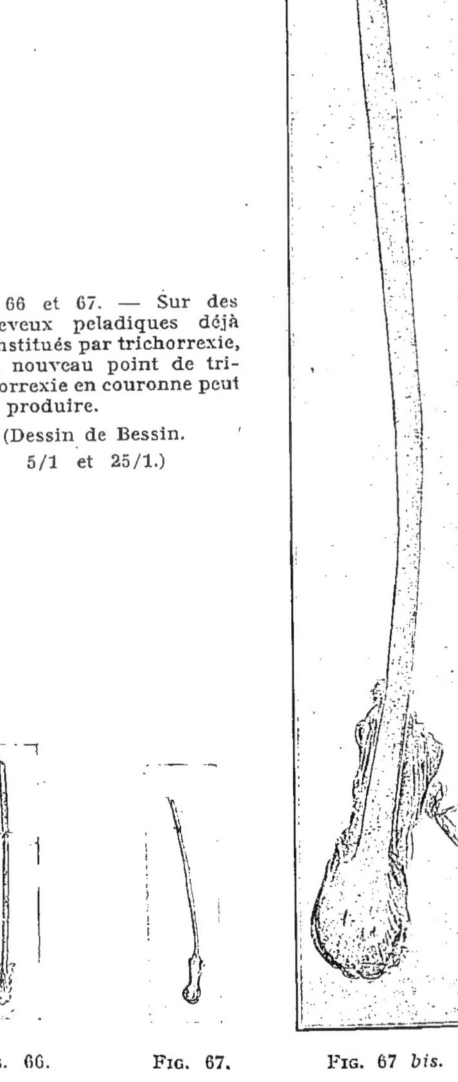

Fig. 66 et 67. — Sur des cheveux peladiques déjà constitués par trichorrexie, un nouveau point de trichorrexie en couronne peut se produire.

(Dessin de Bessin. 5/1 et 25/1.)

Fig. 66 *bis*. Fig. 66. Fig. 67. Fig. 67 *bis*.

rexie préalable, un deuxième point de trichorrexie en train de se faire au-dessous de la première fracture (fig. 66 et 67). Ce phénomène peut donc se répéter sur le même cheveu à différents niveaux et le raccourcir de plus en plus. On trouve même les cheveux peladiques dont la massue montre une trichorrexie manifeste et qui présentent sur leur longueur un ou deux renflements oblongs qui semblent être produits par une demi-déhiscence des cellules corticales à ce niveau, et préparer une trichorrexie qui se serait manifestée quelques jours plus tard (fig. 68 et 69, point *A*).

Même sur la tête du malade, on apprend vite à reconnaître les cheveux peladiques marqués par le phénomène de trichorrexie. A la loupe, et surtout avec une petite loupe à foyer fixe donnant un grossissement de 8 diamètres, le phénomène est perceptible et reconnaissable.

On rencontre ainsi toute une série de types trichoclasiques très analogues d'un cheveu à l'autre (fig. 70, 71, 72), où non seulement le processus de trichorrexie est vérifiable, mais où la fissuration du cheveu peladique rapproche la trichorrexie de la trichoptilose, qui n'en est en somme qu'une modalité : la cassure irrégulière du cheveu simulant des barbes de plume.

Le processus de trichorrexie se fait tantôt tout à la fois autour du cheveu, comme nous l'avons vu (fig. 67, 68), et tantôt latéralement (fig. 73). Ici, comme nous l'avons déjà observé, le phénomène s'est reproduit au-dessous de l'extrémité massuée d'un cheveu peladique déjà constitué. Quelquefois,

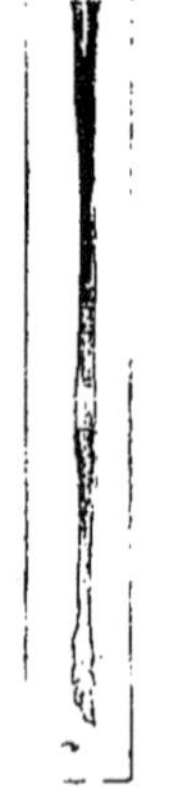

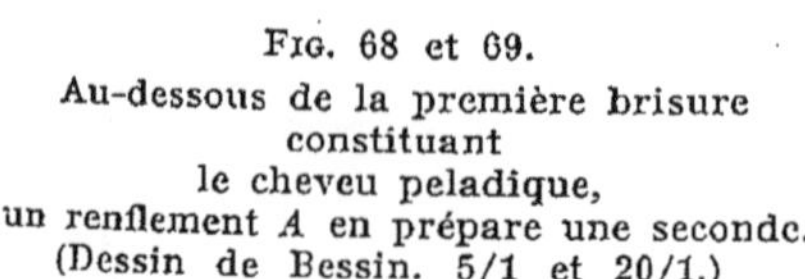

Fig. 68 et 69.
Au-dessous de la première brisure constituant le cheveu peladique, un renflement *A* en prépare une seconde. (Dessin de Bessin. 5/1 et 20/1.)

Fig. 68. Fig. 69.

le cheveu est si friable qu'on reproduit sur sa longueur le phénomène trichorrexique avec les mors de la pince qui l'épile.

Ainsi peuvent se constituer des variétés très différentes de forme dans le cheveu peladique. Ici (fig. 74) on verra un cheveu peladique fendu en deux dans presque toute sa longueur. Une autre fois (fig. 75), la massue d'un cheveu peladique, nettement constitué, sera prolon-

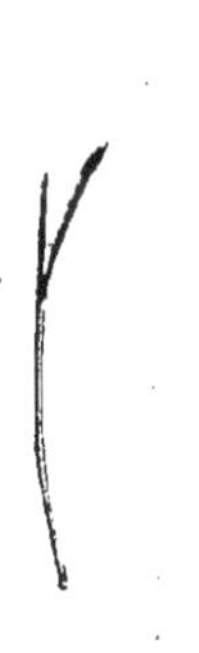

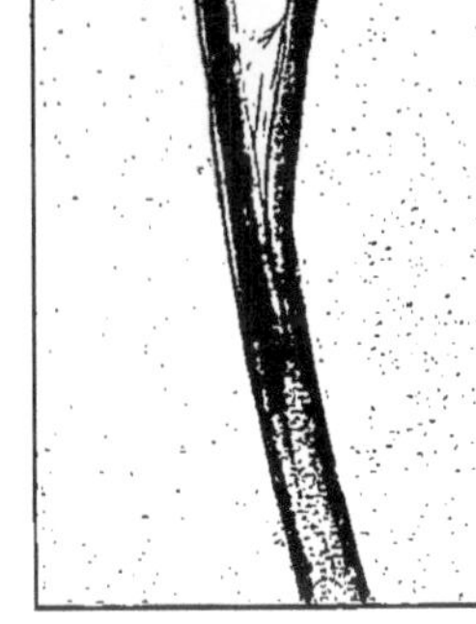

FIG. 71. FIG. 71 *bis*.

FIG. 71 *bis*. — Trichorrexie et trichoptilose au niveau de la massue d'un cheveu peladique. (Dessin de Bessin. 5/1 et 25/1.

gée par une longue pointe irrégulière, rugueuse, sur toute sa longueur et visiblement produite par trichorrexie. Ailleurs (fig. 76), c'est au-dessous de la massue terminale d'un cheveu peladique qu'une trichorrexie latérale se produit qui va le briser de nouveau. Et ce point de trichorrexie laisse au-dessous de lui une massue nouvelle toute hérissée de cellules corticales divergentes.

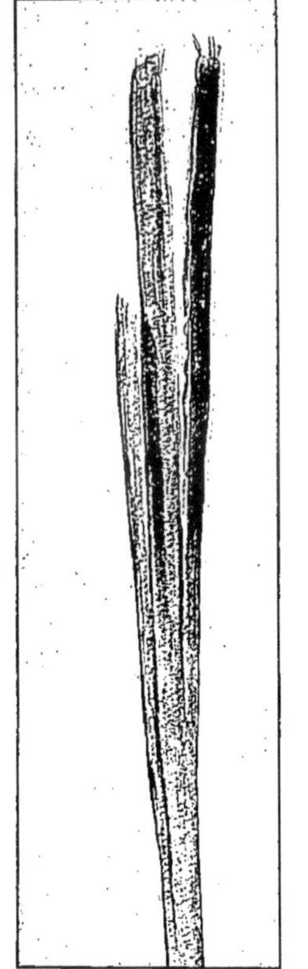

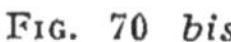

FIG. 70 *bis*. FIG. 70.

FIG. 70 *bis*. — Trichoptilose au niveau de la massue d'un cheveu peladique. (Dessin de Bessin. 5/1 et 25/1.)

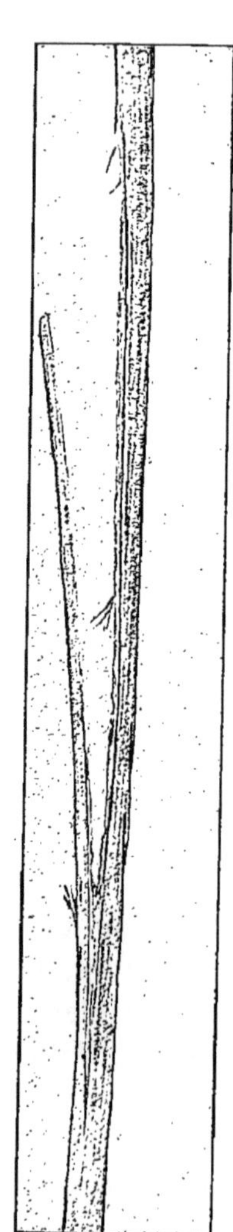

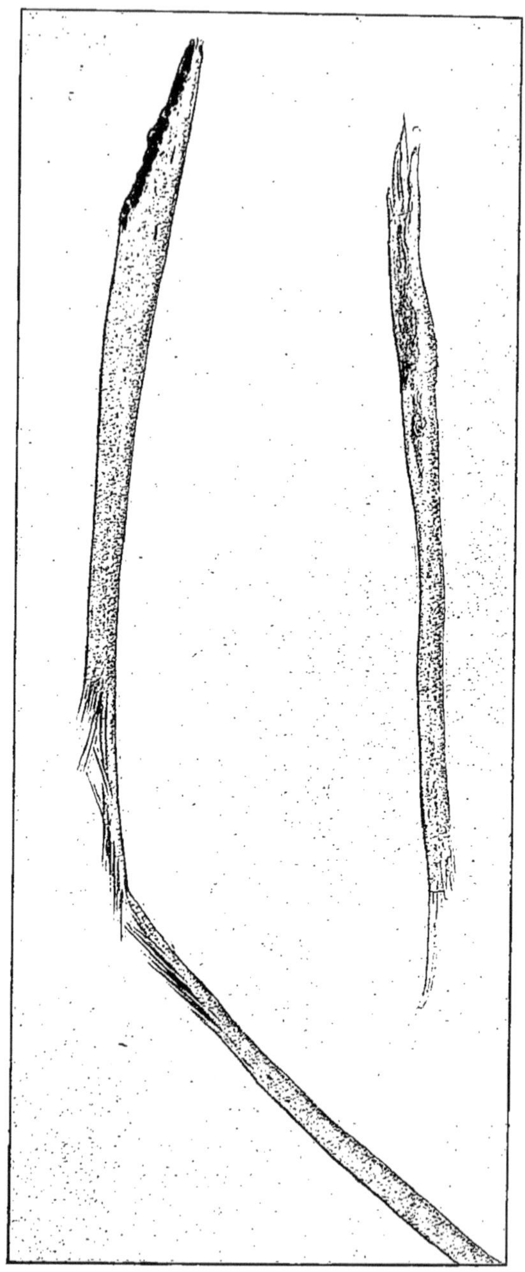

Fig. 72. Fig. 72 *bis*.

Fig. 73.

Fig. 72. — Trichoptilose au long d'un cheveu peladique. (Dessin de Bessin. 5/1 et 25/1.)

Fig. 73. — Trichorrexie au long de la tige d'un cheveu peladique massué. (Dessin de Bessin. 25/1.)

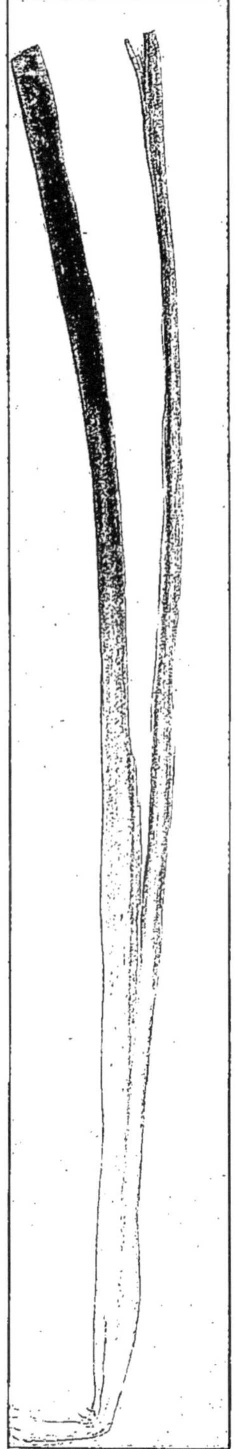

Fig. 74. — Cheveu peladique à massue bifide. (Préparations de Sabouraud. Dessin de Bessin. 5/1 et 25/1.)

Fig. 75. — La massue d'un cheveu peladique portant une longue pointe produite par trichorrexie. (5/1 et 25/1.)

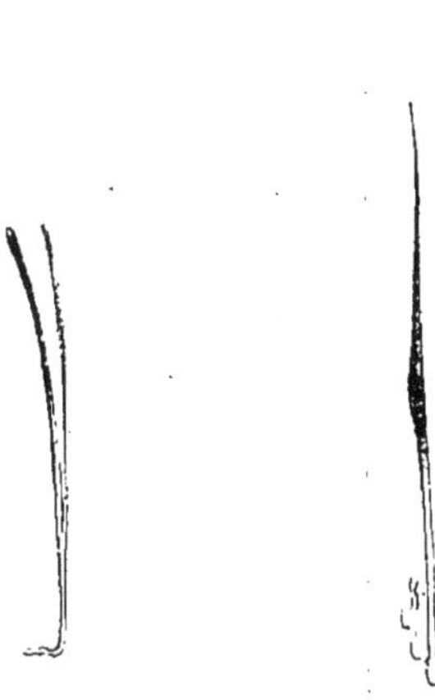

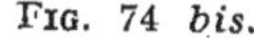

Fig. 74 *bis*.

Fig. 74.

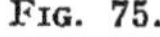

Fig. 75.

Fig. 75 *bis*.

De toutes les figures qui précèdent, il ne faudrait pas conclure le moins du monde que le cheveu peladique peut prendre n'importe quelle forme. Ces formes étranges sont rares; c'est le cheveu peladique en massue qui est de beaucoup le plus fréquent, fréquent au point que, sur le plus grand nombre des plaques peladiques, une fois les cheveux caducs épilés par une grossière épilation aux doigts, on ne voit que lui. Les figures suivantes en témoigneront. Toutes montrent le cheveu peladique massué, plusieurs même la massue renflée et oblongue qui fait le cheveu peladique en épi.

Sur certains (fig. 77, 78) la pointe de l'épi montre les barbes qui signalent un point de trichorrexie passée; chez certains (fig. 81, 83), ce phénomène, quoique visible, est réduit au minimum. Chez d'autres (fig. 80), le point de rupture du cheveu est resté obtus, non frangé, et si on ne voyait qu'un tel cheveu on ne comprendrait pas comment sa brisure a pu se produire. Toutefois, même sur des cheveux peladiques de forme classique, on peut trouver au long de leur tige (fig. 79) des nouures, des renflements, où l'examen microscopique, à un fort grossissement (fig. 82), montre les cellules corti-

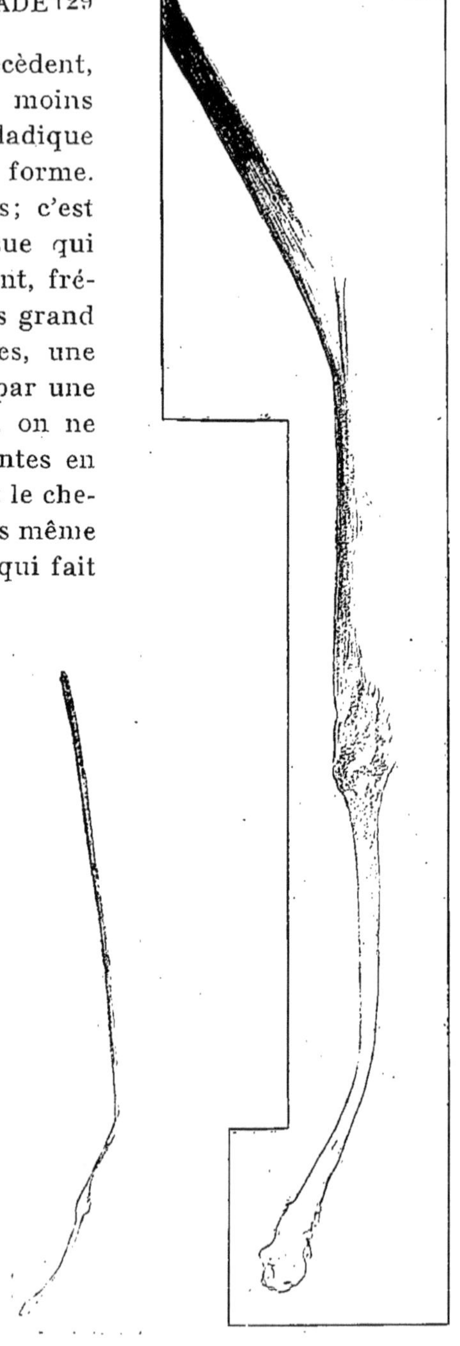

Fig. 76. — Cheveu peladique présentant à peu près tous les modes de diformité qu'il peut présenter.
(Dessins de Bessin. 5/1 et 25/1.)

cales déjà dissociées, prêtes à l'éclatement. Et sur d'autres (fig. 83) un éclatement latéral au-dessous de la massue du cheveu peladique.

De toutes ces figures, il résulte que le cheveu peladique est bien produit dans sa forme par une dissociation des cellules

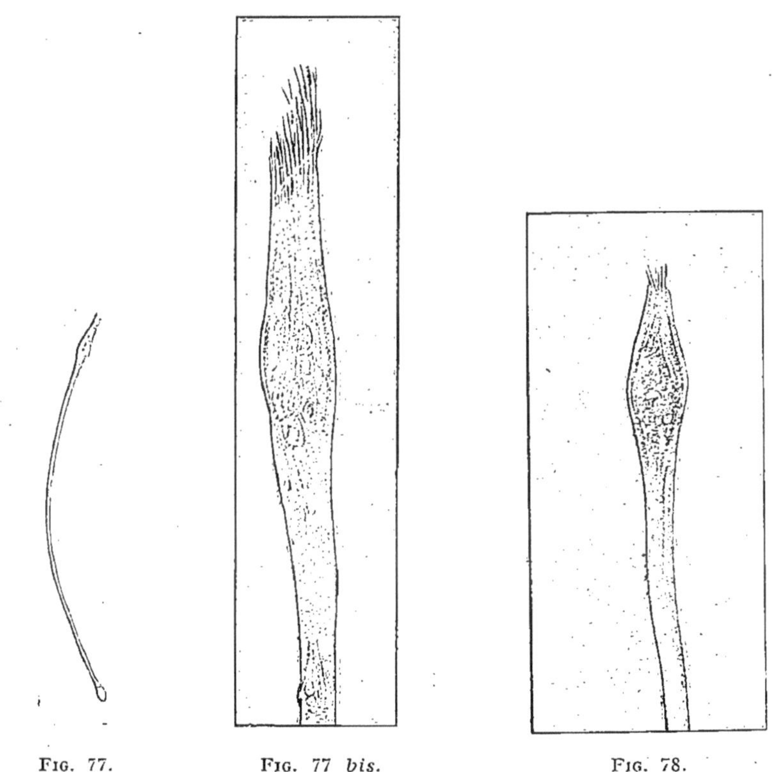

FIG. 77. FIG. 77 *bis*. FIG. 78.

FIG. 77 et 78. — La pointe de l'épi du cheveu peladique montre la trichorrexie qui a séparé de lui la tige du cheveu. (Préparations de Sabouraud. Dessins de Bessin. 5/1 et 25/1.)

corticales déterminant un renflement au niveau duquel les cellules du cheveu ont perdu leur cohésion. Alors le cheveu se brise à ce niveau, en laissant une cassure frangée. La partie du cheveu qui reste adhérente à la peau, continuant son atrophie et s'effilant, garde sa terminaison aérienne renflée. Sans doute on peut trouver ce renflement fendu en long par un trait de clivage

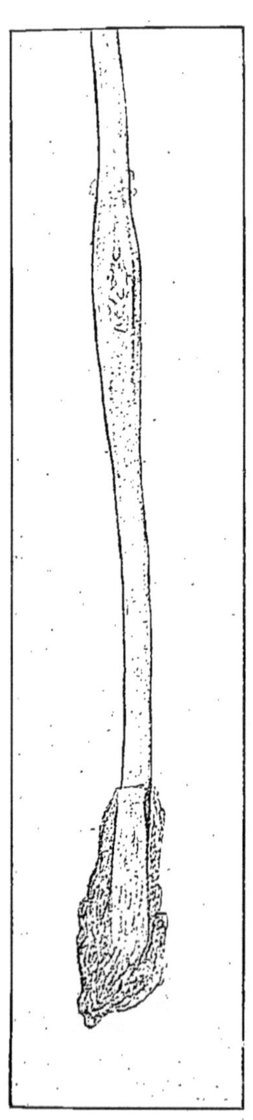

FIG. 79. — Nouure prépeladique sur un cheveu caduc dans la pelade.
(Préparation de Sabouraud. Dessin de Bessin. 25/1.)

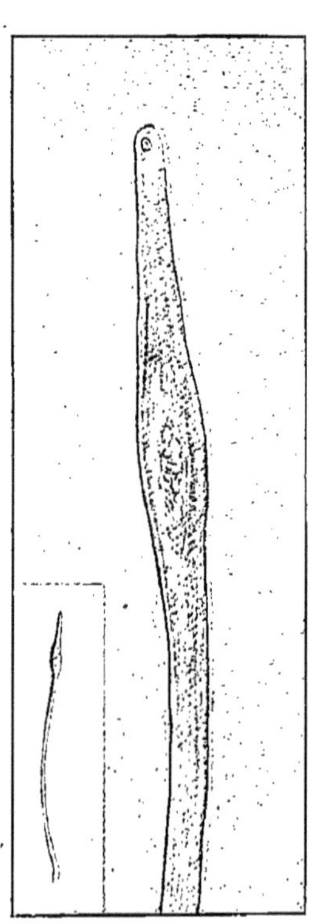

FIG. 80.

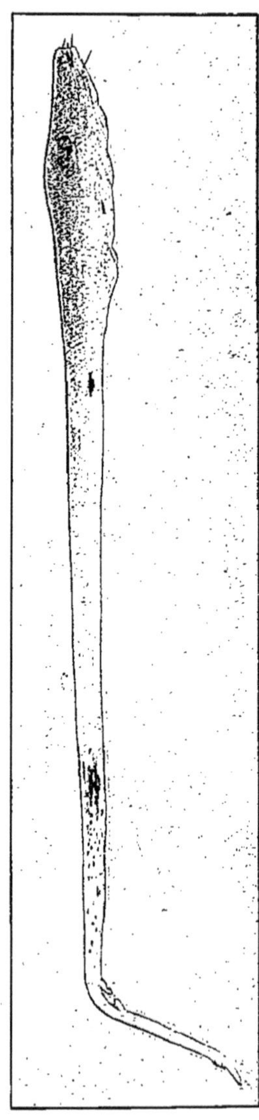

FIG. 81.

FIG. 80 et 81. — L'épi du cheveu peladique peut être obtus et ne pas montrer de trichorrexie.
(Préparation de Sabouraud.
(Dessin de Bessin. 5/1 et 25/1.)

(fig. 84), mais la norme est de le voir, au-dessus de sa tige mince, garder sa tête renflée munie de barbes là où se fit le trait de fracture. La figure 85 représente donc le cheveu peladique type, celui qui, même après grossissement, représente le mieux ce que l'œil nu le voit être en place. A travers ses multiples variétés, on le retrouve toujours pareil.

Dans ce processus, le phénomène trichoclasique, qui fait le cheveu peladique court, semble le premier en date, et certains cheveux que nous avons trouvés dans la pelade semblent dire que ce phénomène peut précéder l'alopécie de plusieurs semaines, car il peut s'observer jusqu'à 2 et 3 centimètres au-dessus de la peau,

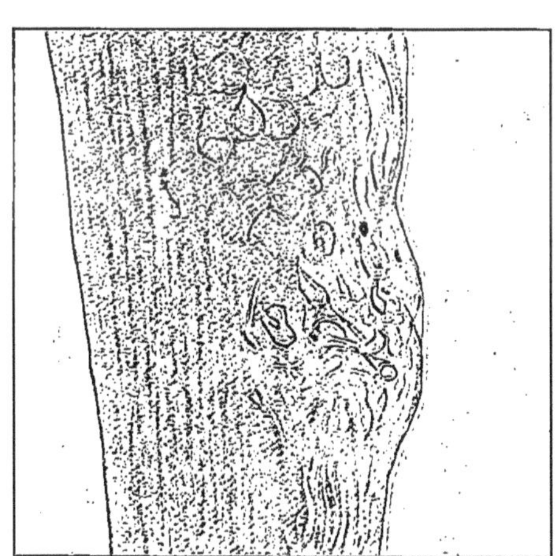

FIG. 82. — Nodosité latérale sur un cheveu peladique, précédant le phénomène de trichorrexie.
(Préparation de Sabouraud. Dessin de Bessin. 50/1.)

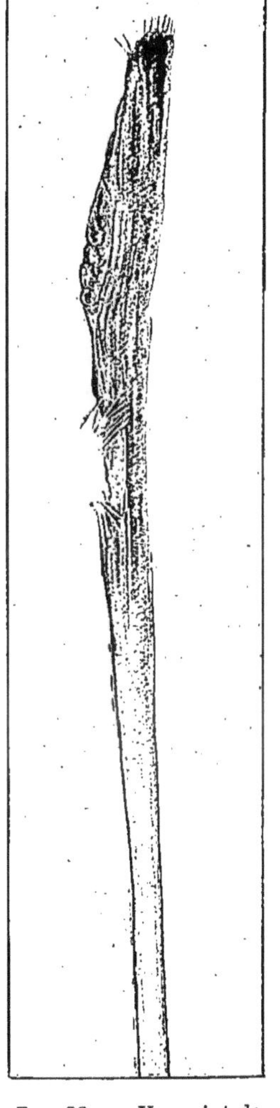

FIG. 83. — Un point de trichorrexie au long d'un cheveu peladique au-dessous de l'épi terminal.
(Préparation de Sabouraud. Dessin de Bessin. 25/1.)

ce qui indique que la papille a continué deux et trois mois de faire son cheveu. Le plus souvent, on l'observe à peine à 1 centimètre au-dessus de la peau ou moins encore.

Le cheveu, une fois brisé, se renfle en épi, et ce renflement peut s'observer plusieurs fois sur le même cheveu. C'est le phénomène de déhiscence des cellules corticales qui prépare la trichoclasie. Tantôt les deux faits sont connexes, et l'épi même du cheveu peladique est ouvert et hérissé de cellules corticales divergentes; tantôt l'épi reste intact au-dessous de la brisure, c'est le fait le plus fréquent.

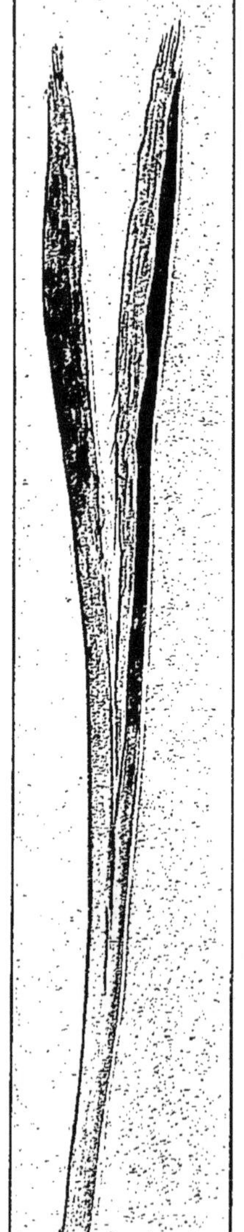

Fig. 84 *bis*.

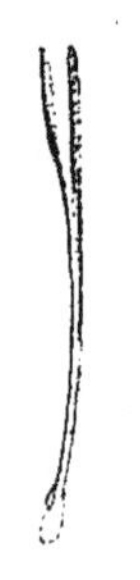

Fig. 84.

Fig. 84 et 84 *bis*. Fissure longitudinale médiane ayant clivé l'épi d'un cheveu peladique. (Préparation de Sabouraud. Dessin de Bessin. 5/1 et 25/1.)

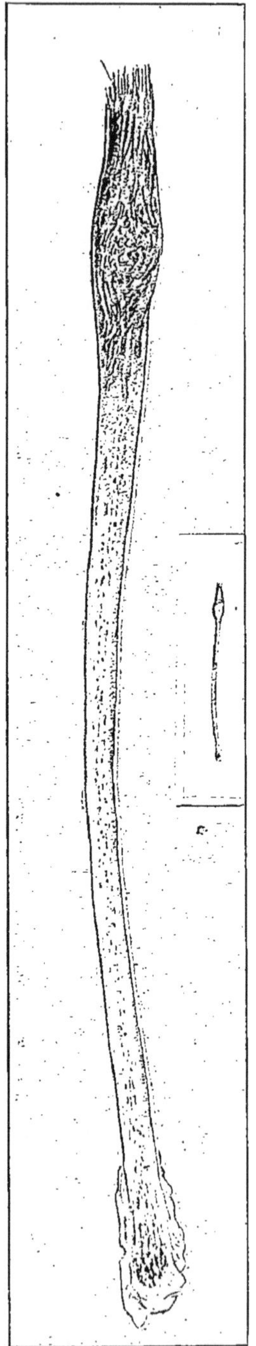

Fig. 85.

Fig. 85. — Type ordinaire du cheveu peladique avec son épi surmonté de cellules corticales divergentes. (Préparation de Sabouraud. Dessin de Bessin. 5/1 et 25/1.)

4. — *Troubles pigmentaires dont témoigne le cheveu peladique.* — Mais

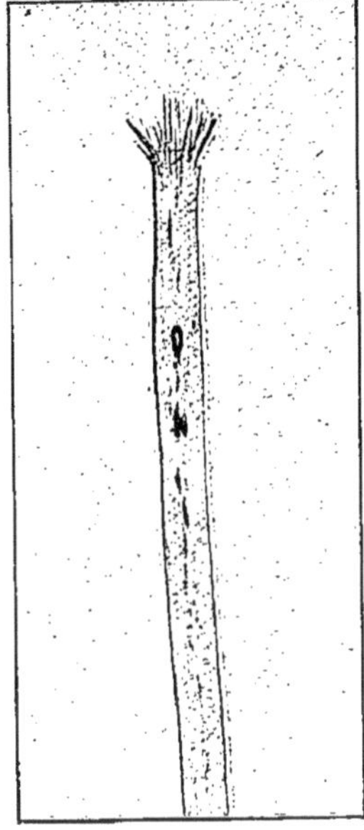

Fig. 87. — Petits îlots pigmentaires sur la ligne axiale d'un cheveu peladique décoloré spontanément. (Préparation de Sabouraud. Dessin de Bessin. 5/1 et 25/1.)

il est un autre phénomène connexe aux précédents et qu'on voit s'y juxtaposer.

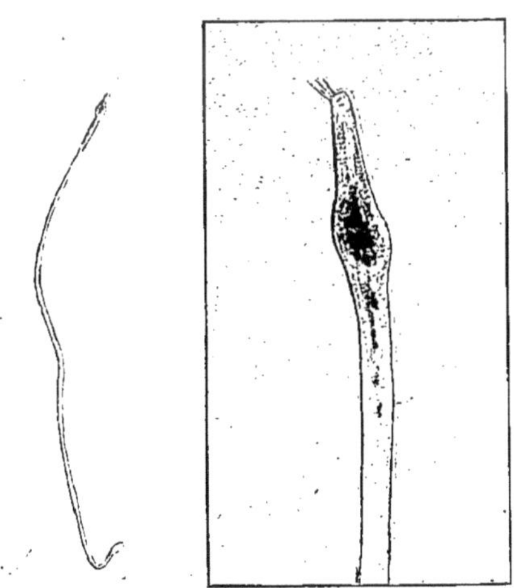

Fig. 88. — Pigmentation de l'épi du cheveu peladique. (5/1 et 25/1.)

C'est la surproduction de granulations pigmentaires qu'on trouve incluses dans le che-

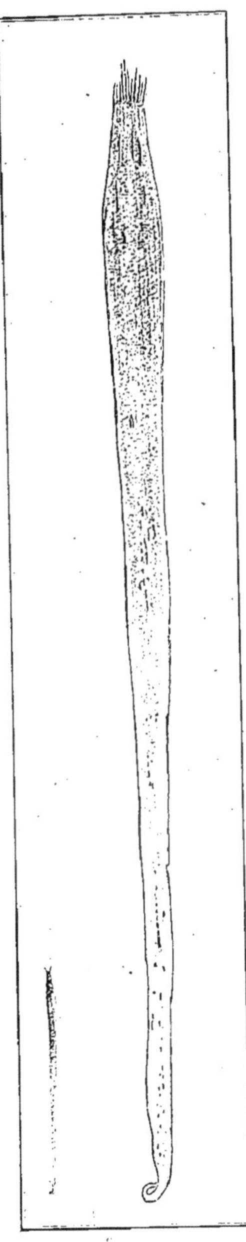

Fig. 86. — Petits îlots pigmentaires disséminés au sein d'un cheveu peladique décoloré spontanément. (Préparation de Sabouraud. Dessin de Bessin. 5/1 et 25/1.)

veu peladique. Tantôt ces granulations pigmentaires sont irrégulièrement disposées par petits îlots tout au long du cheveu peladique, sans choix aucun (fig. 86); tantôt elles sont disposées, et c'est le plus fréquent, sur la ligne axiale du cheveu, à la place du canal médullaire. Ainsi les voit-on (fig. 87) former

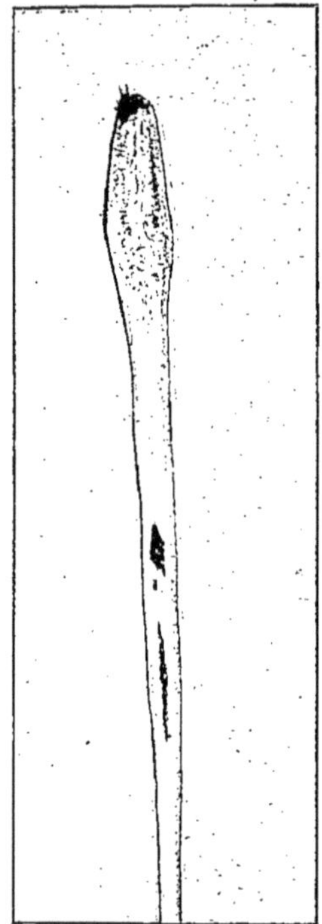

Fig. 89 *bis*.

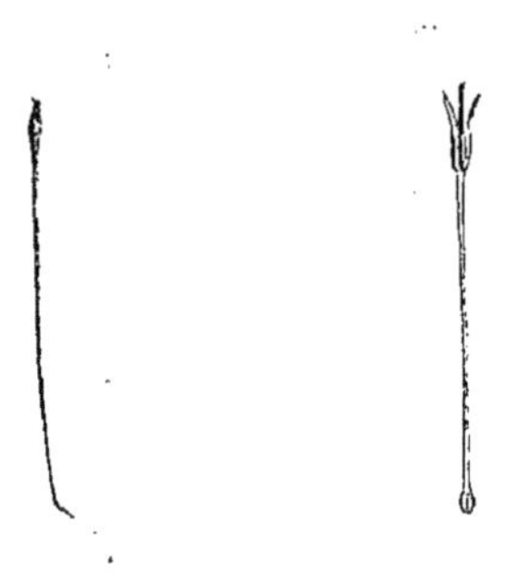

Fig. 89. Fig. 90.

Fig. 89. — Cheveu peladique dont la massue ou épi est décolorée, alors que la ligne axiale présente des dépôts pigmentaires. (Préparations de Sabouraud. Dessins de Bessin. 5/1 et 25/1.)

Fig. 90. — Très souvent, la massue du cheveu peladique est surpigmentée. (5/1 et 25/1.)

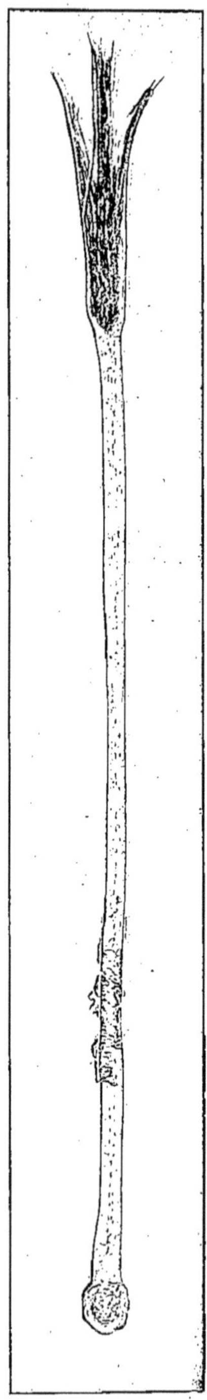

Fig. 90 *bis*.

de petits amas linéaires au-dessous d'un point de trichoclasie, au sein d'un cheveu par ailleurs apigmenté, ou bien au centre d'un épi ou d'une massue terminale (fig. 88), ou au contraire dans la tige du cheveu peladique, alors que la massue même ne présente pas de pigment (fig. 89).

En d'autres cas, la massue du cheveu peladique sera la seule partie surpigmentée, au moins à l'œil nu (fig. 90, 91, 92) ; mais au microscope on remarquera encore sur sa tige la tendance des granulations pigmentaires à s'accumuler en îlots sur la ligne axiale (fig. 91, 92).

Enfin on trouvera des cheveux peladiques en épi, prototypes à l'œil nu de ce qu'est le cheveu peladique et dans lesquels la massue

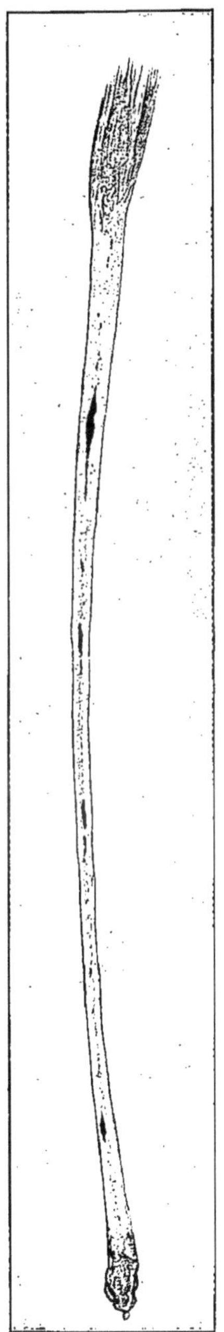

Fig. 91 *bis*.

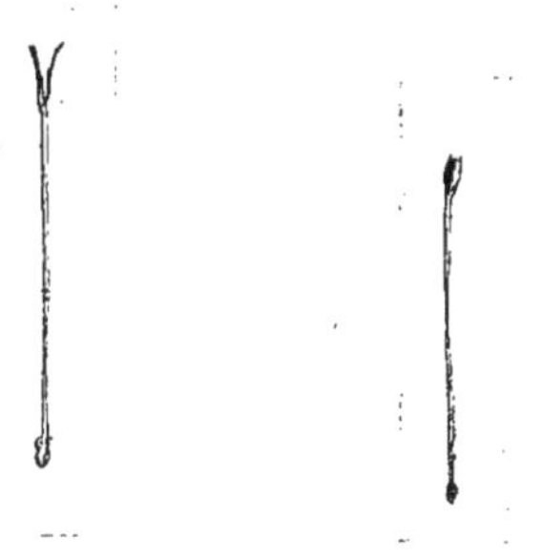

Fig. 91. Fig. 92.

Fig. 91 et 92. — Comme dans la figure 90, très souvent la massue du cheveu peladique est surpigmentée. (5/1 et 25/1.)

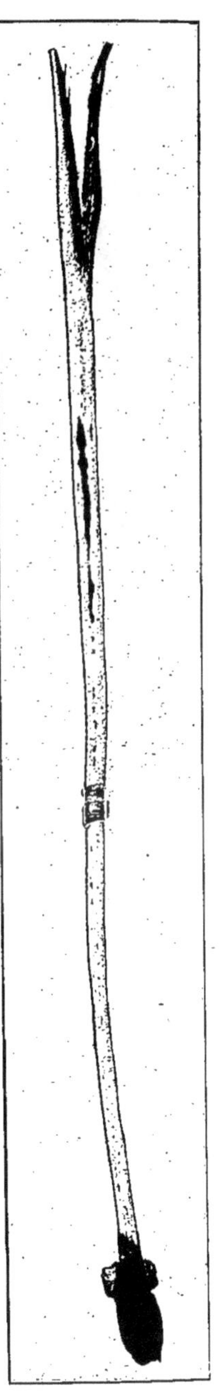

Fig. 92 *bis*.

terminale, beaucoup plus foncée que les cheveux normaux de la même tête, est farci de granulations pigmentaires, au point que la structure, à un fort grossissement, n'en est plus visible (fig. 93, 94).

Pour résumer ce qui précède, il semble donc

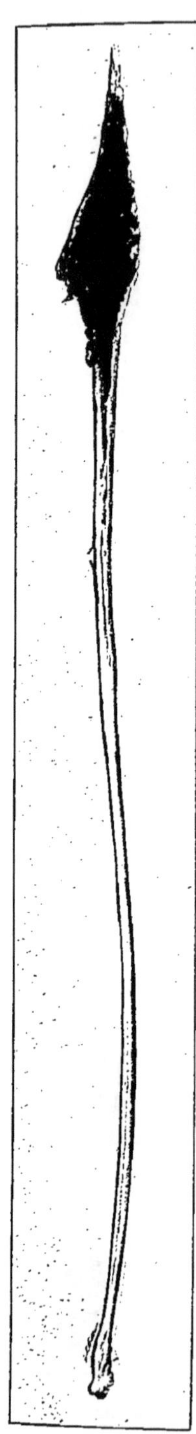

Fig. 93 et 94. — L'épi ou la massue terminale du cheveu peladique peut être farci de granulations pigmentaires. (Préparation de Sabouraud. Dessins de Bessin. 5/1 et 25/1.)

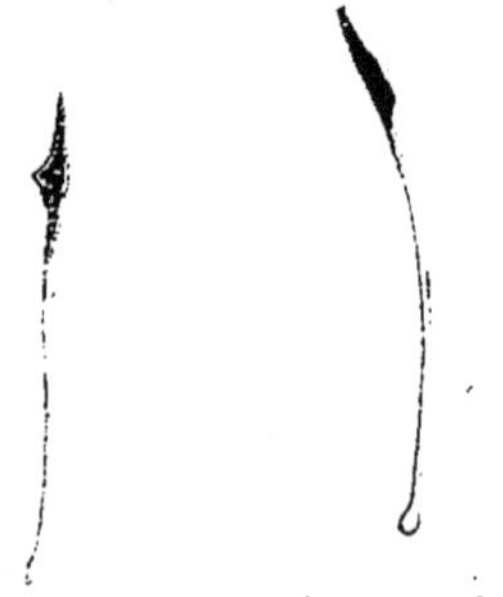

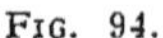

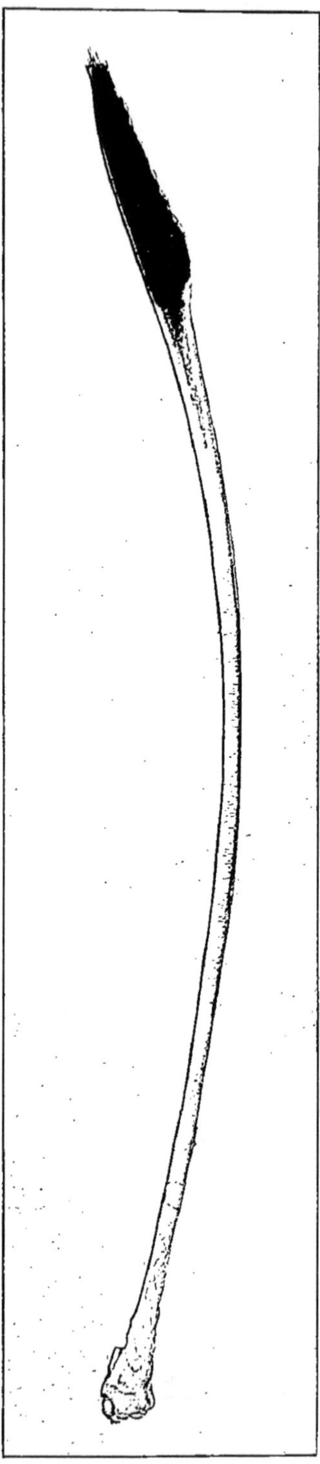

Fig. 93 *bis*.

Fig. 93.

Fig. 94.

Fig. 94 *bis*.

qu'il existe trois phénomènes connexes constituant le cheveu peladique :

1) Le premier est constitué par un processus trichoclasique qui fait la rupture du cheveu et le ramène à un demi ou un centimètre de longueur totale.

2) Le second est la massue du cheveu peladique, constituée, à ce qu'il semble, par un processus de dissociation des cellules corticales, analogue à celui qui prépare et qui fait la trichorrexie banale.

3) Le troisième, connexe aux précédents, est un trouble de la fabrication et de la localisation pigmentaire. Le pigment est sécrété par bouffées successives qui constituent au sein du cheveu peladique de petits amas pigmentaires distants, le plus souvent situés au long de la ligne axiale et très souvent dans la massue même du cheveu peladique. Ces petits amas semblent disparaître peu à peu ou brusquement dans la partie inférieure du cheveu peladique; ce qui montre qu'après avoir été irrégulière et s'être faite par soubresauts, la sécrétion pigmentaire au niveau de la papille s'est arrêtée tout à fait et le pigment a disparu.

*5. — **De la personnalité du cheveu peladique.*** — Avant de terminer cette étude du cheveu peladique, je dois insister sur un fait curieux dont j'ai déjà fait mention, à savoir la personnalité du cheveu peladique chez certains sujets. En comparant tous les cheveux peladiques extraits de la même plaque ou de la même tête, souvent on trouve que tous les cheveux d'un même malade ont une évidente et étrange parenté morphologique, et que si l'on dispersait en une même préparation ces cheveux peladiques parmi d'autres provenant d'un autre sujet, on arriverait à les regrouper, en se basant sur leur forme, et à dire ceux qui proviennent de tel sujet et ceux qui proviennent de tel autre. Cette étude, qui ne fut pas publiée, fut faite dans mon laboratoire par Mlle le Dr Marie Weinberg.

Voici, par exemple, les cheveux peladiques d'un enfant : René Tr..., syphilitique congénital et peladique, dont la pelade est figurée plus loin (fig. 161).

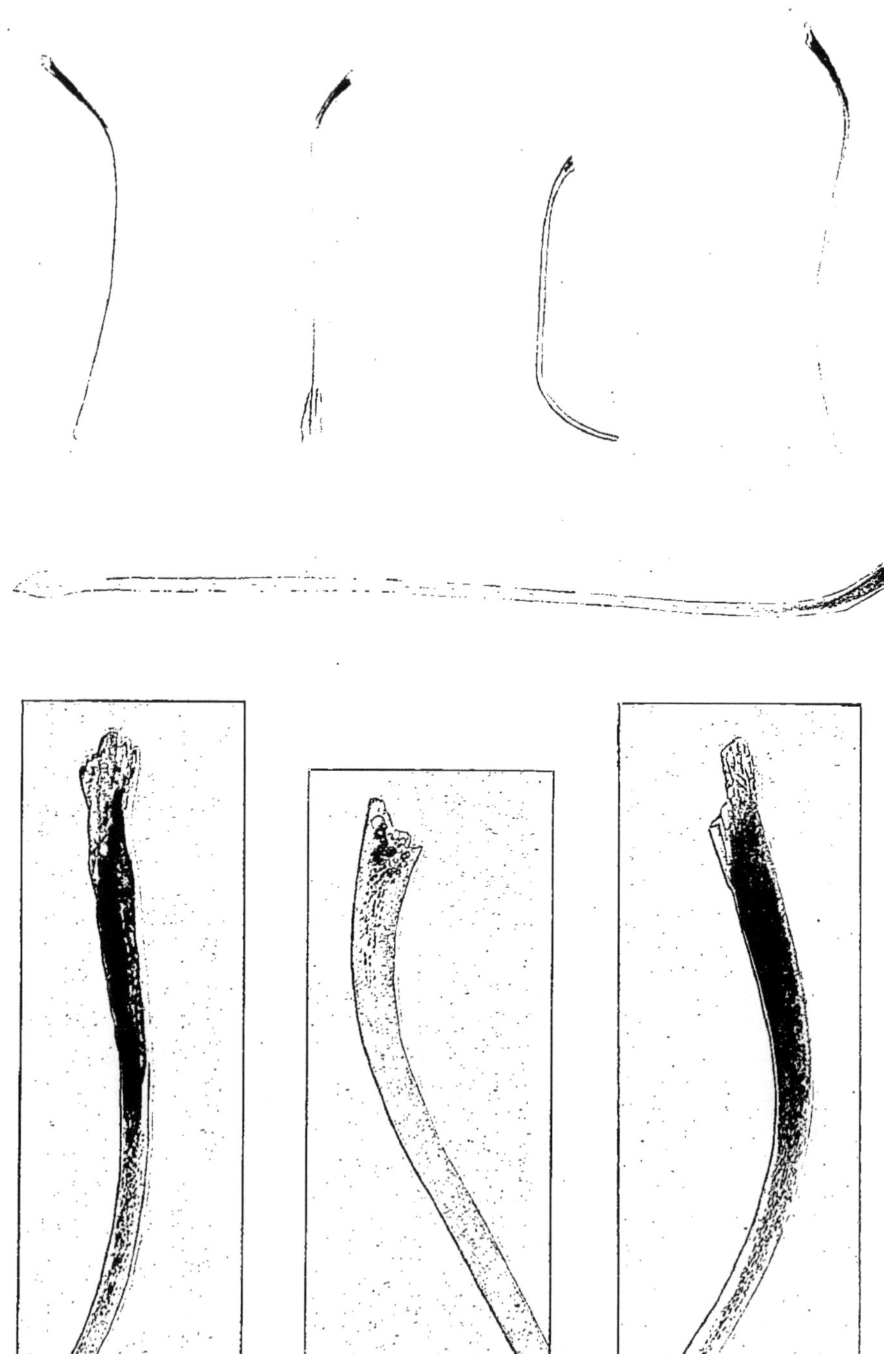

Fig. 95. — Personnalité du cheveu peladique. Cheveux peladiques provenant d'un même sujet, René Tr..., atteint de syphilis congénitale et de pelade. (Préparation de Mlle Weinberg. Dessins de Bessin. 5/1, 10/1 et 25/1.)

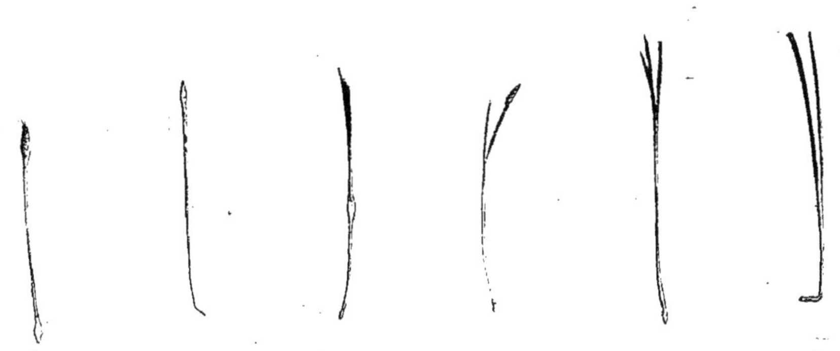

Fig. 96. — Personnalité du cheveu peladique.
Cheveux peladiques provenant d'un même sujet : Henri Mar...

(Préparation de Mlle Weinberg. Dessins de Bessin. 5/1.)

Fig. 97. — Personnalité du cheveu peladique.
Cheveux peladiques provenant d'un même sujet : enfant Mag...

(Préparation de Mlle Weinberg. Dessins de Bessin. 5/1.)

Tous ces cheveux, soit à la loupe, soit au microscope, ont une frappante ressemblance. Ils sont tous longs, leur massue est mêmement allongée, souvent pigmentée; la forme générale de ces cheveux affecte celle d'une trompe de chasse, et leur brisure s'est effectuée sur un mode étranger au processus habituel de trichorrexie, le bord de leur fracture est crénelé (fig. 95).

Voici d'autres cheveux appartenant à un autre enfant, Henri Mar... Ils sont moins longs, leur épi est normal ou fracturé, mais ils me semblent présenter un air de famille évident et singulier (fig. 96).

Fig. 98. — Personnalité du cheveu peladique.
Cheveux provenant d'un même sujet : Paul Sil...
(Préparation de Mlle Weinberg. Dessins de Bessin. 5/1.)

En voici d'autres encore (enfant Mog...), dont la longueur et la parité de forme me semble curieuse (fig. 97).

D'autres encore (enfant Paul Sil...), dont la brièveté, la forme massuée, la surcoloration, accusent la même origine commune (fig. 98).

Enfin cette même ressemblance grossière des cheveux peladiques de la même tête était encore plus accusée chez l'enfant Marie Ch... (fig. 99).

J'avais conseillé cette étude pour voir si la forme des cheveux peladiques, analysée sur un grand nombre de malades, ne permettrait pas une différenciation entre tels et tels cas de pelade, et par exemple si la pelade survenant chez des enfants de naissance syphilitique n'aurait pas un cheveu peladique particulier. Il faut chercher en tous sens quand on ne sait pas... Mais ces recherches, quoique poursuivies pendant plusieurs mois et avec beaucoup de patience par Mlle Weinberg, tout en nous montrant chez beaucoup de malades d'évidentes ressemblances entre les particularités de leurs cheveux peladiques, ne nous ont pas semblé permettre d'établir parmi eux une classification.

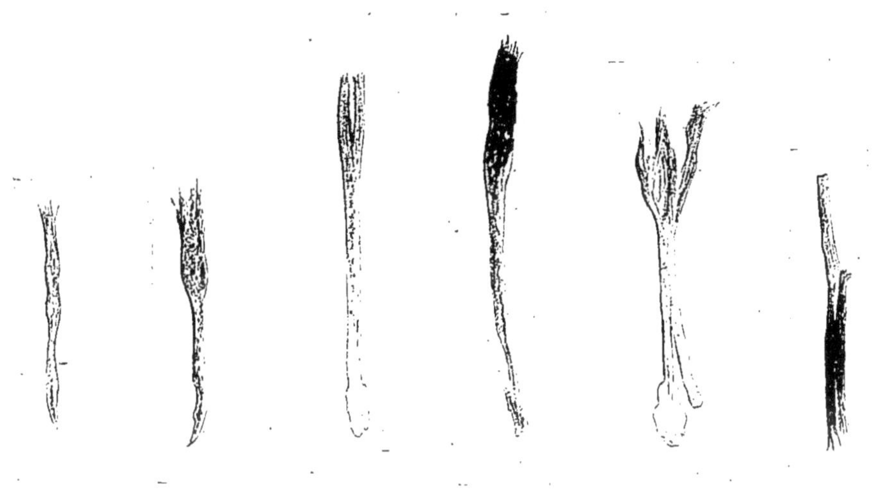

Fig. 99. — Personnalité du cheveu peladique.
Cheveux peladiques provenant d'un même sujet : Marie Ch...
(Préparation de Mlle Weinberg. Dessins de Bessin. 10/1.)

6. — Dans la pelade, les cheveux cadavérisés, demeurés sur place sur de grandes surfaces alopéciques et cassés presque au ras de la peau, au point qu'il est difficile souvent de les saisir avec une pince, sont bien plus rares que les cheveux peladiques. Car toute alopécie en aires commençante montrera une couronne de cheveux peladiques, tandis que les cheveux cadavérisés ne s'observent guère que sur de grandes plaques nues, récemment et promptement dénudées, presque toujours sur des demi-décalvantes ou des décalvantes en voie d'établissement, consécutives à une ophiasie très extensive.

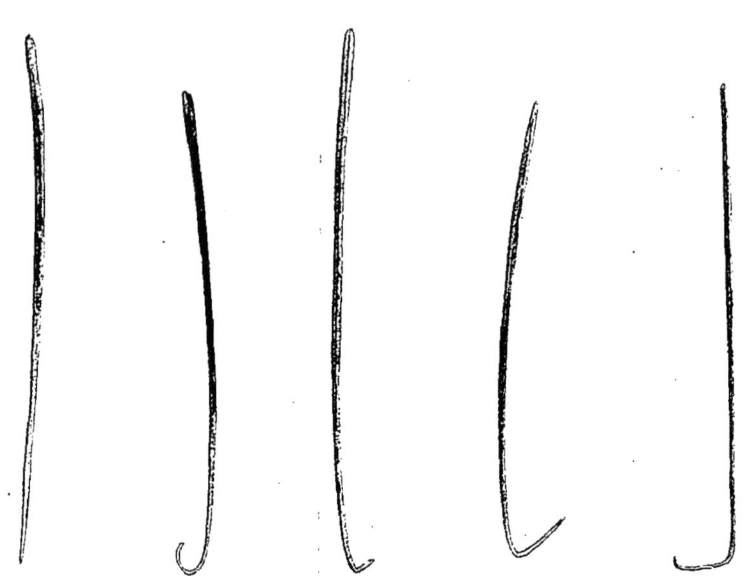

Fig. 100. — Cheveux cadavérisés dans la pelade. Remarquer l'effilure de leur partie radiculaire. (7/1.)

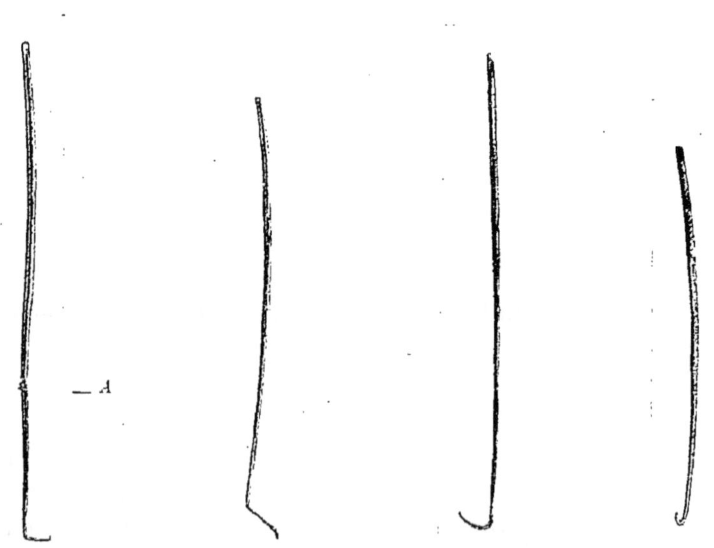

Fig. 101. — Cheveux cadavérisés dans la pelade. Celui de gauche présente un point de trichorrexie. (7/1.)

Ce sont comme les cheveux peladiques des cheveux morts assez lentement, car leur atrophie progressive porte sur 4 et 5 millimètres de leur longueur. Il semble qu'ils aient été raccourcis au niveau de la peau par un processus de trichorrexie. S'ils avaient gardé leur longueur, le peigne, la brosse ou la main les eussent enlevés comme les autres. Leur racine effilée témoigne de la mort de la papille qui les formait. Souvent ils ne montrent plus de trace de leur bulbe, sec ou mou, plein ou creux, et sont effilés à leur base (fig. 100). Que le processus de trichorrexie les ait raccourcis comme de vrais cheveux peladiques, c'est ce dont il n'est guère permis de douter, car on trouve certains d'entre eux qui, même dans leur partie radiculaire, présentent une entaille ou un anneau de trichorrexie (fig. 101, cheveu de gauche, point *A*).

Ce sont donc des cheveux morts et caducs, non expulsés. Ils ressemblent aux nombreux cheveux qui tombent dès l'abord d'une plaque de pelade en voie de formation, mais leur bulbe a le plus souvent disparu.

Le « pourquoi » de leur permanence *in situ* est discutable. Il semble cependant qu'on en puisse donner la raison. On ne les rencontre guère que disséminés sur la surface de plaques peladiques graves et de date assez récente, spécialement sur ces plaques peladiques où l'em-

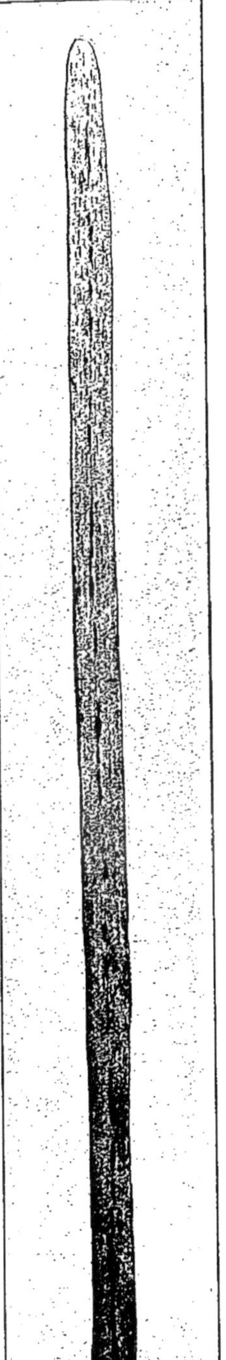

Fig. 102 *bis*.

Fig. 102.

Fig. 102. — Le cheveu cadavérisé dans la pelade. Partie haute (25/1) et vue d'ensemble (5/1).

preinte du doigt appuyé persiste et qui sont donc infiltrées de cette sorte d'œdème signalé par Devergie. La peau épaissie augmente la longueur du fourreau épidermique autour d'eux, ce qui d'abord les a protégés, et explique en outre leur grande longueur incluse dans la peau.

Ce qui a fait leur permanence, c'est la sidération de tous les organes frappés dans la peau par la pelade grave. Normalement, un cheveu mort aura toujours un successeur; au-dessous de lui, l'épiderme folliculaire se resserre et se transforme en un bourgeon épithélial plein, moins profond que le follicule ancien. Ce processus aide à l'expulsion du cheveu mort et la provoque. Or, — nous le verrons en étudiant l'anatomie de la pelade, — ici le phénomène ne se produit pas; le follicule occupé par un cheveu mort demeure inerte. Nulle part, dans sa profondeur, ne se refait le bourgeon épithélial plein, puis creux, au fond duquel une nouvelle papille va refaire un nouveau cheveu. Alors, tout phénomène de la vie folliculaire étant suspendu, le cadavre du cheveu mort reste en place. Il n'a plus d'ailleurs aucune adhérence au fond, et l'épilation ne provoque chez le patient aucune sensation perceptible. Sa tige est normale dans sa partie haute (fig. 102), effilée dans sa partie basse, souvent coudée. Il garde sa raideur, qui permet à un myope de le replacer dans son trou, après l'avoir enlevé. D'autres fois, sa partie radiculaire est molle. Il ne présente rien d'autre à l'examen.

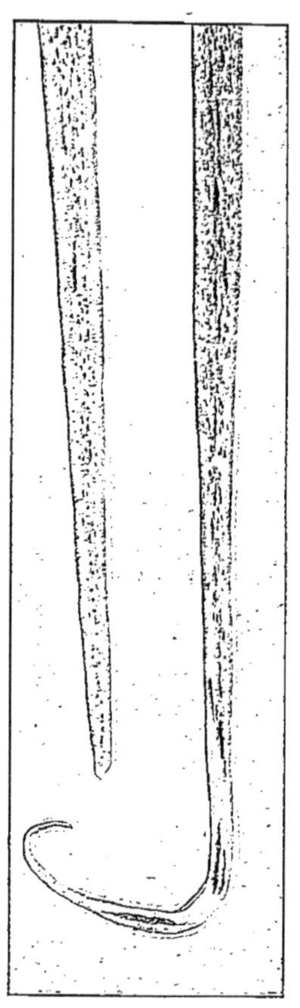

Fig. 103. — Deux cheveux cadavérisés dans la pelade : l'un a une partie radiculaire droite et dure, l'autre courbe et molle. (25/1.)

*7. — **Le bol pilaire.*** — J'ai dit que, sur une plaque peladique en formation et aux trois quarts faite, on trouvait sur la plaque dénudée, entre les cheveux peladiques, de petits points noirs inclus dans les orifices pilaires déjà veufs. Comme le cheveu peladique est passager, ces points noirs le sont aussi. En outre, suivant les cas, même au moment où ils se montrent, ils sont plus ou moins apparents. Certains cas seuls les montrent en nombre. Alors des centaines de follicules qui n'ont plus de cheveux ont leur place occupée par un point noir gros à peine comme le plus fin des points d'imprimerie. En raclant la plaque avec une lame de verre, on en enlève un grand nombre, en même temps qu'un peu de graisse et des déchets épidermiques. On peut ainsi étudier les bols pilaires. Ils sont constitués par un magma de cellules corticales du cheveu et des boules de pigment noir mélangées à elles. Leur examen devrait être poursuivi par des histochimistes. Ils me paraissent témoigner d'un dernier effort de la papille pilaire, désormais inapte à créer un vrai cheveu, mais qui peut encore émettre quelques cellules et du pigment. Le mélange constitue une sorte de bol qui chemine dans le follicule et vient s'inclure dans son orifice. Dans la pelade, l'existence de ces petites masses indique que la vie de la papille vient à peine d'être suspendue. Après cette formation dernière, le follicule entre dans la période de sommeil, où il demeurera sans cheveu.

La valeur séméiologique de ces points noirs ne m'est pas connue. Leur grand nombre, dans certaines alopécies en aires, doit signifier quelque chose. Il faudrait établir s'il indique une pelade de marche rapide et brutale, ce que je crois, ou une pelade qui sera grave, avec une atonie tégumentaire profonde consécutive, ce que je ne crois pas. Car il faut bien dire que ce bol pilaire inclus dans l'orifice du follicule n'est pas spécial à la pelade. On l'observe identique et en grand nombre sur les plaques épilées des trichotillomanes. J'ai dit plus haut (page 78) qu'un certain nombre d'enfants et même d'adultes présentent ce tic singulier de s'épiler avec leurs doigts, soit quand ils travaillent ou quand ils s'endorment, ou même, par moments, tout le long du jour. Les caractères de cette alopécie fabriquée sont d'abord : 1° sa place au front, aux tempes et quelquefois derrière l'oreille; 2° sa disposition ordinairement symétrique, quoique marquée d'un côté plus que de l'autre; 3° en outre, cette alopécie est incomplète, la région épilée n'est jamais rase, il reste sur place des cheveux qui ont échappé à l'épilation; 4° on y trouve en outre des cheveux de tout âge, et spécialement des cheveux de repousse encore trop courts pour que l'épilation aux doigts puisse les atteindre; 5° enfin, entre les cheveux, il y a des follicules pilaires veufs qui ne montrent aucun cheveu, et dans leur orifice des bols pilaires très semblables à ceux que je viens de décrire dans la pelade.

Il semble donc que ces bols pilaires, constitués de cellules corticales et pigmentées réunies en amas, soient un produit presque amorphe, fabriqué par la papille pilaire après que le cheveu qu'elle produisait s'est séparé d'elle, soit par une mort brusque, soit par une épilation artificielle.

8. — Le cheveu de repousse dans la pelade. — Puisque j'étudie le cheveu dans la pelade, je dois dire quelques mots du cheveu nouveau qui repousse quand l'évolution de la plaque se termine par la guérison. Il est, lui aussi, de plusieurs sortes, et l'on peut dire qu'il y en a un bon et un mauvais.

1) Le bon cheveu de repousse est un poil de duvet à peine visible, soyeux, très fin, incolore. La repousse est bonne quand elle est nombreuse, égale et régulière. Ce cheveu ne diffère en rien de celui qui repousse après une application de rayons X à dose épilante normale. Il est fin, il croît en diamètre et en couleur à mesure qu'il s'allonge; il est gris d'abord, puis blond, et prend peu à peu la couleur des cheveux du voisinage. C'est un cheveu nouveau et sain.

2) En d'autres cas, sur des plaques peladiques atones et de longue durée, on voit repousser isolément des cheveux gros d'un blanc d'argent. Cette repousse de cheveux blanc d'argent, quand ils sont rares, ce qui est de règle, est toujours d'un mauvais augure. Ce cheveu indique que la fonction de la papille est pour longtemps disparue ou entravée. C'est un phénomène inverse à celui que nous montrent les bols pilaires avec leurs boules de pigment extravasé, et les amas de matière pigmentaire dans la massue du poil peladique. Sans aucun doute, il y aurait beaucoup à dire sur la fonction pigmentophore de la papille pilaire normale et le trouble de cette fonction dans la pelade, et nous n'en savons presque rien.

9. — Diagnostic microscopique différentiel du cheveu peladique. — A la suite de cette étude des cheveux de la pelade,

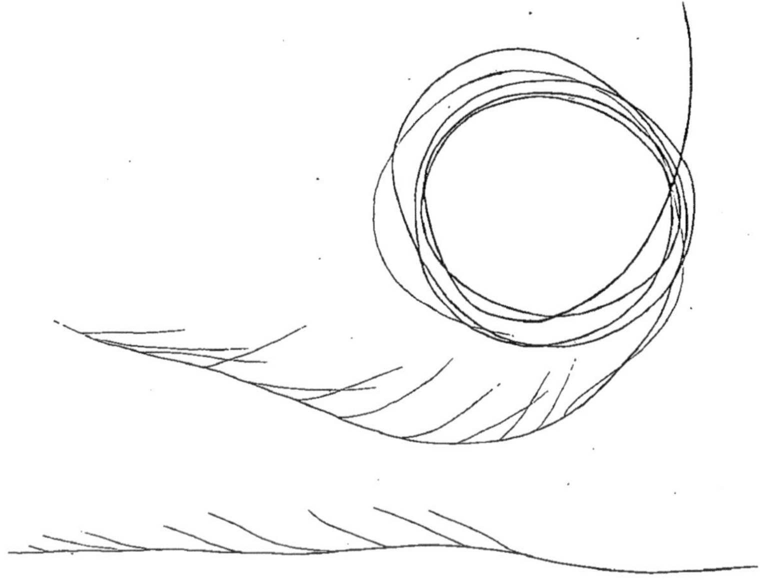

FIG. 103 et 104. — Cheveu humain atteint de trichoptilose.
(Préparation de Noiré.)

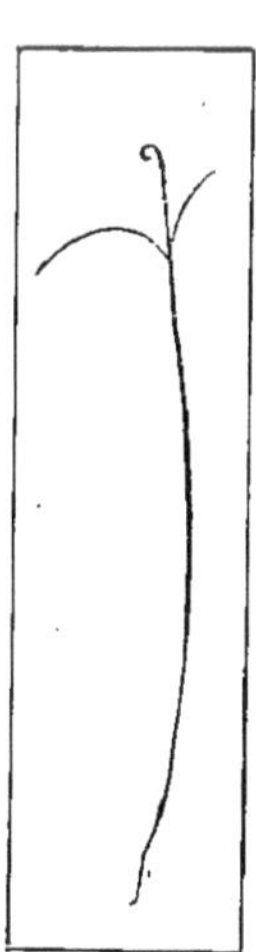

FIG. 105.
(5/1.)

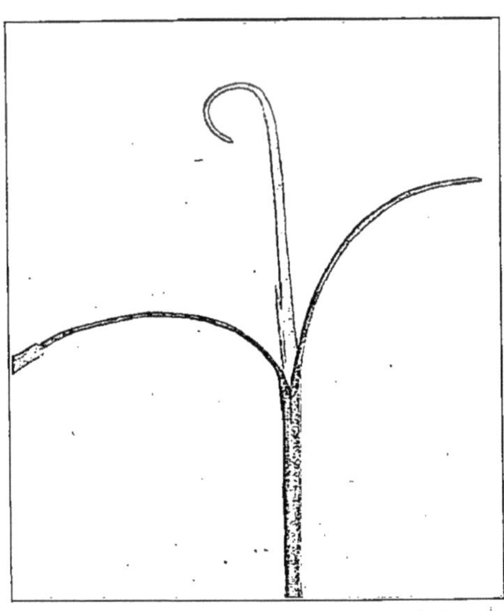

FIG. 106. — Cheveu atteint de trichoptilose à son extrémité terminale.
(Préparation Sabouraud. Dessin de Bessin.)
(18/1.)

il nous semble utile de faire une revue comparative des cheveux analogues que l'on trouve dans d'autres affections que la pelade et qui pourraient prêter à confusion.

I. — Voici d'abord une série de cheveux atteints de TRICHOPTILOSE (fig. 103, 104), de cheveux dits en barbes de plume. C'est au long d'un cheveu très fin et très long, et souvent loin de ses extrémités, qu'on observe ces filaments courts, clivés de sa paroi, hérissés et souvent de direction irrégulière. Cette altération purement physique semble due seulement, sur des cheveux déjà fragiles en raison de leur finesse, à l'action répétée de soins malfaisants : brossages, savonnages avec des savons trop alcalins, etc...

Le phénomène peut s'observer d'ailleurs à la pointe du cheveu aussi bien qu'au long de lui (fig. 105, 106). C'est un phénomène qui se produit isolément sur un certain nombre de cheveux disséminés sur la même tête. Les cheveux qui présentent cette altération sont toujours rares parmi les autres qui sont sains. Ce n'est pas là une maladie du cheveu. C'est le résultat de mauvaises pratiques ou de soins exagérés ayant réalisé un traumatisme du cheveu.

II. — TRICHORREXIE NOUEUSE IDIOPATHIQUE. — La figure suivante (fig. 107) représente deux poils de moustache atteints de trichorrexie noueuse. C'est encore une lésion artificielle constituée de toutes pièces par des savonnages trop répétés, avec un savon trop alcalin.

Lorsque les femmes portaient les cheveux longs, on la rencontrait bien plus fréquente qu'aujourd'hui. Elle constituait ce que les coiffeurs appelaient la *maladie de la perle,* sans savoir que c'était eux qui en étaient cause.

A 1 ou 2 centimètres de la pointe du cheveu ou du poil, on voit se faire un minuscule renflement gris que l'on peut sentir entre deux doigts. A ce niveau, si l'on infléchit le cheveu, il fait, au lieu d'une courbe régulière, un angle net. Il est à demi-cassé, car si l'on tire sur son extrémité fléchie, il se rompt au niveau de l'angle et de la petite perle grise.

Il y a vingt ans, j'ai reproduit à volonté sur moi-même ce phénomène. Une barbe savonnée deux ou trois fois par jour devient toujours trichorrexique ; les blaireaux à barbe usagés présentent les mêmes altérations. On avait supposé autrefois à la trichorrexie noueuse une origine parasitaire, et on l'appelait la maladie « du chignon », parce qu'elle se reproduit jusque sur les cheveux d'emprunt des chevelures artificielles. J'ai montré qu'il s'agissait là, comme dans la trichoptilose, d'une altération traumatique du cheveu ou du poil. Certains poils ou cheveux y résistent moins que d'autres, mais on peut la reproduire comme on veut au moyen de savonnages suffisamment répétés.

C'est, sur un point du cheveu, une dissociation de ses fibres,

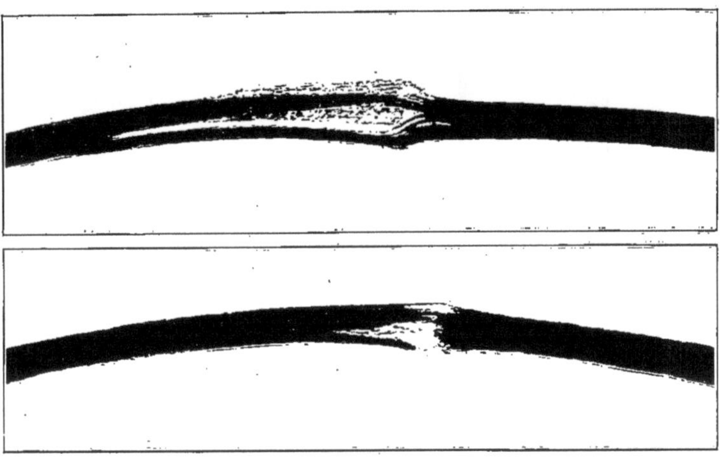

Fig. 107. — Trichorrexie noueuse de la moustache. (Préparation de Sabouraud. Cliché de Noiré.) (20/1.)

constituées par les cellules corticales, qui fait la maladie de la perle, le renflement. Et en ce point, le cheveu perd sa raideur, comme une baguette d'osier qu'on aurait pliée et repliée au même point. C'est là un phénomène provoqué, mais analogue à celui que nous avons vu se produire spontanément dans la pelade et qui fait par trichorrexie la brièveté du cheveu peladique.

III. — Trichoclasie idiopathique. — J'ai décrit cette affection au chapitre du diagnostic différentiel de la pelade (voir p. 85).

Ici, et sauf leur brisure au-dessus de la peau, les cheveux sont

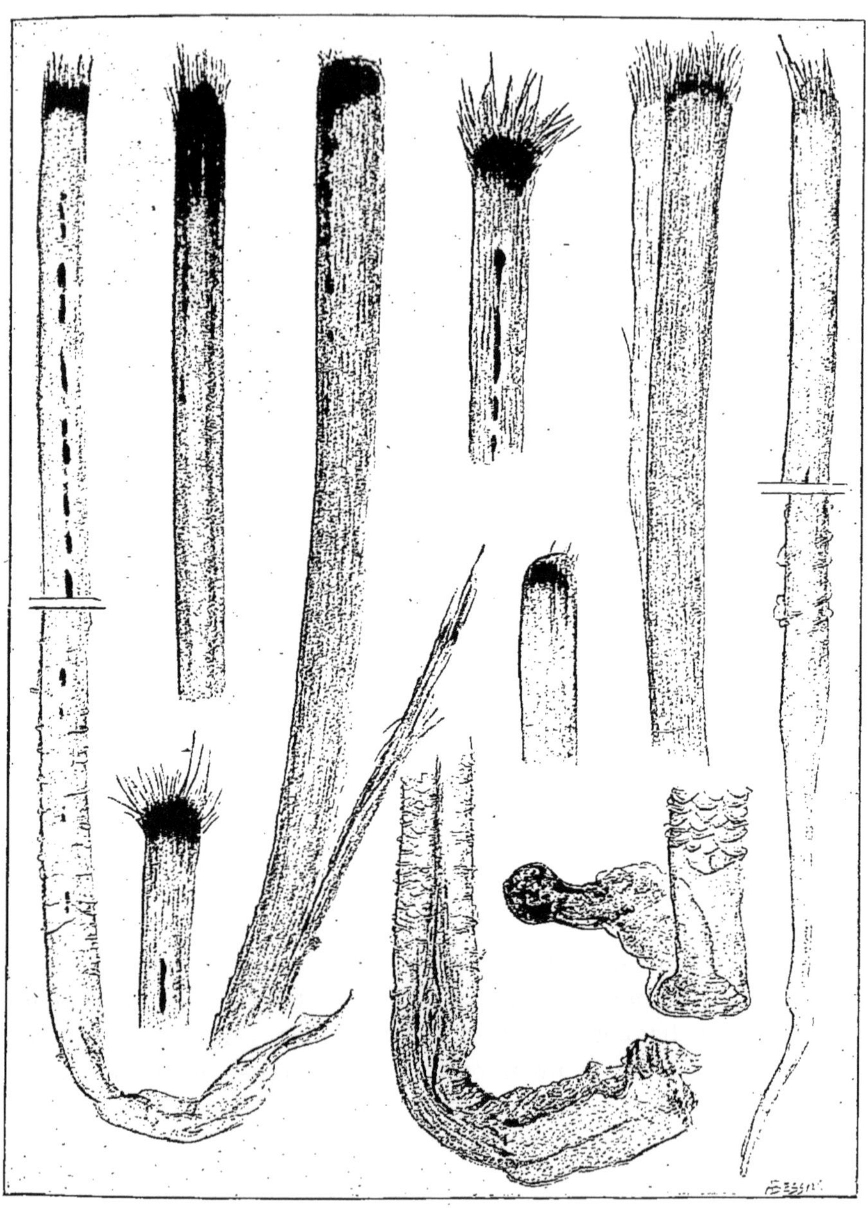

FIG. 108. — Divers aspects des cheveux cassés de la trichoclasie idiopathique. (Préparation de Sabouraud. Dessins de Bessin. 25/1.)

normaux, ils résistent à l'épilation, qui en est douloureuse. La racine est molle et le bulbe creux normal (fig. 108). On voit au niveau où la fracture du cheveu s'est produite, les cellules corticales hérissées en tous sens, formant un petit balai. Cet aspect n'est pas sans rappeler la cassure du cheveu qui fait le cheveu peladique dans l'alopécie en aires. Mais le cheveu peladique présente une massue qui ne se retrouve pas ici. En outre, il est terminé par un bulbe plein et sec. Dans la trichoclasie idiopathique, le cheveu paraît sain, terminé par un bulbe mou et creux (fig. 108). En outre, le cheveu peladique s'observe autour d'une plaque glabre déjà faite. Ici aucun cheveu ne manque, tous sont là, mais tous sont pareils, cassés à 5 ou 6 millimètres au-dessus de la peau, qui ne semble pas nue, mais tondue aux ciseaux. La trichoclasie idiopathique est donc une trichorrexie en plaques, mais non une maladie alopéciante.

Ce sont des cas fort rares, car je ne me rappelle pas plus de six ou huit exemples observés en quarante ans de pratique spéciale.

IV. — Pseudo-pelade de Brocq. — Le cheveu de la pseudo-pelade de Brocq (*Alopecia parvimaculata* de Dreuw) demande une étude microscopique comparative parce qu'il s'observe autour de plaques alopéciques pouvant mieux simuler une pelade vraie. Sans doute, ces plaques alopéciques sont petites (1 centimètre sur un demi-centimètre), multiples et cicatricielles, sans repousse possible : néanmoins, ce sont des taches alopéciques.

Autour d'elles, les cheveux sont serrés et sains, mais en regardant les plaques de loin, à 30 ou 40 centimètres de distance, on voit autour d'elles, par ci par là, un point rougeâtre à peine marqué. Et si l'on épile le cheveu qui sort de ce point folliculaire, on observe qu'il est noir, mou, de forme irrégulière et qu'il vient souvent sans résistance, en entraînant tout ou partie de sa gaine épithéliale folliculaire.

Ce cheveu, visiblement anormal et malade, ne ressemble ni au cheveu caduc, ni au cheveu peladique massué, ni au cheveu cadavérisé de la pelade. En voici plusieurs à divers grossissements (fig. 109). C'est un cheveu toujours de couleur foncée, très mou et sans ressort, souvent vrillé sur lui-même et tordu, ce qui fait ses bords non rectilignes et lui donne un aspect irrégulièrement moniliforme. Son bulbe n'est pas toujours de forme distincte,

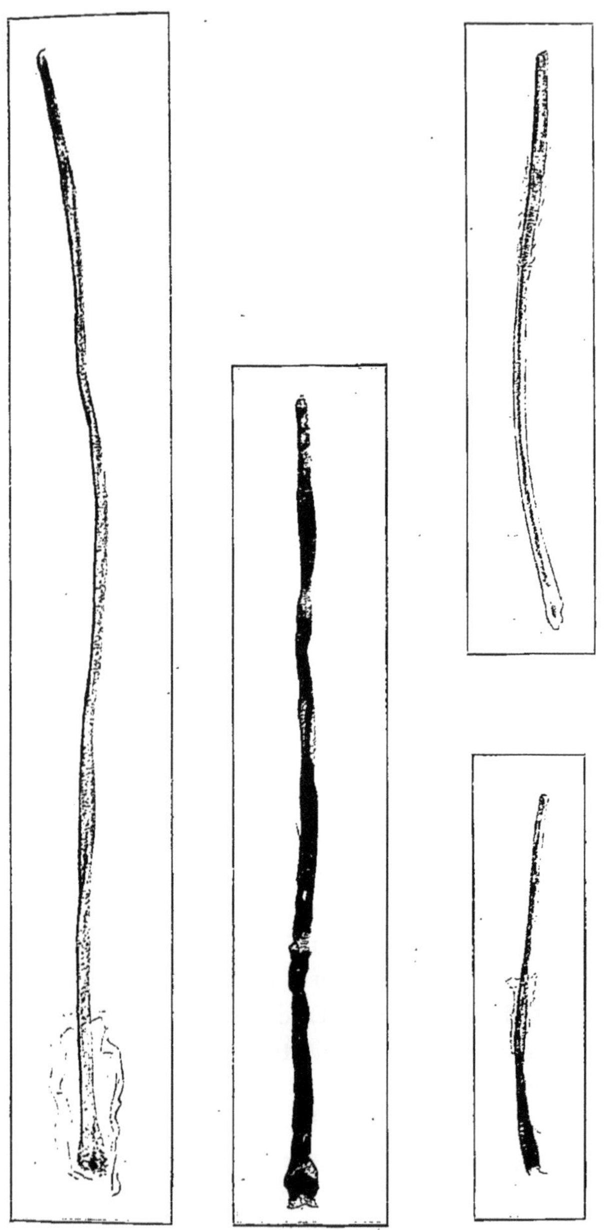

Fig. 109.

Divers cheveux malades dans la pseudo-pelade de Brocq. (Préparation de Sabouraud. Dessins de Bessin. 5/1 et 10/1.)

mais il paraît creux et n'a jamais la forme écailleuse de la pomme de pin renversée qui termine en bas le cheveu peladique. Enfin, très souvent, sur une partie de sa longueur, le cheveu a extrait avec lui un fragment de sa gaine épithéliale folliculaire.

Voici un cheveu de pseudo-pelade à un plus fort grossissement qui résume toutes les particularités que je viens de décrire (fig. 110). A un grossissement moins fort, on le voit tout entier. Sauf sa pointe, ici obtuse et non pigmentée, le reste du cheveu semble surpigmenté, au contraire. Sa partie radiculaire, enveloppée d'une gaine hyaline, est irrégulière. Rien en cela qui rappelle le cheveu peladique; et moins encore son bulbe gros, qui élimine l'hypothèse d'un cheveu cadavérisé dans la pelade.

J'ai beaucoup étudié cette affection, même par des cultures, car je crois que la pseudo-pelade est une affection microbienne. Récemment, le docteur P. Photinos en a repris avec moi l'étude, mais sans résultat positif jusqu'ici.

L'examen microscopique du cheveu ne montre d'ailleurs aucune colonie microbienne, mais toujours les mêmes cheveux foncés, mous, irréguliers de forme, entraînant un bulbe mort mais creux (fig. 111), et souvent en partie la gaine folliculaire épithéliale.

Dans cette affection, le cheveu, une fois mort, ne repousse jamais. C'est par ce mécanisme, d'ailleurs très lent, que les taches, petites et multiples caractéristiques de la maladie, s'agrandissent.

V. — Monilethrix. — Enfin je signalerai pour mémoire le cheveu du monilethrix (fig. 112). Sa forme en chapelet est à elle seule caractéristique, mais il s'en faut qu'elle soit sur tous les cheveux aussi visible. Certains cheveux montrent des nodosités plus espacées ou moins marquées. Beaucoup de cheveux, quoique cassants, n'en montrent pas.

L'histoire du monilethrix est toujours la même. Dans cette affection rare, et le plus souvent héréditaire, l'enfant naît avec des cheveux, mais il les perd après six semaines et ils ne repoussent pas. Pour un œil mal averti, cet état pourrait ressembler à une pelade, tant la tête peut être nue; mais, sur la nuque au moins, le cuir chevelu est visiblement rouge et rugueux. Les rugosités que le toucher de tout le cuir chevelu révèlent sont dues à

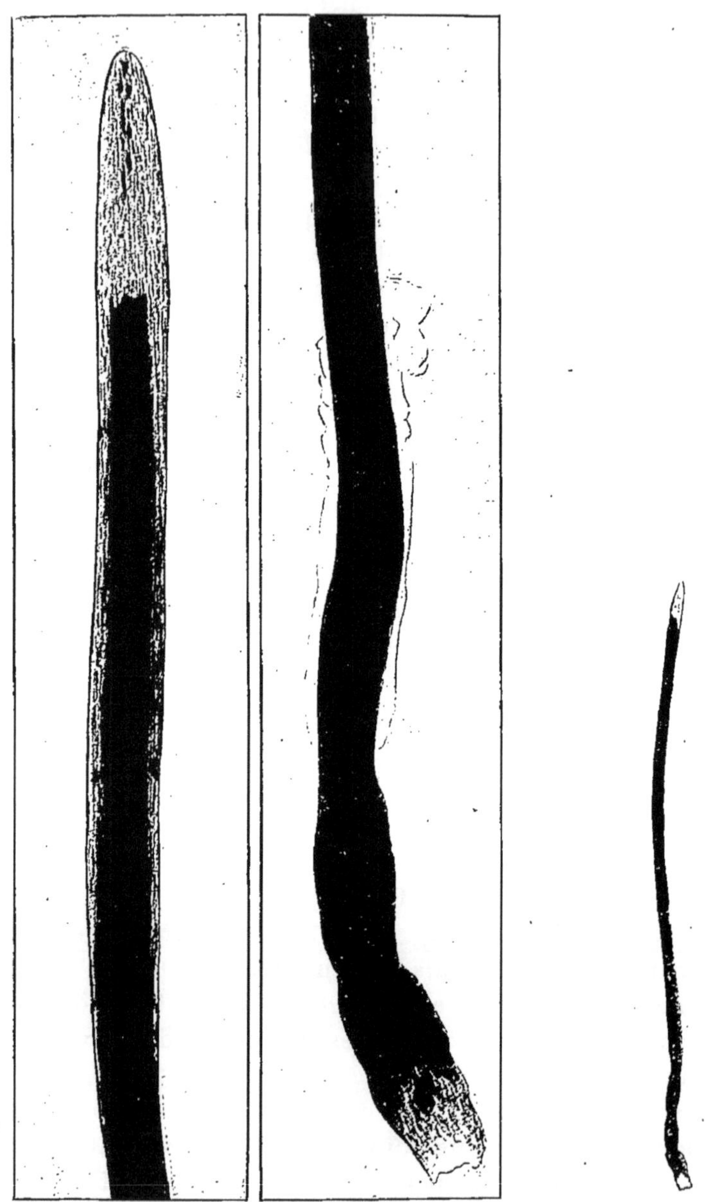

Fig. 110. — Pseudo-pelade de Brocq. Cheveu malade à la période d'éviction. (Préparation de Sabouraud. Dessins de Bessin. 10/1 et 25/1.)

un phénomène de kératose pilaire. Le cheveu, tronqué presque

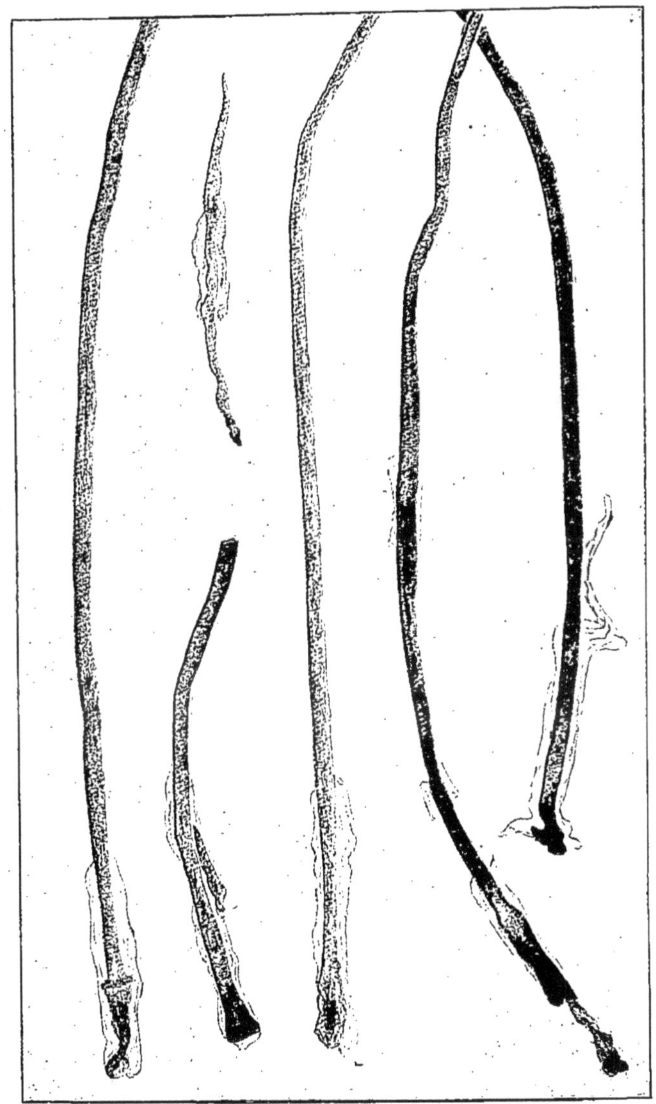

FIG. 111. — Divers aspects des cheveux malades au cours de la pseudo-pelade de Brocq
L'épilation a enlevé leur gaine vitreuse.
(Préparation de Saboura i. Dessins de Bessin. 10/1.)

au ras de la peau, sort d'un cône épidermique corné entouré d'un cerne rougeâtre. L'aspect foncé, rouge et grenu du dos du

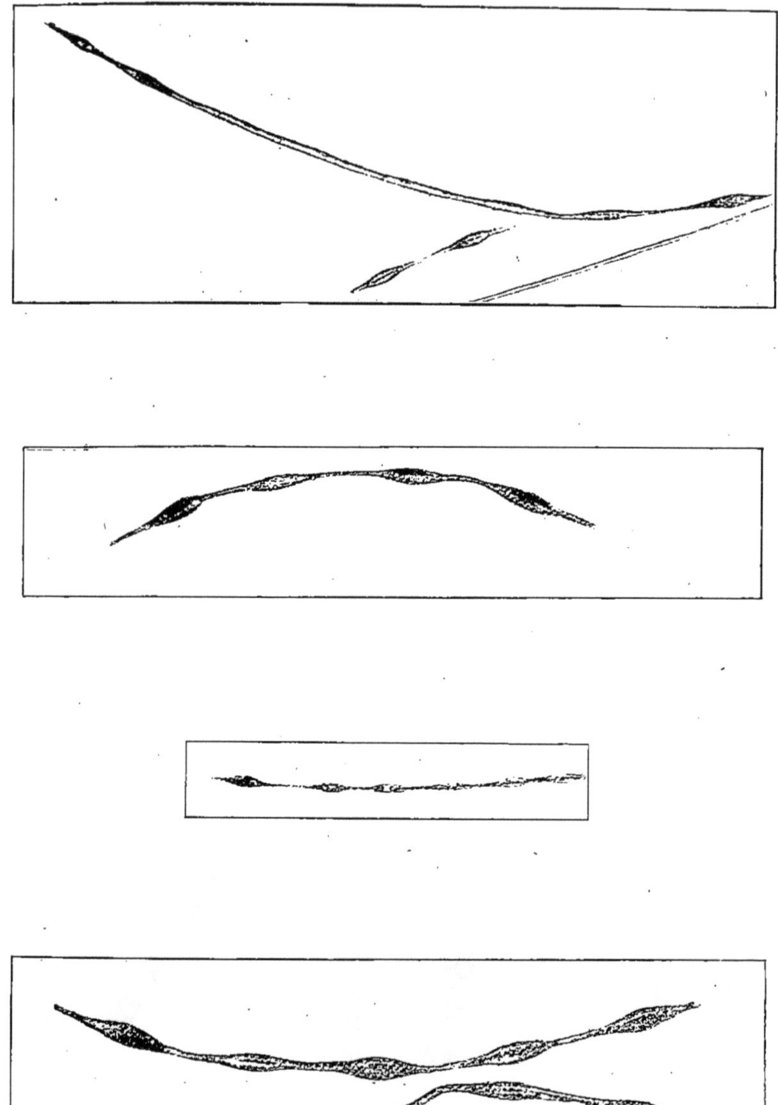

Fig. 112. — Diverses formes du cheveu dans le Monilethrix. (Préparations de Sabouraud. Clichés de Noiré. 5/1 et 10/1.)

cou est à lui seul caractéristique. En les cherchant, on trouve quelques cheveux moniliformes, ordinairement très courts et fragiles.

Dans d'autres cas, le patient garde une demi-chevelure, des cheveux peu épais, de couleur cendreuse, cassés à 3 centimètres de longueur qui, dit-il, ne poussent jamais. En réalité, ils poussent et ils se brisent. Dans ces cas, parmi les cheveux cendreux plus ou moins atrophiques et sans caractères moniliformes bien nets, on en trouve d'autres comme ceux que représente la figure 112.

Dans tous les cas que j'ai observés, le monilethrix s'accompagne de cet épiderme rugeux, par petits cônes péripilaires, évoquant la kératose banale du dos des bras chez la jeune fille, mais beaucoup plus accusés et à eux seuls caractéristiques.

D'après tout ce qui précède, on peut conclure hardiment que les éléments du diagnostic microscopique suffisent dans la pelade, non seulement pour affirmer la nature vraiment peladique d'une alopécie, mais pour distinguer du cheveu peladique les cheveux atteints d'autres affections qui pourraient prêter à l'erreur.

Un correctif toutefois à cette opinion, c'est que, pour épiler le cheveu peladique comme le cheveu trichophytique, il faut une éducation préalable de l'œil qui manque à la plupart des cliniciens, ce qui rendrait presque illusoire le diagnostic essayé de loin sur des cheveux enlevés au hasard sur un cuir chevelu atteint d'une alopécie quelconque.

CHAPITRE X

SUR LA MICROBIOLOGIE DE LA PELADE

De 1895 à 1897, je m'étais attaché à l'étude microbienne de la pelade et pour des raisons qui me semblent pauvres aujourd'hui. On m'avait enseigné que la pelade était contagieuse, et au début de mes recherches je ne pouvais mettre en doute la doctrine qu'on m'avait apprise.

Mais, si la pelade était contagieuse, donc microbienne, la toxine de ce microbe pouvait avoir un pouvoir dépilant qu'il serait possible d'utiliser pour faire tomber spontanément les cheveux teigneux qu'on ne pouvait épiler, puisqu'ils sont fragiles, et obtenir ainsi, pour les teignes tondantes, la guérison que celle du favus par l'épilation nous montrait possible. C'était la recherche d'un mécanisme automatique de dépilation des teignes que je devais trouver en 1897 avec l'acétate de thalium d'abord, et en 1900 avec les rayons X.

Il y avait donc bien dans ces recherches un effort laborieux et suivi; seulement, ici, je partais comme d'une certitude d'une doctrine fort contestable, acceptant les yeux fermés l'idée de la contagion de la pelade qu'il m'aurait fallu d'abord me prouver.

J'étudiai donc pendant deux ans la flore de l'alopécie en aires, et, à ma grande surprise, elle était moins confuse qu'on eût pu se l'imaginer, car on croyait alors la flore banale de la peau extrêmement touffue et complexe, alors qu'elle est en réalité restreinte et minime, à part quatre ou cinq infections cutanées communes.

Or, tout dans les altérations du poil peladique était pour m'y faire nier la présence immédiate d'un microbe. Toutes ses lésions étaient des lésions d'atrophie. Partant de l'hypothèse d'une origine microbienne de la pelade comme d'une certitude, il fallait donc supposer une infection intracutanée, amenant, par un empoisonnement local de la peau, la mort du poil. Il fallait chercher dans la peau peladique un microbe dont la toxine fût dépilante.

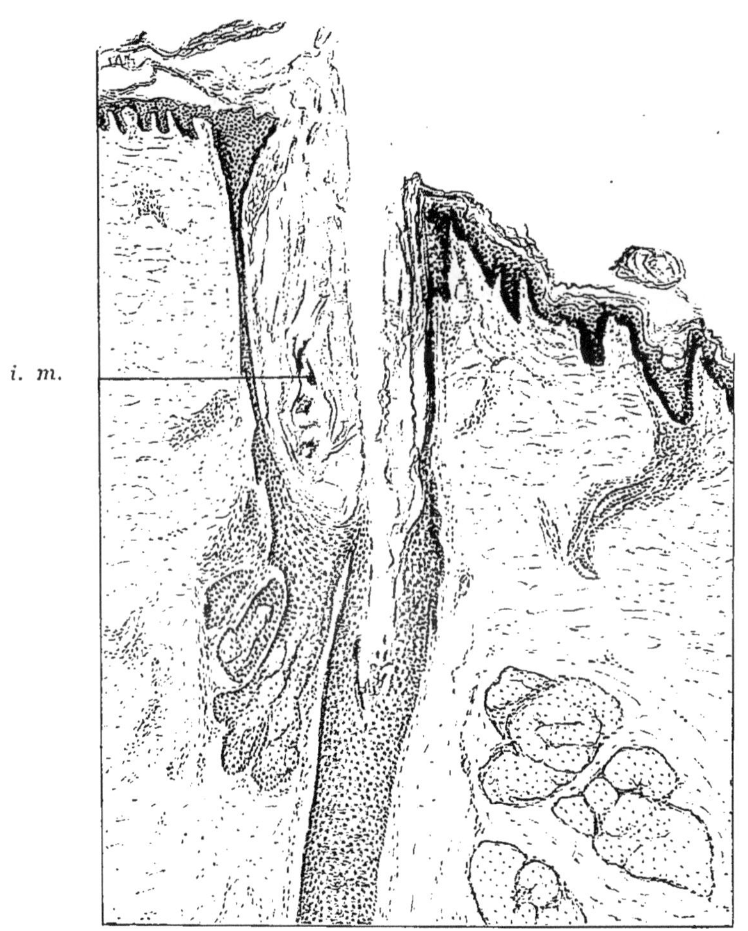

Fig. 113. — Infection microbienne (*i. m.*) de l'infundibulum pilaire au début de la pelade.
(Préparation de Sabouraud. Dessin de Bessin. 60/1.)

Or, dès l'abord, je remarquai au début de toutes plaques de pelade, chez l'adulte, l'infection régulière de l'infundibulum pilaire par un fin bacille, toujours le même, qui s'y trouvait par myriades ; sa colonie demeurant enclose dans une série d'enveloppes concentriques produites par l'exfoliation de l'épiderme folliculaire.

J'appelai cette sorte de cocon, l'« utricule peladique », et je supposai que de cette colonie partait l'intoxication cutanée dépilante (fig. 113).

Pour me rendre compte de l'abondance et de la constance de cette infection, voici le procédé que j'utilisai. Trois jours de suite, j'appliquai, sur une tache de pelade en formation et sur son pourtour rasé, une couche d'acide acétique cristallisable. Après trois jours, j'obtenais un épaississement et un soulèvement de la couche cornée sur toute l'étendue de la plaque. Alors je recouvrais le tout de plusieurs couches de collodion riciné, jusqu'à constituer un emplâtre de 3 ou 4 millimètres d'épaisseur.

Après une nouvelle attente de trois jours, je soulevai cet emplâtre en le décollant par ses bords, et j'enlevai avec lui toute la couche cornée détachée, portant toutes les utricules peladiques appendues à elle. Sa face profonde ressemblait à un velours. Alors je coupai mon emplâtre en bandes que je montai comme une biopsie. Sur les coupes microtomiques, je voyais le contenu microbien de tous les orifices pilaires de la région. C'est là ce que montre la figure 114 à un faible grossissement.

D'autre part, de très nombreuses coupes de biopsies pratiquées sur des plaques peladiques à leur début me montraient l'utricule en place, remplie

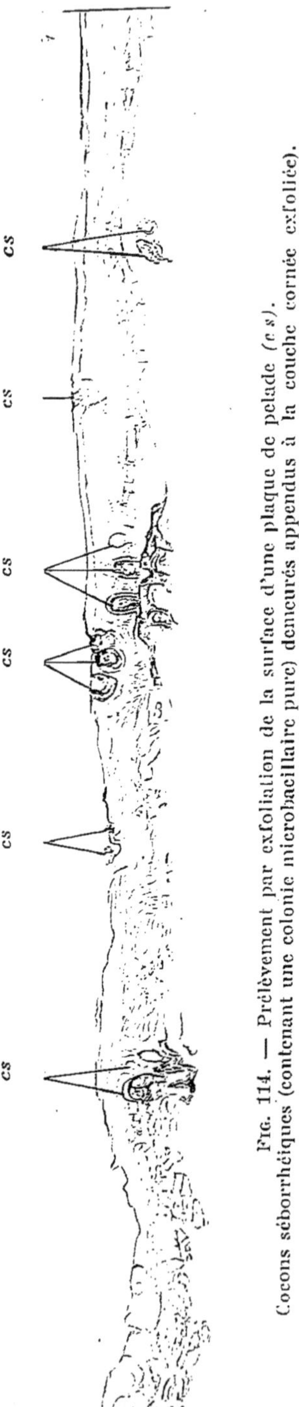

FIG. 114. — Prélèvement par exfoliation de la surface d'une plaque de pelade (*c s*). Cocons séborrhéiques (contenant une colonie microbacillaire pure) demeurés appendus à la couche cornée exfoliée. (Dessin de Bessin. 12/1.)

de microbacilles (fig. 115). Je crus donc un instant avoir découvert le microbe de l'alopécie en aires...

Mais en même temps, étudiant toutes les maladies qui s'ac-

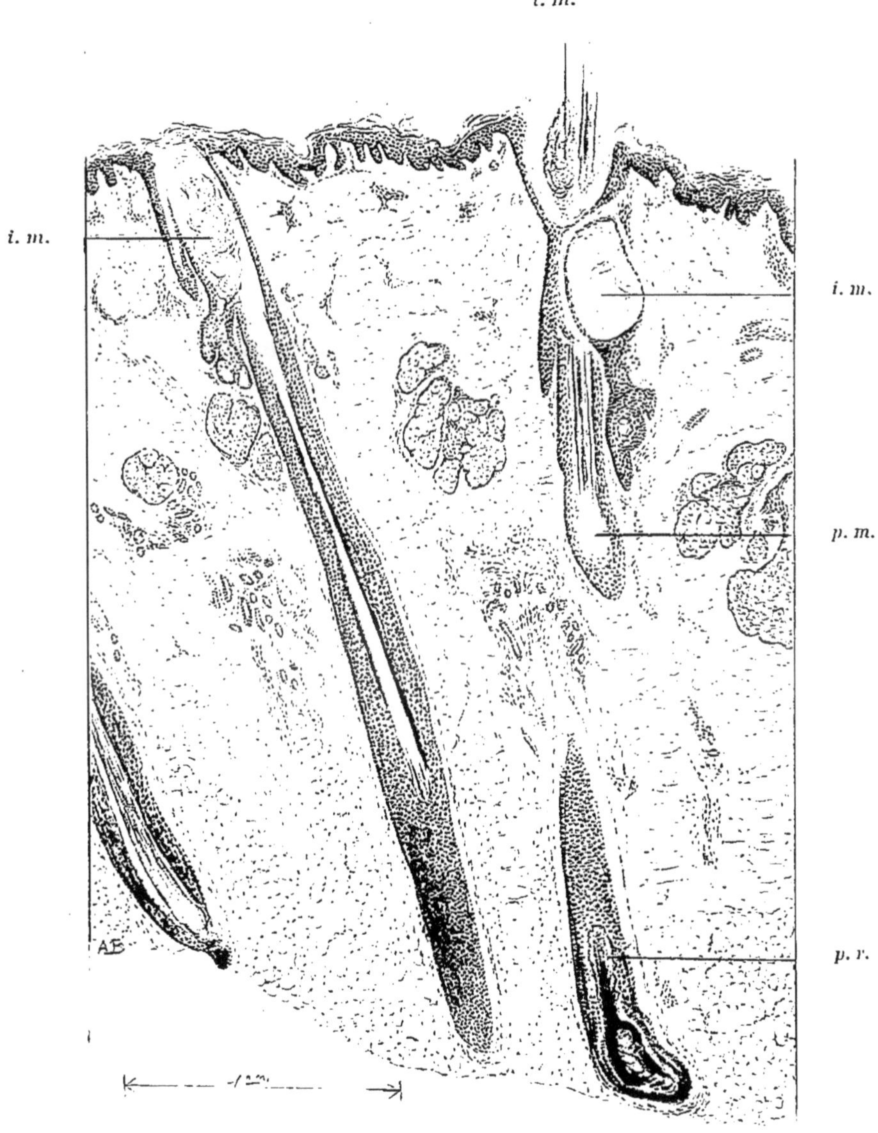

Fig. 115. — Coupe d'une plaque peladique en voie de formation. *(i. m.)* : infection microbacillaire, colonie incluse dans le cocon séborrhéique. En *p. m.*, un poil mort; en *p. r.* un poil en rénovation.

(Préparation de Sabouraud. Dessin de Bessin. 30/1.)

compagnaient de dépilation, je ne pouvais négliger la fiore microbienne de la séborrhée (huileuse, non pelliculaire) qui précède et accompagne la calvitie de l'homme. Et j'y retrouvai à foison le même microbacille, dans les mêmes conditions d'habitat, dans chaque infundibulum folliculaire. Il fallait donc admettre, suivant mon hypothèse première, que la pelade et la séborrhée dépendaient d'une même infection, chronique et lente dans la séborrhée, plus aiguë dans la pelade; que la pelade était une attaque locale et suraiguë de séborrhée grasse. J'avais publié mes premières recherches sur la pelade dans les *Annales de Dermatologie* en 1896, et en février 1897 je résumai mes recherches sur la séborrhée dans les *Annales de l'Institut Pasteur.*

Je rappelle tout ceci pour montrer la raison de mes recherches et non pour démontrer que j'avais raison.

Or, le microbe de la séborrhée avait été vu *dans l'acné* par Unna et Hodara deux ou trois ans plus tôt, mais ces auteurs n'en avaient jamais obtenu la culture, et puis c'était pour eux le bacille de l'acné, non de la séborrhée, dont l'acné n'est pourtant qu'une complication. Ils l'avaient vu dans la séborrhée, mais comme un autre microbe et sans l'avoir identifié.

Après dix-huit mois de recherches, je parvins à cultiver ce microbe sur une gélose légèrement acide, peptonisée et glycérinée. La culture première en est difficile, parce que des colonies de *Coccus cutis communis* (Coccus polymorphe de Cedercreutz) les souillent presque constamment et les recouvrent. Mais, en attendant trente-deux ou trente-trois jours, la culture du coccus est morte, tandis que celle du microbacille prospère lentement au-dessous d'elle. On la reprend alors et, en la découpant par petits fragments insérés dans une nouvelle gélose acide, on en obtient la multiplication. On peut aussi en obtenir sur jaune d'œuf des cultures massives exhalant une odeur d'ananas très particulière. La culture ainsi obtenue en masses suffisantes, injectée sous la peau du mouton, fournit une aire ronde de dépilation sur toute la surface qui recouvrait l'injection. Injectée en assez grande quantité au cheval par voie souscutanée (10 à 12 centimètres cubes d'une émulsion assez dense), elle provoque chez lui un état de malaise fébrile suivi d'une dépilation abondante. Mais alors de nouvelles recherches me montrèrent que beaucoup d'injections sous-cutanées peuvent provoquer chez le mouton une dépilation locale, et que beaucoup d'injections de matières diverses donnent aussi au cheval un malaise fébrile, suivi de la chute des poils.

D'autre part, ce microbe inoculé dans les orifices pilaires des animaux de laboratoire ne s'y reproduit aucunement. Lassé, j'abandonnai mes recherches. Après les travaux d'approche que j'ai faits, leur continuation serait plus facile. Je ne crois pas qu'elles démontreraient que j'avais tout à fait raison, mais elles pourraient montrer que je n'avais pas tout à fait tort.

Il reste indubitable :

1° Que le microbacille séborrhéique est un des hôtes les plus fréquents de la peau humaine;

2° Qu'il ne manque jamais d'habiter en colonies épaisses et en masses de plusieurs millions d'unités chaque infundibulum pilaire dont le pore est dilaté;

3° Qu'il se retrouve pur dans l'acné polymorphe et le comédon, dans l'acné indurée, dans les abcès profonds de l'acné, dans l'acné chronique et hypertrophique de la nuque, etc.; il serait donc des plus intéressants pour un microbiologiste de reprendre la question où je l'ai menée, et de mieux étudier que je ne l'ai fait les toxines de ce microbe et leur action;

4° Il reste également fort singulier qu'une plaque de pelade chez l'adulte soit infectée régulièrement par des colonies nombreuses de ce microbe, *alors qu'en dehors de la plaque ce microbe ne se voit pas,* sauf le cas d'une alopécie séborrhéique concomitante, ce qui est loin d'être la règle. Je me suis prouvé à diverses fois que, dès l'origine des plaques peladiques, l'infection séborrhéique de presque tous ses pores folliculaires était constituée, alors que les follicules d'une autre région, même voisine, de la même tête en étaient indemnes. Le fait me paraît certain, il faudrait le vérifier de nouveau et chercher ses raisons d'être. Je répète donc, trente ans après ces recherches, qu'il vaudrait la peine de les continuer. Le point de vue des chercheurs serait différent, mais le résultat de ces recherches devrait être intéressant, et permettre sans doute des vues nouvelles sur la question.

Un fait interrompit brusquement mon enquête : c'est que la pelade existait chez l'enfant, et que l'infection microbacillaire ne s'y rencontrait plus. Il fallait donc admettre deux pelades : la pelade ophiasique chez l'enfant, la pelade séborrhéique chez l'adulte. J'ai montré déjà comment la question se pose devant la clinique. Dès lors qu'il fallait admettre plusieurs pelades dont une seule microbienne, le problème perdait de son intérêt en s'éparpillant. Et je poursuivis mes études sur la séborrhée, en délaissant de plus en plus l'étude étiologique de la pelade, dont Jacquet s'occupait en suivant d'autres voies.

CHAPITRE XI

ANATOMIE TOPOGRAPHIQUE DES LÉSIONS DE LA PELADE

Prenons maintenant la plaque de pelade banale, la tache ovalaire survenue en un point quelconque du cuir chevelu chez l'adulte, et après y avoir pratiqué une biopsie, examinons les lésions topographiques et générales qui nous frapperont tout d'abord.

La première, très régulière et très singulière, qu'on y observe est donc la présence, dans le plus grand nombre, des infundibula folliculaires de l' « utricule peladique » ou, pour parler plus généralement, du « cocon séborrhéique », toujours localisé au-dessus de l'abouchement du canal de la glande sébacée au follicule. Les précédentes préparations en font foi, les suivantes le démontreront de même. Et parmi les follicules infectés (*c. s*, fig. 116), nous en trouverons d'autres (fig. 116, *p. p.*) qui montreront la racine incluse d'un poil peladique mort, à bulbe plein. (Fig. 117, *p. r.*)

Mais tout de suite nous serons surpris de voir, au-dessous du cheveu mort, le follicule essayer de refaire un poil vivant (fig. 118), et cela même sur une plaque en agrandissement actuel. Tout se passe comme après une alopécie infectieuse, où la chute du poil mort est immédiatement suivie, en même lieu, de la renaissance du poil nouveau. Mais ici le poil nouveau avortera comme le précédent, et il sera suivi de la renaissance d'un autre qui fera de même. Ainsi, dans les cas que j'ai étudiés, sans pouvoir dire d'ailleurs qu'il en soit toujours ainsi, la mort du cheveu n'est pas immédiate et définitive. La stérilité pilaire de la peau ne s'établit qu'après une série d'essais de rénovation qui avortent successivement.

Un second fait me paraît corrélatif du premier : c'est que

l'essai de rénovation des cheveux tombés s'accompagne de troubles très évidents du follicule. Le bourgeon épidermique qui va essayer de faire un nouveau cheveu est tout hérissé d'épe-

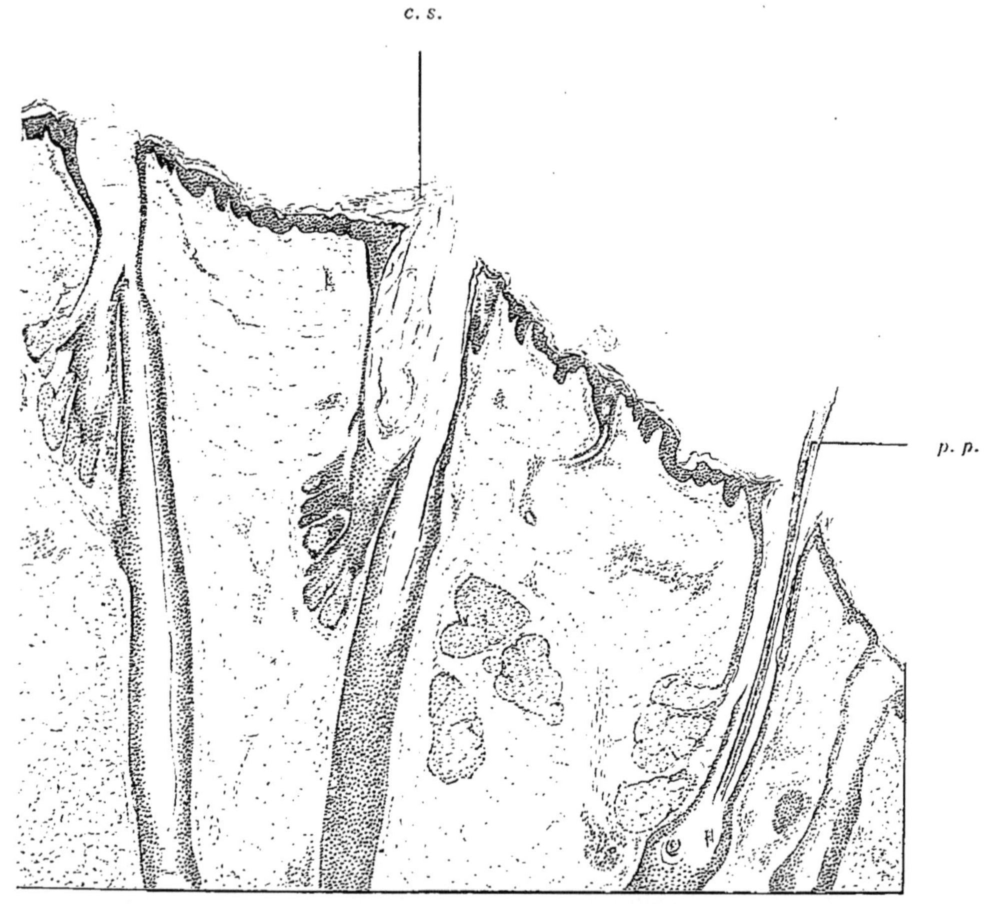

Fig. 116. — Coupe de pelade commençante. Côte à côte, on rencontre des cheveux peladiques encore en place et des cocons séborrhéiques *(c. s.)* sous l'ostium folliculaire.

(45/1.)

rons épithéliaux, de bosses, de plicatures, qui font ses bords irréguliers.

Ce phénomène, spécial à ce qu'il me semble à la pelade, au moins quand il est aussi marqué, s'observe dès son début (fig. 118), mais il continue longuement, car on le retrouve au sein de vieilles pelades depuis longtemps constituées (fig. 121).

D'ailleurs, au début d'une pelade (fig. 119), on retrouve partout un double étage de cheveux morts en voie d'expulsion *(p. m.)* et au-dessous d'eux des cheveux en rénovation, à bulbe creux, parfaitements vivants et sains en apparence et qui cependant avorteront.

Au début, on croit toujours s'être trompé et avoir biopsé une

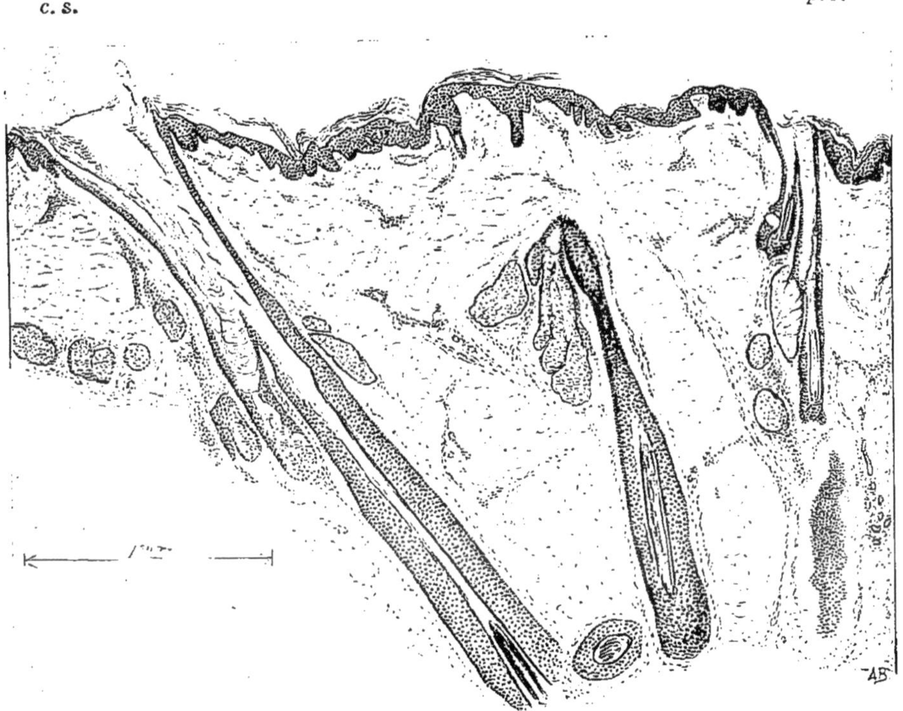

Fig. 117. — Coupe de pelade en voie d'établissement. En *c. s.*, le cocon microbien séborrhéique. En *p. r.*, un poil en rénovation au-dessous d'un mort. Remarquer la forme bosselée du néo-follicule.
(Dessin de Bessin. 35/1.)

lésion en train de disparaître, alors qu'on avait cru enlever une lésion naissante. Mais, sur de nouvelles pièces, le même phénomène s'observe. Il est donc bien certain qu'au début d'une pelade les cheveux morts ont au-dessous d'eux une nouvelle génération de cheveux qui paraissent être sains et qui vont mourir. La fonction pilaire s'éteint peu à peu, mais après une série d'efforts de reviviscence inutiles (fig. 120). Tout se passe donc comme s'il existait dans la peau peladique une force inhibitrice capable de paralyser pendant un long temps son retour à la nor-

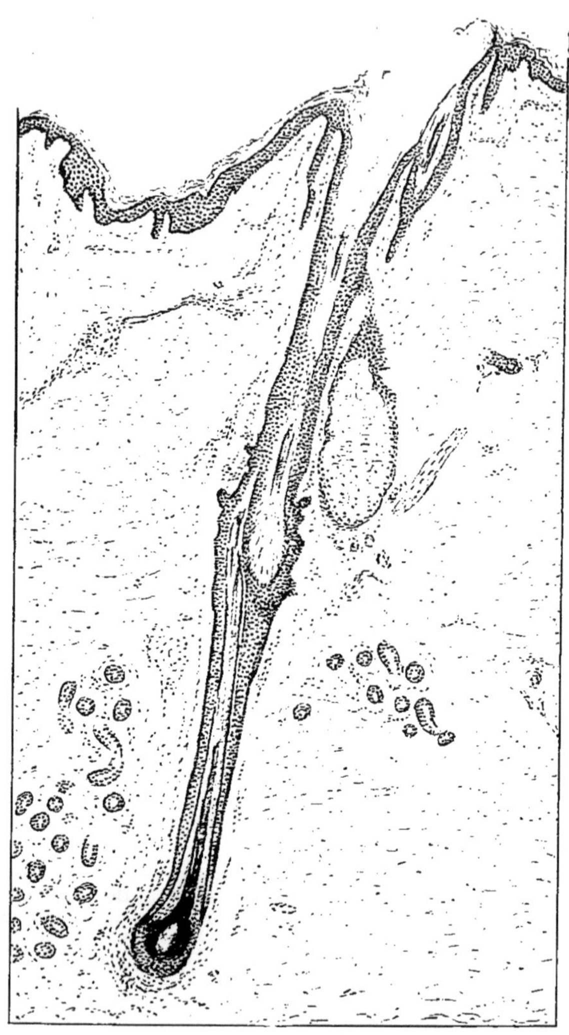

Fig. 118. — Au-dessous d'un cheveu mort, un follicule de néo-formation reproduit un cheveu nouveau. Remarquer les bosselures du néo-follicule. (60/1.)

male. Et cela explique bien les cas de pelade récidivante, où l'on croit la guérison sûre et prochaine, alors qu'une semaine plus tard une rechute et un retour en arrière se produiront.

Néanmoins, dans la pelade qui s'établit, il y a un désaccord entre les essais de rénovation pilaire que l'étude histologique semble démontrer constamment, et l'absence absolue de tout poil ou duvet sur la plaque peladique une fois faite.

Sur la plaque peladique déjà vieille et depuis longtemps cons-

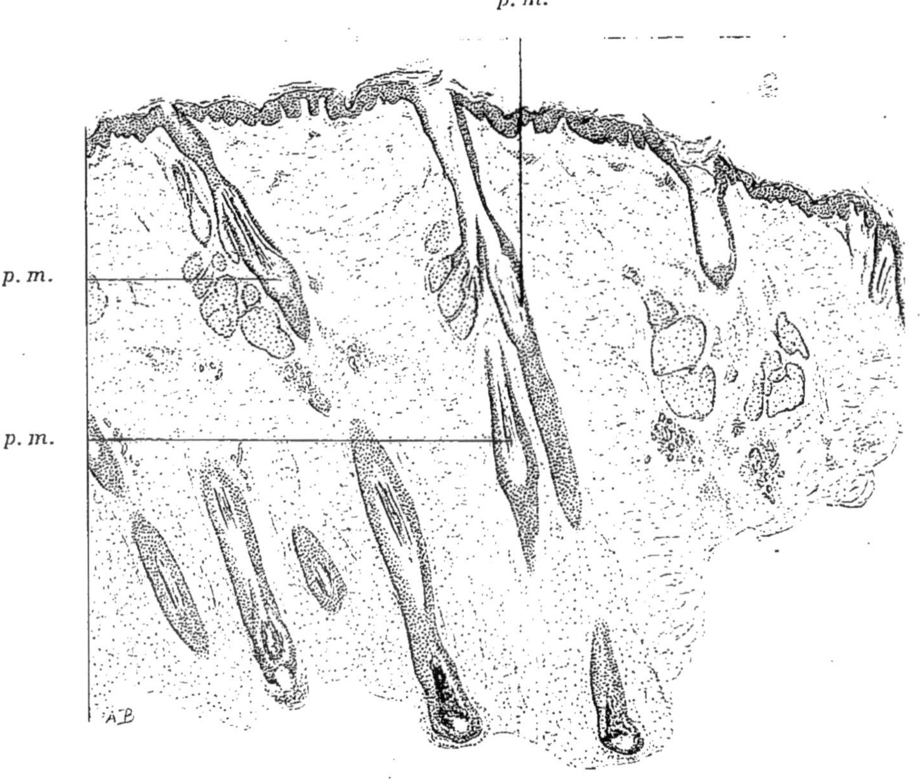

Fig. 119. — Plaque peladique en voie d'établissement. Une série de cheveux morts occupe la partie supérieure des follicules, dont la partie inférieure refait un cheveu nouveau. (25/1.)

tituée, plusieurs phénomènes nouveaux apparaissent et plusieurs que nous connaissons déjà s'accusent (fig. 121). D'abord, l'épiderme de surface est lui-même très aminci et sa couche pigmentaire s'atténue jusqu'à disparaître. Ensuite la peau présente un nombre total de follicules pilaires trois ou quatre fois moindre que l'état normal n'en montre. Il y en a donc beaucoup qui ont disparu.

Et non seulement les follicules pilaires sont moins nombreux, mais ils sont atrophiques, et même les glandes sébacées participent à l'atrophie générale. Les follicules qui persistent sont minces, plus sinueux que normalement, et tous présentent ces saillies épithéliales en éperon, ces plicatures, ces contournements que nous avons remarqués dès le début.

Cependant l'effort de rénovation des poils se continue au fond des follicules qui ont persisté. On voit se faire de très petits poils nouveaux, à bulbe creux, et au-dessous des cheveux morts

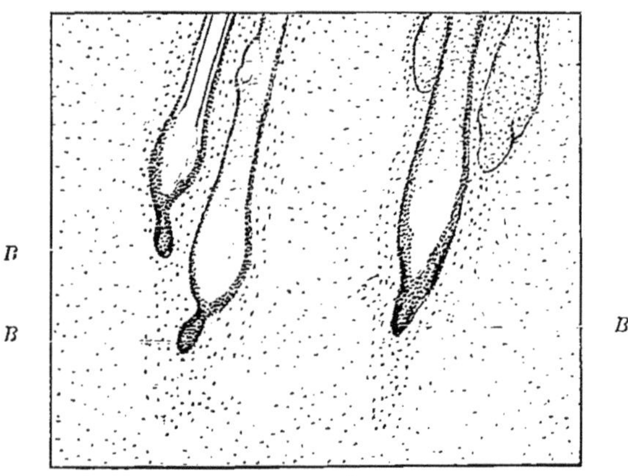

FIG. 120. — Essai de rénovation de la papille pilaire au-dessous des cheveux morts dans la pelade.
(Préparation de Sabouraud. Dessins de Bessin.)

on voit (en *B*) de nouveaux bourgeons épithéliaux qui vont encore tenter de refaire un poil nouveau (fig. 120).

Au total pourtant, et à mesure que l'état morbide se consolide, ces essais de rénovation pilaire sont devenus très peu de chose. Il est certain qu'un très grand nombre de follicules ont disparu complètement, et alors la masse conjonctivo-élastique du derme paraît s'être épaissie et même sclérosée.

Je n'ai pu poursuivre par les biopsies un essai de différenciation de la pelade séborrhéique (en aires dispersées) et de la pelade ophiasique de la nuque (en arceaux), cependant je l'ai tenté.

La coupe précédente (fig. 121) appartient à l'ophiasis, à peau sèche, mince, demi-atrophique; la suivante (fig. 122), à la pelade en

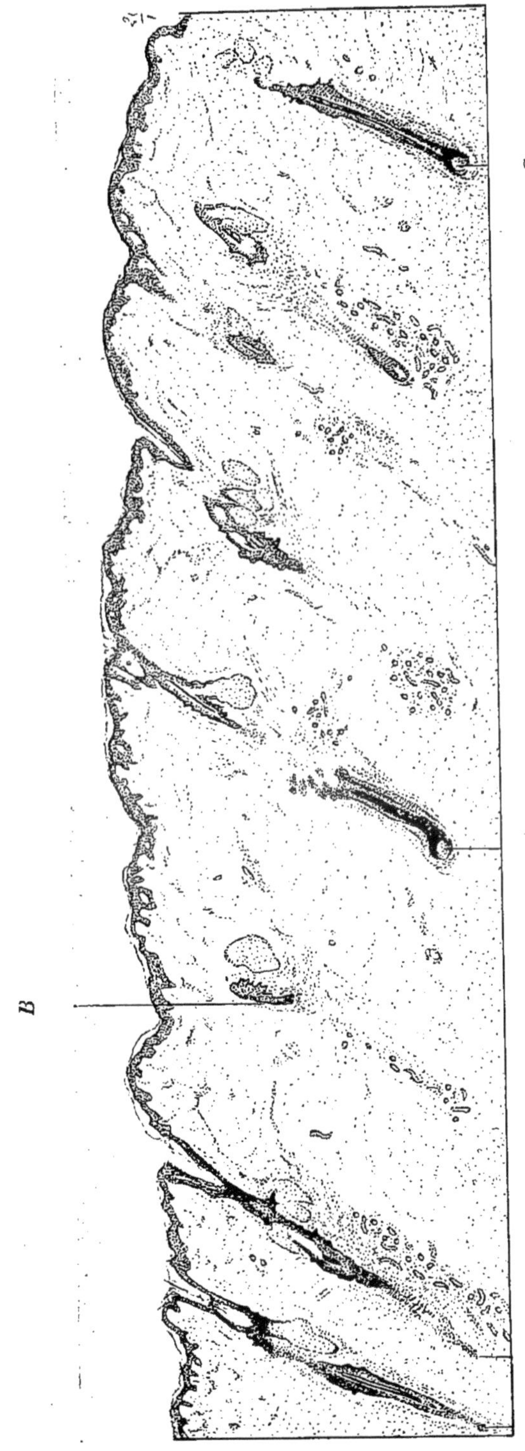

Fig. 121. — Coupe d'une plaque peladique ancienne : atrophie de la couche épidermique de surface. Raréfaction considérable du nombre des follicules. En *B*, néo-follicules essayant de créer de nouveaux cheveux. Quelques-uns (*c*) y parviennent.
(Préparation de Sabouraud. Dessin de Bessin. 20/1.)

aires dispersées, à peau épaisse luisante, grasse et comme un peu œdématiée. On y retrouve la même atrophie et la même dépigmentation de l'épiderme, la même disparition du plus grand nombre de follicules. Ceux qui persistent semblent (en *A*, *B*, fig. 122) s'être agglomérés pour déboucher dans un orifice commun. Mais, ce qui frappe surtout dans une telle préparation, c'est l'hypertrophie des glandes sébacées devenues énormes. Le tableau clinique et microscopique rapproche singulièrement ces pelades de l'alopécie séborrhéique des grands chauves dont nous donnons la figuration comparative (fig. 123). Même atrophie quasi cicatricielle de l'épiderme, même hypertrophie des glandes sébacées,

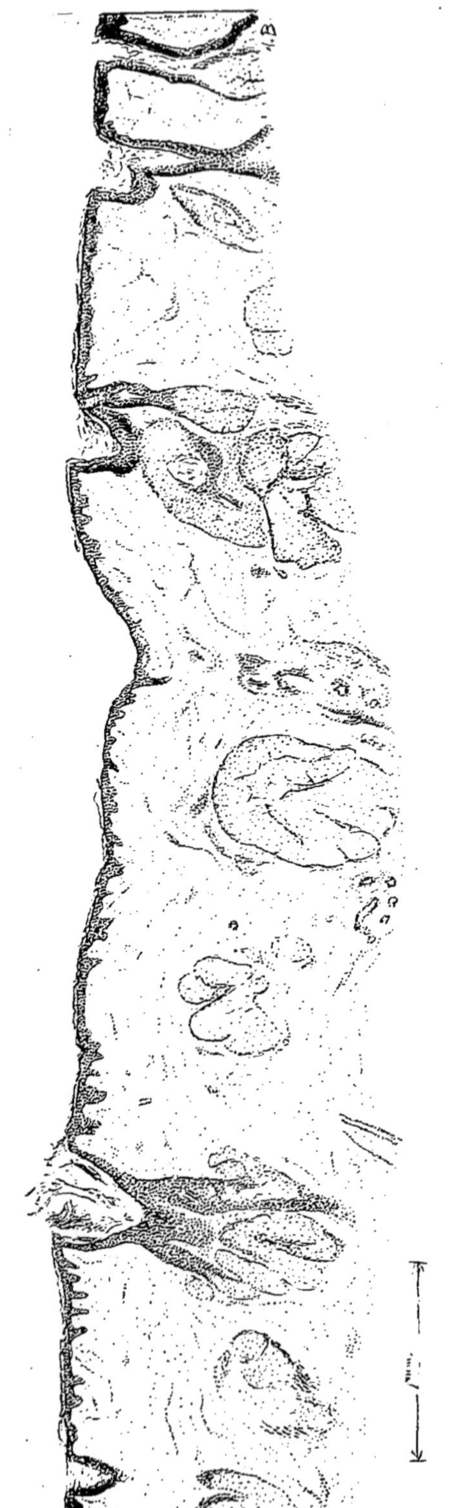

Fig. 122. — Coupe d'une pelade ancienne, à surface grasse et d'apparence œdématiée. Atrophie de l'épiderme. Raréfaction des follicules. Hypertrophie sébacée. Plusieurs follicules débouchent dans un même infundibulum. (25/1.)

dilatées jusqu'à distendre au-dessous d'elles le muscle arrecteur du poil, même réunion, au fond du même infundibulum, de plusieurs poils jadis distants. Et j'ajoute : même flore bactérienne, le microbacille dans les infundibula. On comprend que l'observateur de faits d'une telle analogie soit tenté de réunir dans une même synthèse la calvitie banale des chauves et la pelade grave à symptômes séborrhéiques. Seulement, chez le chauve, même complet (fig. 123), un beaucoup plus grand nombre de follicules pilaires contenant chacun un follet, persiste *au-dessous des glandes sébacées.*

Il est curieux de souligner ce fait paradoxal que la calvi:ie séborrhéique, sur laquelle le cheveu ne repoussera jamais, montre beaucoup plus de follicules pilaires conservés que certaines pelades, qu'on peut voir après des années se couvrir de cheveux nouveaux. Il est vrai que beaucoup de pelades graves ne repoussent jamais et qu'on peut toujours penser qu'une pelade telle que la figure 122 la montre aurait persisté sans guérison ni rénovation pilaire.

En somme, et pour résumer ce que les biopsies de pelade nous ont appris, on peut dire :

1) Que dans la pelade, l'atrophie des folliculaires pilaires est

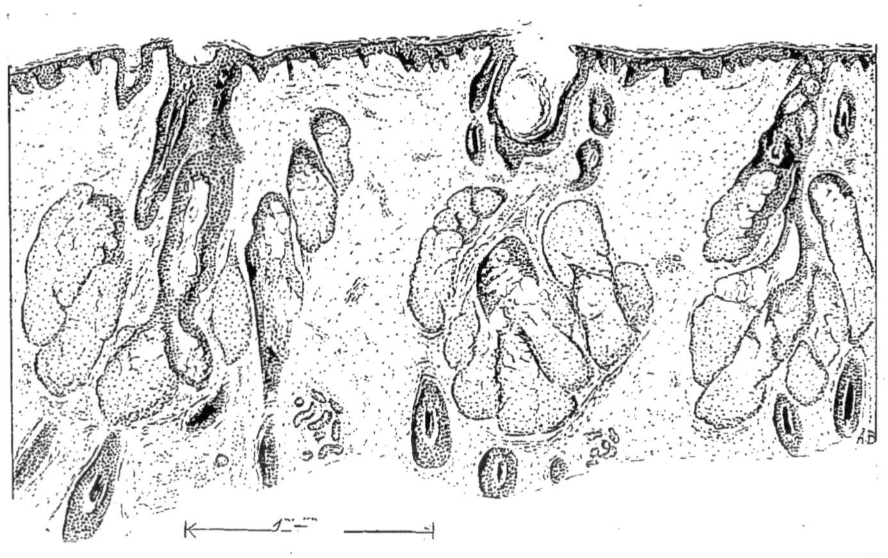

Fig. 123. — A comparer à la précédente. Coupe d'un cuir chevelu séborrhéique lorsque l'alopécie est complète. Calvitie précoce. (Préparation de Sabouraud. Dessin de Bessin. 30/1.)

progressive et qu'elle ne devient totale que sur un certain nombre de follicules, et après d'innombrables essais de rénovation pilaire;

2) Que ces essais de rénovation s'accompagnent d'un bourgeonnement épithélial irrégulier de l'épiderme des follicules où se font des essais de cheveux nouveaux qui avorteront;

3) A la longue, l'épiderme des surfaces peladiques s'atrophie et surtout ses fonctions pigmentaires s'atténuent jusqu'à disparaître;

4) Tantôt l'atrophie folliculaire s'accompagne d'une semblable atrophie des glandes sébacées, au point que certains follicules semblent avoir complètement disparu, y compris leur glande sébacée annexe.

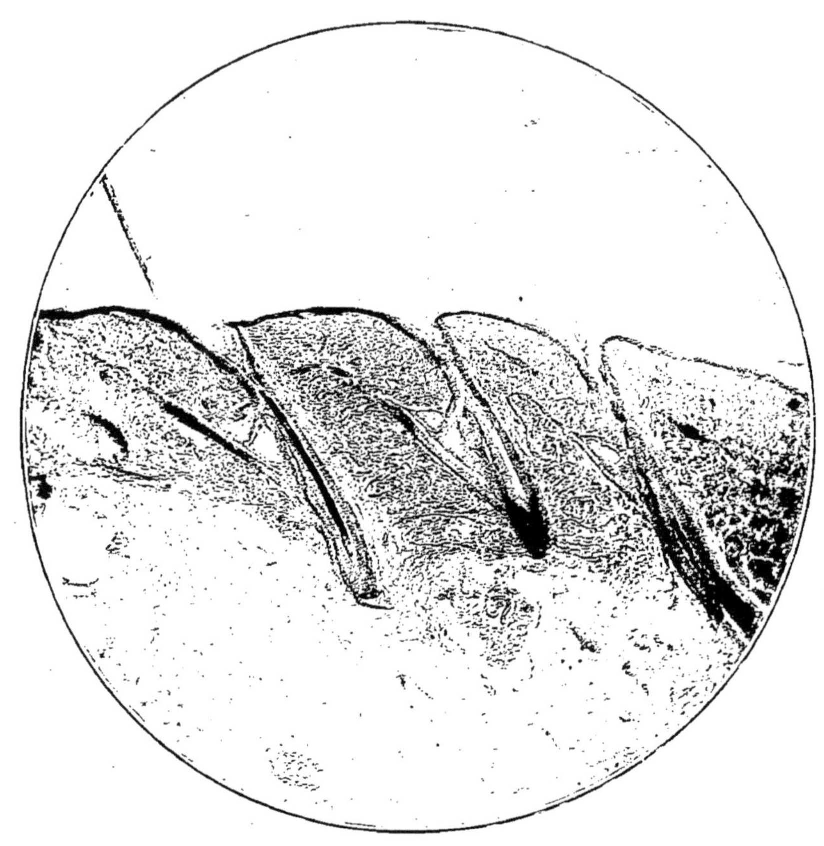

Fig. 124. — Coupe d'un cuir chevelu sain pour la comparaison avec les figures précédentes. (Microphotographie de Noiré. 25/1.)

5) Tandis qu'en d'autres cas, lesquels se rapprochent anatomiquement des alopécies séborrhéiques ayant abouti à la calvitie, les glandes sébacées sont hypertrophiées malgré la disparition presque complète des follicules pilaires. Et dans ces cas de « pelade séborrhéique », les follicules pilaires ont disparu presque totalement, alors qu'il en reste de plus importants vestiges dans la calvitie du chauve, pourtant plus constamment définitive.

Tels sont les résultats que nous a donnés l'étude anatomique de la pelade. Ils sont évidemment très fragmentaires et incomplets. Pour chaque dermatose, nous nous contentons le plus souvent de prélever, à un moment quelconque de sa durée, un échantillon que nous étudions. Mais c'est là de l'*anatomie statique*. Tandis que nous devrions, par des biopsies successives, établir comment la lésion commence, comment elle évolue et comment elle régresse. Pour bien comprendre une lésion, il faut que les différents tableaux anatomiques qu'elle nous montre s'enchaînent. Ce serait là son *anatomie cinématique*, la seule intelligente, et c'est le plus souvent celle que nous ignorons, spécialement dans la pelade. Les différentes figures que nous en présentons ici ne sont que des tableaux détachés d'une action théâtrale, et nous ignorons trop la consécution des faits qui les relie. Mais ce reproche que je fais à mes descriptions pourrait être fait de même à tout ce que nous savons en pathologie dermatologique.

CHAPITRE XII

HISTOLOGIE CELLULAIRE ET TISSULAIRE DANS LA PELADE

Pourtant, il nous reste à envisager les altérations cellulaires et tissulaires dont nous avons été témoins dans la pelade.

1) Les *troubles* intenses et manifestes *de la fonction pigmentaire* au niveau de la papille pilaire et au niveau de l'épiderme de surface;

2) Les *troubles cellulaires* nombreux qu'on observe, les uns dès le début de l'affection, les autres plus tardivement, et qui paraissent durer ce que dure la plaque elle-même. Quelques-uns semblent n'apparaître qu'à la phase ultime, et sur des plaques déjà vieilles;

3) Enfin on observe des *troubles tissulaires*, d'évolution plus lente, surtout visibles dans les pelades d'ancienne date, peut-être seulement dans les pelades incurables.

Je vais les exposer tour à tour.

1. — Les troubles pigmentaires sont déjà contemporains de la première phase de dépilation et peut-être la précèdent-ils. Lors de mes premiers travaux sur la question, dès 1897, j'écrivais :

« Tous les éléments de la papille se montrent criblés de pigment, et non seulement ces granulations pigmentaires remplissent les couches épidermiques de la papille, mais entre leurs cellules et au-dessous d'elles, dans la cavité presque virtuelle du néo-follicule se montre un nuage de granulations pigmentaires extravasé, diffus, extra-cellulaire. »

Et à la phase seconde de la pelade (stade d'état), j'ai signalé de même l'achromie de la couche malpighienne qui ne manque jamais :

« On sait que cette achromie est plus facile à deviner à l'aspect objectif de la peau qu'à retrouver sur une coupe. Car une raréfaction pigmentaire, peu visible sur un ou deux rangs de cellules, peut se traduire à l'œil nu, sur la lésion intacte, par une décoloration très marquée. Mais ici cette difficulté histologique n'existe pas, tant la raréfaction pigmentaire est prononcée. Cette achromie commence avec la période même où la déglabration est accomplie. »

L'achromie relative de la couche malpighienne témoigne d'une fonction à peu près supprimée dans toute l'étendue de la plaque chauve, comme dans la papille pilaire.

Elle persiste jusqu'à la phase ultime de la pelade et alors même que la rénovation des cheveux est commencée. En examinant comparativement les coupes provenant d'une plaque peladique à ce stade, et celles du cuir chevelu sain de la même tête, dans un cas où la nécropsie m'avait permis cette comparaison :

« Il est facile de constater, écrivais-je, que sur toute l'étendue de l'ancienne plaque peladique, *toute trace de pigmentation normale a presque complètement disparu* dans les cellules de la couche malpighienne. C'est une constatation que toute plaque peladique permet de faire à toute période de sa durée et jusque dans le cours de son stade ultime.

« La canitie des cheveux de repousse de la pelade témoigne d'un trouble de la fonction pigmentaire qui n'est pas limité aux seules papilles pilaires, mais généralisé à toute la surface malade. »

Voilà un premier fait capital et qui demanderait à être remis à l'étude avec les notions nouvelles acquises désormais sur le réseau cutané trophomélanique et par les techniques de Borrel et de Masson.

Ainsi les troubles pigmentaires, évidents dès les premiers jours de la maladie et qui se perpétuent jusqu'à sa fin, semblent indiquer qu'ils sont une partie primordiale et essentielle de tout le processus peladique. Cette diffusion du pigment hors des cellules, qui normalement l'absorbent pour le mettre en œuvre, est un phénomène tout à fait remarquable et qui mérite d'être signalé en premier lieu.

2. — ***Troubles cellulaires.*** — Les troubles cellulaires au sein de la plaque de pelade sont aussi particuliers et remarquables. Ils se prononcent dès la première phase de chute des cheveux et se poursuivent pendant toute la durée de la maladie.

I. — Le premier qui se manifeste est l'apparition autour des follicules d'un nuage de lymphocytes mononucléaire. Ils constituent autour de chaque follicule comme un essaim, et quand le follicule ayant évacué son cheveu se raccourcit, ils occupent sa place dans le faisceau conjonctif vertical où le follicule était enrobé (fig. 125).

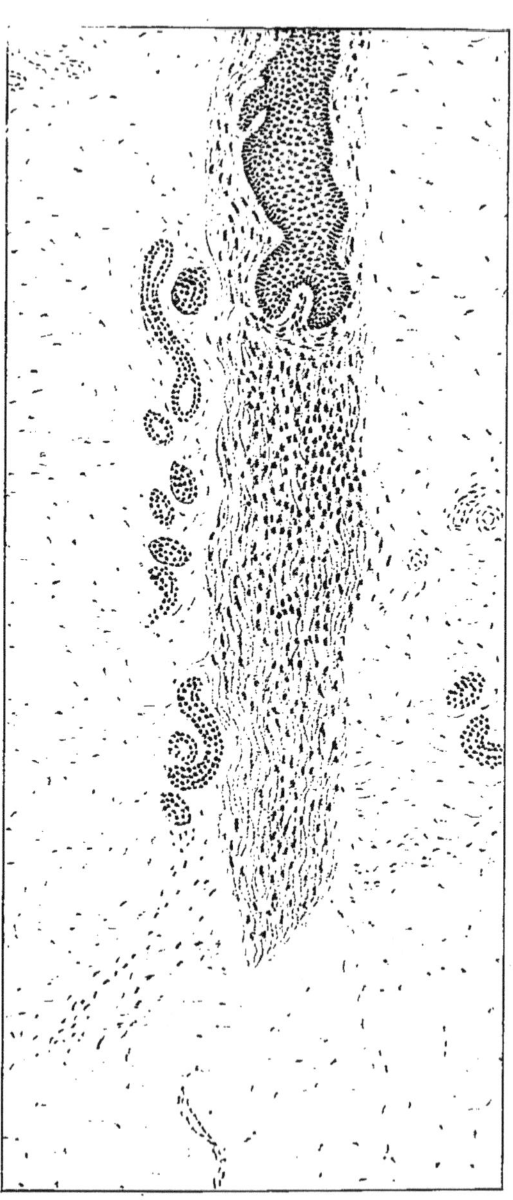

Fig. 125. — Essai de rénovation du follicule après la chute du cheveu mort. Le faisceau conjonctif vertical a remplacé le follicule disparu. Il est criblé de mononucléaires.
(Dessin de Bessin. 125/1.)

Mais l'apparition de ces lymphocytes n'est pas limitée autour du follicule pilaire : on les rencontre presque aussi nombreux dans l'aisselle des glandes sébacées, autour des glandes sudoripares ; enfin ils forment un manchon périvasculaire autour de tous les vaisseaux de la région (fig. 126).

Cet afflux de mono-

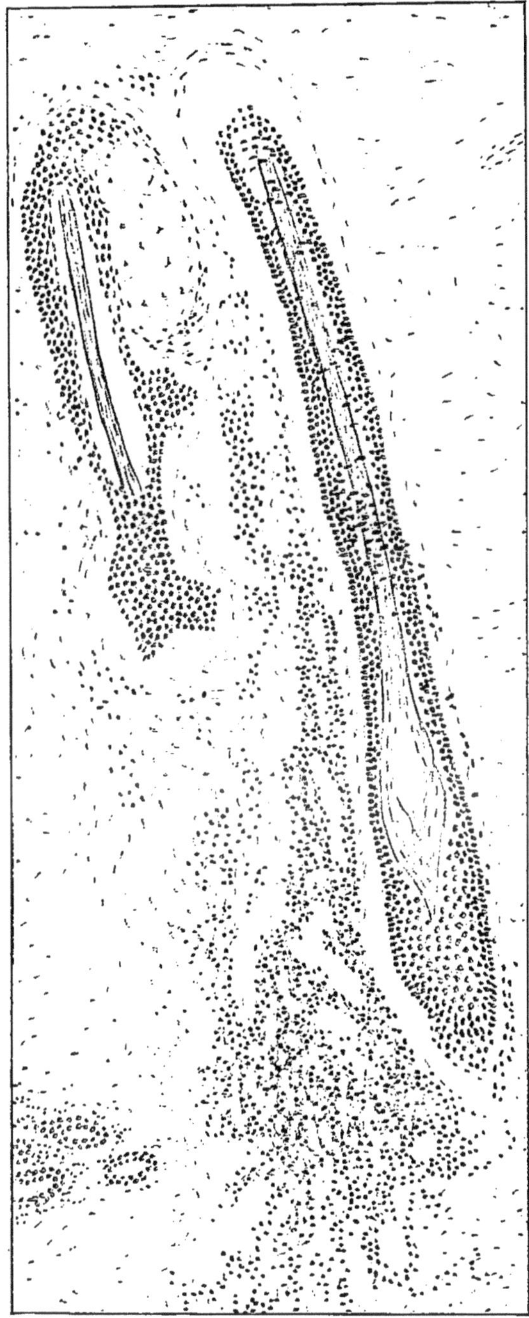

FIG. 126. — Dispersion des mononucléaires à la place des follicules atrophiés. (Dessin de Bessin. 80/1.)

nucléaires n'est assurément pas aussi compact que dans certains états d'infection chronique, tels que le sycosis par exemple, mais il est marqué. Cet afflux est d'ailleurs localisé dans le sycosis au seul étage supérieur du chorion. Ici, il est manifeste dans toute sa hauteur et dépasse même le chorion en profondeur. Cet afflux cellulaire paraît correspondre surtout aux débuts de la plaque peladique et diminuer à mesure qu'on étudie une plaque plus ancienne.

II. — Un fait très remarquable aussi, c'est que dès le début de la pelade, au milieu des leucocytes mononucléaires, s'observent en grand nombre les cellules spéciales nommées Mastzellen par Westphal (fig. 127). D'abord elles sont globuleuses, contiennent un noyau clair, ovalaire, souvent dédoublé comme deux cotylédons ouverts. Et autour d'eux le protoplasma de la

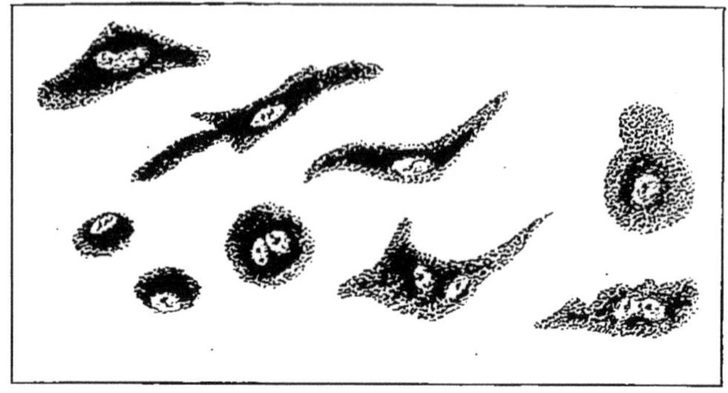

Fig. 127. — Dans la pelade, série de Mastzellen, à différents stades de leur évolution. (Dessin de Bessin. 250/1.)

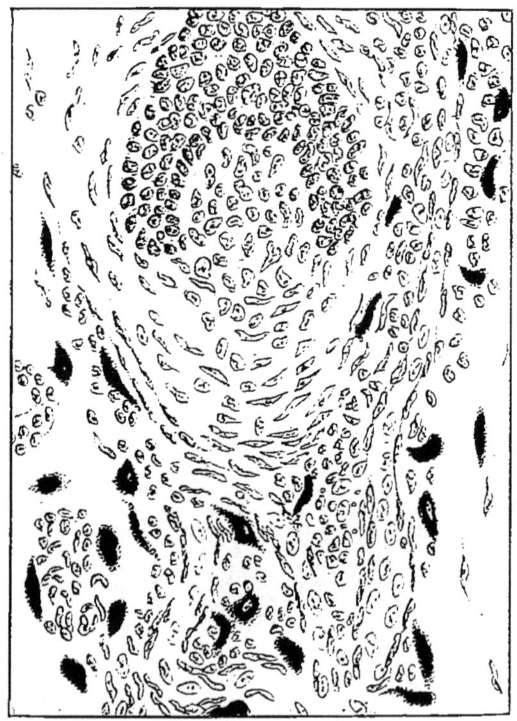

Fig. 129. — Vaisseaux et Mastzellen autour d'un essai de rénovation du follicule dans la pelade. (Dessin de Bessin. 180/1.)

cellule est absolument rempli de granulations basophiles assez régulières, de la grosseur d'un staphylocoque environ. Ces cel-

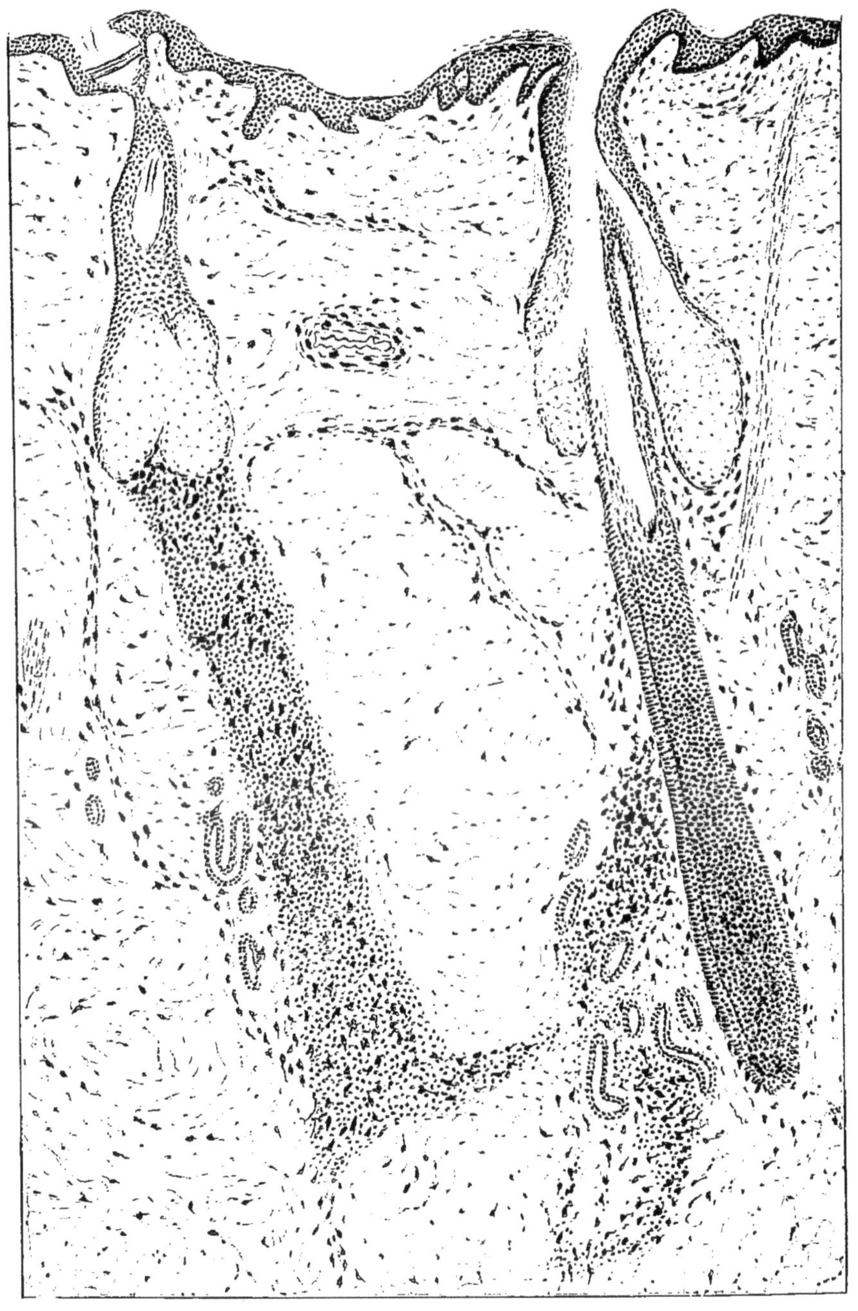

Fig. 128. — Coupe d'une plaque peladique ancienne. Coloration par le violet gentiane, décoloration par une solution d'anhydride sulfureux. Les Mastzellen ont gardé leur coloration.

(Préparation de Sabouraud. Dessin de Bessin. 75/1.)

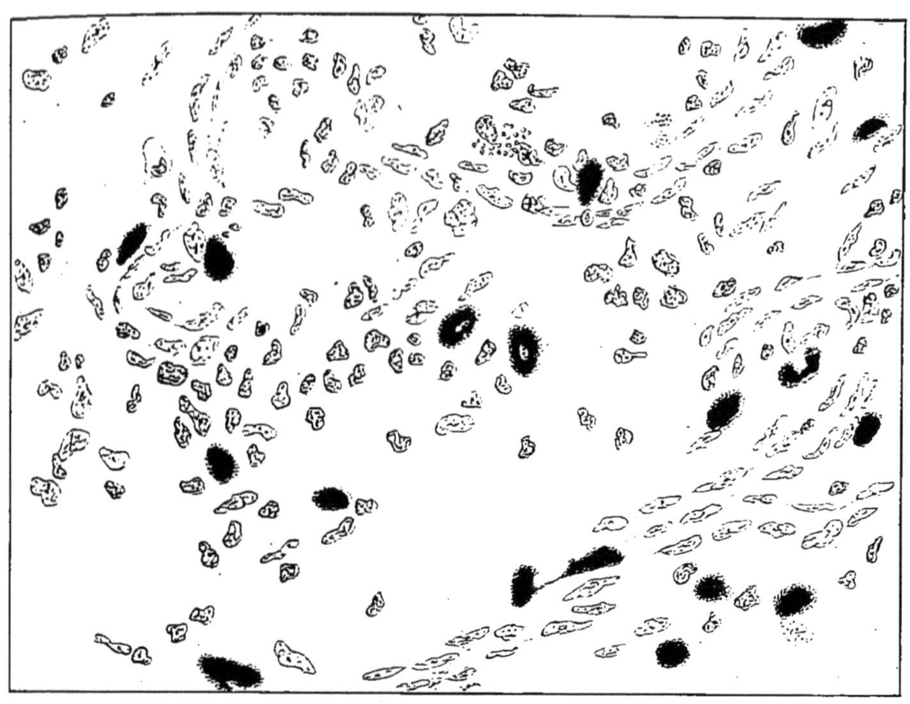

FIG. 130. — Les divers types cellulaires dans le tissu conjonctif du chorion, au niveau d'une plaque peladique. (Dessin de Bessin. 200/1.)

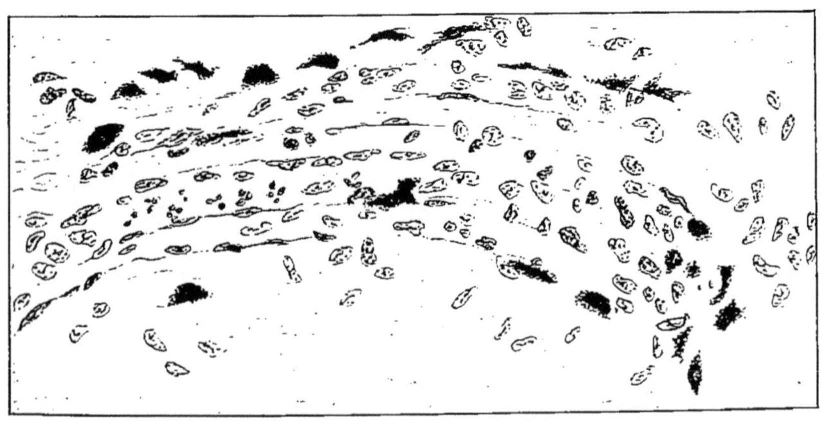

FIG. 131. — Mastzellen autour des vaisseaux dermiques d'une plaque de pelade. (Dessin de Bessin. 200/1.)

lules d'abord rondes ou ovoïdes, plus tard s'allongent et s'aplatissent en vieillissant; alors elles deviennent multilobulées et frangées. On peut les colorer électivement par le violet gentiane, avec décoloration par une solution aqueuse d'anhydride sulfureux. On voit alors leur répartition autour des follicules, des glandes, des vaisseaux. Elles sont dispersées par unités entre les leucocytes mononucléaires, mais en nombre surprenant (fig. 128). Particulièrement nombreuses autour des papilles pilaires en rénovation (fig. 129), elles infiltrent aussi toute la plaque pela-

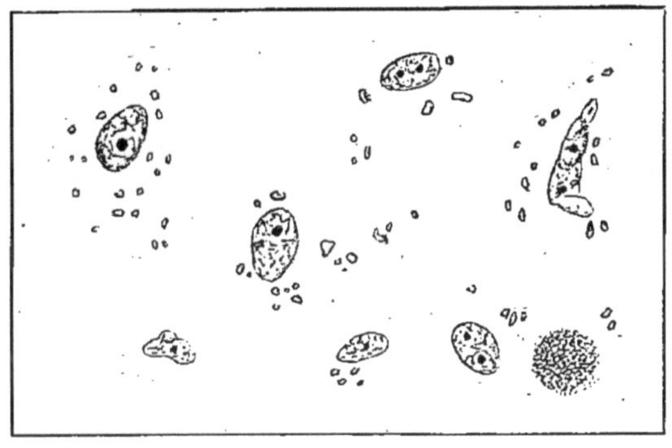

Fig. 132. — Gros leucocytes mononucléaires, macrophages ayant englobé des granulations et l'un même une mastzelle. (Dessin de Bessin. 300/1.)

dique jusque dans le pannicule adipeux sous-cutané, mélangées aux lymphocytes dans les manchons périvasculaires (fig. 130 et 131), et on ne les trouve pas dans les parties saines du cuir chevelu, autour de la plaque.

III. — Enfin on rencontre rarement dans la plaque peladique jeune, un peu plus souvent quand elle est vieille, quelques gros mononucléaires dont le rôle phagocytaire est visible. On en trouve qui ont englobé des Mastzellen, d'autres des globules verdâtres et des granulations hémosidériques (fig. 132).

3. — *Troubles tissulaires.* — Ils portent sur le tissu conjonctif et l'épiderme. L'épiderme est aminci dans les vieilles pelades (fig. 133). Il n'est plus composé que de quelques assises de cellules et a perdu quelquefois la moitié de sa hauteur. A noter que dans l'épiderme les figures karyokinétiques sont moitié plus nombreuses que d'habitude.

Les altérations du tissu conjonctif ne paraissent importantes que dans les vieilles pelades, où il est nettement sclérosé. La place des follicules disparus restant marquée par un cylindre vertical de tissu conjonctif un peu scléreux (fig. 133 et 134).

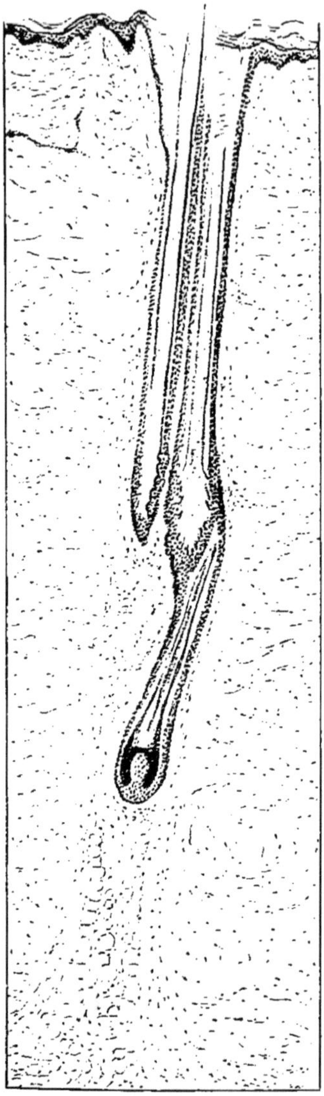

Fig. 133. — Coupe d'une vieille plaque peladique. Essai de rénovation d'un follicule au sein d'un cordon fibreux. (Préparation de Sabouraud. Dessin de Bessin. 60/1.)

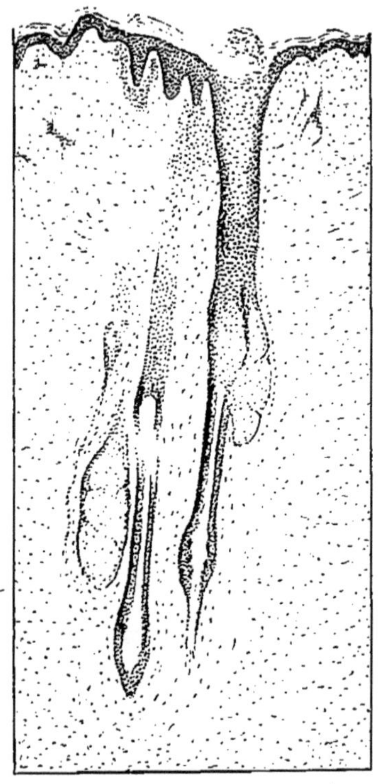

Fig. 134. — Coupe d'une pelade de date ancienne ; les cheveux de rénovation meurent à peine formés. (Préparation de Sabouraud. (Dessin de Bessin. 60/1.)

Dans certaines pelades où la peau est d'aspect luisant et gras, la rétraction scléreuse est manifeste, puisqu'elle a réuni plusieurs restes de follicules qui débouchent à la peau par un orifice commun. Même dans ce cas, la conservation du muscle arrecteur du poil m'a paru constante.

4. — ***Diffusion des lésions cellulaires de la pelade.*** — Il est bien à remarquer que l'un des caractères primordiaux des troubles cellulaires de la pelade est leur diffusion, car on les observe non seulement dans l'épiderme et le derme, mais jusque dans le pannicule adipeux sous-cutané. Les troubles pigmentaires s'observent dans toute l'étendue de la plaque, non seulement en surface, mais en profondeur. Les amas de cellules migratrices existent aussi bien autour des follicules atrophiés qu'autour des glandes sudoripares et des vaisseaux.

Les troubles pigmentaires s'observent d'abord au niveau des papilles, mais le pigment disparaît au niveau de la couche malpighienne épidermique comme autour de la couche malpighienne papillaire. La sclérose est visible partout, et l'atonie du tissu conjonctif, où l'on rencontre des cellules conjonctives chargées de graisse, phénomène signalé par Darier et que j'ai retrouvé après lui.

En tout ce que révèle l'histopathologie de la pelade, aucun trouble cellulaire n'indique une élection spéciale d'un agent morbide sur le follicule pilaire. Les troubles folliculaires ne sont qu'un élément parmi les autres. Celui-là se traduit seulement pour nos yeux plus que les autres parce qu'il amène la disparition du cheveu. C'est ainsi que, même à une époque où l'on ne concevait la plaque peladique que comme une maladie microbienne (1897), je pouvais écrire :

« I. — Aucune des lésions histologiques que l'on y rencontre ne témoigne expressément d'une lésion microbienne actuelle.

« II. — Toutes, au contraire, font exclure cette hypothèse.

« III. — Toutes aussi concordent à témoigner d'une intoxication locale profonde. »

Seulement, à l'époque où je travaillais cette question, je ne pouvais m'arrêter à ces résultats, je devais rechercher au tout premier début de la plaque peladique l'infection microbienne responsable de l'intoxication durable démontrée histologiquement. Et c'est ainsi que je fus amené à incriminer l'infection séborrhéique, et, après l'avoir observée sur place, à la mettre en évidence par la croûte provoquée sur la plaque peladique et enlevée avec un emplâtre de collodion. Rien n'est frappant comme l'aspect de la face profonde de cette croûte, qui porte appendus à elle tous ces petits cocons par centaines.

Plus tard, je rencontrai la pelade ophiasique de l'enfant, sur laquelle l'infection microbacillaire ne s'observe pas. Donc, il fallait admettre deux maladies différentes à tort confondues, hypothèse fragile, et reconnaître forcément que le phénomène alopécique pouvait se produire en l'absence de l'infection. Le problème pathogénique de la pelade restait donc entier, comme il l'est encore aujourd'hui.

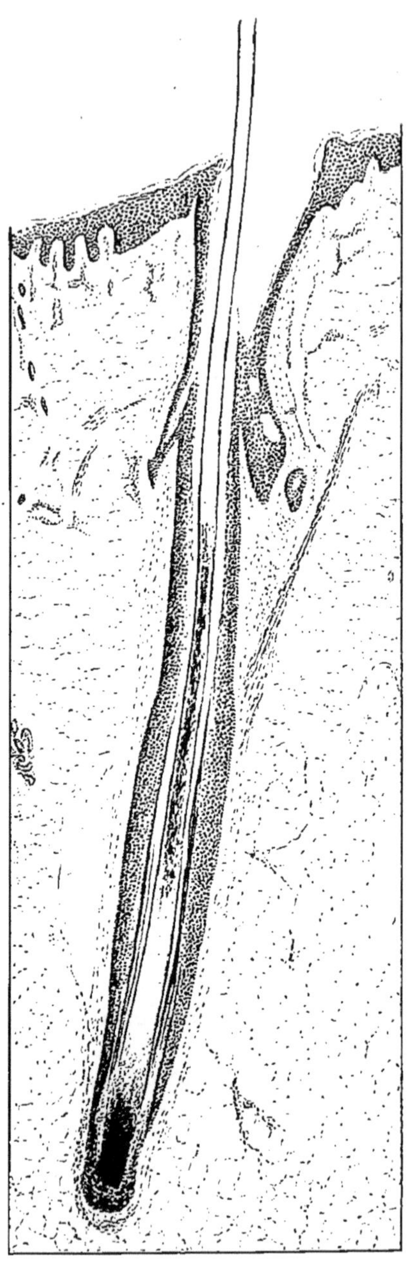

Fig. 135. — Cheveu sain à proximité d'une plaque de pseudo-pelade de Brocq.
(Dessin de Bessin. 35/1.)

5. — Anatomie comparée de la pseudo-pelade de Brocq. — Par comparaison avec l'anatomie pathologique de la pelade, dont je viens de montrer les éléments, il ne me semble pas inutile de figurer ici ce que montrent les lésions de la

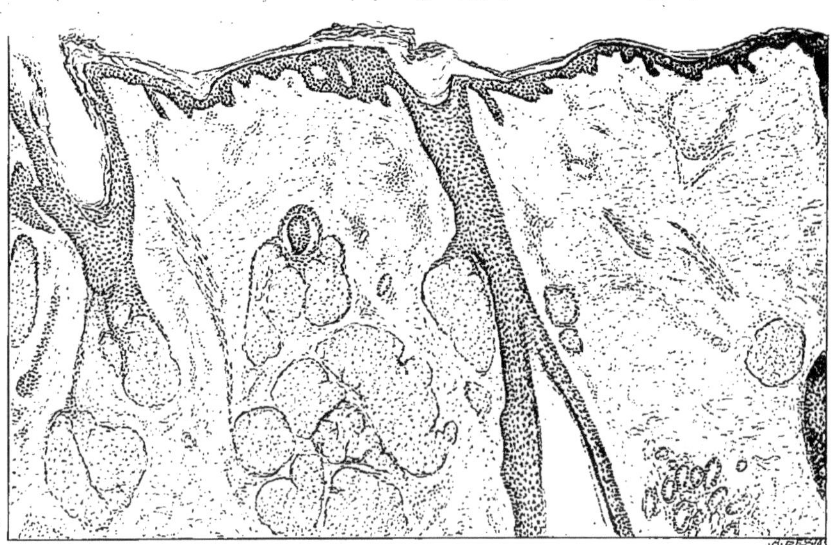

Fig. 136. — Coupe de pseudo-pelade de Brocq, tout à côté de lésions en activité. (Préparation de Civatte. Dessin de Bessin. 40/1.)

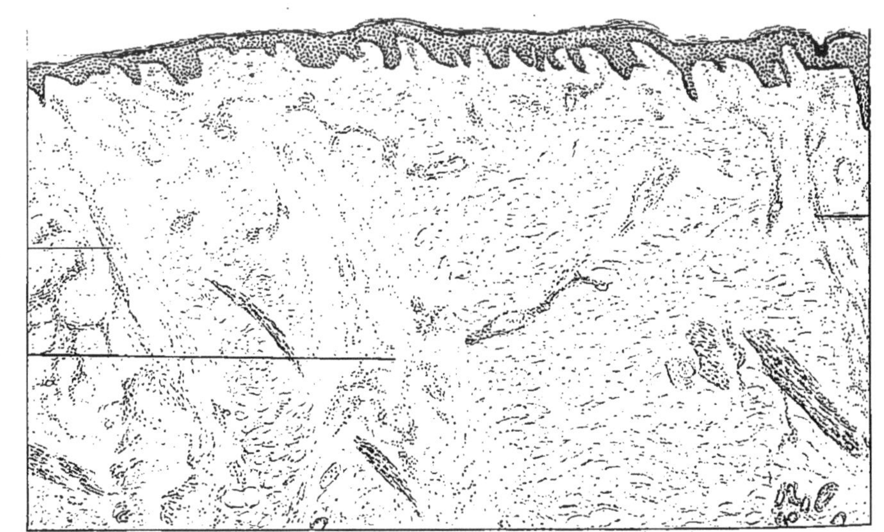

Fig. 137. — Pseudo-pelade de Brocq, au milieu même des parties malades. Les follicules *A*, *B*, *C*, dont les muscles érecteurs sont encore visibles, sont remplacés par un cordon fibreux. (Préparation de Civatte. Dessin de Bessin. 40/1.)

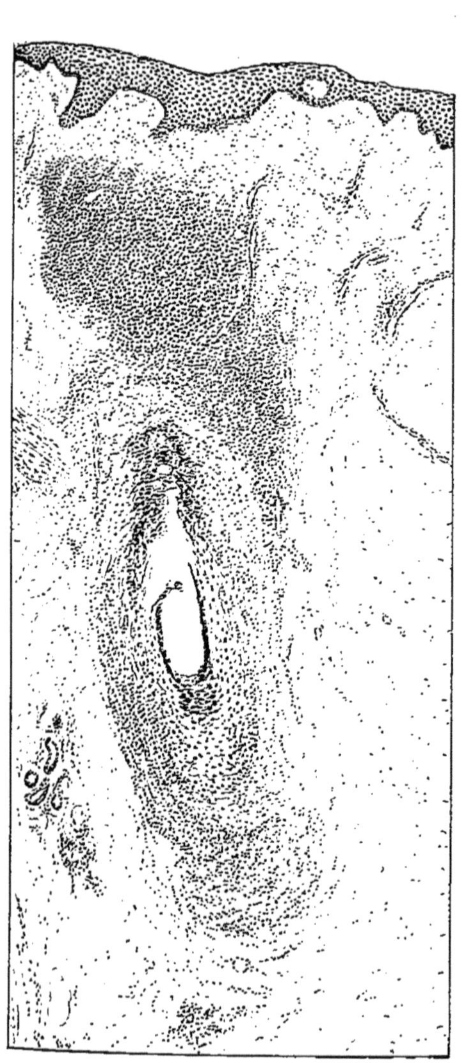

Fig. 138. — Lésion inflammatoire du follicule pileux précédant l'évolution cicatricielle dans la pseudo-pelade de Brocq.
(Malade de Sabouraud. Préparation de Civatte. Dessin de Bessin. 45/1.)

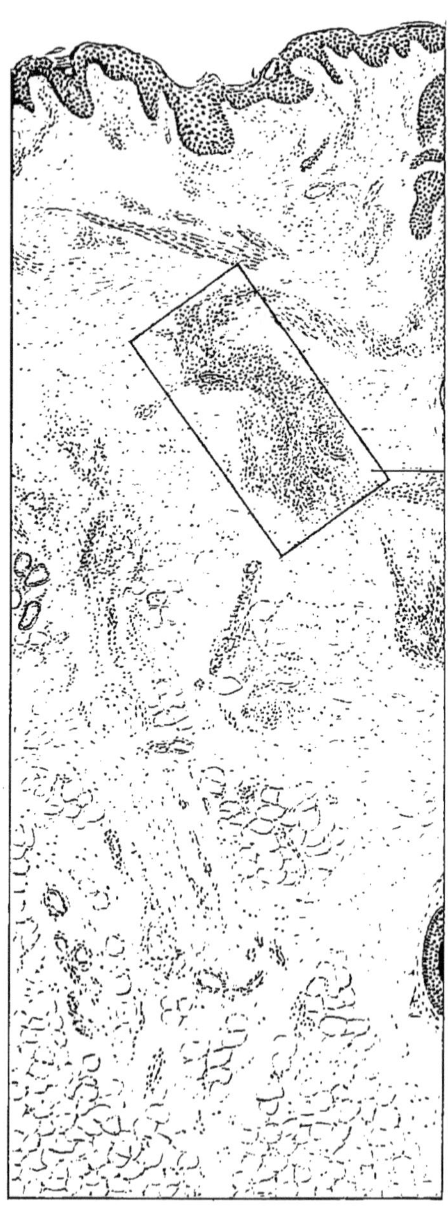

Fig. 139. — Pseudo-pelade de Brocq. Reliquats de la période primaire inflammatoire avant que la lésion passe au stade de sclérose.
(Malade de Sabouraud. Préparation de Civatte. Dessin de Bessin. 45/1.)

pseudo-pelade de Brocq, ne fût-ce que pour prouver que ces

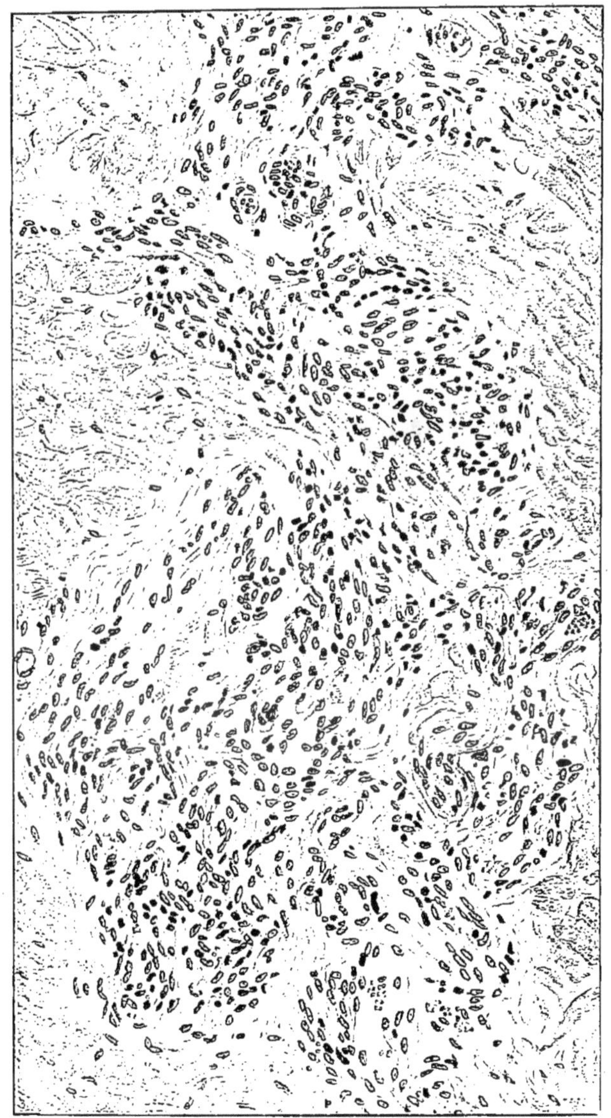

Fig. 140. — Pseudo-pelade de Brocq. Point *A*, agrandi à 200/1 de la préparation précédente; organisation fibreuse de la lésion inflammatoire. (Dessin de Bessin.)

deux affections n'ont entre elles rien de commun, et aussi parce que je n'ai retrouvé cette figuration nulle part.

La première figure (fig. 135) montre un follicule pileux entièrement normal, pris dans une partie des coupes qui n'intéressait

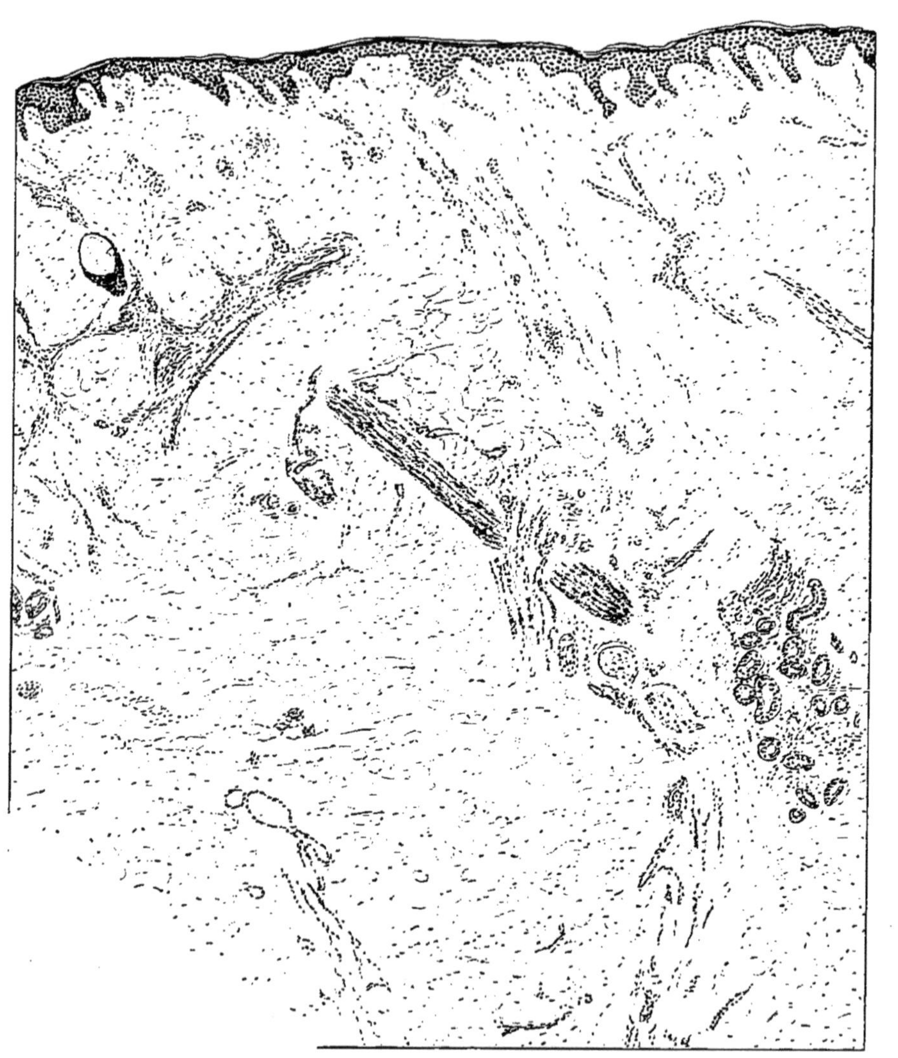

Fig. 141. — Pseudo-pelade de Brocq.
Organisation fibreuse de la lésion inflammatoire en voie de disparition.
(Malade de Sabouraud. Préparation de Civatte. Dessin de Bessin. 59/1.)
(La figure suivante représente le centre agrandi de celle-ci.)

pas les lésions. La seconde montre un tissu encore sain, mais situé à proximité des lésions (fig. 136). La troisième montre ce qu'est devenu le cuir chevelu en plein milieu des lésions. Ici il s'agit visiblement d'une évolution cicatricielle (fig. 137). Les follicules *A*, *B*, *C*, ont disparu complètement, remplacés par un trousseau fibreux parsemé de cellules mononucléaires. L'opposition entre la peau saine, avant que la maladie n'intervienne, et ce qu'est devenue la peau là où la maladie est passée, est frappante.

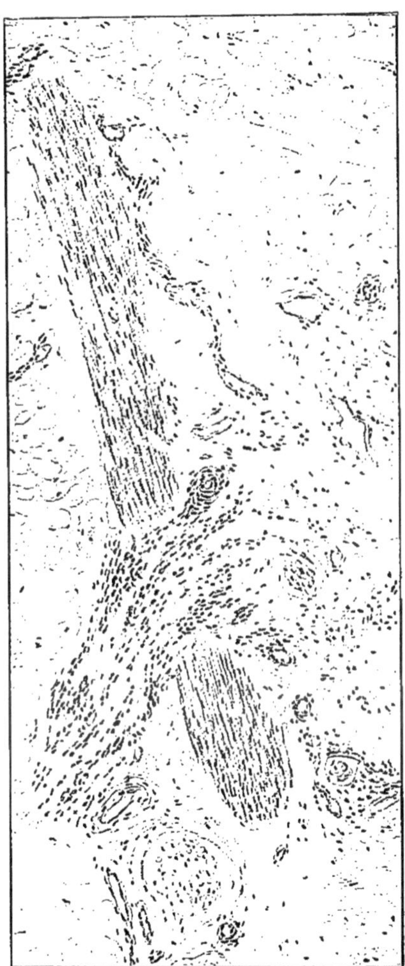

Fig. 142. — Transformation du tissu malade en cicatrice dans la pseudo-pelade de Brocq. Une bande scléreuse enjambe le muscle arrecteur d'un cheveu disparu.
(Malade de Sabouraud. Préparation de Civatte. Dessin de Bessin. 120/1.)

Là où la lésion est faite, tout est détruit, sauf le muscle érecteur du cheveu, qui montre seul où était le follicule, devenu cordon fibreux. Et même une bande de sclérose a obligé le muscle arrecteur à la contourner *(B)*.

Si nous cherchons ce qu'est la lésion en activité, nous la trouvons sous la forme qu'indique la figure 138. Visiblement, c'est une lésion inflammatoire. Le follicule est engainé dans une couche de cellules mononucléaires en nuage épais. On pourrait croire cette coupe empruntée à un sycosis de la barbe. Et c'est ce qui m'a fait rechercher, sans résultat positif d'ailleurs, l'infection microbienne des poils plus haut figurés dans la pseudo-pelade de Brocq (voy. fig. 109-111).

Tout se passe ici comme s'il s'agissait d'un sycosis très atténué dans ses symptômes inflammatoires (il n'y a jamais de pustule folliculaire orificielle dans la pseudo-pelade), mais transformé aussitôt par l'évolution scléreuse des lésions inflammatoires primitives. Car, au lieu que, dans le sycosis, cette période inflammatoire se perpétue, ici elle est transitoire. Immédiatement (fig. 139) l'afflux des cellules mononucléaires donne lieu à l'organisation de bandes fibreuses, entrecroisées comme les fibres d'une sparterie (fig. 140). Ces bandes scléreuses remplacent le follicule (fig. 141). Elles enjambent même les derniers organes qui subsistent, et spécialement les muscles arrecteurs des poils (fig. 142) ne laissant survivre que les glandes sudoripares (*S*, fig. 141), qui finissent elles-mêmes par disparaître. Et alors la plaque jadis chevelue est devenue une plaque glabre et cicatricielle.

Je n'ai pas besoin de discuter davantage le diagnostic anatomique différentiel entre pelade et pseudo-pelade. Dans la pelade, il y a atrophie lente des follicules pilaires, mais avec un incessant effort de réparation et de réintégration qui, dans la pseudo-pelade, ne se voit aucunement. Il y a, de même, un trouble pigmentaire suivi d'une leucodermie permanente, ce que la pseudo-pelade ne montre pas. Enfin la pseudo-pelade débute nettement par un processus inflammatoire qui devient aussitôt cicatriciel, toutes choses étrangères à la pelade. Rien de commun donc entre ces deux affections, sinon des apparences superficielles dues à la déglabration qui leur est commune. Je n'apporte cette figuration que pour mémoire. A le bien prendre, cela peut paraître ici un hors-d'œuvre, la pseudo-pelade n'appartient pas à notre sujet. Mais il est bon de l'en éliminer bien explicitement, et c'est ce que j'ai voulu faire une fois pour toutes.

TROISIÈME PARTIE

LES CONCOMITANCES MORBIDES ET LES GRANDES HÉRÉDITÉS CHEZ LES PELADIQUES

CHAPITRE XIII

DES CONCOMITANCES MORBIDES CHEZ LES PELADIQUES

Arrivés au terme de cette longue enquête, nous nous retrouvons devant le même problème demeuré sans l'ombre d'une solution. Ni la clinique ni le microscope ne nous montrent la cause de la maladie que nous étudions.

Cherchons donc d'un autre côté, reprenons l'étude clinique de notre malade et cherchons d'abord quelles affections dermatologiques s'observent en concomitance avec la pelade. Ensuite nous chercherons du côté de son hérédité, pour savoir d'abord si la pelade est héréditaire, ensuite si les grandes infections, syphilis et tuberculose, ne peuvent avoir une part de responsabilité dans son éclosion. Enfin, nous chercherons quelles causes sont le plus fréquemment invoquées par le malade lui-même pour expliquer sa maladie.

Jusqu'ici, j'ai étudié la pelade en soi, et non le malade peladique, et j'avais pour en agir ainsi bien des raisons. Je l'ai dit : mille fois pour une, l'apparition de la pelade est une surprise pour le patient et son entourage. Rien, dans la santé du sujet, ne pouvait faire penser qu'il couvât quelque maladie. En apparence, il était tout à fait normal, comme il l'est encore. Il ne se plaint de rien, sinon de ses cheveux qui tombent. La pelade, même très grave, est compatible avec un état de santé en apparence parfait, comme la calvitie masculine d'origine séborrhéique. De ces malades, les uns pas plus que les autres ne peuvent savoir pourquoi cette chose étrange est survenue. Beaucoup de peladiques accusent la contagion venue par des ciseaux, par un rasoir, et cette opinion, qui peut être le reflet d'une ancienne opinion médicale, est aussi la preuve que le malade ne rattache la maladie à aucune cause générale dépendant de lui. La règle presque sans exception, c'est que les malades n'invoquent rien dans leur santé à titre de cause et qu'ils en demandent la raison au médecin.

C'est même un fait curieux qu'une maladie aussi évidemment générale qu'une pelade totale, qui frappera tous les poils et même les ongles, soit compatible avec une santé en apparence intégrale. Au moins faut-il admettre que sa cause, quelle qu'elle soit, est étonnamment systématisée, fixée sur un seul système, sans retentissement perceptible sur les autres.

Ce n'est pas à dire qu'un interrogatoire et un examen bien conduits n'arrivent jamais à rien découvrir d'intéressant chez le malade. En bien des cas, il est facile de mettre en évidence des troubles généraux ou particuliers concomitants. Mais si nous comparons entre elles, de ce point de vue, la pelade et la séborrhée par exemple, rien n'empêche un séborrhéique d'avoir un ulcère gastrique, ou une entérite, ou une appendicite; rien ne l'empêche d'être un nerveux ou d'avoir des accidents hépatiques, rénaux ou pulmonaires. Faudra-t-il attribuer à ces accidents une calvitie progressive qu'on voit en mille autres cas évoluer sans eux ? Il faut se défier infiniment des généralisations trop hâtives ; dans ces recherches, l'esprit ne doit pas s'amuser trop au jeu des coïncidences, parce que beaucoup de coïncidences peuvent être fortuites. Et puis, quand on attribue cent causes à une maladie, c'est qu'on n'en connaît pas la cause véritable.

Avant donc d'étudier le malade peladique et plus particulièrement le grand peladique, il me paraît utile de rechercher d'abord les autres maladies, que la nosographie catalogue comme différentes, que le peladique peut nous montrer et nous montre assez fréquemment pour que leur coïncidence ne soit pas un fait de hasard. Cela nous donnera peut-être quelque lumière.

A mon avis il y en a deux : le vitiligo et le psoriasis.

LE VITILIGO

Le dermatologiste connaît aussi bien le vitiligo que la pelade, et il le connaît aussi mal, car sa pathogénie lui demeure obscure pareillement.

Il n'est pas de dermatose qui s'affirme plus à des yeux même très novices que ces taches blanches décolorées, disséminées au hasard sur le corps, mais avec prédominance à la tête, sur le buste, les bras, les mains et le haut du corps. Ces taches laiteuses, nettement circonscrites et dessinées, autour desquelles le plus souvent il existe un cerne brunâtre de surpigmentation, sont des lésions qui affirment d'emblée leur personnalité et qui furent assurément parmi les premières que le dermatologiste distingua.

Le vitiligo présente avec la pelade d'étranges parentés. D'abord il ne s'accompagne d'aucun symptôme fonctionnel, si bien que sa découverte est de hasard. Quand on le voit, il est déjà fait. Les taches blanches se multiplient sans ordre, petites ou grandes, orbiculaires comme les taches peladiques, quelquefois fusionnées et polycycliques comme dans la pelade, et avec une tendance à la symétrie souvent frappante. D'autres fois, les taches sont de distribution irrégulière, comme dans la pelade. Enfin, on peut observer des cas bénins où les taches de vitiligo surviennent et disparaissent, quoique le cas en soit rare. Plus souvent, les taches demeurent sur place, mais non pas immobiles. A quelques mois de distance, elles ont bougé, se sont accrues ici, ont diminué là. L'une a disparu, l'autre s'est déplacée. C'est donc une maladie chronique, mais qui évolue sur place à la façon de beaucoup de pelades durables. Notons que l'importance des déplacements pigmentaires domine l'histoire du vitiligo. Non seulement le pigment a disparu sur les plaques devenues d'un blanc laiteux, mais le pourtour des plaques, le plus ordinairement surpigmenté, indique au contraire en ces régions une suractivité de la fonction pigmentaire, à ce point marquée parfois que chaque plaque blanche est circonscrite d'un véritable liséré brun de 4 à 5 millimètres de large. Pas plus que la pelade, le vitiligo n'est une maladie passive, il offre comme elle des régions d'activité.

Comme la pelade, le vitiligo peut naître au cuir chevelu. Une touffe de cheveux d'un blanc d'argent le signale. Beaucoup de personnes présentent dès l'extrême jeunesse une touffe de cheveux blancs vitiligineux. Et l'œil, ici encore, ne peut pas ne pas rapprocher ces cas de celui des pelades chroniques où la repousse des cheveux, toujours rare et plus clairsemée que la normale, est constituée par des cheveux blancs semblablement dépigmentés.

La touffe de cheveux blancs du vitiligo se recolore rarement, mais elle s'augmente très souvent, elle change légèrement de place. Et comme dans la pelade, au loin de la première touffe de cheveux blancs, une seconde plus petite peut survenir qui s'agrandira. Quelquefois on en voit ainsi naître plusieurs, comme dans la pelade on voit plusieurs taches qui semblent nées à distance et dérivées de la première.

Notons en passant que les cuirs chevelus vitiligineux, après une tache blanche longtemps immobile, après plusieurs taches, peuvent présenter une diffusion des cheveux blancs qu'on voit apparaître de plus en plus nombreux autour des taches primitives, jusqu'à cribler tout le cuir chevelu. Si la chose survenait après quarante ans, elle pourrait passer pour normale, mais en bien des cas cette canitie est de beaucoup prématurée. En outre, la diffusion des cheveux blancs disséminés hors des taches vitiligineuses primitives se fait suivant un certain ordre. Ils sont de plus en plus nombreux autour des taches originelles et de plus en plus rares à mesure qu'ils s'en éloignent.

Enfin le vitiligo peut déterminer par ce processus une véritable canitie de la tête entière, comme la pelade fait une décalvante. Et alors, comme dans certaines décalvantes, on peut voir ici ou là une touffe de cheveux rester bruns et sains.

Tout ceci, on en conviendra, devait attirer l'attention des dermatologues sur la parenté du vitiligo et de la pelade. Mais il y a plus encore. On voit certaines taches de vitiligo du cuir chevelu où les cheveux sont aussi drus que sur le reste de la tête, et puis, sans qu'on sache pourquoi, sur le bord d'une de ces taches, les cheveux tombent. Une traction légère aux doigts en enlève beaucoup, et surtout des cheveux noirs autour des cheveux blancs. Quelquefois, ils repousseront blancs, mais d'autres fois ils ne repousseront pas du tout, et voilà une petite plaque d'alopécie en aire qui se trouvera constituée avec, le plus souvent, conservation partielle des cheveux blancs. Cependant mes souvenirs cliniques ne me permettent pas de dire que j'aie vu des pelades vraies, avec l'évolution peladique ordinaire, être nées d'un vitiligo normal, c'est-à-dire un vitiligo authentique se transformer en une pelade (1). Mais j'ai vu des pelades normales évoluer sur des vitiligineux. Si l'on rapproche de ce fait l'achromie relative des plaques de beaucoup de peladiques et celles encore plus fréquentes que la photographie accuse dans les pelades graves de la barbe, avec des zones de surpimentation périphérique, on conviendra que les liens intimes du vitiligo et de la pelade ne peuvent être niés par personne.

De tous temps les cliniciens en ont parlé, mais c'est Cazenave surtout qui a mis en valeur les homologies de ces deux affections. Dans son œuvre, le mot de pelade n'existe pas, sans doute parce que ce vieux mot français avait été ressuscité par Bazin, son collègue à l'hôpital Saint-Louis, dont Cazenave ne pouvait souffrir ni les idées ni la personne; mais c'est à l'article *vitiligo* qu'il faut chercher dans son œuvre toutes les descriptions, fort bonnes d'ailleurs, des alopécies en aires.

Cette homonymie admise par Cazenave du vitiligo et de la pelade le préserva de l'idée de la contagion peladique, admise par Bazin et dont il se déclara toujours l'adversaire.

Voilà donc une affection de caractères objectif et évolutif très spéciaux, dont les allures, les mœurs, l'évolution et certains caractères élémentaires font une parente très proche de celle qui détermine les alopécies en aires. Malheureusement l'étiologie du vitiligo n'est pas plus connue de nous que celle de la pelade. Jusqu'ici, l'étude de l'une de ces maladies n'a pas éclairé l'autre; et pour les deux, la question des origines est marquée d'un point d'interrogation.

Je connais mal l'histologie du vitiligo. Mais nous connaissons un peu mieux celle de la pelade, et il ne semble pas douteux que les troubles pigmentaires, au niveau de la papille pilaire, ne soient

(1) Voir cependant l'observation I de la page 286.

des premiers, que ce trouble va dans la pelade jusqu'à la suppression de la fonction, et que, dans beaucoup de pelades chroniques, la suppression de la fonction pigmentaire survive même à la renaissance du poil. Le poil de repousse blanc d'argent sur les vieilles plaques de pelade est un phénomène commun. Par conséquent, jusque dans le détail, la parenté entre ces deux affections demeure évidente.

Le vitiligo est beaucoup plus rare que la pelade. Beaucoup de vitiligos respectent la chevelure et la laissent intacte. Il ne faut donc pas confondre avec Cazenave ces deux affections. Même dans la pelade, l'achromie des plaques est souvent beaucoup moins marquée. Le plus grand nombre des pelades ne saurait être rattachées au vitiligo qu'au nom d'idées pour le moment théoriques. Mais, en de rares cas, leur liaison paraît très intime. On peut conjecturer que celui qui trouvera la vraie cause et le mécanisme de la pelade sera bien près de montrer la cause et le mécanisme des plaques de vitiligo; c'est là ce qu'on en peut dire..., et que la parenté de ces deux affections paraît hors de doute au clinicien.

LE PSORIASIS

La parenté entre le psoriasis et la pelade est moins évidente. Je crois avoir été le premier qui l'ait signalée; elle est pour moi très certaine. Le psoriasis n'est pas ce qu'on appelle une maladie fréquente; il n'est pas non plus très rare. Il est bien moins fréquent, en France du moins, que la pelade.

D'après mes statistiques de consultation, le psoriasis, en France, est de sept à huit fois moins fréquent que la pelade. Mais on rencontre environ un peladique sur quarante atteint de psoriasis, ce qui est bien plus fréquent que la proportion des psoriasis relativement à la population saine.

Evidemment il y a des cas où le peladique ne parle pas de son psoriasis, il faut le questionner à ce sujet; on peut aussi ne trouver qu'une tache psoriasique sur le corps ou deux pastilles sur les deux coudes, ou un placard au cuir chevelu. Plus rarement, il s'agit de grands psoriasiques, qui sont de grands peladiques en même temps.

Le premier qui me montra cette coïncidence autrefois fut un officier de marine, devenu avocat en province, et qui portait, à la fois, une pelade très récidivante et tenace dont je n'arrivai pas à le guérir, un psoriasis que je ne guéris pas davantage, et des plaques de lichen plan corné des jambes. Depuis lors, j'ai rencontré beaucoup de peladiques atteints de psoriasis, trop pour qu'il puisse s'agir de simples coïncidences. Je note le fait sans en pouvoir tirer aucune conclusion.

Je dis souvent dans mes leçons que la pelade est aussi récidivante que le psoriasis, mais à de plus lointaines échéances. Ce n'est là qu'une comparaison. J'ignore si ces deux affections ont une ressemblance de nature et si on leur trouvera des analogies étiologiques. Malheureusement, pour le psoriasis comme pour le vitiligo, comme pour la pelade, en ce qui concerne leur origine, nous en sommes aux conjectures. La coïncidence que je signale est donc à considérer comme un fait d'attente dont on ne peut rien tirer quant à présent.

La concomitance de toute autre dermatose avec la pelade m'a toujours paru un fait de hasard, et je n'en vois aucune autre assez fréquente pour devoir être mentionnée.

La concomitance de la pelade avec diverses affections autres : épilepsie, chorée, hémiatrophie faciale, zona, goitre exophtalmique, sera examinée plus loin. Dans ces complexus morbides, la pelade n'apparaît le plus souvent que comme un épiphénomène au cours d'un état d'infection ou d'intoxication plus important qu'elle.

CHAPITRE XIV

LES HÉRÉDITÉS CHEZ LE PELADIQUE

Les concomitances morbides de la pelade ne nous donnant pas plus d'idées claires sur l'étiologie de la pelade que tous les autres éléments déjà envisagés de ce problème, il nous faut pousser notre enquête d'un autre côté.

Dans l'incertitude où nous sommes, en ce qui concerne l'étiologie de l'alopécie en aires, il semble plus facile d'en rechercher les causes prédisposantes que la cause efficiente; dès lors, toute enquête clinique concernant un grand nombre de cas de cette affection peut, si elle est bien conduite, donner lieu à d'utiles remarques. Cela est vrai spécialement en ce qui concerne l'hérédité peladique des peladiques, l'hérédité de l'*Alopecia areata*.

Bien que personne n'ait fait jusqu'ici, je crois, une statistique des cas de pelade héréditaire, le fait de l'hérédité peladique avait pourtant frappé de nombreux observateurs.

Ecartons d'abord les cas spéciaux où des enfants naissent aphanériques de parents sains : alopécie congénitale. D'abord il ne s'agit pas là d'une *hérédité* peladique : ces faits, mentionnés par Rayer dès 1835 (1), doivent être rapportés à mon avis à la syphilis congénitale, ainsi qu'une multitude d'observations analogues que notre bibliographie mentionnera.

Mais Hutchinson avait vu des enfants glabres nés de père ou mère peladiques (2). Ces cas, signalés par Molènes, appelent encore

(1) Rayer, *Traité des Mal. de la peau*, 1835, p. 725.

(2) Enfants qui naissent glabres et le restent, de père ou mère peladiques : Hutchinson, in Molènes : Alop. congén. (*Ann. dermat. et syph.*. 1896, p. 548).

Ledermann, *Monatsl. f. prakt. Derm.*, Bd. XXII, p. 518.

Abraham, *Brit. journ. of Dermat.*, av. 1895.

E. Fournier, *Ann. derm. et syph.*, 1900, p. 855.

quelques réserves, car certains pourraient se rapporter au monilethrix. J'ai signalé il y a longtemps une famille de monilethrix dans laquelle j'avais relaté l'observation de dix-sept cas en cinq ou six générations. Beaucoup, au premier coup d'œil, auraient pu être considérés à tort comme des cas de pelade décalvante.

Mais plusieurs auteurs ont vu ce que j'ai vu : de nombreux enfants fils de peladiques et devenant peladiques eux-mêmes, souvent à un âge déjà avancé.

Darier, Lesourd, Feulard, Jacquet, l'ont montré pareillement (1).

Notons aussi une observation intéressante de Cazenave, la seule que je connaisse qui mentionne à la fois l'hérédité de l'alopécie en aires et ses récidives. Je la résume (2).

Le nommé Henri D..., corroyeur, âgé de dix-huit ans, entre le 13 février 1847 à l'hôpital Saint-Louis pour une gale récente et plusieurs plaques dégarnies de cheveux qu'il portait sur la tête. Couché salle Henri IV, n° 100.

Interrogé sur ses antécédents, il se rappelait très bien avoir déjà été atteint, vers l'âge de dix ans, d'une maladie semblable à celle qu'il portait actuellement au cuir chevelu.

Ces plaques, dont chacune aurait pu être couverte par une pièce de 5 francs, étaient ovalaires et se présentaient avec les caractères suivants : la peau était blanche, décolorée, comme glabre, dépourvue de cheveux, bien qu'avec une grande attention on pût découvrir un duvet léger et incolore.

Deux plaques analogues, mais plus petites, existaient au milieu de la barbe, sous le menton.

Cette maladie datait d'un an; époque à laquelle elle serait survenue sans cause appréciable. Tenait-elle à une cause organique, héréditaire, à une lésion constitutionnelle de l'appareil chromatogène ? Il était permis de le croire, en se rappelant que le père de D... avait été atteint de la même maladie.

Traité par des frictions à la teinture alcoolique de quinine, le malade sortit guéri le 6 mai suivant.

Parmi ces cas, il faut distraire ceux qui concernent la pelade non plus héréditaire, mais familiale, où deux frères ou deux sœurs sont affectés de pelade ensemble ou séparément. Le cas

(1) Enfants qui deviennent peladiques tardivement, étant nés de peladiques:
Darier et Lesourd, *Ann. derm. et syph.*, 1898, p. 1000 ;
Feulard, *Trois générations* (Teignes et Teigneux).
Jacquet, *Presse Médicale*, 1900, n° 93.

(2) Cazenave, *Traité des Maladies du cuir chevelu*, 1850, Baillière, éd., p. 287 (sous le titre : Vitiligo du cuir chevelu).

n'est pas très rare, le fait survenant dans une famille où la pelade était inconnue jusque-là.

Des faits semblables ont été apportés par Jacquet, par Pawloff au Congrès international de Dermatologie et de Syphiligraphie (Paris, 1900, p. 409). J'en ai moi-même rencontré et j'en présenterai plus loin.

Ces cas sont intéressants, bien qu'on ait signalé semblablement des cas de pelade observés sur le mari et sur la femme, en dehors de toute consanguinité. La pelade est chose fréquente et on peut observer de ces coïncidences singulières.

Depuis que j'avais signalé plusieurs cas de pelade du mari et de la femme, j'en ai rencontré un autre : mari et femme présentant tous deux une pelade ophiasique.

En 1911, j'avais fait une enquête concernant 100 cas de pelade pris au hasard, et le dépouillement de ces 100 observations m'a donné, en ce qui concerne ce point particulier, les bases d'une évaluation utile à connaître.

Cette enquête familiale n'est pas toujours aisée à conduire à l'hôpital. Dès l'âge de huit ans, de dix ans, on voit des enfants se présenter seuls à l'hôpital. En outre, les Parisiens sont fréquemment des déracinés, leur famille est provinciale, souvent beaucoup l'ignorent tout à fait. Au moins bien des documents font-ils défaut au patient qu'on interroge. Ainsi, sur 100 malades peladiques, 19 ne purent rien me dire concernant leurs antécédents familiaux. C'était d'abord une douzaine d'enfants, des adultes orphelins de bonne heure, deux filles-mères qui ne savaient rien du père de leur enfant, un imbécile hors d'état de rien répondre.

Ainsi donc, de mes 100 malades, 81 seulement pouvaient être comptés, et pourtant, sur ce nombre, 18 m'ont affirmé positivement l'existence d'autres cas de pelade dans leur famille, ce qui fait une proportion de 22 %.

Je résumerai brièvement ces observations, qui sont intéressantes à bien des titres.

Observation I.

Docteur G..., trente-cinq ans.

Pelade bilatérale de la barbe. Une plaque médiane de la nuque, une plaque latéro-occipitale droite.

Le poil du corps et les ongles sont intacts.

Père asthmatique, atteint de pelade à récidives perpétuelles.

Observation II.

Alexander M..., cinquante ans.

A quarante-huit ans, après trois mois de céphalalgies violentes consécutives à du surmenage, commence une plaque lentement extensive de la nuque, se dirigeant vers l'oreille droite. Petite plaque isolée à la tempe gauche. Barbe peladique des deux côtés.

Deux ongles en dé à coudre.

Au même âge que le malade, à quarante-huit ans, une de ses sœurs aînées a présenté une semblable alopécie en grandes plaques, dont la guérison a été obtenue, mais lentement.

Observation III.

Henri B..., trente et un ans.

Pelade à peu près totale du cuir chevelu, des sourcils, cils et barbe durant depuis deux ans.

Son père a présenté à cinquante-quatre ans une large tache peladique guérie en quelques mois.

Une sœur grande nerveuse, un frère pied-bot.

Sa mère, neurasthénique, s'est suicidée à cinquante ans.

Observation IV.

Emile Ch..., douze ans.

Depuis cinq mois, pelade grave. Immense plaque glabre découpée en carte géographique occupant tout le segment occipital et entourée à distance de plaques plus petites.

Le père, trente-huit ans, a présenté à vingt-huit ans une pelade de la barbe qui a duré des mois et récidivé deux ans après sa guérison.

Un oncle paternel du malade a présenté aussi des plaques de pelade.

Observation V.

Albert Bl.-G..., trente-huit ans.

Pelade de la barbe et de la nuque, troisième atteinte.

La première à dix ans, à la nuque ;

La deuxième à vingt-cinq ans, plusieurs plaques ;

La troisième à trente-sept ans et demi, dure depuis quatre mois.

Une barre transversale aux incisives supérieures, moins marquée sur les incisives inférieures.

Prognathisme de la mâchoire inférieure, mais par ailleurs bonne dentition.

Ongles semés de taches blanches.

Le malade est l'aîné de quatre enfants.

Le suivant, trente-cinq ans, présente aussi de la pelade du cuir chevelu et des sourcils.

OBSERVATION VI.

HIPPOLYTE JAC..., trente-huit ans.

Grande pelade circonférentielle en arceaux avec grande plaque du vertex. Sourcils perdus. Barbe largement touchée. A la nuque, série d'arceaux et trois rangs de plaques superposées. Le poil du corps est touché partout. Légères stries ostréacées sur les ongles et leuconychie.

Grande difformité de la mâchoire inférieure. Prognathisme. Les incisives sont implantées en ligne droite, les canines versées en dehors. Lorsque les incisives sont affrontées, on passe le doigt entre les dents des deux mâchoires.

Le malade est asthmatique, emphysémateux. Autrefois bronchite à répétition. Prurit des jambes.

Le père, mort d'angine de poitrine à soixante-trois ans, présentait de la pelade de la barbe.

OBSERVATION VII.

PAUL C..., environ vingt-huit ans.

Depuis deux ans, trois plaques du cuir chevelu, une plus grande, médiane, symétrique, au menton.

Un oncle, frère de père, présente depuis sept à huit ans une pelade qui n'a pas guéri.

Nota. — Un frère du malade a présenté une leucoplasie, dite hérédo-syphilitique par M. Fournier, ayant débuté à vingt et un ans sans syphilis acquise. Elle a diminué, ne laissant que la langue givrée par places.

OBSERVATION VIII.

GABRIEL J..., vingt-deux ans.

Actuellement, beau type d'ophiasis, première atteinte à sept ans. Une plaque au vertex, durée trois mois. Deuxième atteinte à dix-neuf ans, dure depuis lors. Cette pelade évolue et change de place sans guérir. Leuconychie.

Le père a présenté par deux fois de grandes plaques de pelade assez vite guéries.

OBSERVATION IX.

VINCENT B..., trente-neuf ans.

Pelade annuelle à répétition. Quatorze atteintes de dix-sept à trente-deux ans. De trente-deux à trente-cinq ans, guérison apparente, après quoi rechutes nouvelles. La barbe est prise en totalité, la moustache est clairsemée. Au cuir chevelu, une tache de 3 centimètres de diamètre qui dure depuis six mois.

Ongles friables et crénelés.

Plusieurs tares familiales. Asthme. Rhumatismes. Cardiopathies. Neuf collatéraux, dont trois morts. Le malade est le premier né. Le septième, qui est une fille, a eu une atteinte de pelade.

Observation X.

Louis Vers..., vingt et un ans.

Enfance souffreteuse. Un an après une coqueluche, première atteinte de pelade à sept ans et demi. Depuis lors, la maladie n'a jamais guéri. Aujourd'hui, décalvation presque totale du cuir chevelu, dont les bords antérieurs et postérieurs sont seuls respectés. La nuque est saine. La queue du sourcil droit, les cils inférieurs à gauche sont tombés. Une large plaque au menton. Le poil du corps est touché diffusément.

Quatre ongles grêlés, en dé à coudre.

Prognathisme de la mâchoire inférieure faisant un profil concave.

Le père du malade avait partout les cheveux si rares qu'il portait le sobriquet de « cheveux pointus ».

Un cousin issu de germain de la mère a eu une pelade du cuir chevelu et de la moustache.

Une sœur du malade, que j'ai vue et soignée, a eu vers huit ou neuf ans une pelade totale guérie en six mois, mais présente encore des plaques isolées qui apparaissent sans cause perceptible et disparaissent sans traitement.

Observation XI.

Paul Jul..., vingt-huit ans.

Pelade diffuse presque totale du cuir chevelu, de la barbe, des sourcils, des cils, de la moustache, alopécie diffuse incomplète du corps.

Un ongle cannelé, d'autres crénelés, plats ou concaves, pétaloïdes. Les deux derniers de chaque main sont normaux.

Première atteinte de pelade à vingt-trois ans, il y a cinq ans, à la nuque, plaque lentement extensive sans guérison complète, même passagère. Repousse de cheveux gros, rares, longs, noirs ou blancs disséminés.

Deux ans avant la pelade, atteinte de rhumatisme articulaire aigu grave, polyarticulaire. Pleurésie droite. Le malade présente un léger frottement péricardique.

Deux de ses frères sont morts asystoliques après une attaque semblable de rhumatisme.

Un frère du malade a été peladique pendant cinq ans.

Observation XII.

Ferd. Lan..., vingt-sept ans.

Première atteinte de pelade en aires successives il y a deux ans. Durée, sept à huit mois.

Deuxième atteinte depuis trois mois sous forme d'une plaque en sablier au sommet de la tête.

Rien aux ongles.

Père buveur, mort d'accident, sans syphilis connue. La mère a eu sept enfants, dont quatre morts, plus une fausse couche.

Une sœur de dix-sept ans a eu une pelade totale, aujourd'hui guérie.

Pas de syphilis acquise connue du malade.

Wassermann positif.

Observation XIII.

Charles Mou..., quinze ans.

L'enfant, que je connais depuis six ans, est chétif, malingre. Peut-être a-t-il eu dès sept ans une petite tache peladique qui a disparu seule.

A neuf ans a commencé une pelade qui n'a pas guéri depuis. Les cheveux sont partout rares. Il présente un type d'ophiasis : pelade circonférentielle en arceaux, sourcils coupés de taches peladiques, barbe commençante.

Rien aux ongles. Taches peladiques des bras et des jambes. Dentition régulière et parfaite.

L'hérédité syphilitique de l'enfant est sûre. Le père a contracté à vingt-quatre ans une syphilis grave soignée par Ricord. Il s'est marié à vingt-huit ans. Il en avait trente-deux lors de la naissance de l'enfant, resté unique, très attendu de la mère. Le père, sur le conseil de Ricord, n'en voulait pas, craignant un enfant taré.

Wassermann négatif chez l'enfant.

La mère de l'enfant a eu deux petites taches peladiques.

Le grand-père maternel a eu antérieurement une atteinte de pelade.

Observation XIV.

Georges Pi..., treize ans.

Première atteinte de pelade qui dure depuis un an. Deux plaques réunies en forme de sablier à la région temporo-occipitale droite, une troisième à la nuque. Marche chronique progressive. Ongles tachés de blanc.

Bonne dentition. Mâchoire inférieure étroite.

Un frère de l'enfant se plaint perpétuellement de la tête.

Le père a eu la pelade, pendant un an, à quarante ans. Il en a quarante-deux.

Observation XV.

Mme Gau..., trente-sept ans.

Le père de la malade, qui était buveur et est mort de cirrhose à cinquante-trois ans, était atteint de pelade perpétuelle.

Sa fille l'a connu le cuir chevelu coupé de plaques chauves avec des repousses blanches et se rappelle sa mère, lui parlant continuellement de son traitement. Il avait fini pourtant par guérir.

De ce mariage, neuf enfants, plus deux fausses couches. Des neuf enfants, quatre sont morts : l'un à onze ans (méningite), un à six ans (convulsions), un à trois ans (bronchite), un à neuf jours (convulsions). Restent cinq enfants, dont la malade est l'aînée. Peladique depuis treize ans. C'est une grande pelade affectant le type de l'alopécie en clairières, à clairières très larges. La marche de la maladie est progressive et n'a été coupée que par un an d'apparente guérison.

A noter que la malade n'a jamais souffert des dents, mais que, sur le conseil de son médecin, un croyant de la *pelade dentaire,* on lui a enlevé toutes celles qui étaient malades. *Il lui en manque quinze.* Ces avulsions n'ont paru aucunement modifier la marche de la maladie.

Les ongles sont normaux. Le poil du corps n'est pas touché.

La sœur cadette de la malade a été peladique et a guéri après un an.

La malade a quatre enfants vivants. Le premier a été atteint de pelade à sept ans. Je l'ai vu et traité. Sa pelade a guéri en trois mois.

Observation XVI.

Auguste Peti...., trente-deux ans.

Première atteinte de pelade il y a deux mois. Une plaque pariéto-occipitale gauche grande comme une pièce de 2 francs, cinq plus petites disséminées. Ongles et poils normaux.

La dentition a présenté des retards singuliers. La canine gauche supérieure de première dentition n'est tombée qu'à vingt ans. La canine de remplacement pousse de travers, en plein palais. La canine inférieure droite est conique. Le reste de la dentition est parfait.

Un frère du malade a été peladique à vingt ans et depuis lors a eu deux ou trois atteintes de pelade bénigne.

Un cousin germain maternel a présenté une atteinte de pelade il y a six mois.

Un oncle maternel avait un psoriasis floride.

Observation XVII.

Henri V..., quarante-six ans.

Pelade bilatérale d'intensité moyenne. Trois plaques de la barbe, dont une en repousse. Cuir chevelu et ongles normaux.

Un oncle maternel a fait une décalvante totale de la barbe et du cuir chevelu.

Observation XVIII.

Noel B..., quatorze ans.

Pelade d'allures bizarres. Une grande bande dépilée de deux doigts de large au vertex s'est produite en trois points qui ont fusionné. Cheveux cassés, cassants, aucune atrophie de la peau rappelant la morphée.

Rien aux ongles.

Le père, qui est médecin, a eu vers dix ans une plaque de pelade grande comme une pièce de 5 francs, qui a guéri après trois mois.

Il est juste de faire remarquer, à propos de ces observations, que les chiffres auxquels elles conduisent doivent être au-dessous de la vérité. Car, s'il est difficile de supposer de la part des malades des affirmations positives qui soient erronées, quand il s'agit d'une affection prêtant si peu à l'équivoque, il est possible, et même probable, que certains malades aient ignoré la pelade de leurs proches. Et je crois qu'une enquête similaire menée dans la clientèle de ville pourrait donner des chiffres notablement plus élevés que ceux que mon enquête a fournis.

Conclusions. — Quoi qu'il en soit, il résulte de cette enquête:

1° Que, dans 22 % *au moins* des cas de pelade, cette affection existe à plusieurs exemplaires dans la famille, soit en ligne collatérale, soit en ligne ascendante directe et indirecte, soit en ligne ascendante et descendante, soit même en ligne ascendante, descendante et collatérale.

2° Dans 11 cas sur 100, pris au hasard, la pelade est héréditaire directe (obs. I, III, IV, VI, VIII, XIII, XIV, XV, XVIII). Elle paraît plus souvent provenir de la souche paternelle que de la souche maternelle (8 à 2).

3° Egalement dans 11 cas sur 100 de pelade pris au hasard, on rencontre cette affection chez deux collatéraux, frère et sœur, sans que l'origine de ces deux cas puisse être retrouvée chez les ascendants.

4° Il est plus rare de retrouver un cas de pelade chez un collatéral à une génération antérieure (ascendance indirecte : oncle ou tante). Mais le fait se rencontre (obs. IV, obs. VII, obs. XVII).

5° Enfin, on peut observer des cas où toute une famille est entachée de pelade, dont on retrouve des exemples portant sur trois générations (obs. XIII, obs. XV).

6° On pourrait, dans les observations qui précèdent, relever bien d'autres détails. La fréquence des morts par convulsions et méningite chez les collatéraux semble accuser l'importance étiologique de la tuberculose et de la syphilis. Plusieurs observations affirment la syphilis paternelle, d'autres la rendent probable (obs. VI, obs. XII, obs. XIII). Mais il existe en même temps de l'hérédité peladique. Quelle part relative donner à ces divers facteurs étiologiques ? La question reste pendante.

Quoi qu'il en soit, *sur 100 pelades prises au hasard, il y a 22 cas au moins dans lesquels on trouve cette affection héréditaire ou familiale, et 11 où l'hérédité est directe.*

Depuis lors, je n'ai pas tenu de statistique concernant l'hérédité dans la pelade, mais j'ai rencontré une quantité de cas similaires.

CHAPITRE XV

RAPPORTS DE LA SYPHILIS ET DE LA PELADE

Cherchant maintenant dans la pelade l'importance étiologique des grandes infections, nous étudierons d'abord le rôle possible de la syphilis.

A ce sujet, il est nécessaire de relever, pour l'éviter, une cause d'erreur très fréquente. Lorsqu'on interroge un grand nombre de peladiques, il n'est pas rare de relever en leur histoire des causes qui pourraient être incriminées dans la genèse de leur maladie si ces causes n'étaient pas inconstantes et disparates. Mais on hésite vraiment, quand il s'agit surtout d'un syndrome aussi particulier et de symptômes aussi uniformes que la pelade, à concéder la même valeur étiologique, par exemple, à une rougeole grave accompagnée de phénomènes méningitiques, ou bien au brusque arrêt des règles chez la femme, ou bien à une hérédité peladique familiale certifiée par le malade, ou encore à la misère physiologique évidente chez le sujet, mais très contraire au bon état général apparent que le plus grand nombre des peladiques nous montrera.

Cependant, entre tous ces facteurs étiologiques pour le moment incohérents, l'un me paraît de valeur prépondérante et indiscutable, c'est la syphilis: syphilis acquise de date ancienne; ou bien plutôt syphilis héréditaire. C'est à cette cause de la pelade que je voudrais consacrer le présent chapitre.

I. — LA PELADE CHEZ LES ANCIENS SYPHILITIQUES

J'ai dit à diverses reprises avoir observé, non pas une fois mais plusieurs, des sujets antérieurement peladiques, ultérieurement atteints de syphilis, et chez lesquels la syphilis récemment acquise avait paru augmenter de beaucoup la gravité de leur pelade. Tel fut le cas observé par Morel-Lavallée et par moi, auquel le professeur Fournier, en compulsant ses archives, avait trouvé des analogues (1). Mais le cas est plus fréquent d'hommes vieux, anciens syphilitiques, atteints sur le tard d'une pelade grave.

Comme la syphilis ni la pelade ne sont des maladies rares, on comprend qu'un seul fait de ce genre ne soit pas une démonstration. Parce qu'un homme de soixante-cinq ans vous montre une pelade datant de trois mois et vous avoue une syphilis contractée à vingt ans, vous ne pourrez évidemment pas conclure que sa pelade est dérivée de sa syphilis. Mais si vous en rencontriez dix cas analogues dans une statistique de deux cents cas, la conclusion serait différente. Le problème se rapproche alors de celui qui s'est posé devant Fournier à propos du tabes ou de la paralysie générale. Toutes les syphilis ne donnent pas lieu au tabes, et le tabes peut survenir trente ans après la syphilis, le tabes n'en est pas moins syphilitique, comme nous le savons désormais... Sans pouvoir conclure de même en ce qui concerne la pelade, il y a lieu d'additionner ces cas et de les sérier en attendant de nouvelles lumières. Bien entendu, nous ne devons jamais manquer, en pareil cas, de rechercher ce que donne la séro-réaction du malade, de voir si chez lui la syphilis paraît éteinte ou laisse de son passage des traces encore perceptibles.

Pour résumer mon opinion à ce sujet, je dirai :

Sur cent peladiques dont la pelade a commencé après quarante ans, on trouve sept ou huit syphilitiques anciens dont la syphilis est mal éteinte et s'accuse encore au moins par une demi-positivité. Je n'en sais pas plus, je n'en dirai pas davantage. C'est là une question ouverte aux recherches ultérieures des syphiligraphes.

(1) *Congrès dermat. internat.*, Paris, 1900.

2. — PELADE ET SYPHILIS CONGÉNITALE

Mais bien plus nombreuses sont les observations dans lesquelles la syphilis des parents peut être invoquée comme cause étiologique de la pelade de leurs enfants. Et ici, je distinguerai quatre cas différents.

1° Ou bien la syphilis est avouée des parents ;

2° Ou bien la syphilis n'est pas avouée ou connue des parents, mais la séro-réaction la certifie ;

3° Ou bien ni l'aveu des parents, ni la séro-réaction ne peuvent être invoqués, mais les stigmates ordinaires de la syphilis congénitale l'accusent ;

4° Ou bien, il n'y a pas d'aveu, il n'y a pas de séro-réaction positive, il n'y a pas de stigmates reconnaissables, mais le traitement antisyphilitique donne des résultats heureux.

1. — Syphilis reconnue des parents. — J'ai vu un grand nombre de cas dans lesquels la mère elle-même, en me conduisant son fils, me racontait la syphilis de son mari et le trouble qu'elle avait apporté dans son ménage. Alors le mari n'avait pas voulu d'enfants, et l'enfant était arrivé par surprise. Ou bien les deux époux, croyant à la guérison, avaient souhaité une grossesse ; ou bien même, le lendemain d'un interrogatoire de la mère, j'ai vu arriver le père me disant : « Aux questions que vous avez posées à ma femme, je vois ce que vous désirez savoir... J'ai eu la syphilis il y a vingt ans. » Ou bien j'ai entendu le mari me dire devant sa femme avoir été traité par Hg et Kl, de façon à n'être compris que de moi.

Tout récemment, j'ai observé une pelade généralisée chez un garçon de dix-huit ans dont le père avait été soigné par un neurologiste pour une maladie de moi inconnue. Le malade présentant des stigmates, j'en écris au médecin, qui répond : « La syphilis du père est certaine, mais n'en parlez pas à sa femme. »

J'ai vu tous ces cas, non pas une fois par hasard, mais d'une façon fréquente et répétée. J'attache une importance particulière aux renseignements à moi donnés par un médecin. Voici, par exemple, la lettre d'un père : « Merci mille fois pour le bon accueil que vous avez réservé à mon fils et pour le traitement que vous lui avez indiqué. Je ne puis exclure tout à fait l'hypothèse de syphilis, mais l'accident de 1890 a été régulièrement traité et mon fils est né dix-huit ans plus tard. Je vous renverrai mon jeune sujet et, si vous le jugez à propos, vous trouverez une forme voilée pour un traitement spécifique. Ne m'écrivez pas là-dessus, mon courrier, pratiquement, est toujours ouvert. Si vous désirez m'entretenir, indiquez-le moi, je viendrai vous voir. »

On comprend combien l'accumulation d'un grand nombre de faits pareils est suggestive.

2. — Syphilis inconnue. Séro-réaction positive. — On rencontre encore d'autres cas, dont quelques-uns fort délicats. Une mère m'amène son fils peladique. Je ne puis risquer des questions directes. Il faut procéder de biais, invoquer un état général douteux et pratiquer sous ce prétexte une séro-réaction. Séro-réaction et Wassermann sont des mots trop connus, ne pas les prononcer ; on peut parler de la recherche de l'urée, de l'hyperglycémie, etc... Chez les hérédo-syphilitiques jeunes et jusqu'à la formation, la séro-réaction est habituellement positive. A partir de cet âge, il semble que la positivité s'atténue d'elle-même, sans que je puisse affirmer une proposition aussi générale. Or, la plupart des cas de pelade chez l'enfant surviennent avant quatorze ans ; la séro-réaction est donc un moyen non négligeable d'arriver à la vérité.

Je devrais traiter ici et à fond la question des demi-positivités dans la réaction de Wassermann, car il me paraît qu'on en abuse infiniment. Mais quand la séro-réaction est faite dans mon propre laboratoire, suivant la technique de Bordet-Wassermann, par trois antigènes éprouvés, et aussi suivant la méthode de Hecht-Levaditi avec un antigène dépourvu de pouvoir anticomplémentaire et titré; enfin avec l'antigène cholestériné de Desmoulières, une demi-positivité, affirmée par les trois techniques, ne laisse vraiment place à aucun doute. Je me sers de l'échelle colorimétrique de Vernes, pour apprécier le degré de l'hémolyse.

3. — Stigmates de la syphilis congénitale. — Bien que je doive parler des stigmates de l'hérédité syphilitique, comme ils ne doivent être envisagés ici que comme moyen du diagnostic étiologique de la pelade, je ne pourrai attribuer que quelques lignes à chacun d'eux.

Avant tout, ce qu'il faut poser en principe, c'est le nombre immense des enfants nés de parents syphilitiques et que l'on présentera au médecin pour autre chose que pour leur hérédité.

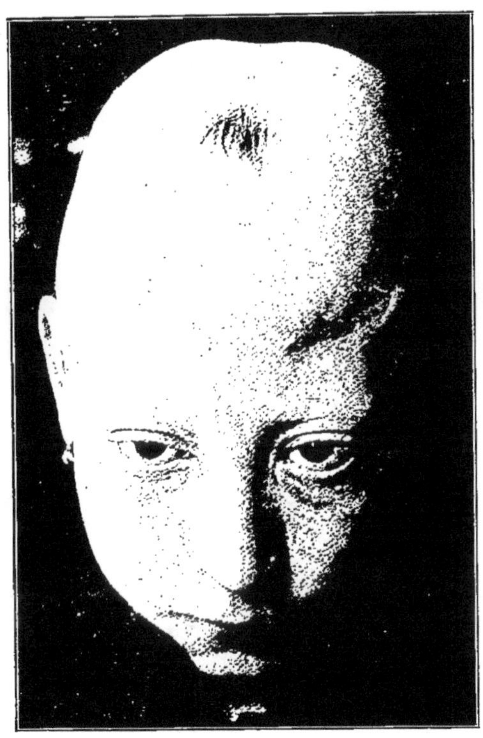

FIG. 143. — Pelade et syphilis congénitale. Jeune fille naine de vingt-huit ans. (Malade de Sabouraud. Cliché de Noiré.)

Ecartons tout d'abord une question préalable : il n'est point prouvé que d'autres infections des progéniteurs ne pourraient donner lieu chez les descendants à des stigmates dentaires. Mais il y a très peu d'infections graves qui laissent à l'homme la faculté de se reproduire. Entre toutes, la plus fréquente est la syphilis, qui n'entrave nullement les rapports sexuels. Même en admettant que d'autres infections graves puissent donner lieu à de pareilles suites, il est certain que la syphilis est la plus fréquente, la plus durable, la plus sérieuse, qui, même grave, laisse les fonctions génitales intactes. On peut donc admettre théoriquement que ces malformations pourraient relever d'une autre cause; l'important pour le médecin, c'est que, pratiquement, il puisse dire que c'est la seule qui les détermine.

Logiquement, un être normal donne lieu à un être normal ; or il n'est pas normal de naître avec un crâne natiforme, ou de

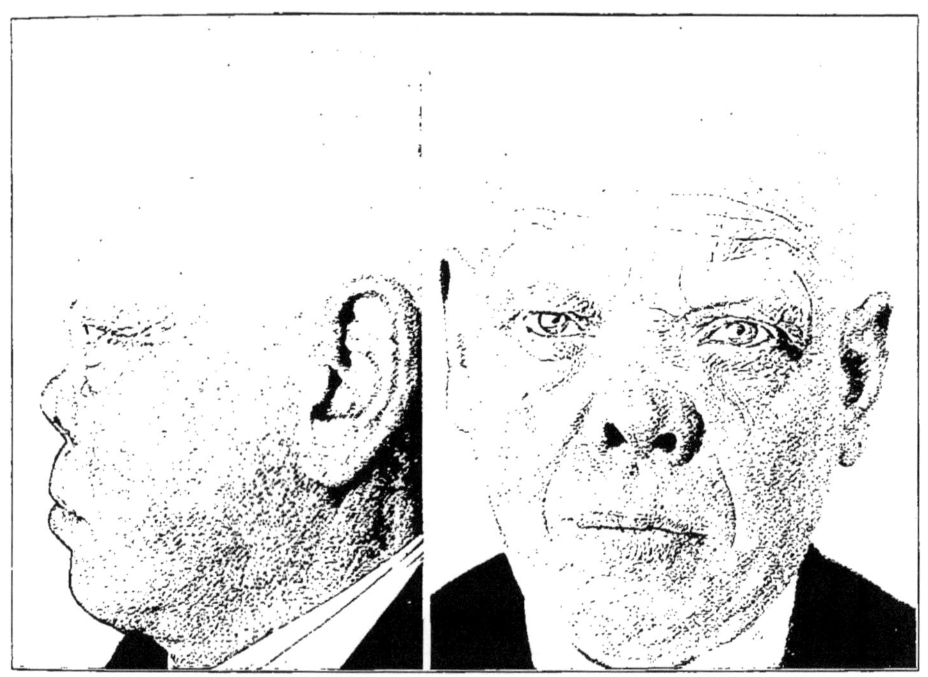

Fig. 144. — Pelade totale chez un homme entaché de syphilis congénitale. (Malade de Jeanselme. Cliché de Noiré.)

ne pas dépasser une taille de 1 m. 40. Entre tous les systèmes organiques, le système osseux est le plus stable et le plus constant. Toute malformation squelettique, en apparence spontanée, doit faire penser à la syphilis.

Voici une naine de vingt-huit ans (fig. 143), qui n'a pour chevelure qu'une seule touffe de cheveux au-dessus du front.

Voici un homme (fig. 144) dont la laideur, aussi bien que le nez en lorgnette, trahissent la syphilis congénitale, et c'est un grand peladique total. A eux seuls, ces deux faits sont une preuve de ce que j'affirme depuis vingt-cinq ans : *il y a une pelade souvent grave en rapport avec la syphilis congénitale.* Je ne fais pas de théorie en cela, j'affirme des faits dont je fus témoin, et ces faits, je les démontre. Mais ils ont plus que leur valeur intrinsèque, ils peuvent nous faire penser que des sujets moins fortement entachés de syphilis héréditaire pourront présenter des pelades peut-être moins graves, mais de pareille origine.

Toute déformation cranienne importante, l'asymétrie quand elle est marquée, le chevauchement de l'occipital sur les pariétaux (ce que j'ai appelé la subluxation de l'occipital), les déformations de la face, auront en plus ou en moins, la même valeur. *L'individu est beau quand il est bien fait, et doit naître bien fait de parents sains.*

La face allongée (en coin de mur), le visage comme une planche, au point que sans le nez il serait tout entier sur le même plan, le prognathisme marqué de la mâchoire supérieure ou inférieure ont la même signification. De même la saillie excessive des os malaires donnant à l'Aryen une face mongole, ou au contraire leur effacement singulier, ont une valeur identique. De même la conformation des maxillaires. En haut comme en bas, les arcs maxillaires normaux ont la forme d'un fer à cheval. En haut, si les branches parallèles sont trop serrées, elles feront le palais ogival. Normalement, le demi-cercle des incisives inférieures doit s'inscrire dans le demi-cercle des incisives supérieures ; si la mâchoire inférieure est trop longue, les incisives s'affrontent au lieu de se chevaucher. Les branches horizontales des maxillaires doivent se rencontrer sur le même plan horizontal quand la bouche est close. Si elles sont difformes, les dents opposées ne se toucheront pas, et même entre les mâchoires serrées, on pourrait passer un crayon. Toutes ces malformations n'ont pas la même égale valeur. Pour la plupart, ce sont des signes de probabilité, non de certitude, des signes « mineurs », avais-je dit, d'un mot qui a fait fortune. Mais si plusieurs se rencontrent à la fois, la probabilité s'affirme de leur origine commune, c'est comme un recoupement dans une enquête. Enfin il y a les malformations des dents elles-mêmes qui peuvent porter sur toutes ou seulement sur quelques-unes. Sur toutes, et il y en a de deux sortes : le nanisme dentaire et l'insuffisance d'émergence des dents.

1° Le microdontisme ou nanisme dentaire fait partie de ces symptômes, que l'on ne voit pas si l'on n'a pas l'habitude de les rechercher. Un dermatologiste doit toujours examiner les dents de ses malades ; il les regardera, non pas comme un dentiste, mais comme un naturaliste, pour juger si elles sont normales et jusqu'à quel point elles le sont.

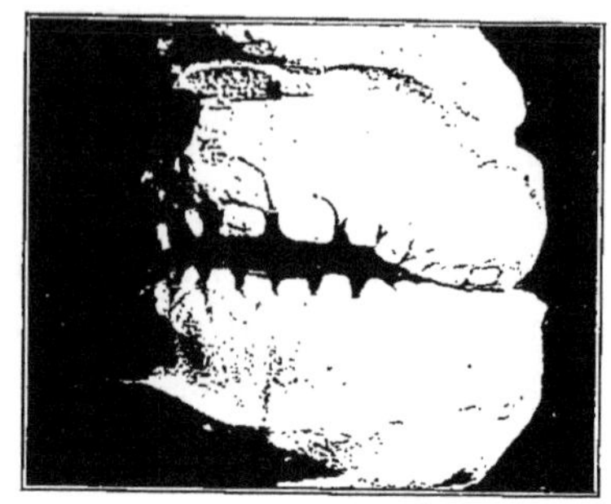

Fig. 145. — Microdontisme ou nanisme dentaire chez un peladique. (Malade de Sabouraud. Moulage et cliché de Noiré.)

Il peut n'y avoir qu'une dent naine et, pour l'ordinaire, c'est la deuxième incisive de chaque côté. « Dent en grain de riz, dent de poupée », disait Fournier. Mais, le plus souvent, toutes les dents sont naines et analogues (fig. 145).

Normalement, toutes les dents doivent se toucher par leurs bords latéraux. Mais, si chaque dent laisse un espace entre sa voisine et elle, il y a malformation. Quand le fait existe entre toutes les dents, il y a nanisme dentaire ou microdontisme. A mon avis, l'intervalle marqué entre les deux incisives médianes supérieures, considéré par beaucoup comme une preuve de syphilis, n'a pas plus de valeur que le même intervalle entre les autres dents. Ce qui importe n'est pas leur siège, c'est leur existence, et *surtout multiple et répétée* (fig. 146 et 147). Ne puisse-t-on passer qu'un dos de couteau entre toutes les dents, il y a microdontisme, et il faut avoir regardé l'affrontement exact des incisives sur de belles dentitions normales pour comprendre à quel point le microdontisme est une anomalie véritable.

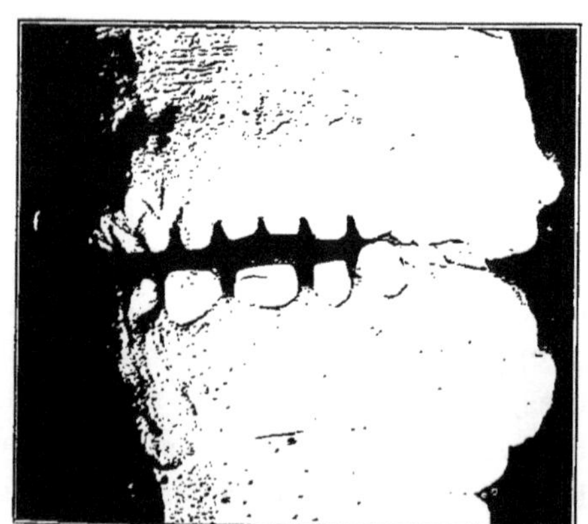

Fig. 146. — Ecartement anormal des dents et nanisme dentaire chez un peladique. (Malade de Sabouraud. Moulage et cliché de Noiré.)

2° L'insuffisance d'émergence des dents est un signe qui n'est mis à son rang par personne comme stigmate de l'hérédo-

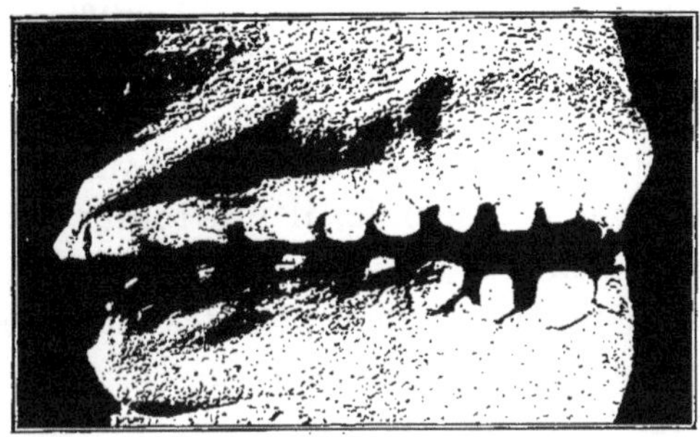

Fig. 147. Nanisme dentaire et insuffisance d'émergence des dents chez un peladique (Malade de Sabouraud. Moulage et cliché de Noiré.)

syphilis. Normalement, les molaires, chez l'adulte, ont leur couronne dégagée, saillante hors des gencives de toute sa hauteur.

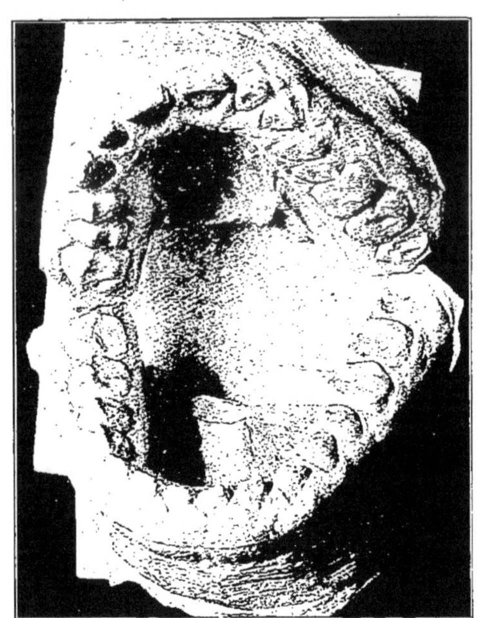

Fig. 148. — Insuffisance d'émergence des dents chez un peladique. (Malade de Sabouraud. Moulage et cliché de Noiré.)

Chez beaucoup de syphilitiques héréditaires, l'éruption de ces dents ne s'achèvera pas (fig. 148). Les molaires gardent l'insuffisance d'émergence qu'elles montrent quand elles n'ont pas encore achevé leur croissance. Elles sont comme des cailloux encastrés dans une route et font à peine une saillie à sa surface. Ce phénomène ne s'observe jamais sur une seule molaire, mais habituellement sur toutes les molaires et aux deux mâchoires.

Malformations tératologiques dentaires. — En dehors de ces malformations d'ensemble, il y a toutes les altérations morphologiques des dents, si remarquablement étudiées par Fournier. Il faut les énumérer séparément pour les incisives et canines d'une part, et pour les molaires de l'autre.

Les incisives peuvent être striées ou ponctuées, ou bien elles affectent la forme dite « en tournevis ». Toutes ces lésions sont rassemblées sous le nom commun d' « érosions dentaires » par les stomatologistes, terme assez impropre, car ces érosions s'observent sur les dents dès qu'elles paraissent, elles sont préalables à leur émergence et ne se font pas sur les dents une fois sorties. Dents *striées*, dents *ponctuées*, dents *grêlées*, signalent seulement des formes diverses d'un même phénomène. La surface antérieure des incisives ou des canines est semée de petits trous borgnes et cupuliformes qui résultent de l'absence de l'émail en ces points. Et comme la masse osseuse de la dent apparaît au fond des trous, le fond en est marqué par un point de couleur jaune d'ocre. Suivant que ces points sont irrégulièrement disposés, c'est la dent ponctuée ou grêlée (fig. 149); ou bien, suivant des lignes horizontales, c'est la dent striée (fig. 150). Mais tout l'émail de la dent peut montrer, en outre, des stries transversales superposées où la dentine est amincie sans manquer tout à fait (fig. 151). Alors la surface de la dent présente des rides parallèles et horizontales, mais blanches. Lorsque la strie est près du bord libre, elle l'amincit; le bord tranchant des incisives sera vite usé et présentera plus tard une surface jaunâtre au lieu d'un bord coupant (fig. 152).

Je ne parle que pour mémoire de la dent d'Hutchinson (fig. 153). Elle est rare et ordinairement spéciale aux deux incisives médianes. Ici le bord tranchant et horizontal de la dent est remplacé par une concavité semi-lunaire inclinée en dedans. Une fois dans ma vie, j'ai vu une jeune fille dont toutes les incisives et les deux canines aux deux mâchoires avaient cette forme de mitre à deux cornes que l'on prête aux prêtres juifs dans les tableaux de la Renaissance.

La dent « en tournevis » décrite par Fournier est très spéciale.

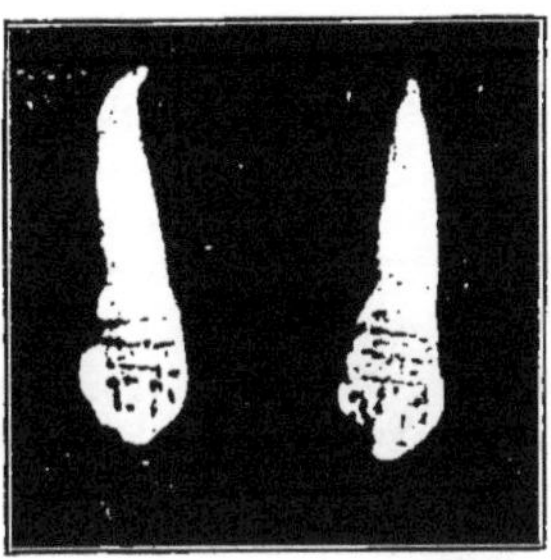

Fig. 149. — Dent ponctuée ou grêlée. (Collection Chompret. Cliché de Noiré.)

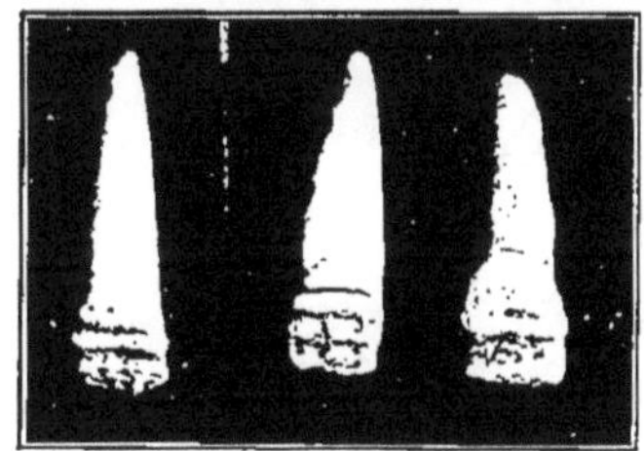

Fig. 150. — Dent striée. (Collection Chompret. Cliché de Noiré.)

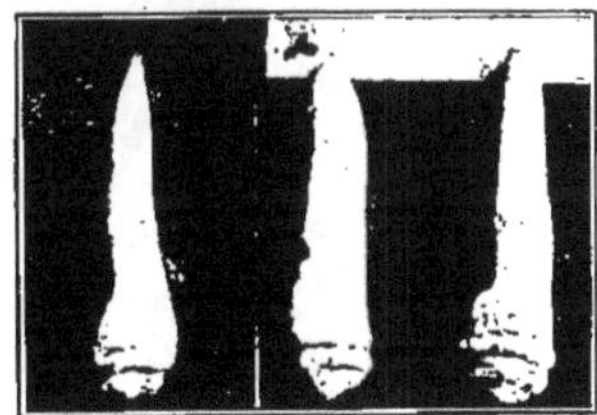

Fig. 151. — Dent striée. (Collection Chompret. Cliché de Noiré.)

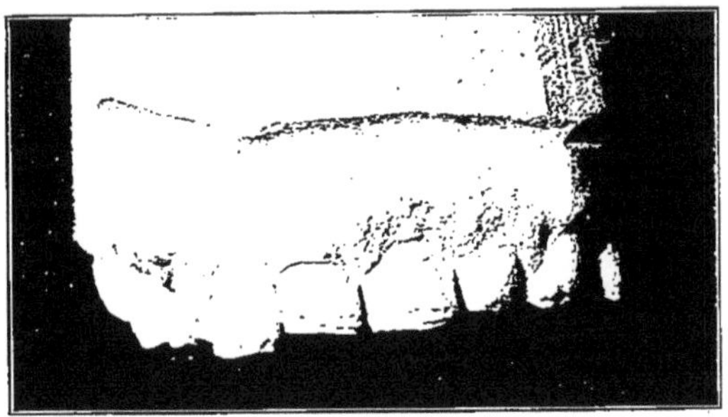

Fig. 152. — Dents striées, chez un peladique. (Malade de Sabouraud. Cliché de Noiré.)

Elle a sa base normale jusqu'à moitié hauteur de sa couronne, mais à partir de ce point elle se rétrécit subitement, si bien que son dernier tiers semble appartenir à une dent plus petite. C'est comme si sa moitié ou son tiers supérieurs étaient enchassés dans la base de la dent plus grande, à la manière d'une lame courte de tournevis enchâssée dans sa monture (fig. 154). Cette altération peut porter non seulement sur les incisives, mais sur les canines dont la pointe devient irrégulière et comme déchiquetée.

Les incisives, les canines, et même les molaires, peuvent

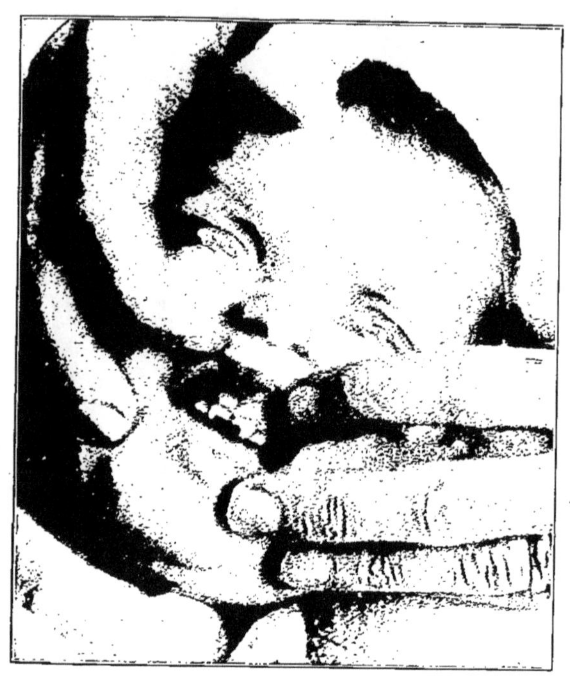

Fig. 153. — Dents d'Hutchinson. (Malade de Jeanselme. Cliché de Noiré.)

montrer bien d'autres formes tératologiques disparates, réunies sous le nom d'amorphisme dentaire. Leur variété échappe à toute description. On peut voir une incisive en forme de cylindre creux, les deux incisives médianes remplacées par un seul moignon ayant la forme d'un large cylindre aplati, etc, etc...

Quand les incisives sont mal plantées, de façon à montrer leur bord au lieu de leur face, et que ce symptôme ne porte pas sur une seule dent, je lui attribue la même valeur qu'aux modifications morphologiques. Par contre, j'attribue une valeur moindre à la non-émergence des deux incisives latérales supérieures, symptôme qui garde une signification quand il est associé à d'autres malformations, mais qui n'en a guère quand il est seul, car j'ai

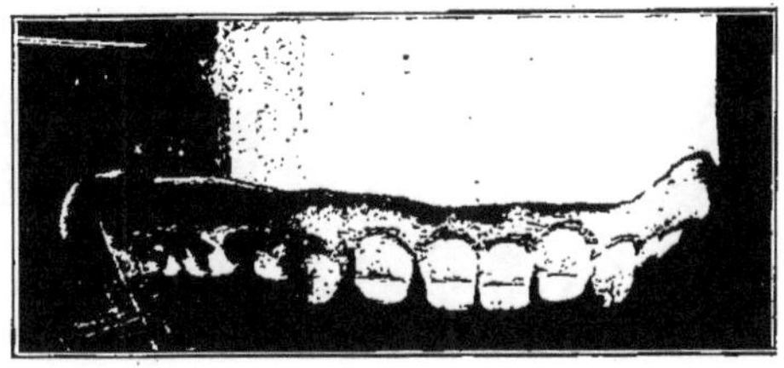

Fig. 154. — Dents en tournevis chez un enfant peladique. (Malade de Sabouraud. Moulage et cliché de Noiré.)

vu des familles chez lesquelles cette absence des incisives latérales était héréditaire depuis plusieurs générations.

Enfin je ne sais quelle valeur attribuer à la permanence des

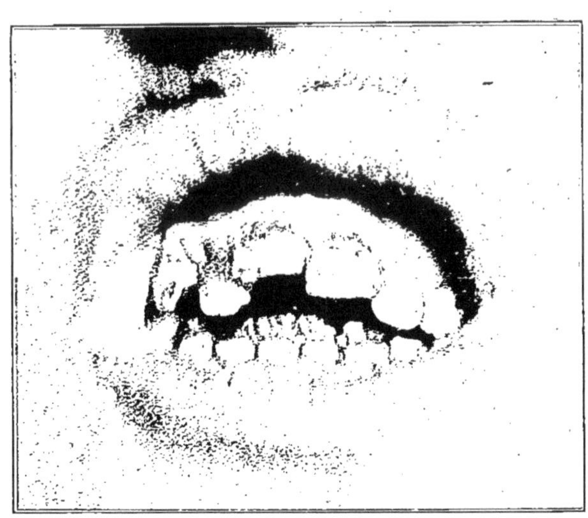

Fig. 155. — Dentition d'un peladique. Dents en tournevis et plantation irrégulière. (Malade de Sabouraud. Cliché de Noiré.)

dents de lait, qu'elles aient ou non empêché l'émergence de la seconde dentition.

Sur les molaires, les malformations dues à la syphilis congénitale sont analogues en leur principe, différentes en leur aspect.

Le plus ordinairement, c'est sur toute la région des cuspides que l'émail manque et leur surface de broiement devient irrégulière et rocheuse (fig. 156). L'émail existe sur toutes les faces latérales de la couronne, il ne manque que sur les cuspides, qui ont néan-

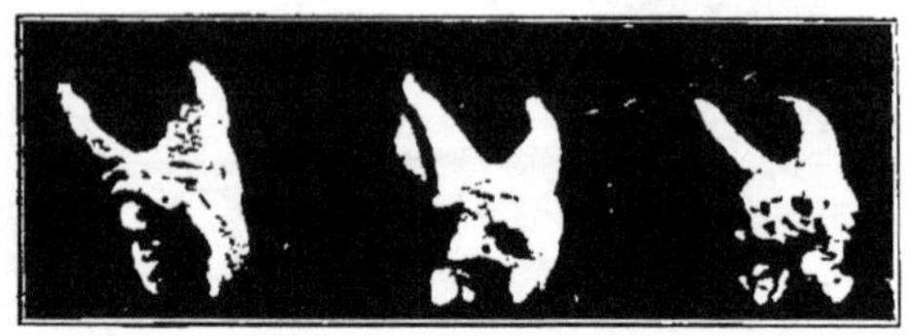

Fig. 156. — Molaires rocheuses privées de dentine. (Collection Chompret. Cliché de Noiré.)

moins gardé leur longueur et leurs intervalles réciproques, mais qui sont amincies, déchiquetées et présentent une pointe aiguë vite émoussée par la mastication. Quelquefois les quatre cuspides sont disposées sur la couronne comme les trayons d'une mamelle de vache (fig. 157). De telles formes ne s'observent bien que sur de jeunes sujets, car les saillies cuspidiennes irrégulières et fria-

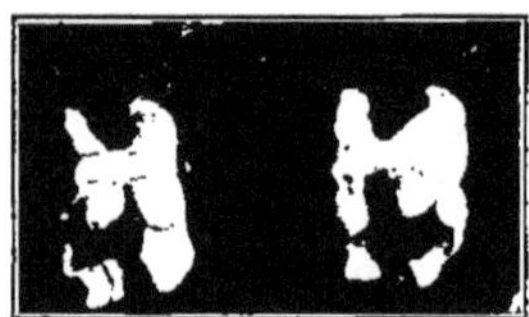

Fig. 157. — Molaires « en trayons de vache ». (Collection Chompret. Cliché de Noiré.)

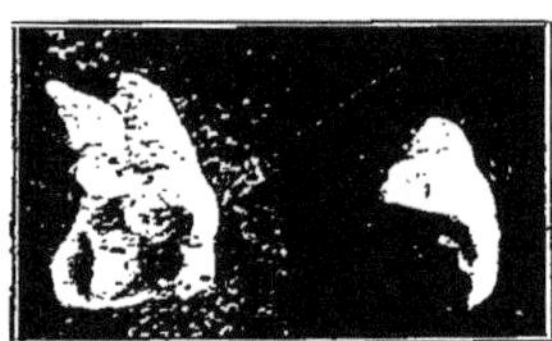

Fig. 158. — Molaires usées « en table rase ». (Collection Chompret. Cliché de Noiré.)

bles s'usent vite à l'usage, en sorte que la surface molaire de la dent, chez les sujets plus âgés, apparaît comme une table rase (fig. 158).

Ordinairement ces altérations coexistent aux quatre molaires des deux maxillaires, quelquefois aux deux premières molaires symétriquement, et même elles peuvent s'observer solitaires.

Une autre malformation des dents molaires est à signaler, c'est la présence à la face interne de la première ou des deux molaires, à gauche et à droite, et le plus souvent à la mâchoire supérieure seulement, d'une cuspide supplémentaire plus ou moins complètement évoluée. On en trouve très souvent le rudiment comme une palmette accolée à la face buccale de la cuspide antéro-interne. Plus développée, cette palmette devient le tubercule de Carabelli. Quand ce tubercule, qui est fréquent, forme une pointe oblique vers la cavité buccale, et prend la forme d'un sein de femme avec son mamelon, c'est l'éminence mamillaire que j'ai décrite comme une preuve de syphilis héréditaire.

Lorsque le tubercule de Carabelli n'existe que dans sa forme ordinaire d'une cuspide incomplètement développée, sa signification est moins certaine. Elle a donné lieu à beaucoup de discussions entre les syphiligraphes et les stomatologistes. D'ailleurs, qu'on l'interprète comme le reste d'une cinquième cuspide ancestrale ou comme le développement incomplet d'un bourgeon paramolaire, la question de ses origines n'est pas à confondre avec sa signification pathologique. Dans ses formes atténuées, le tubercule de Carabelli ne me paraît avoir aucune valeur; quand il a une forme anormale, il en a une à mon avis. Mais cet avis a rencontré l'opposition de beaucoup. On a objecté que le tubercule de Carabelli existe normalement chez les lémuriens..., qu'on le retrouve sur les momies d'Egypte, etc... Je dois dire que ces objections ne me frappent pas. Quant le tubercule de Carabelli prend la forme de l'éminence mamillaire, je ne l'ai vu que chez des syphilitiques héréditaires; je m'en tiens là.

Ce tubercule peut se développer au point de faire à la dent une cinquième cuspide de la forme et de la dimension des quatre autres. C'est alors la dent que j'appelle « en fleur double » par comparaison aux cas où une étamine s'est transformée, dans une corolle, en un pétale supplémentaire. A ce degré de développement, c'est pour moi un motif de suspicion de l'hérédité syphilitique insuffisant pour faire conclure, s'il est tout seul.

Il va sans dire que les molaires, comme toutes les autres dents, peuvent montrer un amorphisme complet et les formes les plus atypiques, mais ce sont des cas assez rares. Il est remarquable aussi de voir toutes les anomalies plus haut décrites demeurer souvent systématisées : lorsque les molaires en présentent, on trouve souvent les incisives saines et inversement .

Tous ces troubles tératologiques me paraissent, les uns comme les autres, constituer de très fortes présomptions de syphilis congénitale. Quand ils sont peu marqués ou ne portent que sur une dent, on peut ne pas conclure, mais quand toutes les incisives sont grêlées, ponctuées ou striées, ou « en tournevis » (fig. 155), il n'y a guère de doute à garder sur l'hérédité paternelle, de même pour les molaires rocheuses. Ce sont là ou à très peu près des symptômes de certitude.

Telles sont les malformations les plus ordinaires que l'on rencontre chez les peladiques jeunes. Et si je n'y ajoute pas les tibias platicnémiens et l'axyphoïdie, c'est que leur constatation est moins immédiate et fréquente.

Il est à noter que ces symptômes sont plus évidents chez les enfants ou les jeunes gens parce que la morphologie dentaire est chez eux plus intacte. Les adolescents ont eu moins de temps pour perdre leurs dents par traumatisme ou accident, par carie dentaire ou avulsion. La constatation de certaines difformités dentaires peut devenir difficile ou impossible chez les individus plus âgés. Or, quand on recherche par tous moyens la syphilis congénitale chez les peladiques jeunes, on la constate environ dans sept cas sur dix au-dessous de seize à dix-huit ans. Je tiens à prouver ce que je dis, et pour cela je montrerai dans les figures suivantes la tête du sujet et sa pelade d'une part, de l'autre sa mâchoire et ses malformations. D'une telle confrontation, si l'on veut se donner la peine de la renouveler soi-même, on devra conclure comme moi que la syphilis congénitale se rencontre environ sept fois sur dix chez les *enfants* atteints de pelade.

Je ne veux rien insinuer de plus. Je dis que chez l'enfant la syphilis héritée se rencontre dans la majorité des cas de pelade. Qu'on prenne donc mon opinion telle que je l'exprime. Si je voulais dire plus, je saurais le dire.

Il ne me semble pas que la proportion des syphilis héréditaires reste la même chez les sujets devenus peladiques à un âge plus avancé, quand ils n'ont pas eu dès l'enfance leur première atteinte. C'est donc un tort de me faire dire, comme on l'a fait, que la syphilis fait les sept dixièmes des cas de pelade. Cette proportion ne me paraît exacte que chez les peladiques très jeunes.

A peu d'exceptions près, la pelade des hérédo est du type de l'ophiasis, et même quand elle ne commence pas par les régions occipitales, le plus souvent elle s'y étend; et le type de l'ophiasis, après avoir été douteux, s'y affirme. Ces pelades sont rarement bénignes, souvent durables, quelquefois très graves, et il y en a de définitives.

Dans ces conditions, la pelade ophiasique, chez l'enfant, doit faire penser de suite à l'hérédité syphilitique et dans l'incertitude à en faire essayer le traitement. Avant de parler du traitement antisyphilitique de la pelade chez l'enfant, je voudrais relever une objection analogue à celles que l'on a opposées à la valeur séméiologique de l'éminence mamillaire, dont je parlais tout à l'heure.

On a pu dire : « L'ophiasis a été décrite d'après les auteurs grecs et par Celse, qui écrivait sous Tibère : comment admettre l'origine ordinairement syphilitique d'une maladie connue et décrite au premier siècle de J.-C., alors que rien ne peut faire croire, jusqu'au XVIe, à l'existence de la syphilis en Europe ?

Je ne veux pas discuter ici de ces problèmes historiques, je dis ce que j'ai vu et qu'il est permis à chacun de vérifier, à savoir la fréquence de l'hérédité syphilitique chez les peladiques, surtout très jeunes, sous la forme d'ophiasis, et je ne pense d'ailleurs nullement que la syphilis soit la seule cause possible de la pelade.

4. — Les résultats du traitement antisyphilitique chez les peladiques jeunes. — Il me reste à parler du traitement spécifique appliqué uniformément aux ophiasis des jeunes et à en exposer les résultats. Je ne conseille un traitement actif, par piqûres, qu'aux seuls peladiques dont la séro-réaction est franchement positive. Dans tous les autres cas, je m'en tiens aux traitements anciens par les voies digestives, soit en sirops ou pilules mercurielles, soit en suppositoires.

Plusieurs raisons m'ont fait adopter ce traitement; elles sont d'ordres divers, mais chacune valable à mes yeux.

Les piqûres sont pénibles pour les enfants et mal vues de leurs parents. Les uns et les autres auront peur et cesseront le traitement. Ou bien, comme ce traitement est par lui-même dénonciateur, les parents penseront que le médecin fait fausse route. Ajoutez les risques de la révélation aux parents d'une syphilis dont le médecin n'aura pas toujours les moyens de faire la preuve, ou dont il donnera des preuves qui ne paraîtront pas suffisantes. En tous cas, le risque est à considérer de semer la discorde, ou l'anxiété dans l'âme des parents, non seulement au sujet du malade, mais de tous les autres enfants. A mon avis, pour en agir autrement, il faudrait que la preuve fût faite d'abord que le traitement par le novarsénobenzol ou le bismuth est dans ces cas plus efficace que les vieux traitements d'autrefois. Or, si cette preuve est faite surabondamment en ce qui concerne la syphilis acquise, récente, active, elle ne me paraît pas du tout faite pour la syphilis congénitale et *latente,* comme celle qui existe le plus souvent sous la pelade des hérédo. Je n'ai pas vu, dans le traitement de la pelade, une évidente supériorité des arsénobenzènes sur le mercure, je dirais presque au contraire que j'ai vu le mercure longtemps continué me donner les résultats les meilleurs. Il améliore si souvent et si évidemment l'état général des enfants, en même temps que leur pelade, que la question se pose pour moi de décider s'il agit toujours comme antisyphilitique, ou s'il n'exerce pas sur la nutrition générale des enfants un effet utile, en dehors de toute syphilis.

La fréquence de ces résultats est telle qu'elle ferait douter qu'il y ait un si grand nombre d'enfants syphilitiques de naissance et ferait chercher ailleurs la raison de ces succès. Mais il faut se rappeler ce que je disais plus haut, que sur vingt syphilitiques anciens pris au hasard, quatre ou cinq à peine ont une séro-réaction négative parfaite, même après de longues années, et que cependant presque tous ont eu des enfants dont un très grand nombre ne portent pas visiblement la marque de leur origine. Il y a sans doute bien plus d'hérédo-syphilitiques que nous n'en reconnaissons.

D'ailleurs les raisons et les preuves de la syphilis congénitale sont souvent discordantes. Certains parents m'ont avoué une syphilis ancienne, alors que la dentition de leur enfant n'en portait pas trace; et la séro-réaction de l'enfant était positive. En d'autres cas, la syphilis avouée des parents n'avait pas transmis à l'enfant une séro-raction positive, alors que sa dentition faisait la preuve de l'hérédité. Dans ces conditions, quoi d'étonnant que beaucoup de syphilis congénitales soient méconnues ? En vérité, nous ne disposons d'aucun moyen de valeur constante pour dépister tous les cas de syphilis héritée. Il faut le savoir et le dire.

5. — *Preuves des affirmations qui précèdent.* — Les affirmations qui précèdent demandent des preuves. Donnons-en quelques-unes parmi cent autres.

OBSERVATION I.

ROBERT DEM..., neuf ans et demi, né à terme, bien portant, d'une mère atteinte de salpingite et d'un père atteint de *delirium* trois ans après la venue de l'enfant au monde.

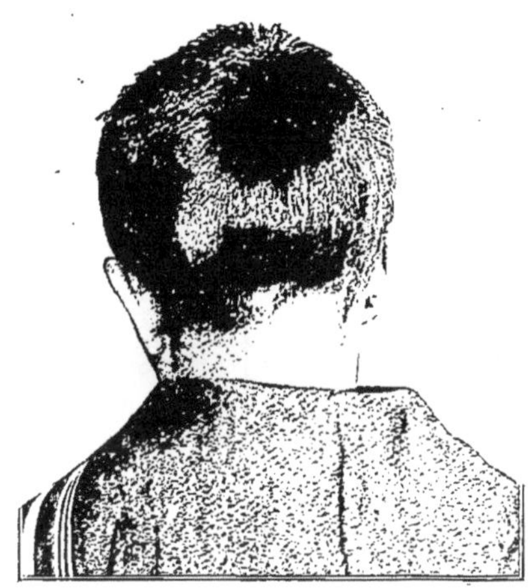

FIG. 159. — ROBERT DEM... Pelade ophiasique de la nuque. (Malade de Sabouraud. Cliché de Noiré.)

La mère a fait une fausse couche accidentelle (?), et deux ans après notre petit malade ; elle a eu un second enfant bien portant, mais eczémateux...

Robert, notre malade, a présenté un peu de rachitisme dont la cheville droite témoigne encore, et une légère hydarthrose du genou. Il a des migraines.

Il a été pris de pelade il y a un mois et demi. Voici l'aspect de sa tête : ophiasis de la nuque, plaque sus-auriculaire droite, plaque sus-mastoïdienne gauche (fig. 159).

La dentition montre un microdontisme évident. Toutes les dents antérieures ont perdu leur forme spécifique. Les deux incisives latérales manquent en haut. Lorsque les mâchoires sont serrées, les deux incisives médianes du haut et du bas restent distantes (fig. 160).

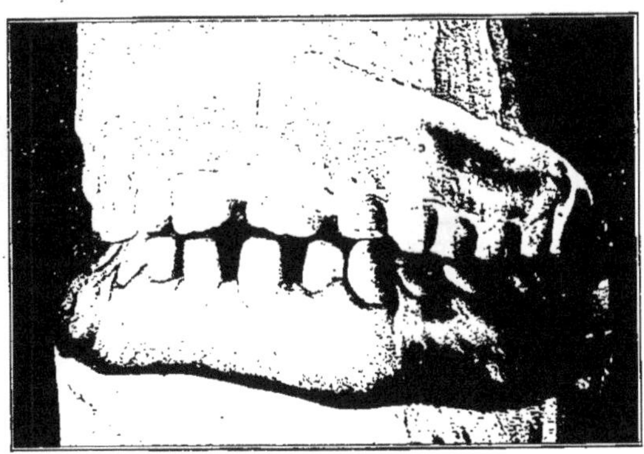

FIG. 160. Dentition de l'enfant ROBERT DEM... (Moulage et cliché de Noiré.)

Séro-réaction hautement positive : 0, 0, 0, absence totale d'hémolyse. Aucun commémoratif de syphilis chez les parents.

Observation II.

René Tri..., douze ans. Père et mère bien portants. L'enfant paraît intelligent, mais il est en retard dans ses classes. Pelade de deux

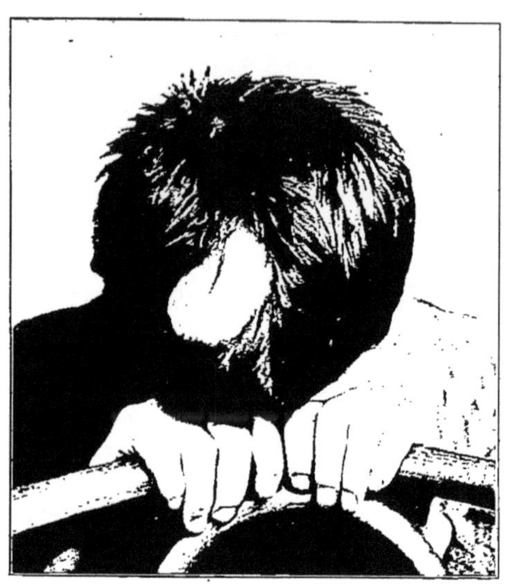

Fig. 161. — René Tr... Deux plaques peladiques accouplées de la région fronto-temporale droite.
(Malade de Sabouraud. Cliché de Noiré.)

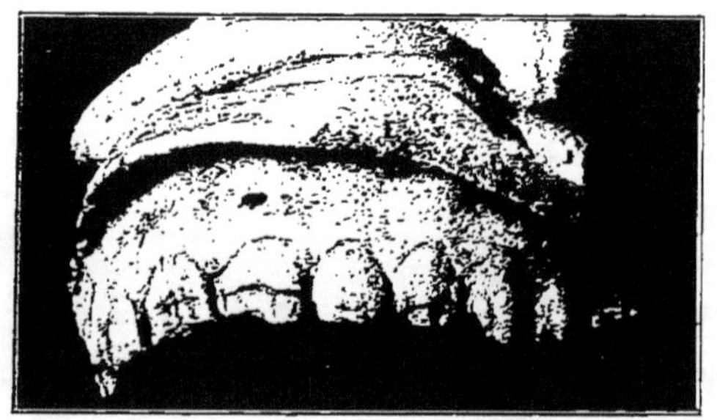

Fig. 162. — Dentition de l'enfant René Tr...
(Moulage et cliché de Noiré.)

plaques, en extension actuelle, ayant débuté il y a trois mois (fig. 161).

Bordet-Wassermann : 5, 6, 4, demi-positif

Toutes les dents antérieures de la forme dite « en tournevis » à la mâchoire supérieure (fig. 162).

Observation III.

Maurice Rag..., quinze ans et demi. Bien portant. Mère internée depuis trois ans pour neurasthénie (?). L'enfant m'est amené par sa sœur de vingt-quatre ans, bien portante, mais qui a deux molaires à cuspides rocheuses.

Notre petit malade présente une pelade en aires multiples dont le début remonte à six mois (fig. 163 et 164).

Wassermann entièrement positif : 0 à tout antigène. Le cliché de sa dentition a été perdu (juin 1914), mais le diagramme dentaire me

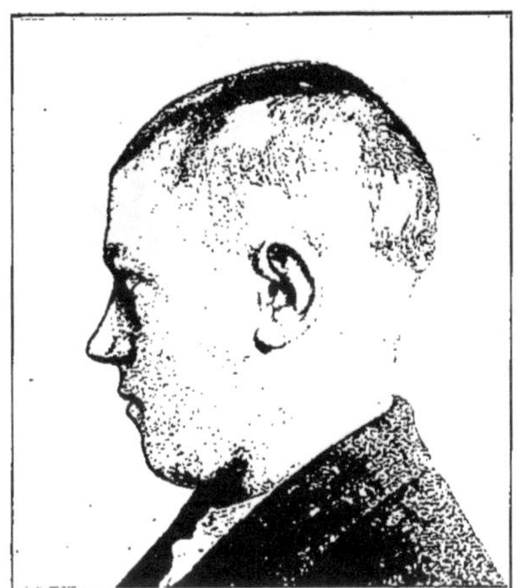

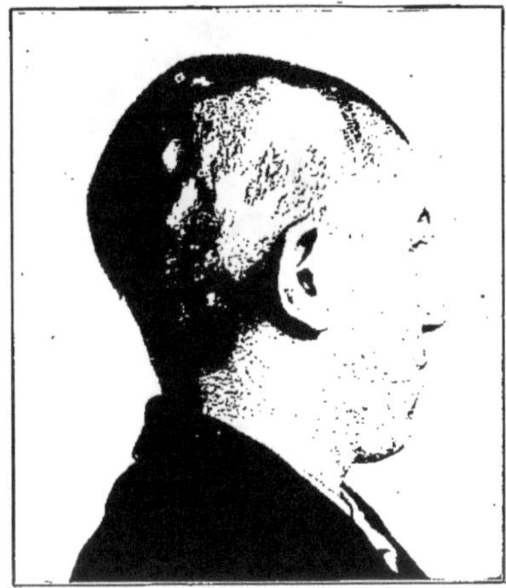

Fig. 163 et 164. — Maurice Rag... Ophiasis et taches multiples. Dents d'Hutchinson et cuspides rocheuses.
(Malade de Sabouraud. Cliché de Noiré.)

reste : deux dents d'Hutchinson à la mâchoire supérieure et trois grosses molaires à cuspides informes et rocheuses.

Noter sur la photographie le manque total de saillie de l'os malaire, facile à remarquer lorsque la tête est posée ainsi en profil perdu ; et aussi les plaques achromiques accusées par l'objectif au niveau des maxillaires inférieurs.

Observation IV.

Bernard Tus..., huit ans, né le quatrième de cinq enfants ; le premier mort de convulsions à sept semaines. Le second mort à seize mois d'une congestion cérébrale attribuée à la dentition. Le troisième est bien portant (végétations).

Notre petit patient a été longuement traité dans un service d'oculistique pour une kératite interstitielle. Sa pelade a débuté il y a six mois, elle est partout en extension (fig. 165).

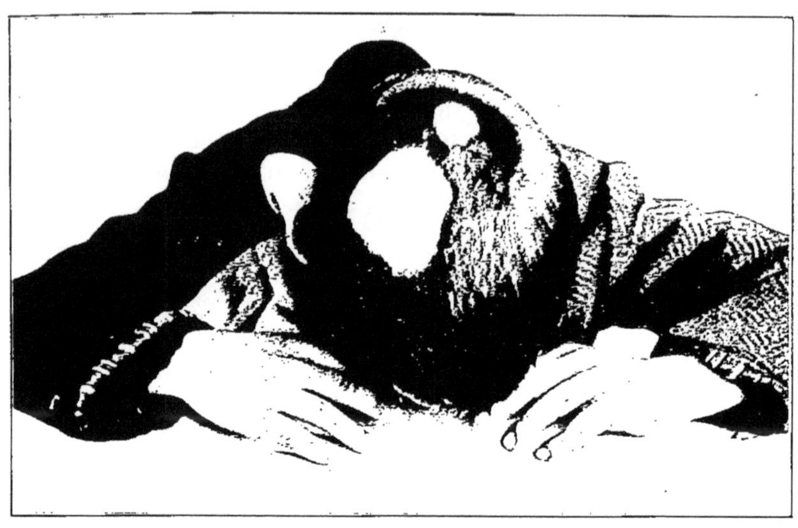

Fig. 165. — Bernard Tus... Pelade très active en voie d'extension. (Malade de Sabouraud. Cliché de Noiré.)

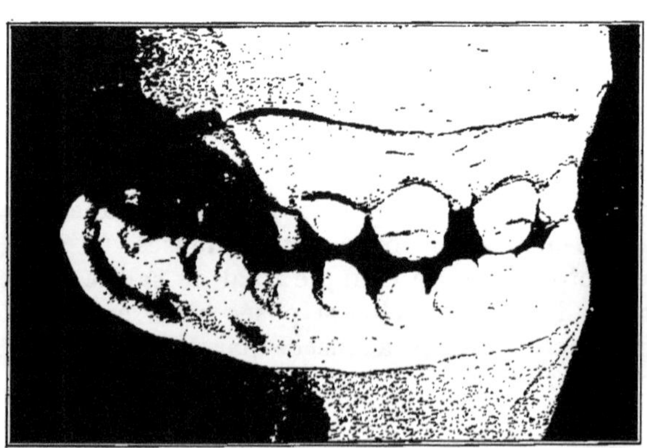

Fig. 166. — Dentition de Bernard Tuss... Dents en tournevis. (Moulage et cliché de Noiré.)

Séro-réaction : 2, 1, 2, donc presque totalement positive. Sa dentition est typique de la syphilis congénitale. Toutes les incisives ont la forme dite « en tournevis » (fig. 166).

OBSERVATION V.

MARIE BAT..., dix ans, née à terme. Père et mère bien portants. L'enfant a été longtemps souffreteuse. Impétigo (?) longuement récidi-

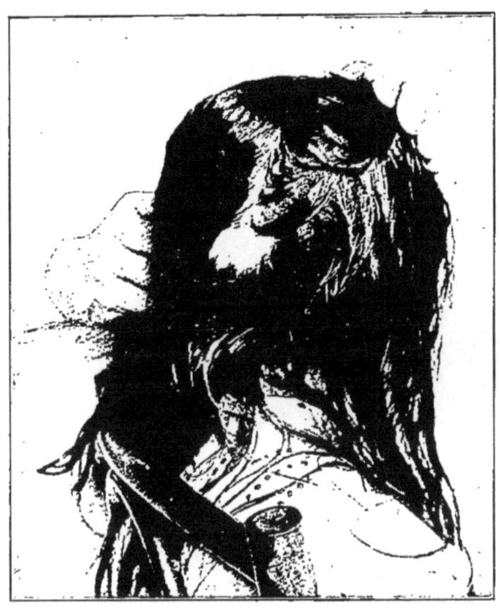

FIG. 167. — MARIE BAT... Pelade de la région occipitale.

(Malade de Sabouraud. Cliché de Noiré.)

vant. Développement intellectuel retardé. Elle a l'aspct effaré d'une *minus habens*. Nystagmus.

La pelade a débuté il y a cinq mois. Trois taches disposées à la région occipitale (la photographie n'en montre qu'une) (fig. 167).

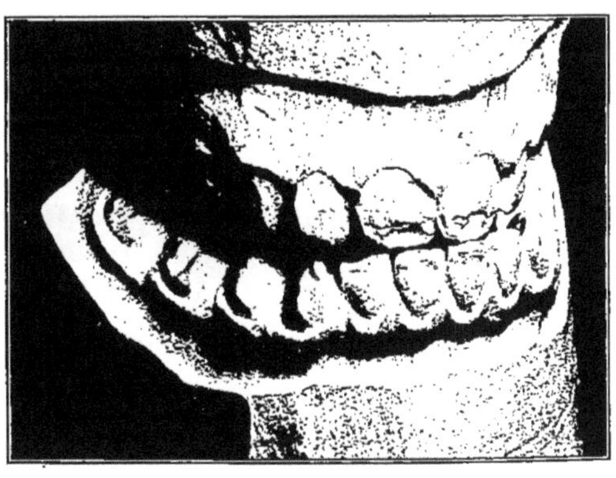

FIG. 168. Dentition de MARIE BAT...

(Moulage et cliché de Noiré.)

Dentition : les quatre incisives médianes « en tournevis », une canine dont la cuspide est mamelonnaire. Les incisives des deux

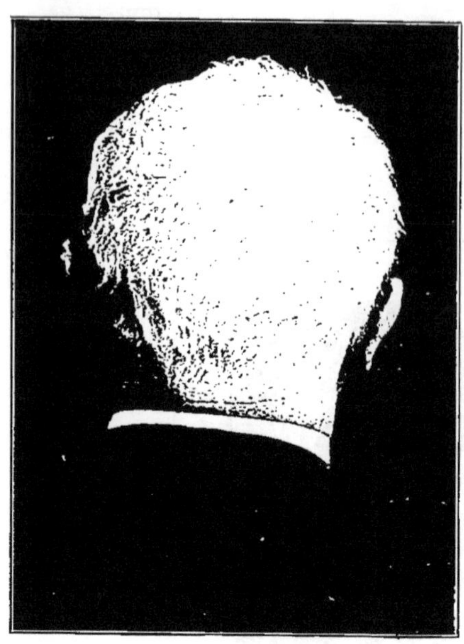

Fig. 169. — M. Vig... Pelade décalvante en repousse blanche

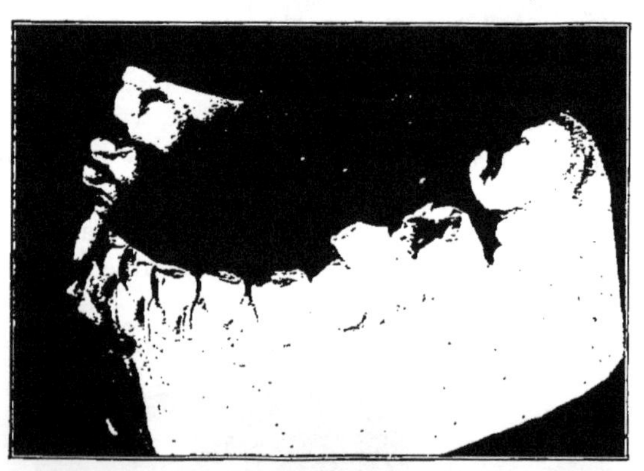

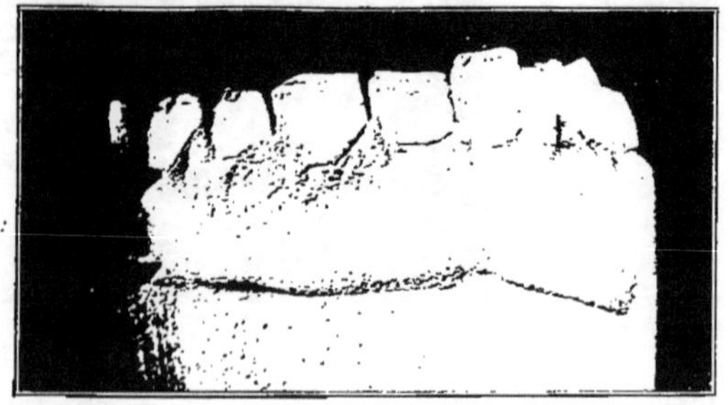

Fig. 170. — Mâchoire supérieure et inférieure de M. Vig...
(Moulage et cliché de Noiré.)

mâchoires n'arrivent pas à se recouvrir. Les prémolaires qui se correspondent ne peuvent arriver au contact. C'est un type de dentition d'hérédo (fig. 168).

Séro-réaction demi-positive : 5, 4, 0, aux trois antigènes, à l'échelle colorimétrique de Vernes.

Observation VI.

Vig..., trente-huit ans. Sa pelade aurait débuté à la tempe droite et serait devenue totale en quelques semaines, il y a huit mois, mais dès son mariage, il y a trois ans, sa barbe avait disparu peu à peu et sa femme avait remarqué une plaque glabre qui coupait en deux sa moustache gauche. Actuellement, la chevelure entièrement tombée. il se produit une repousse rare et blanche (fig. 169). Mais il n'y a encore ni sourcils ni cils; quelques fissures d'onychorrexis aux deux pouces.

Aucun renseignement sur ses parents. Le patient a eu des bronchites à répétition dans l'enfance. Hernie inguinale droite à quatorze ans. Séro-réaction négative : 8, 7, 8, à l'échelle colorimétrique. Mais toutes les dents antérieures ont deux stries horizontales parallèles profondes. La première grosse molaire gauche inférieure est amorphe. Elle fait au-dessus de la gencive une saillie double de la normale. Toutes les dents ont perdu de leur forme spécifique (fig. 170).

Observation VII.

Eugénie Nic..., vingt et un ans, née la deuxième de quatre enfants.

La première bien portante, mais strabisme.

La troisième, dix-huit ans, de santé médiocre, « a juste les mêmes dents que moi », dit la malade.

La quatrième que j'ai vue : cyphose et dentition semblable.

Notre malade raconte qu'elle est sujette à des crises de céphalalgie violentes, précédées d'une sensation de lourdeur particulière : « Des douleurs de tête à devenir folle. » Légère scoliose.

La pelade a débuté chez elle à la nuque, quand elle avait dix ans et demi, mais cette première atteinte guérit en un an. Depuis lors, reprises annuelles. Il y a trois mois, reprise nouvelle et décalvation rapide. La malade porte perruque et ses cheveux sains sont tenus courts (fig. 170). Remarquer sur le profil perdu l'aplatissement de l'os malaire et la ressemblance étonnante du profil total avec celui de l'observation III et de la figure 164.

Palais ogival, microdontisme extrême de toutes les dents antérieures. Insuffisance d'émergence très marquée sur toutes les molaires (fig. 170). Séro-réaction : 5, 3, 2, aux trois antigènes à l'échelle de Vernes, demi-positive.

Je ne puis multiplier les exemples tels que ceux qui précèdent, mais je voudrais résumer encore quelques observations triées parmi mes dossiers.

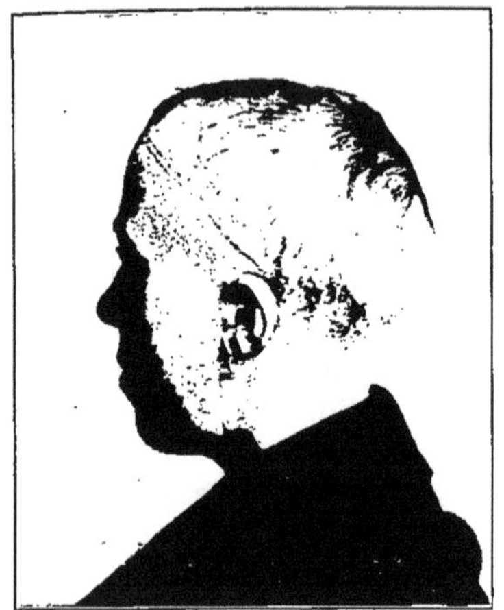

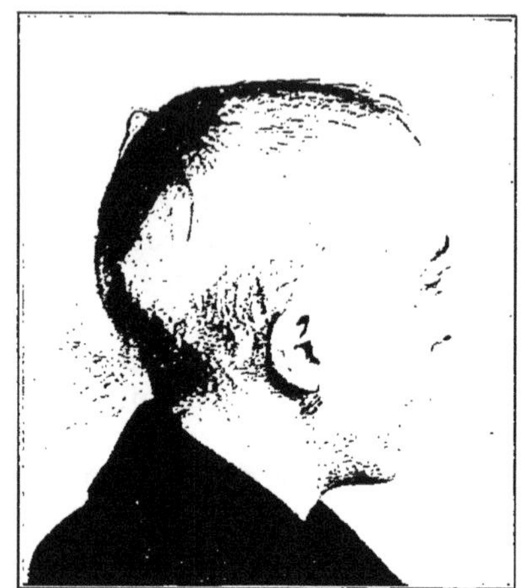

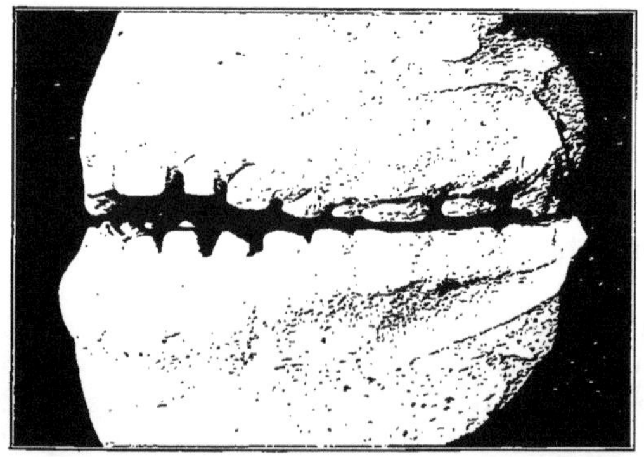

FIG. 170. — EUGÉNIE NIC... Aspect de la tête et de la dentition. (Malade de Sabouraud. Moulage et clichés de Noiré.)

OBSERVATION VIII.

Un malade nous vient consulter pour une pelade actuelle et récente. Il a eu la syphilis il y a neuf ans, s'est marié cinq ans plus tard. Il a eu un premier enfant mort avant la naissance, un deuxième vivant, la mère ayant été traitée pendant sa grossesse. Un troisième enfant, qui est atteint de pelade de la nuque à deux ans et demi.

Observation IX.

Au cours d'une récidive de pelade de la barbe et du cuir chevelu, j'observe un homme de cinquante-quatre ans dont le père, à quarante ans, fut atteint de crises convulsives... Ce malade, qui n'a jamais présenté de syphilis acquise, a fait une ulcération et perforation de la cloison nasale entre sa première et sa deuxième atteinte de pelade.

Observation X.

Un enfant de six ans présente six plaques de pelade, dont une grande plaque de la région occipitale. Il est né après vingt et un ans de mariage et le sixième enfant d'une série dont les deux premiers sont morts en bas âge. La syphilis du père est connue de la mère, qui m'en avertit.

Observation XI.

Un peladique de vingt-huit ans présente depuis onze ans une décalvante totale. Son père est mort de *tabes* à quarante-sept ans. Lui-même présente du prognathisme de la mâchoire inférieure, des molaires difformes, rocheuses, avec usure des cuspides. Il bégaie. Ses deux testicules sont infantiles.

Observation XII.

Une jeune fille de dix-huit ans présente, avec de l'infantilisme, une pelade totale du cuir chevelu, des sourcils, des cils même, sauf quelques cils blancs à la paupière inférieure gauche. Les deux canines sont biscupides, les molaires en table rase n'ont plus de cuspides et leur surface de mastication présente des stries concentriques comme si les dents avaient été sciées.

Ce sont là des observations dont il serait aisé de multiplier le nombre. Il n'y a qu'à regarder; on en rencontre d'analogues presque chaque semaine. Quelques-unes sont d'un pouvoir de démonstration tel qu'elles ne laissent rien à désirer, et pour établir les relations de la syphilis ancienne ou héréditaire avec la pelade, ce sont celles-là qu'il faut rechercher. Mais une multitude d'autres, sans être aussi démonstratives chacune, offrent par leur accumulation même un pouvoir de démonstration équivalent.

Observation XIII.

Voici une malade, une jeune fille atteinte d'une large pelade de la nuque. Moral très déprimé depuis qu'elle a appris de sa mère la syphilis de son père, mort hémiplégique. La séro-réaction, 5, 4, 3, à l'échelle de Vernes : positive atténuée.

OBSERVATION XIV.

J'ai déjà parlé d'un peladique perpétuel dont je suis la pelade depuis qu'il a eu neuf ans, et qui en a bien trente aujourd'hui. Depuis l'âge de neuf ans, sa pelade n'a jamais cessé. Après une décalvation presque totale, la repousse s'est effectuée, sauf quatre ou cinq plaques qui guérissent et se reproduisent de même indéfiniment.

A noter un pouls lent permanent : quarante-cinq pulsations au réveil; jamais plus de soixante-cinq au repos pendant la journée.

Le malade présente au plus haut degré le développement anormal des tubercules de Carabelli sous la forme que j'ai nommée : éminences mamillaires. La syphilis du père est prouvée. Il l'avoua à sa femme au cours de sa grossesse.

OBSERVATION XV.

Dans un autre cas, c'est un enfant adressé à moi par un confrère de Havre pour une large pelade de la nuque. Devant sa femme, le père s'empresse de me signaler, avant toute interrogation, qu'il suit depuis très longtemps un traitement mixte.

OBSERVATION XVI.

Dans une autre encore, un enfant de treize ans, vigoureux, mais d'une laideur excessive, me montre une pelade de la nuque, et la mère, questionnée sur les antécédents familiaux, ne me dit rien de précis, mais trois jours plus tard le père, qui a compris ce que je voulais savoir d'après les questions posées à sa femme, arrive me conter l'histoire de sa syphilis, traitée jadis par Fournier.

OBSERVATION XVII.

Ou bien voici une jeune fille d'une laideur grossière amenée à moi par sa mère, encore jolie et très fine, pour une pelade pariétale droite. Elle présente huit ou dix anomalies dentaires curieuses : des incisives latérales pointues comme des dents de poisson, deux canines difformes, dont l'une creusée verticalement d'une cannelure demi-cylindrique qui n'est pas une carie et qui a toujours stupéfié les dentistes. Les deux secondes molaires n'ont jamais fait leur éruption, ni bien entendu les dents de sagesse.

OBSERVATION XVIII.

Enfin je rappellerai une observation extraordinaire que j'ai déjà publiée en raison de son étrangeté même...

Un homme est atteint de pelade à quarante-deux ans et vient me consulter à quarante-quatre. Chevelure, barbe, sourcils et cils sont ravagés par la pelade, mais sans avoir totalement disparu.

De son père, mort à soixante-treize ans d'une ascite, et de sa mère, morte à soixante-dix ans de congestion pulmonaire, sont nés *treize enfants*, dont il reste *quatre*. Neuf étant morts entre quatre et six ans de méningites et convulsions.

En outre de ces treize enfants, la mère a fait *douze fausses couches* ou enfants morts-nés ou morts en naissant. Ce qui fait vingt-cinq grossesses, pour laisser quatre enfants, dont un peladique.

6. — Conclusions. — Il est à remarquer ceci que tous les faits que nous venons de rencontrer dans les deux chapitres qui précèdent et qui nous montrent jusqu'à l'évidence le rôle 1° de l'hérédité peladique, 2° de la syphilis congénitale, dans l'apparition de la pelade, sont pour notre esprit de simples consécutions. Elles ne nous indiquent ni pourquoi ni comment l'hérédité peladique ou l'hérédité syphilitique peuvent prédisposer à la pelade; nous constatons le fait simplement.

Pourtant chez les hérédo, nous observons, dans un certain nombre de cas, l'amélioration évidente de la maladie sous l'influence du traitement de la syphilis, ce qui semble indiquer que leur affection dérive bien d'une syphilis encore active. Mais un grand nombre de peladiques dont l'hérédité syphilitique est évidente ne sont nullement améliorés par un traitement même intensif de leur syphilis... Ici nous sommes forcés d'admettre ou que la syphilis a causé une lésion irrémédiable, ou qu'elle n'a joué dans l'apparition de la pelade que le rôle d'une cause prédisposante ou déterminante.

Si la syphilis était seule à pouvoir déterminer de la pelade, la conclusion à tirer des faits précédents serait plus claire. Mais comme nous verrons d'autres facteurs jouer, dans l'apparition de la pelade, le même rôle que la syphilis, notre jugement doit forcément rester suspendu.

Il arrive d'ailleurs que dans la recherche des commémoratifs d'une pelade, on trouve assez fréquemment conjuguées deux des conditions étiologiques que nous lui attribuons : ainsi la syphilis du père et l'hérédité peladique de la mère. Dans ce cas, il est impossible de mesurer la part de l'une et de l'autre cause dans la production des aires déglabrées.

CHAPITRE XVI

SUR LES RAPPORTS DE LA TUBERCULOSE ET DE LA PELADE

Après l'hérédité de la syphilis, je devrais envisager l'hérédité de la tuberculose dans le problème étiologique de la pelade. Depuis quelques années, l'hérédité directe de la tuberculose, qui nous paraissait presque nulle parce que nous n'avions à son sujet que des idées fausses, est devenue depuis la découverte des virus filtrants une question des plus nouvelles. Et ce qu'on en pourrait dire aujourd'hui serait périmé demain.

Certes, on rencontre autour de la naissance des peladiques une multitude innombrable d'enfants morts de convulsions, de méningite, etc., mais il est plus facile de faire la démonstration de la syphilis que celle de la tuberculose héréditaire, qui pourtant reste probable dans un certain nombre de cas chez les peladiques et leurs collatéraux.

Il faut donc chercher les rapports de la pelade avec la tuberculose, qu'elle soit héréditaire ou acquise, lorsque nous en pouvons constater la concomitance avec l'alopécie en aires.

Qu'il y ait des cas où pelade et tuberculose se trouvent conjointes chez le même sujet, le fait n'est pas douteux et même certains cas, malgré les objections qu'ils peuvent soulever, sont intéressants, même en ce qui concerne le problème étiologique de la pelade.

D'abord j'ai vu, à diverses reprises, mais assez rarement pour en avoir gardé la mémoire précise, la pelade coïncider avec des troubles généraux qui évoquaient l'idée d'une tuberculose larvée.

Observation.

Un étudiant en médecine de vingt-cinq à vingt-six ans se voit maigrir progressivement; il prend peur et, pour surveiller cette tendance, il se pèse de mois en mois. Après deux ou trois mois pendant lesquels son poids n'avait pas cessé de décroître, apparaît une pelade de la barbe pour laquelle il vient demander mon avis.

Avec un bon régime et un repos relatif, l'amaigrissement s'arrêta, le malade reprit du poids et sa pelade s'améliora. Il reprit ses études, reperdit du poids et sa pelade s'agrandit. Après toute une saison d'aération et de repos, il récupéra enfin son poids normal et guérit de sa pelade.

Ce n'est là qu'un cas parmi tant d'autres différents, mais en voici un second que je suis en ce moment.

Observation.

Un jeune homme de vingt-sept ans, beaucoup trop maigre, ictère il y a quatre ans, ptose intestinale marquée, obligeant à porter une ceinture abdominale à pelote, maigrit davantage et commence à présenter une onyxis sèche de trois doigts. Je connaissais son père psoriasique et je pensais à un psoriasis des ongles, lorsqu'apparut à droite une pelade de la barbe au niveau de l'angle du maxillaire inférieur.

Surviennent ensuite quelques symptômes qui font penser à de l'appendicite chronique. On opère et l'on trouve en effet un appendice étranglé en deux points ; on se rappelle une soi-disant grippe intestinale qui avait dû être une poussée appendiculaire. Bonne convalescence et reprise de poids.

Trois mois après survient au niveau du foie une crise douloureuse avec température et point sous-vésiculaire marqué. On pense à de la cholécystite biliaire quand se précisent des phénomènes congestifs aux deux sommets. La radiographie montre de très anciennes lésions scléreuses diffuses réticulées signalant d'antérieures lésions tuberculeuses qui viennent de se réveiller.

La lésion peladique a continué, mais avec tendance à la guérison ; les lésions ungéales se sont seules accentuées avec les derniers incidents. Le tout est en voie de guérison après un cure de sanatorium et une reprise importante de poids...

Il est à remarquer que chez les malades de ce type j'ai presque toujours constaté des bandes ou taches peladiques du corps. Mon dernier malade, très velu, avait perdu tous les poils du dos des doigts affectés d'onyxis et tout le poil du dos d'une main.

Ce sont des cas fort complexes. En même temps que des symptômes pulmonaires, il y a des symptômes abdominaux : simple ptose ou tuberculose péritonéale larvée (?). En même temps, des signes névralgiques du plexus solaire, le pincement de la peau au-dessus de la région ombilicale étant de beaucoup plus douloureux que partout ailleurs (signe de Leven). Chez presque tous ces malades, même tuberculeux avérés, il y a concomitance de symptômes hépatiques mal définis. C'est auprès de ces malades, tuberculeux ou non, mais en dénutrition évidente, et peladiques, que je placerais certains autres dont nos livres ne parlent pas davantage. J'ai vu dix fois au moins des peladiques d'âge moyen ou avancé présenter en même temps que leur pelade des engelures chroniques des oreilles ressemblant singulièrement au lupus érythémateux, et ces engelures chroniques, sur plusieurs sujets, n'existaient que depuis peu d'années. J'en ai vu survenir après cinquante ans. L'évolution de ces engelures est singulière; elles mutilent peu à peu l'ourlet de l'oreille, qui devient violet et déchiqueté. Engelures soit, mais si on les voit commencer en novembre, j'en ai vu en juin qui duraient toujours. Finalement, l'ourlet de l'oreille est irrégulier, semé de petites croûtes sèches brunâtres qui signalent les points de la lésion en activité, et ces points au-dessous de la croûte sont nodulaires.

Dans de très rares cas, j'ai vu la pelade évoluer en concomitance avec des tuberculides papulo-nécrotiques des extrémités, jamais avec le lupus érythémateux vrai.

Il me semble qu'on ne voit guère la pelade chez des tuberculeux que chez ceux qui guérissent. On voit des aires peladiques évoluer en suite de tuberculoses ganglionnaires. Je me rappelle un petit blondin de six ans, au facies adénoïdien, aux cheveux soyeux et frisés, mais avec une pelade de la nuque allant d'une oreille à l'autre; il portait au cou, à gauche, deux cicatrices de tuberculose ganglionnaire sur un paquet de ganglions encore énorme. Sa toux coqueluchoïde l'avait fait conduire à l'hôpital Trousseau pour un examen radioscopique; il en était revenu avec le diagnostic d'adénopathie trachéo-bronchique.

Un autre peladique, interrogé, a perdu son père, sa mère et un frère de tuberculose pulmonaire. De cette famille, il reste deux frères, tous deux peladiques.

J'ai observé et suivi longtemps un vieux peladique dont les plaques alopéciques stagnantes duraient depuis des années et qui a fini par mourir dans le service de Danlos, à l'hôpital Saint-Louis. C'est son autopsie qui m'a fourni les coupes histologiques de la pelade chronique que j'ai présentées plus haut.

On sait les quelques expériences de Max Joseph et Mibelli sur l'hémisection du ganglion sympathique inférieur des animaux. Il s'en était suivi des plaques alopéciques. Mais, d'une part, ces expériences déjà anciennes ne semblent avoir été reproduites régulièrement par personne, et d'autre part, les plaques alopéciques, après des traumatismes chirurgicaux chez le chat, sont trop fréquentes pour qu'on puisse en induire des conclusions fermes.

Partant sans doute de ces résultats, Jacquet a étudié avec soin le ganglion cervical inférieur chez un tuberculeux peladique, et il l'a trouvé pris dans les adhérences pleurétiques du sommet...

Tout cela fait penser sans permettre de conclure. Il faudrait de bien autres expériences méthodiquement suivies et répétées pour être sûr de leurs résultats. Ces expériences restent à faire.

On voit encore un assez grand nombre de jeunes filles, peladiques presque toujours sous la forme de l'ophiasis, et qui montrent un thorax insuffisamment développé, une cyphose vertébrale marquée, des ongles striés de blanc, et tout l'ensemble de cette dénutrition des jeunes filles élevées en ville avec une aération insuffisante et une ignorance totale des gymnastiques nécessaires. Si ce ne sont pas des tuberculeuses avérées, ce sont des prétuberculeuses, et on sait ce que ce mot veut dire. J'en ai d'ailleurs rencontré (fig. 171) portant à la fois une pelade authentique et une tuberculose ganglionnaire du cou, avec un soi-disant impétigo chronique qui était des ulcérations du cuir chevelu vérifiées tuberculeuses.

Tous ces faits observés, peut-on dire que la tuberculose est une cause efficiente de pelade, ou faudrait-il conclure que certaines pelades sont fonction de la dénutrition que la tuberculose détermine ?

Cependant, chez le vieillard qui nous montre tous les exemples possibles de dénutrition progressive, la pelade est rare ; elle peut exister à tout âge, mais elle est de moins en moins fréquente dans l'âge le plus avancé. Toute dénutrition n'est pas génératrice de pelade.

Jusqu'à plus ample informé, je pense que la tuberculose n'est pas une cause directe de pelade, mais qu'on la rencontre parfois au milieu de complexus où la tuberculose prend une part certaine. Ce serait une cause lointaine, et en certains cas prédisposante, non pas une cause efficiente et immédiate...

Aujourd'hui, chaque fois que nous rencontrons un syndrome cutané qui tend à la chronicité ou aux récidives, nous pensons

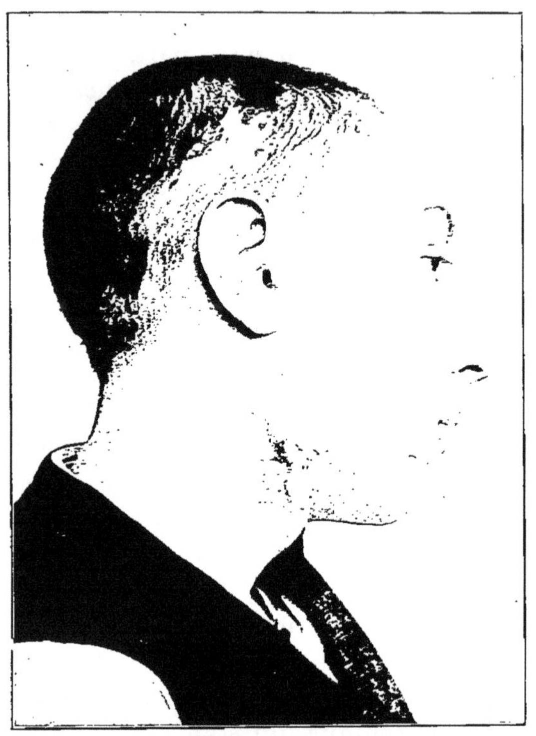

Fig. 171. — Pelade chez une jeune fille atteinte de tuberculose externe et ganglionnaire.
(Malade de Sabouraud. Cliché de Noiré.)

de suite aux grandes infections : tuberculose et syphilis ; nous avons trop vu la liste de leurs manifestations s'allonger depuis cinquante ans pour croire que désormais nous les connaissons toutes.

Mais d'autre part, en ce qui concerne surtout la pelade, maladie fréquente, il ne faut pas se hâter de considérer les coïncidences possibles comme des relations de cause à effet, surtout si l'on met, en regard des cas où ces coïncidences s'observent, le nombre immense des tuberculeux chroniques qui ne présentent pas de pelade et aussi le nombre immense des cas de pelade où rien, dans l'état général du patient, ne peut être invoqué, même comme une cause problématique.

Je reconnais d'ailleurs n'avoir pas poussé mon enquête, en ce qui concerne la tuberculose, aussi loin que pour la syphilis congénitale parce que nous n'avons pas de symptômes définis accusant la tuberculose héréditaire ou latente, et parce que la cuti-réaction de von Pirquet n'a pas la valeur expérimentale du Wassermann.

QUATRIÈME PARTIE

LES DIVERSES CAUSES DE LA PELADE

INVOQUÉES PAR LE MALADE LUI-MÊME

Après l'étude des grandes hérédités et de leur rôle dans la genèse de la pelade, il me semble judicieux d'examiner les causes invoquées par le malade lui-même, avant tout interrogatoire. Il y en a quatre principales.

I. — Il y a d'abord la *contagion,* que nous avons tant cherchée sans la démontrer jamais, et que le malade invoque très souvent soit par ouï dire, par un reflet populaire de nos opinions médicales anciennes, soit comme une explication plausible aux yeux de qui n'en voit aucune autre.

II. — En second lieu, les grandes infections, lorsqu'elles ont précédé une pelade.

III. — Ensuite les traumatismes quand la pelade a suivi un coup, une chute, un accident.

IV. — Enfin le choc émotionnel, souvent invoqué par le malade et même par les médecins dans les mêmes conditions.

Nous allons envisager successivement ces diverses causes et l'importance à leur attribuer.

CHAPITRE XVII

DE LA CONTAGION DE LA PELADE

La question de la contagiosité de la pelade a été immensément débattue entre les dermatologistes. On ferait un livre considérable à relater seulement les faits contradictoires apportés en ce sujet.

Mais il serait tout à fait impossible de rien comprendre à ce débat si l'on ne montrait pas d'abord comment il est né. Et c'est pourquoi je dois placer ici un chapitre d'histoire que je ferai aussi bref qu'il est possible.

L'alopécie en aires, connue des Grecs, décrite par Celse, avait été négligée et oubliée par les siècles suivants. Elle fut entrevue diverses fois par quelques auteurs, mais sa définition et description magistrale sont l'œuvre de Bateman, qui l'introduisit dans la classification de Willan sous le nom de *Porrigo decalvans.*

Dès la première page de ce livre, j'ai donné sa définition vraiment admirable.

A lire la symptomatique si véridique et si précise que Bateman donne de la pelade, on pourrait croire que tous les dermatologistes du monde la reconnurent d'un commun accord, mais il fallut trente ans et plus pour que l'*Alopecia areata*, l'*Area Celsi*, le *Porrigo decalvans* de Bateman, prît racine dans la dermatologie universelle.

En France, l'enseignement de Willan et Bateman fut importé par Biett, mais Biett n'écrivait pas, et le *Porrigo decalvans* ne fut réellement connu et identifié que par Cazenave, Devergie, Bazin.

Il faut le dire : rien n'était plus confus à cette époque que le tableau clinique des alopécies diffuses ou localisées. Songeons qu'en 1873 les syphiligraphes discutaient encore de la réalité et de la fréquence de l'alopécie syphilitique. Hardy, dans toute sa carrière, n'en avait observé qu'une vingtaine de cas !

Bateman lui-même devait avoir englobé dans le *Porrigo decalvans* les aires alopéciques qui suivent les folliculites et l'impétigo. N'oublions pas qu'il avait rangé l'alopécie en aires dans les porrigos, c'est-à-dire dans les maladies vésiculeuses d'abord. C'était, dit Feulard, par un souci de classificateur et en forçant la vérité pour la clarté de l'exposition... C'est possible, mais c'était aussi parce que Bateman avait vu de petites aires alopéciques survenir après les folliculites et l'impétigo ; il le mentionne, quoique avec réserve. Jusqu'en 1893, nous verrons Tenneson, un bon clinicien, déclarer la pelade « aussi contagieuse que la rougeole ». Cette opinion, si fausse en ce qui concerne la pelade vraie, devient presque vraie si l'on range dans la pelade les fausses pelades, les taches alopéciques consécutives à l'impétigo.

Nous ne comprenons pas assez le temps qu'il faut à une idée juste pour prévaloir et faire son chemin. J'ai vu discuter vingt ans la pluralité des trichophytons que j'avais établie en 1892. Il s'est écoulé le même temps entre la définition de notre pelade par Bateman et son adoption par le monde scientifique d'alors. Erreurs de mots, erreurs d'observation, influence consacrée des idées régnantes, tout se conjugue pour entretenir l'obscurité. Chaque notion nouvelle bouscule des idées anciennes et commodes. Pour chaque dermatologiste, c'est une éducation à faire ou, qui plus est, à refaire.

Au milieu des idées confuses d'alors, il semble qu'une classification très simple eût dû s'imposer à l'observation. Dans tous les cas où le malade perd son poil ou ses cheveux, il semblerait naturel qu'on eût distingué d'abord les *alopécies diffuses* des *alopécies en aires*... Qu'on eût ensuite séparé, parmi les alopécies en aires :

A) Celles qui sont cicatricielles et par conséquent définitives,

B) Et celles qui ne sont pas cicatricielles, qui croissent et décroissent pour aboutir :

a) à la déglabration définitive,

b) ou à la rénovation du cheveu.

Tel eût dû être le premier cadre que l'observation clinique pouvait établir à elle seule, et dans lequel toutes les espèces morbides à distinguer l'une de l'autre se fussent rangées et différenciées peu à peu. Mais, dans l'histoire des alopécies, nous ne voyons rien de semblable.

D'abord il était si fréquent de voir les hommes devenir chauves, qu'on n'en recherchait pas le pourquoi ; on ne s'étonne jamais de ce qu'on voit tous les jours. Les alopécies brutales qui suivent un traumatisme opératoire, les couches ou la fièvre typhoïde ne fixaient guère plus l'attention, d'abord parce qu'elles survenaient à deux mois et demi d'intervalle, ce qui empêchait de rattacher l'effet à sa cause, ensuite parce qu'elles étaient suivies de la repousse spontanée. Et puis la dermatologie d'alors distinguait mal les alopécies qui suivent une croûte et une lésion morte de celles qui surviennent sans lésion aucune préalable. Avec la pelade, on confondait même, je l'ai dit, les grandes aires cicatricielles des vieux favus ou la cicatrice d'un lupus érythémateux. Personne ne mettait de l'ordre dans ce chaos. C'est en 1844 qu'on voit Cazenave, d'ailleurs stupéfait de ce qu'il vient d'apprendre, séparer l'une de l'autre la teigne tondante décrite par Mahon en 1829 et le *Porrigo decalvans* (notre pelade) décrit par Bateman en 1813 (1).

Or, Cazenave, chef de service à l'hôpital Saint-Louis, était un clinicien très averti. Dans combien d'esprits autres que le sien cette différenciation n'était-elle pas faite encore ?

Elle n'était précisément pas faite dans l'esprit de Grüby, qui, en 1843, écrivait son *Mémoire sur la nature, le siège et le développement du Porrigo decalvans ou Phyto-alopécie*. Car le porrigo decalvans de Bateman, c'était l'alopécie en aires, notre pelade, et c'est une teigne que Grüby décrit sous ce nom. Il parle de la poussière blanche qui couvre la surface malade et les cheveux infectés, il décrit même la gaine blanche qui revêt ces cheveux malades, sur 1 à 3 millimètres de hauteur. Tout cela, c'est la description de la Microsporie, que je devais retrouver comme une maladie nouvelle en 1892. Mais ce texte de Grüby ajoute que le cheveu disparaît *jusqu'à ce qu'il n'en reste aucune trace*, cette disparition donnant lieu à des plaques nues de grande surface, tableau qui est celui de la pelade, auquel la microsporie ne conduit jamais.

La description du cheveu microsporique avait été faite au labo-

(1) Mahon jeune, *Recherches sur le siège et la nature des teignes*, in-8°, Paris, Baillière, 1829.

Bateman, *A practical synopsis of cutaneous diseases, according to the arrangement of doctor Willan...*, London, 1813, traduction Bertrand, 1820.

ratoire, mais Grüby ne savait pas bien à quel type clinique il devait le rattacher. Suivant la remarque très vraie de Feulard, « le porrigo decalvans de Bateman était à cette époque un peu oublié », et ce fut l'erreur de Grüby qui ramena l'attention sur lui. On montra des pelades à Grüby, il y crut voir, à la période d'état, la teigne dont il avait découvert le parasite. Jamais il ne remarqua ce fait que sa phyto-alopécie (notre microsporie actuelle) ne s'observait que dans l'enfance, et la pelade aussi bien chez l'adulte; jamais non plus que le début de la microsporie est lent et celui de la pelade brusque, enfin que l'une ne devient pas l'autre. D'ailleurs l'adhésion immédiate de Bazin à ses doctrines devait renforcer son erreur. Or, c'est à la fin de cette année 1843 que Cazenave raconte l'épidémie de teigne tondante dont il venait d'être témoin, et comment elle lui avait appris à distinguer nos teignes tondantes de notre pelade.

« Cette circonstance, dit-il, en me donnant le secret de la teigne tondante de M. Mahon, achevait de m'éclairer sur toutes nos hésitations ou nos erreurs. Je compris qu'une partie au moins du « Ringworm » des Anglais, que cet herpès mystérieux pressenti par Biett, que la teigne tondante, étaient une seule et même maladie, *n'ayant rien de commun avec le porrigo*, et je n'hésitai pas à lui donner le nom d'herpès tonsurans, qui exprimait à la fois et la nature vraie, et l'aspect caractéristique de cette affection (1). »

Désormais, le porrigo decalvans de Bateman était donc définitivement distingué de la teigne tondante. Mais, dans les dix années qui suivirent, les deux maîtres de l'hôpital Saint-Louis, Cazenave et Bazin, devaient professer sur les alopécies en aires les opinions les plus opposées. L'un, Cazenave, se basant sur d'incontestables analogies, mais faisant de ces analogies une identité, Cazenave, dis-je, rattacha les alopécies en aires au vitiligo, tandis que Bazin, considérant toutes les alopécies en aires comme des teignes, leur donna pour cause le Microsporum Audouïni, parce que Grüby l'avait attribué au Porrigo decalvans.

Si l'on se reporte au temps où furent faites les admirables découvertes de Grüby concernant les teignes, on comprend bien

(1) A. Cazenave, « Porrigo decalvans et Herpès tonsurans » (*Ann. des Mal. de la peau*, Paris, 1843-1844, pp. 37-44).

des erreurs qu'elles ont fait faire. Elles étaient précises dans leur description microscopique seulement. (Grüby n'était pas un dermatologiste, mais un micrographe.) Pour tous, elles ajoutaient seulement à la confusion des idées.

Devant elles, l'opinion médicale se partagea en deux camps. Pour les uns, dont Cazenave était le champion, il ne fallait tenir aucun compte des « illusions du microscope » : la pelade, maladie non contagieuse, n'était qu'une simple forme du vitiligo.

Pour les autres, avec Bazin à leur tête, les découvertes de Grüby étaient vraies, mais Bazin les appliquait au hasard aux types cliniques alors connus.

Grüby avait décrit quatre parasites, ceux que nous appelons aujourd'hui :

1) L'Achorion de Schönleïn,

2) Les Trichophytons endothrix,

3) Les Trichophytons ectothrix,

4) Le Microsporum Audouïni.

I. — Or, quand ils parlaient du favus, tous les cliniciens s'entendaient. On pouvait croire ou ne pas croire à la réalité de l'Achorion et à son rôle dans la maladie ; mais tous, au moins, parlaient de la même maladie.

II. — Lorsqu'il était question de la teigne tondante, on se comprenait déjà beaucoup moins. Sa description faite par Mahon avait été importée à l'hôpital Saint-Louis par Alibert, mais pour ceux mêmes qui la connaissaient, pour Cazenave qui la redécouvrait en 1843, pour Bazin, pour tous, il n'y en avait qu'une, alors que nous savons qu'il y en avait deux, dont une précisément causée par le Microsporum Audouïni.

III. — Quand on parlait des sycosis de la barbe, parmi lesquels Grüby avait trouvé et décrit nos trichophytons ectothrix actuels, on croyait encore s'entendre, et l'on ne savait pas distinguer les trichophyties suppurées de la barbe, des sycosis non trichophytiques. On voulait trouver, dans les deux, le parasite décrit par

Grüby et naturellement on ne le trouvait pas toujours. Il fallut toute une génération médicale pour que la différenciation fût faite entre les sycosis « parasitaires » et « non parasitaires », c'est-à-dire mycosiques et non mycosiques.

D'autre part, la description si magnifique d'exactitude que Grüby avait faite des trichophytons ectothrix microïdes était beaucoup trop délicate et trop fine pour un homme comme Bazin, qui apprenait à se servir d'un microscope en étudiant les teignes. Il était incapable de la vérifier. Non seulement il confondait le Microsporum Audouïni avec nos trichophytons endothrix de la teigne tondante, mais il leur identifia les trichophytons ectothrix des sycosis. Ce fut pour lui une seule maladie due à un seul et même parasite.

Alors, pour Bazin, le Microsporum Audouïni, non retrouvé, non identifié par lui dans la teigne tondante qu'il détermine (Microsporie), restait sans affectation. Et comme Grüby avait écrit, sans doute sous la pression des idées de Bazin lui-même, que cette affection aboutissait à créer des plaques *entièrement chauves*, ce qui est faux, de ce texte prit naissance une hérésie dont les conséquences furent déplorables.

Il n'y avait qu'une maladie à laquelle ce texte de Grüby pouvait s'appliquer, c'était l'alopécie en aires. Avant toute vérification et toute recherche, Bazin déclara que la pelade était due au Microsporum Audouïni. C'était faire de la pelade une teigne, et du même coup la déclarer contagieuse. Elle demeura contagieuse dans l'opinion médicale pendant plus de cinquante ans.

En vain Cazenave s'opposa-t-il de tout son pouvoir à la doctrine de Bazin, il ne fut pas écouté. D'abord son refus de croire aux champignons des teignes était systématique. Comme beaucoup d'esprits de son époque, il admettait plus facilement l'idée mystérieuse de la contagion que le fait d'un parasite visible qui en serait cause.

Lorsque chacun connut et retrouva les parasites cryptogamiques dans le favus et les teignes tondantes, Cazenave dut faire figure de retardataire et Bazin de novateur. De l'un on refusa les idées même vraies et de l'autre on accepta même les idées fausses. C'est ainsi que la pelade, rangée de force parmi les maladies parasitaires au nom d'un parasite qui n'y existait pas, demeura contagieuse jusque dans l'esprit de la génération suivante. Aucun de mes maîtres ne croyait plus au Microsporum Audouïni, je crois même qu'on ne m'en avait pas appris le nom, mais tous croyaient encore à la contagiosité de la pelade. J'ai entendu E. Vidal attribuer la longue durée de la pelade de la nuque aux perpétuelles réinoculations du col d'habit... Et un jour où Besnier examinait devant moi une plaque peladique, en bordure du front, chez une belle fille, il me dit à mi-voix : « Quelle jolie place pour une moustache ! » Il attribuait à un baiser la transmission de la maladie. Dans son rapport sur la pelade à l'Académie, Besnier refuse à la pelade une origine *parasitaire,* parce que, dans le langage du moment, parasitaire voulait dire mycosique, mais il restait partisan convaincu de sa contagion possible et même de son épidémicité. C'est lui qui me poussa, en 1894, à rechercher le microbe de la pelade, et deux ou trois ans après mes premières recherches sur la pelade, avant 1900, lorsque je lui confiai dans une conversation particulière que la pelade n'était plus pour moi ni épidémique ni contagieuse, c'est lui qui me dissuada de publier cette opinion, en me disant de réétudier le sujet. Lorsque Jacquet, en 1900, affirma la non-contagion de la pelade, je lui racontai cette conversation, il me répondit : « Si tu en avais été aussi sûr que moi, tu l'aurais dit avant moi. » Et ce mot doit être l'expression vraie de la vérité.

A cette époque, il y avait en France toute une prodigieuse littérature pour appuyer l'idée de la contagion et de l'épidémicité de la pelade. A la vérité, notre école de Lyon, moins impressionnée à distance par l'enseignement de Bazin, demeura pour une part non-contagionniste, mais elle n'empêcha pas la doctrine inverse de prévaloir (1).

Assurément, il n'était plus possible de croire au Microsporum Audouïni dans la pelade. Vers la fin de sa vie, Bazin qualifiait la description de Grüby de *véritable roman...* Mais en 1874, Malassez, étudiant la surface des plaques peladiques, y trouve la « spore » qui porte son nom et l'attribue d'abord à la pelade. Hardy l'accepte (2).

(1) Horand, « Considérations sur la nature et le traitement de la pelade » (*Ann. de Derm. et de Syph.*, 1874-1875, p. 408).

(2) Malassez, « Note sur le champignon de la pelade » (*Arch. de Physiol. et Pathol.*. Paris, 1874, n° 2).

Hardy, Art. « Pelade » (*Nouveau diction. de Méd. et de Chirur. prat.* 1878).

Et puis, Eichorst, Majocchi, Pellizari retrouvent la spore de Malassez dans les orifices pilaires (1).

Enfin Thin décrit le *Bacterium decalvans* dans la pelade, et von Schelen, qui le retrouva, dit même l'avoir cultivé (2).

A cette époque cependant, parmi les cliniciens, un certain doute commençait à poindre, même en France (3).

Alors les dermatologistes se partagent, et l'idée se fait jour qu'il y a peut-être deux pelades : l'une qui serait microbienne et contagieuse, l'autre trophonévrotique (4).

Mais l'idée du parasitisme de la pelade hantait toujours les esprits ; Besnier faisait sertir les plaques de pelade comme les plaques de teigne par une large bordure d'épilation à la pince pour prévenir leur extension.

Les observations vétérinaires venaient encore compliquer les observations humaines.

Mégnin avait vu la pelade contagieuse chez le cheval... Mais tous ceux qui ont suivi des épidémies de teigne trichophytique dans les régiments savent que les taches trichophytiques du cheval se guérissent par la chute spontanée du poil, laissant une série de taches chauves. Il avait aussi trouvé une pelade « parasitaire » (c'est-à-dire mycosique) chez le kakatoès : il s'agissait certainement d'une teigne alopéciante et peladoïde, non d'une pelade.

Suivit la fameuse observation d'épidémie humaine observée par Hillairet : six employés d'un même bureau des Chemins de fer de

(1) Eichorst, « Beobatchtungen über Alopecia areata » (*Virchow's Arch.*, Bd. LXXVIII, 1879, p. 197).

Majocchi, *Congrès de Modène*, 1882.

Pellizari, « Les microphytes de l'épiderme humain dans leurs rapports avec l'Area Celsi » (*Bolletino della Soc. tra i cultori delle Scienze mediche in Sienna*, anno II).

(2) Thin, « On Bacterium decalvans, an organism associated with the destrution of the hair in Alopecia areata » (*Proceedings of the roal soc.*, 1881 ; *British medical journal*, London, 1882, t. II, pp. 783-785 et 828-830).

Von Seehlen, « Zur aetiologie der alopecia areata » (*Virchow's Arch.*, Bd. 99, p. 527).

(3) Merklen, « Rev. crit. sur la pelade » (*Ann. de Dermat. et de Syph.*, 1880, p. 260).

Buchner, « Ueber Pilze bei Area Celsi » (*Pragm. med. Woch.*, n° 51, 1877).

Michelson, « Zur discussion ueber die aetiologie der Area Celsi » (*Virchow's Arch.*, 1880, p. 296).

Leturc, *Sur la nature et le traitement de la pelade*, thèse de Paris, 1878.

(4) E. Vidal, « Des pelades » (*Gaz. des Hôp.*, 1879, pp. 459 et 466).

A. Fournier « Des alopécies » (*Gaz. des Hôp.*, 1879).

Besnier et Doyon, *Notes du Traité de Kaposi*, t. II, p. 167.

Quinquaud, *Comptes rendus de la Soc. Biol.*, 8 nov. 1879.

l'Est atteints d'une pelade attribuée à un chat, leur commensal, qui se blottissait dans leur casquette (1).

Et la pelade parasitaire continuait d'avoir sa littérature (2).

Il y avait des essais d'inoculation qui échouaient régulièrement (3), excepté une soi-disant inoculation positive pratiquée sur le bras par Blaschko, d'ailleurs révoquée en doute par Max Joseph.

Non seulement la pelade restait contagieuse pour certains, et non des moindres parmi les dermatologistes, mais on relatait des épidémies et surtout des épidémies d'école (4).

En 1886, Coustan faisait isoler cent vingt sujets suspects de pelade au 122e régiment d'infanterie, en garnison à Montpellier.

Cependant la pelade trophonévrotique avait gardé des partisans, non seulement en France avec Cazenave et ses élèves, mais à l'étranger. Hebra avait d'abord admis la nature parasitaire de la pelade (1858), puis il abandonna cette opinion pour faire de la pelade le résultat d'un trouble de nutrition d'origine nerveuse (1).

Beaucoup d'auteurs, en Allemagne et même en Amérique, s'étaient rangés à cette opinion (6).

(1) HILLAIRET, *Revue d'Hygiène*, 1881.
(2) E. VIDAL, *France Médicale*, 1883, t. I, p. 716.
LELOIR, *Ac. de méd.*, Paris, juin 1888.
BESNIER, *Bull. de l'Ac. de méd.*, déc. 1887; Rapport sur la pelade, juill. 1888.
BROCQ, *Gaz. hebd. de Méd. et de Chir.*, 1887, p. 307.
BASSAR, *Terap. maonatsch.*. déc. 1888.
DUBREUILH, *La Pelade*, Bordeaux, 1888.
IADASSOON, *Congrès international de Paris*, 1900, p. 410.
(3) MANASSÉINE, *Ann. de Derm. et de Syph.*, 1894, p. 410.
HORAND, *Etat actuel de la science relativement à la nature et à la contagion de la pelade*, Lyon, 1898.
(4) TOMMASOLI, *Viertelj. f. Derm.*, 1887, p. 1028.
BLASCHKO, *Monats. für prakt. Dermat.*, 1898, Bd. XXII. p. 550.
EHRENHAFT, *Klin. Therap. Woch.*, 1899, n° 12.
BOWEN, *Journ. of cut. and genito urinary dis.*, sept. 1899.
(5) HEBRA, *Traité des Maladies de la peau*, traduction Doyon, Paris, 1878, t. II, p. 200 et suiv.
(6) BAERENSPRUNG, « Ueber Area Celsi », in *Char. Annal. Iahrg.*, 1858, Heft 3.
BOECK, « Beobachtungen über Area Celsi » (*Virchow's Arch.*, Bd. XLIII, 1868, p. 336).
PINCUS, « Ueber Alopecia areata und Herpes tonsurans », in *Deutsch Klinik*, 1869, nos 1, 2, 14, 15, 18.
SCHEERENBERG, *Virchow's Arch. für Path. Anat.*, Bd. XLVI.
RINDFLEISCH, « Area Celsi » (*Arch. f. Derm. und Syph.*, 1869, p. 483).
NEUMANN, *Traité des Mal. de la peau*, trad. Darin, Paris, 1880, p. 398.
DUHRING, « Path. of alopecia areata » (*Americ. Journ. of medic. sc.*, july 1870.

Et c'est pourquoi ce fut en Allemagne que furent faits les premiers essais de pelade expérimentale. En 1886, Max Joseph, par la destruction ou l'attrition du ganglion cervical inférieur de la chaîne du sympathique, obtint chez le chat des aires alopéciques arrondies et extensives. J'en ai dit un mot déjà, j'en reparlerai plus loin (voir p. 264 et suiv.).

Peut-être à cause de l'insuccès de Behrend à reproduire ces expériences, ce fait n'emporta pas la conviction et ne conduisit presque personne à des recherches de contrôle. Cela est regrettable.

Je crois que le dernier effort de recherche d'un microbe dans la pelade fut le mien, qui fut malheureux (1895-1897). J'ai résumé plus haut ces recherches (voir p. 159). Elles aboutirent à montrer dans la pelade de l'adulte la même flore que dans la séborrhée. Je ne pouvais dès lors considérer la pelade que comme une attaque aiguë de séborrhée grasse. Mais à peine avais-je publié ces résultats, que je dus séparer des pelades séborrhéiques l'ophiasis des enfants, qui ne montrait aucune flore constante. Il y avait donc au moins une pelade qui ne se montrait ni microbienne ni contagieuse.

Plus j'étudiais le sujet, plus j'arrivais à mettre en doute la contagiosité de toute pelade, malgré de rares cas observés de pelade chez le mari et chez la femme. Je cherchais partout une épidémie... On m'en signala une à Cherbourg : j'y courus pour trouver, au fort des Flamands, soixante-douze malades internés. dont à peine quelques-uns (treize) présentaient de la pelade, cas extraits de régiments de toutes armes et de toute provenance, prélevés sur une garnison de 30.000 hommes. Tous les autres présentaient des cicatrices d'anciens favus, des cicatrices traumatiques, et même de la séborrhée, et une calvitie précoce en voie d'établissement. Il n'y avait pas d'épidémie.

C'est à cette époque que Jacques commençait la série de ses mille ou douze cents inoculations négatives qui ruinèrent pour tous l'idée de la contagion.

Telle est, brièvement résumée, l'histoire de la contagion de la pelade, en France du moins.

Il faut bien le dire, les médecins de l'âge de Bazin étaient excusables de croire à la contagiosité, et ils n'avaient pas pour argument que la présence supposée d'un parasite analogue à celui des teignes. Non seulement la pelade avait le même siège au cuir chevelu, non seulement elle s'y présentait sous la forme de taches orbiculaires comme les teignes, mais, dans son histoire, tout se passait comme si la tache première produisait les suivantes par inoculations de voisinage, créant ainsi une maladie extensive purement externe, sans s'accompagner du moindre symptôme fonctionnel et de la moindre réaction générale du sujet, lequel, par ailleurs, gardait sa santé parfaite.

Les cas, rares il est vrai, de pelades de deux frères ou sœurs passaient pour un fait de contagion de l'un à l'autre. On a bien vu, et moi-même, la pelade exister chez le mari et chez la femme conjointement.

Enfin les cas d'hérédité pouvaient passer pour une contagion de père à enfants, comme on l'observe pour le favus.

La différenciation mal faite entre les taches alopéciques passagères consécutives à l'impétigo et les taches de la pelade vraie, faisait considérer comme des épidémies de pelade les reliquats d'un impétigo épidémique. Quand on réfléchit à tout cela, on comprend mieux l'erreur des anciens, surtout quand on l'a partagée. Il y a bien des affections microbiennes qui sont peu contagieuses, ne serait-ce que le furoncle.

Enfin la guérison très fréquente de la pelade par des applications de topiques locaux était encore pour appuyer l'opinion de la pelade de cause externe.

Il a fallu d'abord la recherche attentive des épidémies pour démontrer qu'elles n'existaient pas, la recherche de la contagion pour expliquer par un héritage commun les pelades familiales; enfin la description précise de la pelade ophiasique en arceaux, dont la topographie géométrique exclut jusqu'à l'hypothèse d'une cause externe.

Mais beaucoup d'esprits dermatologiques sérieux sont restés fort longtemps hantés par l'idée de la dualité des pelades, non tant comme reliquat d'une opinion ancienne qu'ils ne voulaient pas abandonner, qu'en raison de la dualité symptomatique et évolutive de certaines pelades qui diffèrent singulièrement des autres par leurs mœurs, leur longévité, leurs récidives, etc...

Cette idée de la dualité des pelades n'est pas encore si éteinte qu'elle ne puisse un jour surgir de nouveau.

En tous cas et quant à présent, ce qu'il faut retenir c'est que les épidémies de pelades n'existent pas. Elles sont fabriquées à coups d'erreurs de diagnostic.

Les pelades ne se voient jamais contagieuses. Sans isolement ni précaution aucune, on n'observe pas un cas de transmission dans la famille ou dans l'école.

Ni les pelades chez des frères et sœurs, ni les cas d'hérédité peladique ne peuvent être interprétés comme des cas de contagion.

Ces faits semblent avérés, et la clinique attend seulement que nous ayons reproduit la pelade chez l'animal, par expérience physiologique, et qu'on ait pu démontrer l'unicité de toutes les pelades, même quand nous leur voyons des apparences divergentes.

CHAPITRE XVIII

PELADES EN SUITE DE GRANDES INFECTIONS

Le malade, qui sait souvent que les grandes fièvres sont suivies de chute de cheveux, accuse souvent une infection d'avoir déterminé sa pelade. Mais, quand vous l'interrogez, vous voyez le plus souvent que l'infection remonte à l'an passé ou plus loin encore. Cependant on peut voir la pelade suivre les grandes pyrexies lorsqu'elles ont été particulièrement sévères.

J'ai vu cinq fois dans ma vie une pelade totale et vraisemblablement définitive suivre une grande infection. Ce sont des cas extrêmement rares et dont nous ignorons tout à fait le mécanisme, mais qui me paraissent devoir néanmoins constituer dans l'étiologie de la pelade un chapitre étiologique court et précis.

C'est généralement trois mois après l'infection que la pelade commence et, autant que j'en sais, elle commence, comme une pelade ophiasique, par une ou deux plaques occipitales qui augmentent et se fusionnent pendant que d'autres apparaissent au voisinage. Leur marche est implacable; survient la dépilation universelle entre les aires déjà grandes et déjà nombreuses, la décalvante est constituée. Et puis les sourcils et les cils se prennent, la barbe, s'il s'agit d'un homme, finalement tout le poil du corps est touché, il peut disparaître entièrement ; les ongles mêmes sont atteints.

La marche de cette pelade est particulière en ceci que je ne l'ai pas vu revenir en arrière, ni peu ni beaucoup. Une fois faite, elle demeure, sans jamais montrer en quelque point un essai de repousse, même infructueux.

J'en donne une observation pour exemple :

Voici un malade peladique depuis dix ans, maigre et très peu velu, même aux régions que la pelade ne semble pas avoir atteintes. Il est menu et grêle au point qu'à trente ans il en paraît vingt, il commence pourtant à prendre l'aspect d'un petit vieux. Il était tout autre dix ans avant, comme sa photographie en témoigne. Mais alors est survenu une rougeole si grave qu'elle a failli l'emporter. Il a présenté du délire, des hallucinations impulsives telles qu'il a fallu le veiller constamment pour l'empêcher de se jeter par la fenêtre. C'est pendant sa convalescence que tout son physique s'est transformé et que sa pelade a commencé.

Quoique les testicules paraissent normaux, la voix est d'un castrat et il en a beaucoup de l'apparence, bien qu'il soit marié et qu'il dise avoir des appétits génésiques. Son mariage n'a d'ailleurs pas eu d'enfants.

Voici un autre fait du même genre auquel j'ai déjà fait allusion plus haut :

Une dame de Chicago me conduisit ses deux filles jumelles, dont l'une atteinte de pelade totale.

A la suite d'une rougeole grave (deuxième fait), l'une de ses filles a perdu tous ses cheveux, ses sourcils, les cils et le poil du corps. Elle a grandi beaucoup plus que sa sœur, s'est amincie et a changé complètement d'*habitus* physique. Ses règles n'ont jamais reparu depuis, le crâne est lisse et luisant, la peau semble amincie et tendue comme par une ébauche de sclérodermie, la face est immobile, la physionomie muette et l'expression figée.

J'ai gardé cette jeune fille en traitement pendant une année entière, sans résultat.

Ce type de pelade survient après une infection si grave, qu'elle a presque toujours fait considérer le malade comme perdu. Dans tous les cas que j'ai vus, l'infection s'était accompagnée de phénomènes cérébraux et méningitiques des plus inquiétants.

La convalescence survient, mais le sujet sort de cette aventure transformé. Il était d'embonpoint normal, il est devenu maigre et le restera.

La jeune fille dont je parlais a pris l'aspect d'une momie, et le contraste était saisissant entre elle et sa sœur, alors qu'elles s'étaient ressemblé beaucoup jusque-là.

En faisant des recherches bibliographiques pour cet ouvrage, et lorsque ce texte était écrit, j'ai retrouvé une observation de Schwartz, dont le titre même indique un fait identique à ceux que je viens de rappeler (1) :

Comme je le disais, j'ai vu cette même histoire cinq fois dans ma vie : deux fois après une rougeole, une fois après une scarlatine (mais le diagnostic avait été très hésitant, il se pourrait que ce fût aussi une rougeole, car la malade avait gardé de la bronchite) ; enfin après une fièvre typhoïde (un cas) et après des oreillons (un cas).

C'est au moment de l'infection ou de l'éruption que les phénomènes graves (ataxo-adynamiques) sont survenus, jamais du fait d'une complication.

Il semble donc que ce soit l'infection elle-même agissant sur les centres nerveux et provoquant toujours du délire, et un délire actif, qui ait été suivie de pelade décalvante totale.

Dans aucun de ces cas je n'ai pu obtenir un résultat quelconque de la thérapeutique. Et il est inutile de dire que l'opothérapie n'a pas été oubliée. Je serais donc disposé à croire ces cas irrémédiables et ces pelades tout à fait définitives.

Ce sont des faits que je rapprocherais forcément de certains autres qui d'abord paraissent inverses et dont la source est probablement analogue. Ainsi le docteur Noiré et moi avons observé une jeune fille de seize ans, courte et trapue, portant une barbe d'homme, ayant une voix masculine et n'ayant jamais eu ses règles depuis deux ans à la suite d'une crise aiguë d'oreillons. Cette barbe lui était poussée en six mois. Elle venait me demander de la faire disparaître.

Depuis sa maladie, elle avait beaucoup engraissé, restait petite, ronde et poilue. Ses époques, qu'elle avait eu régulières avant ses oreillons, n'avaient pas reparu depuis.

Ce cas me porterait à considérer tous ceux dont je parle comme résultant d'une infection des glandes endocrines suivie d'atrophie.

Je dois dire cependant qu'aucune autre de mes malades ne portait de signe marquant d'une atrophie thyroïdienne. Pas d'augmentation de poids ni de volume, au contraire; pas de retard intellectuel, pas de sensibilité spéciale au froid, pas d'aspect myxœdémateux de leur peau, plutôt tendre, mince et atrophique.

(1) Schwartz, « Alopécie totale avec troubles mentaux dus à la fièvre typhoïde » (*Tribune Médicale*, 18 juill. 1908, p. 440).

Ces cas sont très rares, il me semble cependant qu'ils demandent une mention spéciale. De toutes manières, ces pelades font contraste avec les cas de pelade ordinaire. En général, le malade ne sait pas quelle cause il peut invoquer pour expliquer sa maladie ; il est très remarquable ici que tous ces patients accusent d'emblée leur infection. Presque toujours ils se sont munis d'une photographie ancienne pour bien montrer leur transformation physique totale. Leur récit est identique, tous mentionnent leur infection, leur état grave, l'hyperthermie, le délire actif et dangereux, la pelade survenant au cours de leur convalescence en même temps que s'établit de mois en mois le changement d'aspect de leur corps.

CHAPITRE XIX

PELADE TRAUMATIQUE

Il existe aussi des cas, à la vérité fort rares, de pelade consécutive à un traumatisme. Et leur intérêt ne peut échapper à personne, puisqu'ils constituent à eux seuls un commencement de démonstration de l'origine nerveuse de certaines pelades.

J'ai rappelé plus haut les premiers essais de pelade expérimentale. Dès 1886, Max Joseph chercha, par l'expérimentation sur l'animal, à reproduire les pelades dites traumatiques. Il reséqua chez le chat les ganglions de la deuxième paire cervicale et vit survenir, cinq à douze jours après, une alopécie occupant le territoire des branches du nerf sectionné. C'était des disques alopéciques réguliers progressant excentriquement (1).

Bientôt Mibelli, puis Samuel, reproduisirent ces expériences avec des résultats équivalents. Cependant Behrend les renouvela sur neuf chats avec des résultats négatifs (2).

Ces auteurs différaient d'ailleurs dans l'interprétation des faits. Pour Max Joseph, c'est la section des nerfs trophiques qui détermine la pelade. Mibelli pense à des troubles vaso-moteurs et Samuel à l'inflammation. Sauf pour cette dernière opinion, qui pourrait s'expliquer par une suppuration post-opératoire précédant la chute du poil, ce qui infirmerait toute conclusion, l'interprétation des faits n'est pas aussi importante que les faits eux-mêmes.

Il arriva d'ailleurs que la chirurgie reproduisit sans le vouloir les faits que les recherches physiologiques avaient montrés. Pontoppidam, trois semaines après une opération sur le cou, voit

(1) MAX JOSEPH, *Monats f. prakt. Dermat.*, 1886, Bd. 6, p. 483.
(2) MIBELLI, *Boll. della Soc. med. di Sienna*, vol. 5, n° 2, 1887.
SAMUEL, *Virchow's Arch.*, CXIV, p. 378.
BEHREND, *Klinik Woch.*, 1889, n° 3.

apparaître d'abord deux plaques occipitales symétriques qui s'étendent peu à peu à tout le territoire du nerf occipital supérieur et inférieur et à celui du nerf auriculaire du côté lésé. La repousse survint en quatre mois, mais il demeura une parésie des muscles de l'œil (?) (1).

Bender a vu une plaie opératoire du cou ne se fermer qu'après un an et l'alopécie consécutive durer quinze ans (2).

Jacquet cite un cas de ténotomie du sterno-mastoïdien suivi d'une pelade pariéto-temporale du même côté (3), tandis que Schweninger et Buzzi racontent l'opération d'un abcès rétro-auriculaire qui fut suivi de sclérodermie, pelade, vitiligo et hémiatrophie faciale (4).

A ces cas de pelade par traumatisme opératoire viennent s'adjoindre les cas de pelade après traumatisme accidentel. Ils avaient été signalés depuis longtemps par Radcliffe Crocker, Tyson, Ollivier et Schutz. Stowers y ajoute un cas d'alopécie après fracture du pariétal (5).

A coup sûr, ces faits sont rares, les traumatismes du crâne ont été innombrables pendant la grande guerre et les cas de pelade consécutifs se comptent par unités.

Or, il est à remarquer que, dans ces pelades dites traumatiques, la pelade a suivi moins souvent le traumatisme accidentel que l'intervention chirurgicale qu'il nécessitait (6). Cette remarque mériterait d'être confirmée, car si certains traumatismes chirurgicaux sont capables de provoquer plus que des alopécies banales, c'est-à-dire une vraie pelade avec ses caractères objectifs et évolutifs particuliers, ce qu'on a fait là, par hasard, pourrait se faire volontairement; le champ reste donc ouvert à tous les essais expérimentaux.

(1) PONTOPPIDAM, *Monatsh. f. prakt. Dermat.*, 1889, Bd. VIII, p. 51.

(2) BENDER, *Centralbl.*, oct. 1898.

(3) L. JACQUET, « Nature et traitement de la pelade » (*Annales de Dermat. et de Syph.*, 1900, obs. XXXII).

(4) SCHEWENINGER et BUZZI, « Zur kenntniss der Hemiatrophia facialis progressiva » (*Charité Annalen*, Bd. XV).

(5) R. CROCKER, *Diseases of the skin*, article : « Alopecia areata ».

TYSON, « Alopecia universalis » (*Lancet*, febr. 1886).

SCHUTZ. « Sechs Fälle von Alopecia neurotica » (*Munch. medic. Woch.*, 1889, n° 8).

OLLIVIER, *Bull. de l'Ac. de méd.*, févr. 1887.

STOWERS, *Brit. journ. of Dermat.*, janv. 1897.

(6) Nous verrons le même fait plus loin, dans un cas observé par Lévy-Franckel.

Ce serait une admirable thèse de physiologie dermatologique, celle qui reprendrait pour les poursuivre les essais de Max Joseph et préciserait quels traumatismes de quels nerfs ou ganglions peuvent être suivis d'alopécies en aires. Actuellement où les sympathectomies deviennent fréquentes et où nombre de chirurgiens multiplient les essais dans cette voie, il est impossible que, même sans le vouloir, ils ne reproduisent pas par hasard les faits de Max Joseph, Mibelli et Samuel. Celui qui voudrait donc se consacrer à ce sujet, non seulement devrait poursuivre des essais expérimentaux sur l'animal, mais se tenir au courant des sympathectomies tentées dans les services chirurgicaux et étudier leurs résultats du point de vue dermatologique.

Ce n'est pas que, dans l'étiologie de la pelade, le traumatisme puisse jamais avoir une grande importance. Le hasard a fait que je n'en ai jamais rencontré (1). La pelade traumatique ne s'observe sans doute pas une fois sur mille, peut-être sur dix mille cas.

Il ne s'agirait donc pas, dans ces expériences, d'éclairer l'étiologie ordinaire de la pelade, mais bien sa pathogénie, de chercher quelle lésion de quel petit centre nerveux peut la déterminer. Car ces centres pourraient être touchés par d'autres causes que le traumatisme, et c'est cela qui pourrait nous faire comprendre l'origine des pelades banales.

Il est à remarquer aussi que, dans les phénomènes observés après opérations sur le cou, la pelade tient une place, mais à côté d'autres symptômes que dans la pelade vraie on n'observe pas, ainsi des paralysies faciales, oculaires, de la sclérodermie, des maux perforants, ou qu'on y voit rarement associés : vitiligo.

Dans ces complexes, la pelade apparaît donc souvent comme un syndrome supplémentaire, surajouté, exactement comme nous le verrons dans la maladie de Basedow, où la pelade manque très souvent, sans que le diagnostic puisse être discuté.

Ce serait déjà beaucoup que de mettre hors de doute, par exemple dans le ganglion inférieur du sympathique cervical, l'existence d'un centre nerveux dont la lésion quelle qu'elle soit, accidentelle, chirurgicale ou toxique, pourrait déterminer de la pelade.

Si j'insiste sur la nécessité de voir observer ces phénomènes

(1) Je viens d'en observer un cas il y a quelques jours : pelade grave et presque généralisée ayant débuté quinze jours après une chute en arrière avec commotion cranienne et stupeur ayant duré huit jours après la chute.

par un dermatologiste éprouvé et qui connaisse à fond le cortège symptomatique de la pelade, c'est qu'il y a dans certaines observations données pour probantes bien des points qui restent douteux, par exemple dans celle de Bender ou dans celle de Stowers, pelade après effondrement d'un pariétal. L'alopécie passagère sur une surface contuse n'est pas une rareté et ce n'est pas de la pelade. Je citerai un exemple personnel. Un enfant tombe et sa tête heurte le rebord d'un trottoir. Il ne s'était fait ni fracture perceptible, ni déchirure cutanée, mais simplement un hématome qui fut traité sans ouverture ni ponction et disparut. Mais, environ quinze jours après, on me ramena l'enfant, qui présentait une aire alopécique longue de 6 centimètres environ et large de 2, dessinant exactement la forme linéaire de la contusion. Sur cette surface, il restait des cheveux morts assez rares que l'épilation enlevait sans provoquer la moindre sensation douloureuse et sans qu'ils offrissent de résistance à la traction.

La zone ainsi dépilée s'arrêta de part et d'autre à 1 centimètre de la ligne traumatisée. Je prescrivis de ne faire aucun traitement, en affirmant la repousse prochaine. Elle se produisit un mois plus tard et fut complète.

Voilà un fait qui, vu par un chirurgien, aurait été classé pelade traumatique. Ce n'était pas de la pelade. Il s'était produit un décollement des cheveux sur toute la région contusionnée, et c'est tout. Un hématome, comme un abcès, peut produire une plaque d'alopécie passagère.

J'ai vu exactement les mêmes faits se produire au niveau d'un coup de marteau reçu sur le sommet de la tête. L'alopécie produite treize à quinze jours plus tard ne s'élargit point. A aucun moment elle ne simula de la pelade et elle guérit sans traitement; et cependant le coup porté avait été assez brutal pour qu'un épaississement de l'os sensible au doigt persistât plus d'une année. Ce sont là des causes d'erreur qu'un dermatologiste pourrait redresser, et cela nous éviterait par la suite d'avoir à tenir compte d'observations fausses, perpétuellement reproduites dans les traités.

Une autre cause d'erreur vient de l'examen des blessés aux rayons X. J'ai dit plus haut avoir vu à la Société française de Dermatologie présenter comme une pelade traumatique le cas d'un homme qui avait tenté de se suicider, qui s'était envoyé une balle de revolver dans la tête et qui avait survécu. On voyait aux rayons X l'opacité de la balle de revolver, en plein cerveau, au travers des os du crâne. Mais cet examen avait été si long ou tant de fois répété, qu'il s'en était suivi une plaque de dépilation, et cette plaque ressemblait d'autant plus à une plaque peladique qu'elle était cernée de toute une rangée de cheveux en massue.

Mais, pour un dermatologiste averti, la seule rondeur parfaite d'une plaque glabre large comme la main, survenue d'un coup, sans encoche périphérique, avertissait de son origine. La plaque peladique, lorsqu'elle vient de se faire, a 3 ou 4 centimètres de diamètre et non pas 15; elle est orbiculaire, mais ce n'est jamais un cercle parfait. Quand elle arrive à atteindre 15 centimètres de diamètre, elle s'est faite en plusieurs temps ; son bord est devenu polycyclique. Elle présente ici ou là des essais partiels de repousse, tous phénomènes qui manquaient ici.

Et la repousse des cheveux tombés se produisit deux mois plus tard, sans traitement, comme on pouvait s'y attendre.

Ce sont là des observations qui n'entament nullement la réalité des faits de pelade traumatique bien étudiés, mais il faut nettement séparer dans un sujet litigieux les observations probantes de celles qui ne le sont pas du tout.

Enfin certains animaux peuvent présenter à la suite de bien des expériences physiologiques des plaques de dépilation produites par décollement cutané, comme dans le cas de l'hématome dont je racontais l'histoire. Le fait s'était produit sur un mouton inoculé par moi d'une culture séborrhéique et m'a fait prendre le change un instant. Il faudrait donc, dans les expériences à venir, avoir égard à ces diverses causes d'erreur. Il faudrait spécialement que l'incision nécessaire à une extirpation du ganglion sympathique fût strictement limitée au champ opératoire nécessaire et qu'on ne puisse expliquer par un décollement ou un hématome les phénomènes de dépilation consécutive.

CHAPITRE XX

LA PELADE PAR CHOC ÉMOTIF

Voici encore une étiologie souvent invoquée par les malades et les auteurs à l'origine de la pelade; il faut convenir, en tous cas, qu'il s'agit de faits aussi difficiles à nier qu'à établir. Car quel est l'individu à l'abri d'un choc moral, qu'il s'agisse de la perte de l'un des siens, ou d'une simple perte d'argent, ou d'une frayeur intense à l'occasion d'un accident?... Cependant personne ne voudrait écrire sur le sujet et négliger cette cause de pelade : le choc émotif. Et alors nous voyons les divers auteurs, se copiant l'un l'autre, rééditer les mêmes histoires, car les cas tant soit peu probants en sont rares, même dans la littérature dermatologique.

C'est la jeune fille qui sent le plancher s'effondrer sous elle et reste suspendue à l'appui d'une fenêtre. Or, la chute des cheveux commence deux jours après et se trouve complète en six jours (!). (Observation de Fredet.)

Ou bien c'est le capitaine de vaisseau frappé par la foudre. Dès le lendemain (!) ses cheveux tombent jusqu'à la déglabration totale de son corps. (Observation d'Arago, citée par Dubreuilh.)

Ou bien c'est le cas de Morton : une jeune fille échappe à un accident qui tue son père; après un semaine, commence une alopécie en aires qui plus tard se généralise (1).

Il est bien entendu que nous ne pouvons récuser *a priori* de pareilles observations : nous n'en avons pas le droit. Il faut pourtant reconnaître que plusieurs ont des allures de conte de fée. Presque aucune d'elles ne fut recueillie par un dermatologiste, sinon après coup. Presque aucune ne parle de la suite des évé-

(1) Frédet, « Alopécie complète générale à la suite d'une frayeur » (*Arch. génér. de Méd.*, 1879, p. 740).
Arago, in Dubreuilh, *De la pelade*, Bordeaux, 1889, p. 15.
Morton, *Journ. of cut. and gen. urin. diseases*, may 1895.

nements, de l'évolution des aires déglabrées, de leurs caractères. C'est pour nous faire douter des meilleures.

J'ai moi-même raconté les deux cas de *Defluvium capillorum* dont j'ai été le témoin. L'un sans commémoratif d'aucune sorte. Mais l'autre chez une enfant violée sur le chemin et qui perdit tous ses cheveux. La chute commença au treizième jour après le viol et fut complète en trois semaines. Mais la malade garda les sourcils et les cils et, quant aux cheveux, ils repoussèrent le mois suivant comme après une infection grave.

Je ne dis pas que nous comprenions quoi que ce soit au mécanisme d'une telle alopécie; tout ce que nous pouvons dire, c'est que ce n'est pas là de la pelade. Une pelade commence par une plaque, elle ne se généralise pas avant de longues semaines et par l'apparition successive de plaques multiples. Enfin la plus bénigne des pelades décalvantes demande huit à dix mois pour guérir. Il y a donc ici un processus tout à fait différent de la pelade.

Qu'on dise avec Jacquet que la chute des cheveux est un phénomène unique, que l'on confonde ensemble la séborrhée qui fait l'homme chauve, la pelade banale ou décalvante et les phénomènes du *Defluvium,* soit. Cela n'empêche pas que, pour l'observation du clinicien, chacun de ces tableaux a des symptômes, des mœurs, une évolution particulière et que, si on mélange tous ces faits cliniques différents, il n'en peut sortir qu'une épaisse confusion.

Que dire aussi de ces observations où l'on voit les cheveux tomber deux jours après la cause morale de leur chute, alors que la plus brutale alopécie provoquée, celle des rayons X, met de treize à quinze jours à se produire. Il semble pourtant qu'un temps minimum soit nécessaire pour que la mort de la papille une fois faite et le décollement du bulbe, l'éviction spontanée du cheveu puisse se produire.

Pour juger des *pelades* par choc émotif, que je ne nie pas, mais que je n'ai jamais vues, il faudrait donc savoir avant tout que le *Defluvium capillorum* n'est pas de la pelade. Il commence comme une alopécie infectieuse, par une chute *diffuse, sans aucune plaque, partout à la fois,* et se complète en deux ou trois semaines, mais la repousse se produit aussitôt, visible le mois suivant.

Le diagnostic différentiel étant fait, il faut, dans de telles observations, suivre le malade pendant plusieurs mois, étudier l'évolution du processus morbide, savoir si d'autres plaques se produisent ailleurs, plus tard, si les plaques présentent ou non des cheveux peladiques, des repousses partielles, etc..., bien montrer en un mot qu'il s'agit vraiment d'une pelade. Car, avant de discuter sur les causes, il faut s'entendre d'abord sur les faits dont on parle.

J'ai vu souvent invoquer par des peladiques les causes morales à l'origine de leur maladie; chez la femme, des causes sentimentales; chez l'homme, le plus souvent, des causes financières. Mais il s'agissait d'avance de sujets amoindris, fatigués, dont la vie était pénible depuis longtemps. Dans ces conditions, quelle valeur attribuer à de telles causes accessoires ? En fait, je n'ai jamais vu la pelade suivre un grand émoi.

De même, Hardy avait cru voir une recrudescence des cas de pelade pendant le siège de Paris. Je n'ai rien vu de semblable pendant la grande guerre...

Quant aux motifs de ce genre invoqués par les malades, ils ont souvent précédé la pelade de six mois et plus. D'autres faits, comme celui de Pawloff, ont une allure de chose racontée déjà à celui qui les raconte : Deux frères apprennent la mort inopinée de leur père et deviennent tous deux peladiques, l'un à Moscou, l'autre à Pétersbourg. Je croirais plus facilement à une pelade familiale et héréditaire qu'à une pelade émotive dans un tel cas.

Pour me résumer, je dirais qu'en ce sujet, si l'on voulait y voir clair, il faudrait de parti pris récuser toute observation prise en dehors d'un contrôle dermatologique sérieux. Ne pas oublier ce principe que les miracles se passent toujours devant des sujets incapables de contrôle.

Il nous faut des précisions minutieuses touchant les phénomènes observés, leur date, leur ordre de succession, leur forme objective, etc., sans quoi de telles observations légendaires constituent un poids mort pour nous. Elles font de l'obscurité au lieu d'apporter de la lumière. De tous temps, la pelade a été le sujet d'erreurs accréditées. Nous avons eu assez de peine à écarter les unes pour ne pas en accepter d'autres inverses et équivalentes.

CINQUIÈME PARTIE

COURBE DE FRÉQUENCE DE LA PELADE

AUX DIFFÉRENTS AGES ET SUIVANT LES SEXES

CHAPITRE XXI

STATISTIQUES

Malgré tous les faits qui précèdent, l'étiologie de l'alopécie en aires demeure encore pour nous très obscure.

Le rôle de la tuberculose y reste incertain. Le grand nombre des pelades chez les hérédo-syphilitiques et chez les peladiques héréditaires ne fait encore pas au total la moitié des cas rencontrés. Non seulement le moyen par lequel la syphilis fait de la pelade ou le moyen par lequel l'hérédité peladique passe d'une génération à l'autre demeurent encore inconnus, mais le fait que l'hérédité peladique peut se transmettre en dehors de toute syphilis décelable peut faire supposer que, même chez beaucoup d'hérédo, la pelade n'est pas essentiellement une affection de nature syphilitique...

Sans moyens autres pour élucider la question, je pensai recourir à une étude qui n'avait pas encore été faite, à une statistique générale de l'âge de début de tous les cas de pelade que je rencontrais, pensant par là faire naître quelque suggestion nouvelle.

C'est ce que je fis en 1911, et voici la courbe obtenue sur deux cents cas (fig. 172).

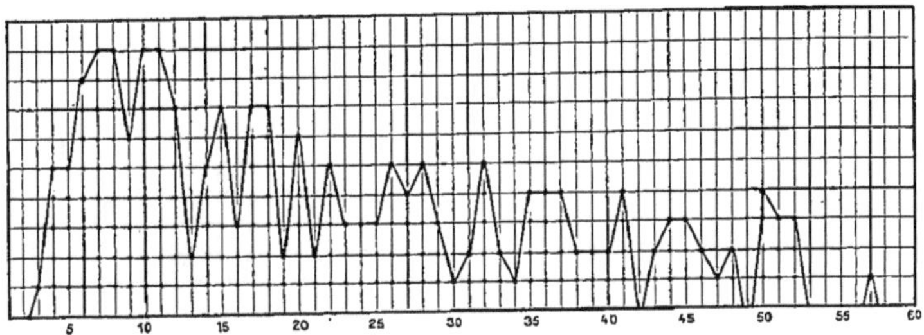

FIG. 172. — Courbe brute de l'âge de début de 200 cas de pelade (1911).

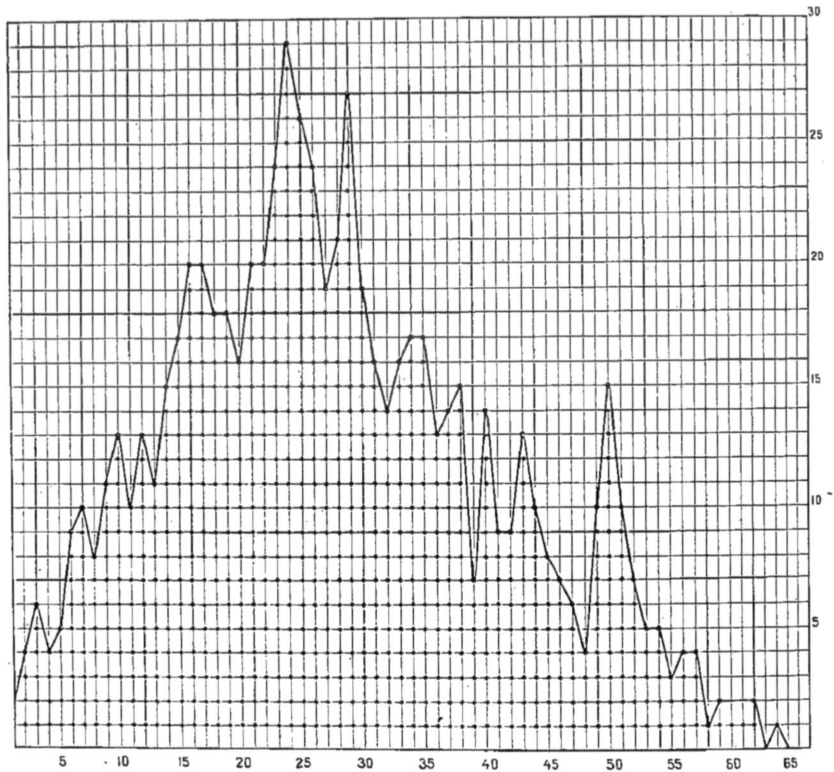

FIG. 173. — Courbe brute de l'âge de début de 739 cas de pelade (1927-1928).

Elle montrait un premier fait, c'est que l'âge ordinaire du début de la pelade était la seconde enfance, entre six et douze ans, et qu'à partir de dix ans la courbe allait en s'atténuant jusqu'à l'âge le plus avancé.

Cette expérience sur deux cents cas ne nous ayant pas semblé suffisante, nous l'avons reprise en 1927-1928, *sans lui incorporer*

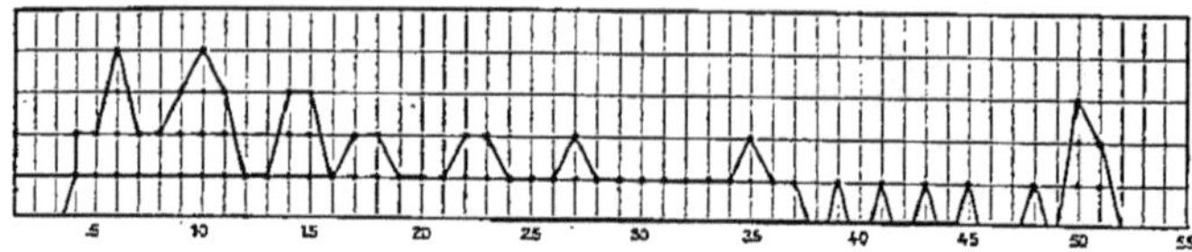

Fig. 174. — Courbe indiquant la fréquence de début de la pelade aux différents âges *chez la femme*, sur 70 cas (1911).

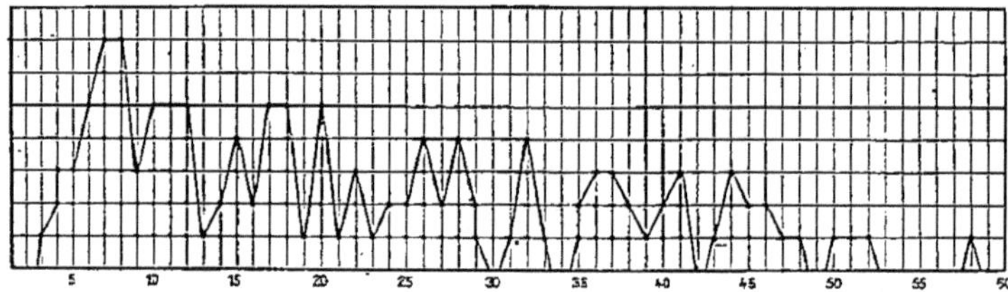

Fig. 175. — Courbe indiquant l'âge de début de 130 cas de pelade chez l'homme (1911).

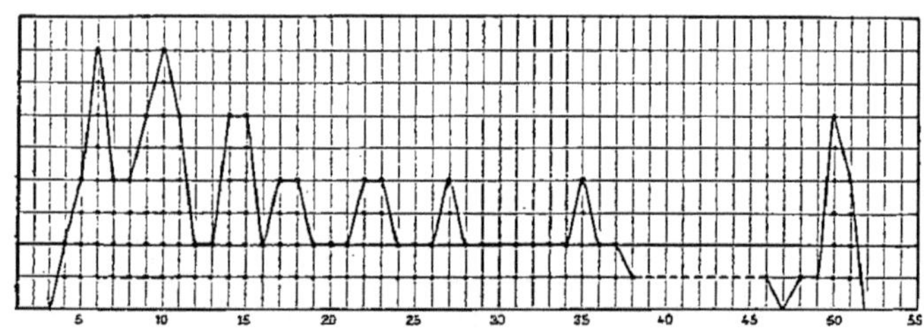

Fig. 176. — Courbe de la fig. 174 doublée pour faciliter la comparaison avec la courbe précédente, qui correspond à 130 cas masculins. Celle-ci à 140 cas féminins (1911).

les faits de la courbe précédente; et voici la courbe en partie différente que nous avons obtenue (fig. 173).

La fréquence du début de la pelade se montre ici la plus élevée à vingt-quatre ans. C'est là le sommet vers lequel la courbe tend graduellement et après lequel elle s'abaisse plus lentement jusqu'aux âges extrêmes de la vie.

Ainsi, dans les quinze années qui viennent de s'écouler, la fréquence de la pelade a donc nettement diminué au cours de la seconde enfance, repoussant son maximum de dix à vingt-quatre ans. Que veut dire ceci ? A cette dissemblance si saisissante entre

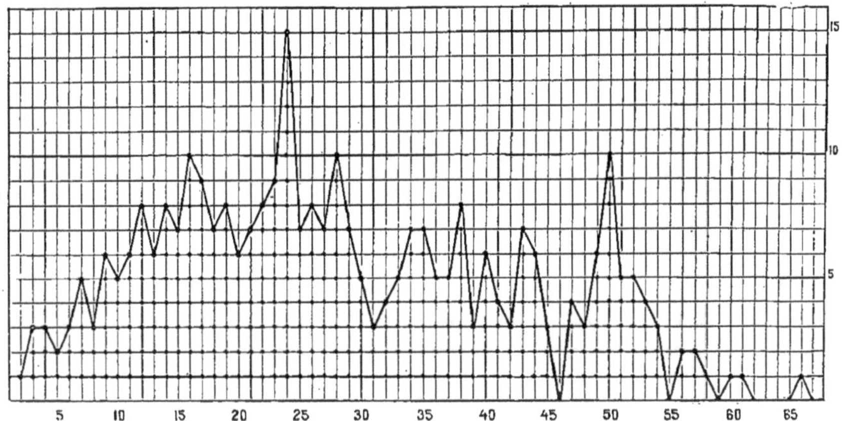

FIG. 177. — Courbe de l'âge de début de 314 cas de pelade chez la femme (1927-1928).

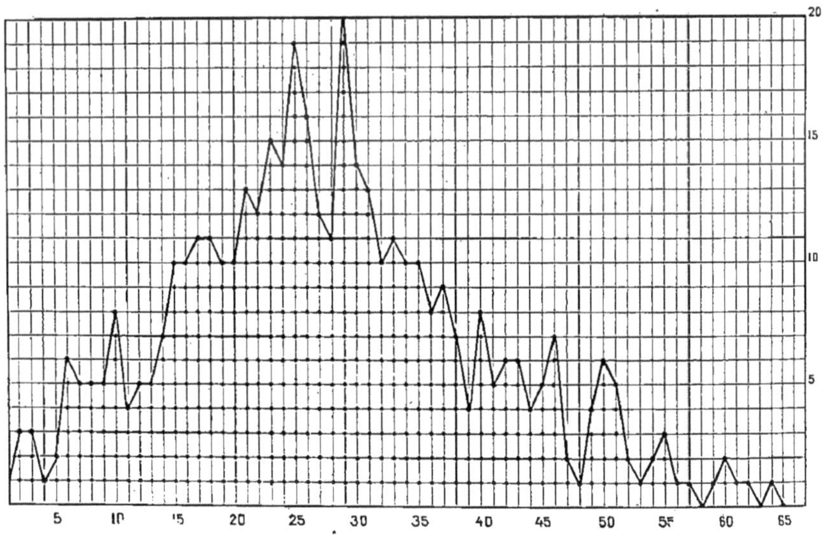

FIG. 178. — Courbe de l'âge de début de 425 cas de pelade chez l'homme (1927-1928).

les deux statistiques faites à dix-sept ans d'intervalle, je ne vois, après y avoir beaucoup pensé, qu'une raison plausible : c'est que la syphilis acquise est aujourd'hui beaucoup mieux traitée. Les notions générales concernant la syphilis sont bien plus répandues aujourd'hui qu'autrefois, le syphilitique sait bien mieux qu'il y a quinze ans la longue durée nécessaire de son traitement; de nombreux centres antisyphilitiques ont été créés. Ils sont ouverts à tout venant, en dehors des heures de travail. L'ouvrier sait mieux se traiter, et il le peut mieux aussi sans interrompre son travail.

A mon avis donc, si nous voyons beaucoup moins de peladiques jeunes, c'est parce que la syphilis des adultes est mieux et plus souvent guérie. Il y en a d'autres preuves. Vers 1910, sur cent syphilitiques anciens, je trouvai seulement quatre Wassermann tout à fait négatifs; la proportion des syphilis guéries me paraît avoir quintuplé depuis lors... Les syphiligraphes voient toujours ce qui leur reste à faire pour assainir la population, mais ils voient moins clairement le bien qu'ils ont fait. C'est de leur devoir d'espérer mieux; il n'en est pas moins équitable de constater le bien qu'ils ont fait.

Il se peut que mon explication des faits précédents soit fausse et que la diminution de la pelade chez les enfants de l'âge scolaire tienne à d'autres causes que je ne vois pas. En tous cas, c'est un fait, et la raison que j'en donne me paraît légitime. L'avenir en jugera.

Mais revenons à notre courbe. En 1911, j'avais trouvé qu'il y avait presque moitié moins de femmes peladiques que d'hommes : 70 cas contre 130 (fig. 174 et 175). En 1927-1928, j'ai trouvé 314 cas chez la femme contre 425 masculins. Les cas masculins restent donc encore notablement plus nombreux que les féminins, sans que nous en sachions d'ailleurs le pourquoi, mais la différence proportionnelle entre les deux sexes s'est abaissée. Elle est de trois femmes pour quatre hommes maintenant. Ma deuxième statistique, portant sur un beaucoup plus grand nombre de cas, est sans doute à considérer comme plus véridique. Mais il y a un point sur lequel nos deux statistiques coïncident (fig. 176 et 177) : les deux courbes accusent chez la femme, et non chez l'homme (fig. 178), une recrudescence de la pelade autour de la cinquantième année ; et cela est très important, car cela accuse nettement dans la naissance de la pelade l'influence des troubles de l'involution sexuelle. Il y a une pelade de la ménopause, et c'est elle que nous allons étudier maintenant.

CHAPITRE XXII

PELADE ET MÉNOPAUSE PELADE ET TROUBLES OVARIENS

Par la méthode si simple des statistiques, nous avons mis au jour plusieurs faits nouveaux, ainsi la proportion beaucoup moins forte de la pelade chez la femme, la fréquence maxima de la pelade entre six et douze ans il y a quinze années et à vingt-quatre ans aujourd'hui. Mais, parmi ces faits, aucun ne nous indiquait nettement le sens des recherches à poursuivre, excepté l'un d'une grosse importance, nous semble-t-il, à savoir la fréquence relative de la pelade chez la femme au moment de la ménopause.

Chez la femme, la courbe de fréquence, très haute à vingt-quatre ans, s'abaisse d'une façon à peu près régulière d'année en année, mais voici qu'à cinquante ans elle se redresse : la pelade redevient à cet âge aussi fréquente qu'à quinze ans, tandis que chez l'homme la courbe au même âge ne nous montre rien de pareil. Ce seul fait dénonce l'importance que peuvent avoir les perturbations de la fonction ovarienne dans la genèse de la pelade chez la femme.

Encore une fois, il ne s'agit pas d'ériger en règle des faits qui dans l'ensemble paraissent au contraire relativement rares, mais dès lors que nous rencontrons un fait accusant la dysfonction ovarienne, il est naturel, sans rien affirmer, de chercher dans quels cas on rencontre des troubles ovariens conjoints à la pelade ou la précédant, non seulement à l'époque de la ménopause, mais à tout âge.

Ne pas objecter que la pelade étant moins fréquente chez la femme et les pelades de la ménopause ne faisant qu'un petit nombre des cas de la pelade féminine, nous risquons, en étudiant le rôle de l'ovaire dans la pelade, de mettre au premier rang une cause seconde. Cette objection ne doit pas nous arrêter. Si la pelade est moins fréquente chez la femme que chez l'homme, néanmoins la fonction génitale chez la femme se traduit mensuellement par un phénomène extérieur souvent accompagné de symptômes fonctionnels variés dont le rythme révèle l'origine. L'ovaire est la seule glande à sécrétion interne dont nous puissions contrôler le fonctionnement par des symptômes un peu précis. Rien de semblable chez l'homme. Même s'il était aussi important, ce rôle du testicule serait moins visible. Voyez le petit nombre relatif des cas de la pelade de la ménopause et comme nos courbes le démontrent. Ce groupe des pelades de la ménopause devait donc attirer d'abord notre attention et nous conduire à étudier toutes nos observations féminines pour chercher avec attention le rôle que l'ovaire pouvait avoir eu en d'autres cas où ce rôle n'apparaissait pas tout d'abord.

Examinons premièrement les cas de pelade ayant suivi la ménopause à sa date normale. Nous rechercherons ensuite, avant cinquante ans, celles qui auront suivi une ménopause anticipée.

Ensuite nous rechercherons si, dans quelques cas, la pelade n'a pas coexisté ou récidivé avec les grossesses.

Enfin nous chercherons si, dans quelques cas, la pelade n'a pas suivi une ménopause artificielle : ovariotomie.

De cette façon, nous nous limiterons à des cas où la suppression de l'ovaire ou des troubles de sa fonction sont chose certaine.

1. — Pelades de la ménopause. — Voici d'abord, résumées en quelques lignes, nos observations de pelade ayant accompagné ou suivi une ménopause qui peut avoir été normale ou prématurée.

Observation I.

Alice Bourg..., cinquante ans. La pelade a débuté chez elle à quarante-huit ans, un an après l'arrêt des règles. Elle dure déjà depuis deux ans quand nous l'observons. A ce moment, la malade présente trois aires peladiques d'une symétrie absolument remarquable ; l'une médiane, symétrique à la nuque, se présente sous la forme d'un ovale très allongé à grand axe horizontal. Les deux autres sont temporales, droite et gauche, ayant la forme d'un grand V couché s'ouvrant en avant. Ces deux plaques respectent entre elles au vertex une longue bande large de deux doigts environ couverte de cheveux foncés, drus et forts. Et chacune de ces deux plaques présente en son milieu une touffe de cheveux nouveaux en forme de bande, presque identique de forme et de dimension à droite et à gauche.

A noter que les ongles des deux mains sont intacts, excepté ceux des deux pouces, qui tous deux présentent des lésions d'onychorrexis (striations longitudinales fissuraires).

Chez cette malade, la ménopause ne s'est accompagnée que des symptômes banaux : vertiges, bouffées de chaleur et de sudation. Ces phénomènes persistent encore, mais en diminuant de fréquence et d'intensité.

OBSERVATION II.

Mme LONC... J'observai cette malade trois mois après le début de sa pelade, sept mois après l'arrêt des règles, arrêt survenu d'ailleurs sans troubles notoires. C'était une pelade en voie de généralisation, mais ayant respecté les cils, les sourcils et les poils. Au cuir chevelu, la déglabration fut presque totale, ne respectant que quelques cheveux noirs.

Ce cas, traité par l'opothérapie ovarienne et localement par une pommade cadique, se montra relativement bénin. Après deux mois, le cuir chevelu était en bonne voie de repousse et marchait vers la guérison. J'ai revu plusieurs fois la malade après sa guérison, qui s'est maintenue.

OBSERVATION III.

MARIE BAR..., cinquante et un ans. Règles disparues il y a six mois. Début de la pelade trois mois après par une plaque frontale. Une deuxième plaque pariéto-occipitale apparut ensuite sur le côté gauche, comme la première. Ménopause normale. La malade n'a pu être suivie.

OBSERVATION IV.

AURÉLIE CHAUFF...,, cinquante et un ans. La ménopause est survenue y a dix mois, sans symptôme notable. Six mois plus tard, six plaques sont apparues presque simultanément dans la région pariéto-occipitale, cinq à gauche, une à droite. Il est à noter que, trois mois après la ménopause, la malade a traversé une grippe grave à laquelle elle a failli succomber. Cette grippe s'est accompagnée de complications cardiaques dont la malade garde un souffle mitral. Une strie transversale sur tous les ongles est la marque visible de cette maladie.

OBSERVATION V.

Mme GOU..., cinquante-trois ans. Ménopause à cinquante ans, pelade à cinquante et un, dont l'extension s'est produite à toute la tête. Cette pelade s'est accompagnée partout de cette sorte d'épaississement cutané que Devergie avait décrit sous le nom d'œdème. On rencontre sur le cuir chevelu des cheveux cadavérisés inclus dans la peau, à peine assez saillants pour qu'on puisse les prendre à la pince; ils s'enlèvent sans aucune résistance et sont d'une incroyable longueur (5 à 7 millimètres). Malgré ces symptômes, qui signalent d'ordinaire une pelade grave, la repousse survint assez vite, mais inégalement, d'abord laissant une encoche frontale et une large bande de dépilation transversale à la nuque. La malade est fortement couperosique (depuis sa ménopause, dit-elle). Elle a eu de l'asthme et des bronchites à répétition. Elle présente en outre des douleurs rhumatismales.

Observation VI.

Alphonsine Bert..., cinquante-trois ans. Ménopause à cinquante et un ans et demi. Un an après la ménopause, apparition de la pelade, qui devient très vite une pelade en grandes aires, larges comme la paume de la main et disséminées partout. Le début de la pelade a coïncidé avec deux très gros chagrins. La malade venait de perdre coup sur coup son mari et son fils.

La repousse lente, médiocre, de gros cheveux blancs espacés est survenue peu à peu après six mois et n'était pas complète au bout d'un an quand nous avons cessé de voir la malade.

Observation VII.

Alexandrine Lecorn..., quarante-cinq ans. Début d'une première atteinte d'ophiasis actuellement en voie d'accroissement. Cette pelade est survenue trois mois après une suppression totale des époques. La mère de la malade a été atteinte pendant de longues années d'une pelade presque totale.

Observation VIII.

Mme B..., femme du docteur B..., quarante-quatre ans. Au mois de décembre 1910, quatre mois après la disparition brusque des époques, survient une pelade grave d'emblée, avec quatorze ou quinze plaques dispersées et beaucoup de petites aires intercalaires. Elle marche rapidement vers la décalvante et oblige au port d'un postiche total.

Traitée immédiatement par l'opothérapie ovarienne et l'acide phosphorique à l'intérieur et le cacodylate de soude et soumise au traitement externe par l'huile de cade. Après cinq mois, la pelade s'arrête, la repousse commence partout et il ne reste que de larges aires dessinant la forme de l'ophiasis autour du cuir chevelu. Ces aires sont elles-mêmes en guérison, mais restent visiblement plus clairsemées. Elles guérissent trois mois plus tard.

Observation IX.

Marie Vian..., quarante ans. La malade s'est aperçue, il y a huit jours, de deux plaques glabres au cuir chevelu, sur les régions temporale et occipitale gauches. L'une et l'autre gardent de nombreux cheveux *blancs* qui tranchent dans la chevelure brune. Les règles, toujours douloureuses, avaient disparu pendant six mois sans pelade. Elles reparaissent une fois et disparaissent de nouveau quatre mois avant l'apparition de la pelade.

OBSERVATION X.

Mme LES..., trente et un ans. Réglée à quatorze ans, mais toujours mal réglée, les époques revenant ou toutes les quatre semaines ou après cinq ou six semaines. Elles sont le plus souvent très douloureuses. Quand elles tardent, la malade se sent énervée et irritable. Elles ont manqué les quatre derniers mois. Puis elles sont apparues et se sont arrêtées après le deuxième jour, remplacées par de très pénibles douleurs dans le bas-ventre. Quinze jours après est survenue une plaque peladique en forme de sablier sur la tempe droite. A noter que la malade est mariée depuis six ans. Son mari et elle désireraient des enfants, et il n'y a jamais eu de grossesse.

2. — *Pelades pendant la grossesse.* — A ces observations données à titre d'exemple, et qui ont eu ce point commun que la pelade est survenue après la suppression momentanée ou définitive des règles, il nous faut ajouter deux cas de pelade survenue au cours de la grossesse.

Les rapports de la grossesse avaient déjà fixé l'attention de plusieurs auteurs, mais le plus souvent, il s'agit de pelade antérieure à la grossesse et que la grossesse améliore (1).

OBSERVATION XI.

Chez une primipare, Mme Del..., la première atteinte survint au troisième mois et demi d'une grossesse. La pelade débuta par le sourcil gauche et envahit progressivement toute la tête, pour ne marcher vers la guérison qu'après les couches.

OBSERVATION XII.

Mme Gél... a eu à vingt-huit ans, au septième mois d'une troisième grossesse, une première atteinte d'une pelade d'une durée totale d'un an. Une deuxième atteinte sans grossesse à trente ans, après une grosse fatigue physique et morale (fièvre typhoïde d'un enfant). Une troi-

(1) FEULARD, *Ann. Derm. et Syph.*, 1887, p. 292.
JAURICSON, *Dis. of the skin.*, 4e édit., p. 469.
ZIEGLER, « Ueber alop. congenita » (*Arch. für Dermat. und Syph.*, 1897, Bd. XXXIX, s. 213).

sième atteinte de pelade au premier mois d'une quatrième grossesse. Cette fois, trois plaques sont survenues l'une après l'autre et ont disparu dans le même ordre.

3. — Pelade après ovariotomie. — La pelade après ovariotomie ne me paraît pas très rare. J'en ai vu suivre l'opération à trois et cinq mois d'intervalle. En voici deux observations.

Observation XIII.

Désirée Cad... Mariée à vingt ans, contracte la syphilis de son mari (le Wassermann est encore positif). Elle a d'abord deux fausses couches de six mois, puis elle accouche à terme d'un monstre sans membres qui meurt en naissant. La malade subit une double ovariotomie pour salpingite à vingt-quatre ans. A la suite de cette opération, sa santé, très altérée, se rétablit progressivement. Cependant, trois ans plus tard, survient une première atteinte de pelade bénigne qui dure trois mois et, à trente-quatre ans, récidive sous forme d'une plaque dénudée en trèfle de la région occipitale.

Cette alopécie en aires pourrait aussi bien être en relation avec la syphilis ancienne, nous ne la donnons donc que sous réserve.

Observation XIV.

Mme Crétin..., quarante ans, a été opérée à trente-cinq ans d'un fibrome avec kystes ovariens. Double ovariotomie. Après trois mois, céphalalgie intense, mais sans pelade. Trois ans plus tard, grande pelade en dix-sept aires disséminées qui dure depuis deux ans avec repousse partielle de cheveux blancs gros, durs et rares.

Les observations qui précèdent sont celles qui correspondent à ma première statistique de 1911. Celles de 1927-1928 sont pareilles, mais le nombre des pelades survenues après une ménopause anticipée ou provoquée y est plus considérable. Je relève, parmi mes 314 cas de pelade chez la femme, en outre de ceux qui coïncident avec l'âge de la ménopause, 18 cas de pelade coïncidant avec des troubles très importants de l'appareil génital, ou des suspensions brusques de règles ou des traumatismes chirurgicaux sur l'ovaire, ce qui porte environ à 50 le nombre des pelades en rapport apparent avec des troubles génitaux. En d'autres termes, 1 cas sur 6 de pelade chez la femme semble relever de cette origine.

4. — Un cas de pelade totale chez l'homme. Orchite double tuberculeuse. Castration. — Bien que nous ne nous occupions dans ce chapitre que de la pelade chez la femme, il nous semble intéressant de placer en regard des dernières observations celle d'une pelade masculine qui présente avec elles des homologies.

Observation XV.

Louis Rur..., quarante ans, se présente avec une grande pelade décalvante totale. Il ne garde pas un cheveu, ni un cil, ni un poil sur tout le corps. Sa pelade date de quatorze ans ; elle a débuté sous forme d'une plaque très petite au menton ; elle s'est étendue si lentement qu'elle n'a été tout à fait complète qu'en six ans, mais sans paraître rétrocéder jamais, même sur un seul point.

Ce malade fut atteint d'une épididymite tuberculeuse d'abord simple, puis double. Il en a longtemps souffert et ne peut dire exactement si la pelade a précédé l'orchite ou inversement. Les lésions testiculaires en vinrent à ce point qu'il fallut procéder à une double castration. Cette opération n'a aucunement modifié l'état peladique. Le malade est resté depuis lors en état de pelade totale.

Il ne faudrait pas tirer des observations qui précèdent une théorie sur l'origine génitale de la pelade. Nous allons voir la pelade précédée d'autres troubles endocriniens. Et voici seulement nos conclusions :

I. — Chez la femme, il existe une pelade qui suit la ménopause et même la suppression brusque ou prolongée des règles. Cette pelade est bénigne ou grave.

II. — La pelade peut survenir chez la femme après l'ovariotomie. Son pronostic semble également variable.

III. — Dans des cas plus rares, la pelade survient au cours de la grossesse et même au cours de plusieurs grossesses successives. Cette pelade a paru relativement bénigne.

IV. — Dans un cas, la pelade est survenue chez un homme atteint vers le même temps d'une double orchite tuberculeuse, et dans ce cas la pelade est devenue totale, permanente, avant même que la castration double fût pratiquée.

CHAPITRE XXIII

PELADE ET TROUBLES THYROIDIENS

Nous savons tous combien souvent il est difficile de séparer dans les troubles endocriniens ceux qui proviennent des ovaires et ceux qui procèdent du corps thyroïde. Plusieurs des observations suivantes, en appuyant celles qui précèdent, démontreront cette nouvelle proposition.

Observation I.

La première que je présenterai, écrite par la malade même, est topique. La voilà : Mlle Emilie Sam..., quarante-trois ans, grande peladique.

Je vous envoie ci-joint, Monsieur, les deux ordonnances et je vous rappelle que,
1° Je n'ai jamais été réglée
2° Que j'ai commencé de perdre mes cheveux par places dès l'âge de 13 ou 14 ans mais que la chute s'est surtout accentuée vers l'âge de 23 ans après avoir été opérée d'une hernie d'ovaire. L'ovaire droit m'a été enlevé
Et qu'enfin, Monsieur, j'ai été traitée à la radio pour un Basedow en 1922-23

Votre nouveau traitement, Monsieur m'a produit sur le cuir chevelu une très vive

Ce que nous expose la malade est déjà intéressant, mais elle est revenue me voir en septembre dernier. Sa chevelure est ravagée, presque inexistante, avec des repousses partielles et des plaques d'alopécie toutes nouvelles sur de bien plus grandes surfaces. Sourcils et cils sont atteints...

Cette malade m'amenait sa sœur, également prise d'une pelade qui vient de commencer à trente-neuf ans, il y a quelques semaines, au niveau de la région pariéto-occipitale.

Chez elle, il s'agit d'une première atteinte. Cette seconde malade a toujours été très irrégulièrement réglée; elle est mariée, sans enfants. Elle présente un corps thyroïde dont le lobe droit est anormalement développé, mais aucun signe de basedowisme.

Enfin l'aînée des deux sœurs me raconte que sa mère aussi était peladique; elle me décrit ses aires multiples de lente évolution : c'étaient des plaques occipitales qu'elle dissimulait avec son chignon. Voilà donc un cas de pelade *familiale et héréditaire sur deux générations*, existant maintenant *chez les deux sœurs* dont l'une seulement a présenté du basedowisme, mais dont l'autre a un demi-goitre. Chez toutes les deux, les fonctions ovariennes sont ou supprimées ou insuffisantes.

Voici quelques autres observations (1) :

OBSERVATION I.

Mme G..., cinquante-deux ans, que j'ai vue cinq fois en ces cinq dernières années, est un type de grande basedowienne ; de grande taille et très maigre, le regard aigu, mobile, inquiet et un peu inquiétant, le corps en mouvement perpétuel. La malade ne reste pas un instant tranquille, elle se lève et s'assied, croise et décroise les jambes, et change les mains de place à tout moment, voulant cacher par des gestes inutiles un tremblement qui reste évident... Une grande volubilité de langage; des phrases coupées en petits morceaux. Le ton est doux, humble, la malade semble s'excuser de son état. Pouls à 120.

C'est à trente-huit ans que la maladie a débuté brusquement avec tous ses symptômes capitaux : gros yeux, gros cou, gros cœur. La malade a maigri très vite et son état général est devenu précaire. Elle a eu de l'hypertrophie cardiaque, avec crises de palpitations terribles, et crises d'angoisse dont quelques-unes ont duré six mois et plus, avec fréquentes syncopes. Trois fois on a proposé la thyroïdectomie par crainte d'une issue mortelle. La malade s'y est refusée.

(1) Ces observations sont extraites de ma statistique de 1913 (*Ann. de Dermat.*, mars 1913).

A quarante ans, environ deux ans après le début de la maladie, sont apparues aux régions temporale et occipitale trois taches vitiligineuses non peladiques. Puis a commencé une alopécie en aires de marche circonférentielle, d'extension rapide qui s'est généralisée à tout le cuir chevelu, à l'exception de quatre ou cinq petites touffes de cheveux qui ont persisté. Les sourcils ont disparu entièrement, les cils à moitié. L'état d'alopécie dura dix ans sans amélioration, malgré tous traitements.

Le traitement du goitre exophtalmique a donné quelques périodes de rémission des symptômes nerveux, mais non une amélioration durable.

Vers quarante-neuf ans, la ménopause se produit, sans incidents, et, après elle, la plupart des phénomènes morbides diminuent progressivement. Les crises d'angoisse s'éteignent, les crises de palpitations s'espacent. Seul le tremblement reste. Et même l'exophtalmie a sensiblement diminué.

Cinq mois après la ménopause commence une repousse des cheveux sur le sommet de la tête. Cette repousse s'accentue, et en un an recouvre le sommet comme une calotte d'enfant de chœur. Toutefois, son pourtour reste découpé en arceaux, laissant une alopécie circonférentielle de trois doigts de large environ ; et, à la limite où les cheveux cessent, cinq gros bouquets de cheveux d'un blanc d'argent se sont reproduits; les deux taches vitiligineuses les plus grosses ayant la surface d'une pièce de 5 francs environ, les autres plus petites.

La couleur blanche de ces cheveux tranche nettement sur la couleur foncée des cheveux de repousse, qui ne sont mélangés d'aucun cheveu blanc. Les sourcils se sont reformés, mais ils restent pauvres. La repousse des cils est plus complète.

Depuis un an et demi que cette repousse est survenue, les cheveux nouveaux, les blancs comme les bruns, ont poussé normalement, de 15 centimètres environ. La bande d'alopécie ophiasique ne présente aucun duvet, la peau y est lisse, d'aspect atrophique et sénile. La malade a quitté le postiche complet qu'elle a porté huit ans et ne porte plus qu'un postiche partiel faisant le tour de de la tête, « une transformation ».

Cette observation est donc caractérisée par les faits suivants : Pelade totale débutant deux ans après un goitre exophtalmique grave. Durée huit ans. La ménopause survient et améliore de moitié la maladie en tous symptômes y compris la pelade, qui reste stationnaire, à moitié guérie. Ce qui reste de la pelade lui donne la forme ophiasique. Au début et à la fin de l'évolution peladique, apparition de touffes de cheveux vitiligineux persistants.

Voici une seconde observation :

Observation II.

Sœur M..., de Saint-Vincent de Paul, trente-trois ans. Elle est née, première de cinq enfants, d'un père vigoureux, mort de pneumonie à cinquante-six ans, et d'une mère vivante (soixante ans) très migraineuse, et présentant, outre ses migraines, de violentes crises de maux de tête de cause inconnue.

Dans l'enfance, quelques maladies bénignes, dont les oreillons à dix ans. A dix-neuf ans, commence par les tempes une pelade d'évolution lentement progressive jusqu'à être totale au cuir chevelu, mais qui respecte les cils et les sourcils. Après quatre ans, les cheveux repoussent et la malade croit la guérison prochaine, qui cependant demeure incomplète.

Il est à noter que la santé de la patiente est devenue de plus en plus médiocre à partir de la vingtième année. *Les premières règles ne sont apparues qu'à dix-sept ans.* Elles sont restées très irrégulières, avec des absences de trois mois, de quatre mois, une fois même d'un an. Et à la place des règles survenait une crise de douleurs abdominales.

La malade, comme sa mère, est migraineuse : grandes migraines avec vomissements. Mais en outre elle présente sans cause, surtout la nuit, des crises de céphalées frontales et temporales violentes, qui durent plus d'une heure, et qu'on calme par l'antipyrine.

La première crise peladique avait duré de dix-neuf à vingt-quatre ans et paraissait terminée (incomplètement), lorsque vers vingt-huit ans la chute des cheveux recommença jusqu'à constituer, à trente et un, une pelade totale, accompagnée cette fois de la chute des sourcils et des cils.

En même temps sont survenues des crises douloureuses du cou, sans goitre, des crises de palpitations et des crises passagères d'exophtalmie. La supérieure de la sœur malade, que je questionne, me les décrit de façon qu'il ne puisse y avoir aucun doute. Ces crises se renouvellent moins souvent aujourd'hui, mais elles ont été fréquentes, ne durant chacune que quelques jours. La supérieure interrogeait la malade sur la cause de ce « gonflement des yeux » et du changement de son regard. Interrogée, elle explique que les paupières n'étaient pas gonflées, mais « l'œil ressorti ».

En même temps s'est produit un strabisme convergent de l'œil droit et du nystagmus. Les oscillations transversales rythmiques des deux yeux sont permanentes. Il n'y a pas de tremblement des mains. Quand j'examine la malade, son pouls est à 96.

Les choses en sont là, la pelade est totale, sans repousse. Le poil du corps serait conservé, il existe aux mains et aux poignets.

Dans ce cas, nous avons, chez une malade très tard et très mal réglée, l'apparition de la pelade en concomitance avec des douleurs de tête vives et un état général médiocre. Et après une accalmie de quatre ou cinq ans, une reprise de pelade grave accompagnant des crises de palpitations, de douleurs dans la région thyroïdienne avec exophtalmie, strabisme et nystagmus.

Passons maintenant à deux observations très différentes des deux premières, mais dont l'intérêt n'est pas moindre.

OBSERVATION III.

ROGER BARO... C'est un enfant de quatorze ans venant de Bordeaux. Dès l'âge de quatre ans sont apparues sur son cuir chevelu, d'abord au-dessus des oreilles, des plaques alopéciques qui se sont succédé incessamment en divers points jusqu'à douze ans; la pelade, déjà vieille de huit ans, prend un caractère grave et son extension rapide constitue à treize ans une pelade totale qui a persisté depuis lors. Les sourcils et les cils ont disparu à moitié. De chaque côté de la tête, aux lisières du cuir chevelu, sur les tempes, persiste une touffe de cheveux. L'enfant présente des ongles grêlés, en dé à coudre, les dents sont saines. Une très petite prémolaire a des dimensions anormales.

Le sujet est petit, gras, l'air obtus. Il paraît de trois ans environ plus jeune que son âge. Il est mou et endormi, en retard dans ses classes. Physiquement et intellectuellement, il semble onze ans environ.

Après avoir examiné l'enfant qui m'était présenté par sa tante, et comme je concluais à une insuffisance thyroïdienne, on me présente la mère restée dans l'ombre. *Elle a un goitre exophtalmique.*

Elle a eu cet enfant à trente-six ans, sa santé jusque-là était bonne, mais *sa ménopause se fait à quarante et un ans.* Et alors apparaît le goitre exophtalmique. L'exophtalmie est énorme, le cou visiblement déformé. Il y a eu et il y a encore des crises de palpitations. Il n'y a pas de tremblement. Depuis le début de ces accidents, la malade reste triste et découragée. Poussant alors l'interrogatoire, j'apprends que cette dame a eu, il y a vingt-sept ans, une fille bien portante, mais atteinte depuis quinze ans d'un *vitiligo* sans pelade du cuir chevelu.

OBSERVATION IV.

JEAN LOU..., dix ans et trois mois. L'enfant offre le type physique de l'hypothyroïdien : mou, gros, atone, il a du prognathisme de la mâchoire supérieure, avec large écartement des incisives. Sa mère avoue son apathie intellectuelle. Il est le vingt-cinquième sur vingt-huit dans une classe où il est avec des enfants d'un an moins âgés.

Il y a dix mois environ est apparue une première grosse tache de pelade à la région occipitale à gauche, puis une petite symétriquement à droite, puis trois autres disséminées sur le dos de la tête, toutes assez petites, sauf la première.

Comme j'expliquais à la mère que cet état pouvait avoir pour cause une insuffisance thyroïdienne, elle m'arrête en me disant : « Mais alors, c'est donc héréditaire ? » Et elle me raconte sa propre histoire. Depuis cinq ans, elle avait des symptômes nerveux très pénibles, parmi lesquels des névralgies orbitaires et des palpitations, un peu de tremblement. Plusieurs médecins l'avaient examinée, quand elle va consulter le docteur Oudin, qui diagnostique un Basedow fruste, bientôt confirmé par l'exophtalmie, la tachycardie, etc... Il la traite et l'améliore. Depuis deux ans, la maladie semble enrayée, etc...

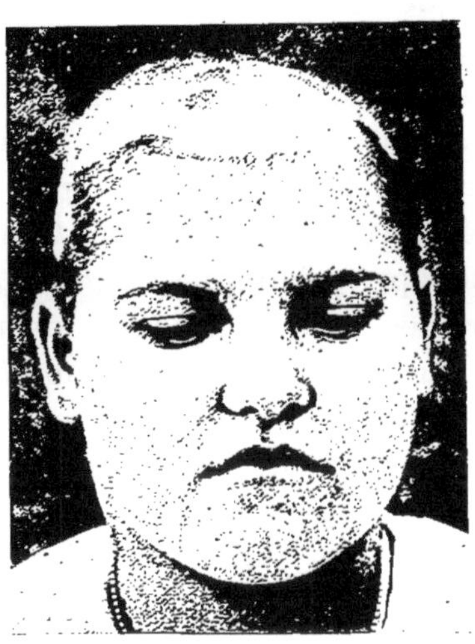

Fig. 179. — Pelade chez une femme myxœdémateuse. (Cliché Dubray.) (Observation de L. Jacquet.)

Les deux dernières observations, très analogues, peuvent être résumées ensemble : enfants atteints très jeunes d'une pelade persistante et qui, dans un cas sur deux, est devenue grave, tous deux hypothyroïdiens manifestes et fils, chacun, d'une mère présentant, des années après leur naissance, une maladie de Basedow confirmée.

Ajoutons enfin aux précédentes une observation qui ne se rattache au type d'aucune d'elles.

Observation V.

Jeanne Maréc... (obs. 49), vingt-huit ans et demi. Atteinte il y a cinq mois d'une plaque de pelade circulaire autour de l'oreille droite et d'une autre en plein milieu de la nuque.

L'étude ne révèle aucune cause perceptible de cette pelade. La malade a beaucoup souffert des dents il y a dix ans, à ce point d'en avoir fait enlever *sept* qui étaient malades. Depuis lors, elle n'en a jamais souffert. Depuis quelques mois, sans qu'elle puisse préciser, elle présente un gonflement du cou à droite. C'est un goitre du lobe droit du corps thyroïde dont le développement ne s'est accompagné d'aucun des signes du basedowisme : ni palpitations, ni tremblement, ni tachycardie, ni exorbitisme.

Le goitre simple semble donc, comme le goitre exophtalmique, pouvoir s'accompagner de pelade. Les observations que j'apporte n'ont pas le mérite d'être les premières. Il y en a d'autres dans la littérature médicale. Un grand nombre d'auteurs ont depuis longtemps noté la chute abondante des cheveux et des poils au cours de la maladie de Basedow, y compris Basedow lui-même; mais, dans la plupart de ces observations, les alopécies en grandes aires du type peladique ne sont pas distinguées des alopécies en clairières et des alopécies diffuses.

Or, la caducité du cheveu est un phénomène si fréquent dans l'espèce humaine, que les constatations précédentes, quand elles ne sont pas faites par un dermatologiste, perdent considérablement de leur valeur. On peut dire que, pour la moitié au moins, les hommes sont plus ou moins entachés de calvitie, et que, pour la moitié au moins, les femmes présentent de l'alopécie spontanée dite séborrhéique, maladie paroxystique ayant des arrêts et des reprises, surtout des paroxysmes d'été et des rémissions hivernales. Il s'ensuit que beaucoup d'auteurs, ignorant ces faits, rapportent au syndrome basedowien des chutes de cheveux et des repousses que les dermatologistes observent quotidiennement chez des sujets qui n'ont été, ne sont et ne seront jamais des basedowiens.

A la vérité, d'autres auteurs, comme Léopold Lévi, supposent un trouble thyroïdien ou thyro-ovarien au-dessous de tous ou presque tous les troubles pilaires... Mais, quand même on admettrait sans réserves une opinion aussi incertaine, ce serait manquer gravement de méthode que de mélanger, sous le couvert de la parenté supposée de leurs causes, des états cliniquement aussi dissemblables que les alopécies séborrhéiques diffuses, chroniques et paroxystiques d'une part, et les pelades en aires d'autre part, dont l'évolution est totalement différente.

Il faut connaître l'évolution des alopécies diffuses pour apprécier la valeur qu'elles peuvent avoir dans le cas que l'on étudie.

Tous les dermatologistes savent, par exemple, que l'alopécie séborrhéique de la femme s'arrête normalement pendant les six derniers mois de la grossesse et recommence quatre-vingts ou quatre-vingt-dix jours après les couches. Dans ces conditions, un dermatologiste ne prendra pas pour un signe manifeste « d'instabilité thyroïdienne à maximum d'hyperthyroïdie » le fait de douze grossesses s'accompagnant de poussées de cheveux et suivies de chute ultérieure.

Ce sont des erreurs d'interprétation analogues que l'on peut relever dans la plupart des observations où le basedowisme et l'alopécie ont été notés ensemble.

Parmi les observations d'alopécies signalées au cours du goitre exophtalmique, il y a cependant un certain nombre d'alopécies en aires qui sont incontestables.

Sans en pouvoir faire un dénombrement complet, on peut citer du moins l'observation de Boinet (1898) : goitre exophtalmique avec vitiligo, alopécie et chute des cils, et l'observation excellente de Jacquet et Gaumerais en 1902 : maladie de Basedow et pelade. Je résumerai celle-ci en quelques lignes (1).

Il s'agissait d'une malade atteinte depuis plusieurs années de névralgies du côté gauche de la face et du cuir chevelu.

Depuis deux ans était apparue du même côté une pelade en plusieurs aires ayant récidivé depuis lors et toujours du même côté, à trois ou quatre reprises.

Après l'ablation de la dent de sagesse inférieure gauche, douloureuse et profondément cariée, les névralgies disparurent et la pelade se guérit. Mais, à peu près simultanément, survinrent des palpitations et un exorbitisme très net du côté gauche, une tachycardie modérée (100 puls.) et du tremblement léger des deux mains.

Les auteurs ont constaté une légère saillie thyroïdienne à gauche, de petites crises de diarrhée, du nervosisme, bref un syndrome basedowien assez net, quoique atténué, et, comme la pelade, localisé d'un seul et du même côté.

Après les observations précédentes, peut-être la disparition des plaques après l'avulsion dentaire est-elle moins frappante que la survenue d'un goitre exophtalmique fruste chez une peladique,

(1) D'après le *Bulletin de la Société médicale des Hôpitaux* (7 novembre 1902) et l'observation publiée dans la *Gazette Hebdomadaire*, 1902, p. 1076.

ce par quoi cette observation accuse nettement sa parenté avec les nôtres.

Et puis il importerait grandement de savoir ce que la malade est devenue depuis 1902, si ses plaques peladiques ont récidivé et ce qu'est devenu son syndrome thyroïdien. Quoi qu'il en soit, cette observation émanant d'un dermatologiste et remarquablement étudiée présente une valeur grande en ce sujet.

Les faits d'hypothyroïdisme chez des enfants de basedowiens que résument nos deux avant-dernières observations les rapprochent aussi d'une observation de Scheltema, dans laquelle une mère basedowienne donne naissance à une fille myxœdémateuse, avec cette différence que nous avons noté de l'hypothyroïdisme sans myxœdème et Scheltema du myxœdème sans pelade. Enfin nous mentionnons une observation de Danlos d'une pelade ophiasique chez une jeune fille entachée d'infantilisme (1) très analogue à nos observations III et IV.

Avant de terminer cette note et de conclure, je voudrais encore montrer par une dernière observation la complexité du sujet. Et combien la symptomatique de faits très visiblement analogues peut être, suivant ces cas, différente.

Observation VI.

Mme Ber..., trente-huit ans, a présenté une première plaque peladique de guérison rapide, trois mois après une fausse couche, à vingt ans. Une deuxième plaque, vers vingt-cinq ans, sans autre cause qu'une émotion, première récidive également vite guérie (six semaines). Une troisième atteinte de même durée trois mois après des couches normales, à vingt-huit ans. Et une quatrième atteinte à trente-cinq ans, trois mois après une fausse couche. C'est moi qui ai traité cette quatrième atteinte, qui fut guérie aussi vite que les précédentes.

Actuellement, cette dame présente une cinquième atteinte de pelade, une plaque sur chaque région temporale, plaques qui durent depuis trois mois.

Mais voici où l'histoire de la malade se complique singulièrement.

Il y a deux ans, à la suite d'une très grosse secousse morale, ses règles se sont arrêtées et ont disparu pendant six mois, remplacées chaque mois par une crise de douleurs abdominales.

Après six mois, une hémorragie survient et les règles redeviennent normales, sauf qu'à chaque époque (exactement quatre jours avant) le cou se gonfle d'une façon énorme au point de constituer un cylindre,

(1) Soc. de Dermat., 7 mai 1903.

du thorax au menton, le menton ne faisant plus aucune saillie sur le cou. Après l'apparition des règles, le cou revient peu à peu, en quinze jours, à des proportions normales. Cette énorme amplification du cou paraît avoir pour point de départ un petit kyste qu'on peut palper entre les crises et dont je constate l'existence au-dessous de la saillie thyroïdienne. On a ponctionné ce kyste sans résultat.

Cette malade a consulté Léopold Lévi, qui l'a traitée par l'iode, l'arsenic, la poudre thyroïdienne pendant deux ans sans modification.

Notons que dans ce cas il n'y a aucun signe de basedowisme, ni exorbitisme, ni tremblement, ni tachycardie, mais au contraire un ralentissement considérable du pouls. Le jour où j'examine la malade, le pouls est à 66, mais pendant les crises il descend à 53, et à diverses reprises cette bradycardie s'est accompagnée d'un état syncopal des plus inquiétants.

Dans ces conditions, on décida d'intervenir chirurgicalement et jour fut pris pour l'opération que le professeur Legueu devait pratiquer.

A ce moment, et sur le conseil d'une amie, la malade alla rendre visite à un médecin homéopathe, plus connu comme occultiste que comme médecin. Et voici, à titre de curiosité, les ordonnances prescrites à trois reprises :

Le 17 février : Pulsatilla 6e/12e.
Sl. q. s.
Aletrisfar.
Ferrum phosphor.
Ruta.
Apis.

Le 24 mars : Spongia 6e/12e.
Sl. q. s.
Rus tox.
Ferrum phosphor.
Belladona.
Causticium sulfur.

Le 27 avril : Apis 6e/12e.
Sl. q. s.
Pulsatilla.
Causticum.
Arg. nit.
Belladona.
Phytolacca.
Ignatia.

Quoi qu'il en soit de ce traitement, à partir du moment où il fut commencé, la crise thyroïdienne mensuelle, le gonflement du cou, la bradycardie, tout s'atténua de mois en mois au point de permettre à la malade de reprendre une vie normale.

Le pouls reste lent (66), mais il n'y a plus de phénomènes syncopaux et il n'est plus question d'opération.

Il est difficile de résumer une semblable observation, tant elle présente de complexité. En ce qui concerne la synergie thyro-ovarienne, on peut dire qu'ici un ébranlement nerveux grave a causé une suspension de règles de six mois, et qu'à la reprise des règles a succédé un syndrome thyroïdien mensuel qui, à l'inverse du syndrome de Basedow, s'est accompagné d'une bradycardie constante, exagérée pendant les crises. Et le tout pendant plus d'un an.

En ce qui concerne la pelade, la malade était par avance une peladique ayant eu déjà quatre atteintes de pelade bénigne, dont trois après des couches ou fausses couches. Une cinquième atteinte de pelade survient quand les phénomènes thyroïdiens s'atténuent. La pelade a donc, à trois reprises, reparu avec la reprise des fonctions menstruelles suspendues pendant la grossesse, et n'a pas coïncidé avec le processus thyroïdien, mais avec son atténuation...

Il est inutile, je suppose, de souligner l'intérêt d'une telle observation, quoique de tels cas ne puissent donner lieu pour le moment à une interprétation valable.

Aussi ne terminerons-nous que par des conclusions de fait ou très générales.

I. — Certaines pelades, presque toujours chroniques et graves, paraissent liées directement à la maladie de Basedow.

II. — Quelques-unes d'entre elles s'aggravent avec la maladie de Basedow et s'améliorent avec elle.

III. — Des enfants de basedowiens qui paraissent atteints d'insuffisance thyroïdienne peuvent présenter de la pelade sans vitiligo et du vitiligo sans pelade.

IV. — Nous ne savons presque rien concernant les relations des divers syndromes thyroïdiens avec la pelade, sinon que ces relations existent. L'attention des dermatologistes doit donc se porter sur ce point beaucoup plus attentivement qu'elle ne s'y est fixée jusqu'ici.

V. — Enfin il est impossible de ne pas rapprocher les faits consignés en ce chapitre des faits rapportés dans le précédent, montrant les relations de la pelade avec les troubles ovariens. Même dans les dernières observations, la coexistence des troubles ovariens avec les divers syndromes thyroïdiens est constante. Et il est au moins remarquable que, parmi tous les faits obscurs au milieu desquels les causes vraies de la pelade ne peuvent être distinguées, en même temps que s'affirme le rôle de la syphilis héréditaire, les premiers qui s'éclairent accusent dans sa genèse l'influence de deux glandes endocrines : ovaire et corps thyroïde.

Je viens de prouver, je crois, les liens étroits qui rattachent la pelade au goitre exophthalmique. Je considère donc que la pelade fait partie de la maladie de Graves-Basedow presque au même titre que ses trois symptômes cardinaux : le goitre, la tachycardie et le tremblement. J'ai vu à diverses reprises d'autres malades atteintes de goitre exophtalmique, soignées par d'autres que moi, et qui ne venaient me voir que pour leur pelade, une pelade qu'elles avaient quelquefois même cachée à leur médecin traitant, ne sachant pas qu'elle pouvait avoir une liaison avec leur maladie générale. J'ai vu des cas où la pelade marchait du même pas que les symptômes généraux de la maladie, s'agrandissait pendant les crises et diminuait pendant les périodes d'accalmie. J'en ai vu durer des années comme le goitre, durer en permanence sans demeurer immobiles avec des périodes de régression et d'accroissement. Quelques-unes s'accompagnaient de vitiligo.

Mais à côté de ces cas bien nets que j'ai décrits plus haut, il me semble qu'il y en a d'autres bien moins faciles à décrire et où les fonctions thyroïdiennes plus ou moins déséquilibrées semblent avoir sur une pelade concomitante une influence manifeste. Ce sont des cas où les troubles thyroïdiens sont très loin d'être évidents et passent le plus souvent inaperçus et du malade et du médecin.

Il n'y a pas bien longtemps vint me voir une malade atteinte depuis six ans d'une pelade presque généralisée du cuir chevelu, mais avec conservation des sourcils et des cils. Elle portait postiche et ne se traitait plus, lassée de quatre ou cinq ans d'efforts inutiles. Une de ses amies, que j'avais traitée et guérie d'un cas beaucoup moins sérieux, lui conseilla de me voir et de tenter un dernier traitement.

Après un examen local, qui me montra comme presque toutes les grandes pelades des surfaces inertes et d'autres en activité, avec des demi-repousses partielles et des surfaces récemment prises, en chute actuelle, j'examinai la malade elle-même et trouvai de suite certains signes d'une hérédité syphilitique probable qui n'avaient sans doute jamais été remarqués. C'était un microdontisme notable à la mâchoire inférieure; chaque dent petite était séparée des autres par un intervalle très marqué. La mâchoire supérieure était normale, sauf les deux premières grosses molaires, dont les cuspides irrégulières étaient dépourvues de dentine et très usées.

Aucun autre témoignage d'une hérédité suspecte, si ce n'est que le père de la malade était mort d'apoplexie foudroyante à cinquante-trois ans. Rien d'autre. La malade, âgée de quarante ans environ, avait eu deux enfants normaux après des grossesses normales. Ses règles étaient régulières. Sa pression artérielle était un peu faible : 7/13.

Interrogée sur son caractère, elle accusait seulement de la tristesse, qu'elle expliquait par sa maladie; mais, questionnée avec un peu plus de détail, elle avoua qu'elle était anxieuse de tout, préoccupée toujours plus de ce qui pouvait lui arriver que de ce qui lui arrivait réellement. Visiblement, elle était fébrile dans ses gestes.

Interrogée à ce sujet, elle me dit qu'elle avait toujours chaud et redoutait bien plus la chaleur que le froid, qu'elle couchait à peine couverte et qu'il lui arrivait souvent de se découvrir pendant la nuit. Aussitôt, son corps thyroïde, examiné, me donna la raison de ces phénomènes. Le cou, renversé en arrière, montrait sous les sterno-mastoïdiens deux saillies oblongues inégales, et la palpation révélait un corps thyroïde très sensiblement augmenté de volume, surtout à gauche. Notez que cet examen n'avait jamais été pratiqué par ceux qui avaient traité sa pelade antérieurement.

Je souligne le désaccord entre la pression artérielle et l'existence d'un goitre léger. Ce n'est pas la seule fois que j'ai constaté de l'hypotension avec un goitre.

Comme traitement local, je prescrivis l'application quotidienne d'une pommade cadique soufrée, résorcinée et mercurielle, appliquée chaque soir et savonnée chaque matin, chose facile, puisque les cheveux encore existants étaient tenus courts sous le postiche et que les surfaces chevelues étaient rares. J'annonçai à l'avance que le traitement serait fort long et demanderait beaucoup de persévérance.

Comme traitement général, je prescrivis l'un des innombrables sirops arsenicaux et mercuriels qui tiennent lieu aujourd'hui du sirop de Gibert, trop connu. J'ai dit plus haut que le traitement des vieilles syphilis congénitales ne comporte pas forcément les actuels traitements par les arsenics organiques et les piqûres. Ici il s'agit d'une lutte d'usure et non d'un traitement d'assaut.

En même temps, je conseillai un comprimé d'hémato-éthyroïdine tous les matins au lever.

Je fus quatre mois sans revoir ma malade. Elle me revint alors en tel état d'amélioration qu'elle considérait sa guérison comme sûre désormais. Les deux tiers des cheveux manquants étaient revenus; leur repousse, égale et drue, était bonne. La malade, interrogée, me disait que sa tristesse et son anxiété avaient diminué à tel point que son entourage l'en félicitait. Je ne suis point encore sûr d'obtenir une guérison parfaite, et je ne saurais dire si le progrès obtenu était dû au traitement de la syphilis ou au traitement du goitre. Je raconte les faits tout simplement. J'en ai vu d'autres.

Les pelades du corps ne sont pas rares, même chez des gens qui l'ignorent, n'ayant jamais présenté de pelade du cuir chevelu ou de la barbe. Et c'est dans ces cas-là que j'ai le plus souvent remarqué des désordres dans le fonctionnement thyroïdien. Je connais très particulièrement un vieux peladique du corps, présentant au milieu d'un système pileux très développé, des bandes alopéciques irrégulières, symétriques, des deux avant-bras et des deux jambes, survenues il y a quinze ans environ, immobiles depuis lors. Cet homme intelligent, et à ce qu'il semble, bien équilibré, n'avait jamais présenté aucun symptôme d'hyperthyroïdisme, si ce n'est qu'il avait toujours trop chaud dans son lit, où il se couvrait toujours très peu. En outre, c'était aussi un anxieux, toujours préoccupé à l'extrême des maux à venir et des complications de l'existence... Or, il survint dans sa vie une catastrophe qui fondit sur lui à l'improviste et le toucha profondément. Alors, en six semaines, je vis se développer chez lui, avec des douleurs de cou analogues à celles d'un torticolis, un goitre du lobe droit du corps thyroïde, gros au moins comme la moitié d'un œuf de dinde. Il avait fait ce goitre si vite que son médecin crut d'abord à une hémorragie thyroïdienne, non à un goitre.

Cependant, soumis au traitement par les iodes organiques à

dose fractionnée, il vit diminuer son goitre, qui disparut en quelques mois, et avec lui les douleurs très vives et continuelles du cou qui le tourmentaient. Depuis lors, il est resté sujet à des crises assez rares de douleurs analogues, tantôt d'un côté du cou, tantôt de l'autre, spécialement localisées en arrière des apophyses cervicales transverses, et qui précèdent le gonflement thyroïdien. Sans l'accident antérieur, jamais je n'aurais su rapporter ses douleurs à leur vraie cause. Et cependant elles disparaissent chaque fois comme la première, en trois ou quatre semaines, sous l'influence du traitement iodé.

Chez ce malade, comme chez la précédente, je note une sensibilité un peu maladive et des réflexes si brusques qu'il a été obligé de renoncer à conduire une auto, ses mouvements étant incoordonnés et excessifs. Dans ses périodes de douleurs du cou et d'anxiété correspondante surviennent aussi des intermittences cardiaques et de la tachycardie qui disparaissent en même temps... Sa pelade des membres persiste sans que les crises douloureuses ni le traitement en modifient les limites actuelles.

J'ai souvent observé un hyperthyroïdisme léger avec la pelade des membres. C'est là un type clinique fréquent et que l'on connaît fort mal encore.

En résumé, en dehors de la pelade du basedowisme vrai, on rencontre surtout avec la pelade des membres, mais aussi avec la pelade du cuir chevelu et de la barbe, un ensemble de symptômes qui accusent l'hyperthyroïdisme ou tout au moins une instabilité thyroïdienne, qu'il y ait *ou non* dans le passé du malade une syphilis acquise ou héréditaire.

Je me rends très bien compte de ce que ces observations ont en soi d'incomplet et d'insuffisant. Je ne puis dire, par exemple, ce qu'est le métabolisme basal dans ces cas-là. Ce sont seulement des observations d'attente, qui indiquent à d'autres le sens dans lequel ils devraient regarder les faits qu'ils rencontrent. Il y a là quelque chose, des choses que l'on n'examine pas assez, et qui mieux observées pourraient servir à établir un traitement général utile.

CHAPITRE XXIV

LA THÉORIE PHYSIOLOGIQUE DE LA PELADE D'APRÈS JACQUET

Les chapitres qui précèdent nous ont démontré la part que les glandes endocrines, spécialement le corps thyroïde et les glandes génitales, semblaient prendre à l'origine de certains cas d'alopécie en aires. C'est presque de suite mettre en cause le système neuro-végétatif lui-même, puisque tous les contemporains considèrent les glandes endocrines comme sous la dépendance étroite du système nerveux vago-sympathique, et littéralement comme ses organes.

Ceci nous ramène à la théorie de Jacquet, à laquelle nous avons souvent fait allusion déjà, mais sans l'exposer dans son ensemble. Or, malgré ses parties faibles ou discutables, que peu d'auteurs soutiennent aujourd'hui, il n'en reste pas moins que cette doctrine dirige et domine une grosse partie des recherches actuelles sur le sujet, et que nous devons mieux faire que de la mentionner simplement.

C'est en 1900 que Lucien Jacquet risqua la dernière théorie d'ensemble de la pelade, et cette théorie fut physio-pathologique. Jacquet était l'ennemi-né des doctrines infectieuses. Pour lui, le malade fait lui-même ses maladies et ne les reçoit de l'extérieur que quand son organisme est en déficience préalable.

A ses yeux donc, le microbe n'entre pour rien dans la naissance de la pelade, ni comme infection présente, ni comme reliquat d'une infection passée. La forme d'esprit de Jacquet était diamétralement opposée à la mienne, car j'ai toujours envisagé la maladie comme un duel entre le patient et une cause externe de destruction ou d'infection. Mais, précisément en raison de cette divergence fondamentale, je voudrais résumer le plus fidèlement qu'il me sera possible la théorie de Jacquet, avec l'intention de ne pas la déformer.

D'abord, et malgré les critiques dont cette théorie est passible, il faut souligner ce fait qu'avant lui la question de l'étiologie de la pelade s'agitait au fond d'une impasse. C'est lui qui l'en a fait sortir, en l'étudiant d'un point de vue entièrement nouveau. Toutes mes propres recherches récentes sur la pelade, exposées surtout en 1913, ont été faites après les siennes (1900). C'est après lui, et en réétudiant, non pas seulement la pelade, mais le peladique lui-même, que mes statistiques ont dénoncé la pelade de la ménopause, celle du goitre exophtalmique. C'est en regardant la dentition de mes peladiques, après lui, que j'ai vu ce qu'il n'avait pas vu, le rôle de la syphilis congénitale chez les peladiques jeunes, etc...

Si donc sa théorie n'a pas tout à fait guidé mes recherches qui ont controuvé en partie, au contraire, plusieurs de ses postulats, au moins les a-t-elle précédées et orientées. Elle a été l'occasion pour moi de regarder la question avec d'autres yeux. Et il est nécessaire que je rende cet hommage à sa mémoire.

Pour Jacquet, un phénomène domine tout dans la pelade, c'est le phénomène de la *mue pilaire*. On peut dire qu'un certain nombre de cheveux et de poils meurent sur nous tous les jours, et qu'ils renaissent. C'est cela que Jacquet appelle la *mue pilaire*. Toutes les fois qu'un poil tombe pour repousser, bien ou mal, c'est le même phénomène qui se produit, et pour Jacquet il est identique après un accouchement, après une fièvre typhoïde, sur la tête d'un homme en voie de devenir chauve ou sur la tête d'un peladique. Pour lui, non seulement la pelade n'est pas une maladie, une entité morbide, ce n'est pas même un syndrome, c'est un symptôme. C'est *une mue pilaire en masse* sur un espace limité. A son avis, aucun des signes décrits comme particuliers à la pelade ne lui est particulier, même (affirme-t-il) le cheveu peladique massué; il lui dénie toute valeur. La chute des cheveux dans la pelade est la même qu'après une grande infection, c'est la même chose exactement, sauf que, pour des raisons à débattre, elle se produit sur une aire localisée.

Ceci dit, et examinant avec grand soin son malade peladique tout entier, Jacquet relève un très grand nombre de troubles effectivement fort remarquables : soit de la peau et du sous-sol cutané, par exemple ce relâchement préalable qu'il appelle *hypotonie,* ou l'*atrichie* congénitale, insuffisance du développement pilaire normal, etc., etc.; soit du système nerveux périphérique : névralgies, névrites, tremblements fibrillaires ; soit du système nerveux central : migraines, chorée ancienne, épilepsie, hémiatrophie faciale, zona; soit du système nerveux du sympathique : ptoses, hypotonie, troubles vaso-moteurs; soit du système vasculaire : varices, couperose, etc...

Cela constitue ce qu'il appelle un *humus dystrophique commun,* une sorte d'*atmosphère prépeladique.*

Pour Jacquet, les prédisposés à la pelade montrent en outre : 1° un déséquilibre nerveux général; 2° des viciations hémologiques et urinaires; et 3° une hérédité plus ou moins chargée. En somme, tout cela c'est ce que l'ancienne médecine appelait le *terrain* propice à l'éclosion d'une maladie.

C'est avec cet ensemble de causes prédisposantes que Jacquet a constitué sa théorie dite *des sommations peladogènes.* Mille causes diverses et indéfiniment variables peuvent contribuer à préparer la pelade, alors qu'aucune d'elle, prise à part, ne ferait de la pelade. Lui-même comparait toutes ces causes à un réseau de fils entrecroisés. A certains points d'intersection, la pelade se produirait fatalement.

Quant à la fixation de la plaque peladique en un point donné, d'après Jacquet, elle résulterait d'un réflexe sympathique ayant le plus souvent pour point de départ une irritation externe. Mais des causes internes pourraient agir de même, ainsi des crises de constipation (Brocq), la blennorrhagie (Rayer), l'helminthiase (Rodionoff, Eichorst, Muller, Plattner), les oxyures (Jacquet).

Et toujours la pelade serait déclanchée par des réflexes : gastriques, intestinaux, broncho-pulmonaires, génitaux ou externes (dentaires). Parmi toutes ces causes, les lésions de l'appareil gingivo-dentaire attirèrent au plus haut point son attention, et il leur consacra presque toutes ses dernières publications.

Il avait observé quelques cas de pelades survenues autour de la région mastoïdienne, au milieu de troubles graves dus à l'éruption de la dent de sagesse, et il pensa non seulement qu'il fallait étendre cette étiologie à un très grand nombre de cas de pelade, mais que, d'après le siège des plaques, on pouvait même indiquer le point de départ probable du réflexe dentaire.

Ainsi un kyste de l'*apex* d'une canine supérieure donnerait lieu à une plaque glabre de la lèvre au niveau de la moustache, en bas au niveau du trou mentonnier, etc., etc. (1).

Cette théorie comprend trois parties bien différentes et qu'il faut discuter séparément :

I. — L'affirmation de la *non-contagion* de la pelade. C'est un fait désormais hors de conteste et socialement de grosse importance, le malade étant débarrassé de cette idée importune qu'il est dangereux et l'entourage de la crainte d'être en danger.

II. — La théorie des *sommations peladogènes*. Elle ne peut guère ne pas être vraie, puisqu'elle est vraie pour presque toute autre maladie. A la caserne, on invoquait dans l'étiologie de la fièvre typhoïde la jeunesse des recrues, le dépaysement, la nostalgie, les causes déprimantes, et l'on n'avait sans doute pas tort; cependant il a suffi pour faire disparaître la maladie de pourvoir d'eau propre les casernes et d'empêcher les recrues de boire de l'eau sale...

Il ne faut pas nier les causes secondes : elles ont leur importance manifeste, mais toutes réunies ne remplacent pas la cause première. On rencontre l'hypotonie de Jacquet, les tremblements fibrillaires des masseters, l'atrichie et mille autres troubles neveux, ou bien des signes manifestes de syphilis congénitale chez des gens qui ne feront jamais de la pelade et qui semblent montrer tout ce qu'il faudrait pour en faire, suivant Jacquet. A côté des causes secondes, il y a donc une cause première et directe que nous ne connaissons pas. Tel est au moins mon avis.

III. — Quant à la théorie de l'*origine dentaire* fréquente de la pelade réflexe, cette théorie, défendue avec un rare talent de parole et de style, eut un instant de fortune. « La pelade ne se contracte pas chez le coiffeur, mais elle se guérit chez le dentiste », fut une de ces formules aisées à retenir et qui résument heureusement une théorie. Je dois dire que j'ai essayé scru-

(1) Cette partie de la théorie de Jacquet se trouve remarquablement exposée (avec diagrammes) dans l'article *Pelade* de P. Dehu, au tome III de *la Pratique dermatologique*, 1902.

puleusement de contrôler ce point précis d'une théorie aussi extensible que la doctrine de Jacquet. Or, j'ai vu des gens, en grand nombre, guérir de leur pelade sans qu'on eût touché à leur dentition, d'ailleurs pitoyable; j'ai vu des gens ne plus prendre aucun soin de leur bouche tant leur dentition était douloureuse, avec une pyorrhée alvéolaire de toutes leurs dents, avec des abcès fistuleux douloureux récidivants, guérir de leur pelade sans difficulté et sans qu'on touchât le moins du monde à leur dentition; et j'ai vu inversement et par centaines des peladiques auxquels on avait enlevé à l'un *quinze* dents, à un autre *vingt-deux*, sans que l'évolution de leur pelade en fût aucunement modifiée en plus ou en moins. J'ai fait alors, en maints endroits, la critique de cette doctrine; je ne crois pas devoir en reproduire ici les observations et les arguments. A mon avis donc, cette théorie reste une construction chimérique fondée sur quelques cas spéciaux très rares où des troubles énormes accompagnant l'évolution de la dent de sagesse s'étaient accompagnés d'une plaque peladique.

IV. — Enfin, il reste la théorie de l'origine réflexe de la pelade. Pour admettre cette explication d'un phénomène qui peut durer vingt ans sur place, il faut évidemment donner au mot « réflexe » une signification tout autre que celle qui est consacrée par l'usage; mais il ne faut pas, dans une discussion de ce genre, s'attacher trop au sens étroit des mots; il faut juger largement une théorie de cette ampleur. Si je n'insiste pas ici sur la part attribuée par Jacquet aux troubles généraux, aux troubles hématologiques et urinaires, c'est que l'auteur a relevé sur ces malades des formules hématologiques et urinaires très variables et que ces recherches de sa part ont été à peine esquissées.

De tout cela, il reste en somme l'attribution de la pelade à des troubles mal définis du système nerveux végétatif. C'est là la voie ouverte à des recherches qui se poursuivent encore aujourd'hui.

L'œuvre de Jacquet aura donc été, malgré ses lacunes, ses erreurs, son imprécision et l'élasticité fâcheuse que lui donne son ampleur même, une œuvre fructueuse. Le premier il a affirmé hautement et prouvé par onze ou douze cents essais infructueux d'inoculation la non-contagion de la pelade. En outre, attirant notre attention sur des phénomènes accessoires : hypotonie, atrichie, lésions dentaires, il nous a obligés à mieux regarder notre malade. Enfin, il a insisté, après Max Joseph et d'autres, c'est vrai, mais le premier en France, sur les troubles provenant de l'innervation sympathique, qui devra être réétudiée dans l'avenir et d'une façon plus expérimentale qu'il ne l'a pu faire.

Sans doute les idées préconçues de Jacquet, comme celles de tout novateur, lui faisaient écarter du sujet, et presque de parti pris, le rôle de certaines causes principales et spécialement de toute infection; ainsi n'a-t-il pas vu le rôle certainement considérable de la syphilis dans la pelade, et même dans un des symptômes congénitaux qu'il avait décrit chez les peladiques: l'atrichie. Le rôle du basedowisme dans la pelade, rôle dont il avait été témoin, ne l'avait sans doute pas suffisamment arrêté, de même l'hérédité proprement peladique qu'il avait notée cependant. Il avait insuffisamment fait la part des pelades de la ménopause ou de la castration dans l'étiologie de certaines pelades; enfin, il avait sans doute immodérément étendu le groupe possible des pelades dentaires, à mon avis bien humble, parmi les pelades traumatiques, déjà si rares.

Malgré ces critiques que je lui ai faites de son vivant, l'hypothèse des troubles sympathiques à l'origine de la pelade a pris plus de corps avec un certain nombre de travaux récents, ceux de Lévy-Franckel et de Juster en particulier, que nous discuterons tout à l'heure.

Tout cet ouvrage montre quelles réserves il faut faire, à mon avis, sur l'ensemble de cette doctrine. Retirer toute personnalité au syndrome peladique, en mélangeant une affection de mœurs si particulières, à toutes les alopécies diffuses, de mœurs si différentes, me paraît une erreur clinique. J'ai dit toutes mes raisons de croire que la pelade doit être produite par un mécanisme toujours le même ou très peu différent d'un cas à l'autre. Les récidives seules de la pelade sur le même malade suffisent à accuser chez lui une vice profond, caché, permanent, qui ne s'accommode pas à l'hypothèse de causes multiformes et presque quelconques de la théorie de Jacquet. Et quant à la multitude des causes invoquées, constituant par leur masse une *sommation peladogène,* je ne vois rien là qui éclaire proprement la pathogénie de cette affection; je pense qu'invoquer cent causes disparates à la même maladie affaiblit la valeur de chacune jusqu'à la réduire à rien. Et si l'on ne voit pas survenir la pelade chez la plupart de ceux qui nous montrent en grand nombre ces symptômes soi-disant préalables, si d'autre part nous la voyons naître chez des malades qui ne présentent aucun d'eux, cela veut dire seulement que la maladie a une autre cause que nous ne connaissons pas.

Au début de la médecine, tous les tableaux morbides étaient syndromes, et précisément quand la médecine fait un pas en avant, c'est en individualisant des syndromes et en définissant parmi eux des maladies de cause univoque. Aucune cause prédisposante ne fait une maladie, c'est un mécanisme spécial qui la détermine et la constitue, quoiqu'il puisse être mis en mouvement par des causes diverses. Tant que nous ne pourrons pas reproduire la pelade sur l'animal, nous ne comprendrons pas sa pathogénie, les causes générales que nous lui savons désormais gardant toujours leur valeur. Nous l'avons dit déjà en parlant des rares pelades de cause traumatique : c'est par la physiologie expérimentale qu'on peut espérer parvenir à une compréhension meilleure de ce que nous ne comprenons pas encore dans le sujet.

CHAPITRE XXV

QUELQUES-UNS DES SYMPTOMES DE LA PRÉPELADE DE JACQUET

Avant de pousser plus loin notre enquête, il me semble utile, à propos de la doctrine étiologique de Jacquet, de revoir et de souligner particulièrement quelques-uns des symptômes désignés par lui comme prépeladiques, notamment l'hypotonie et l'atrichie. C'est ce que nous allons faire maintenant.

Il est évident que tant qu'on attribua la pelade à un parasite contagieux, on avait peu de raisons d'examiner l'état général des peladiques, pas plus qu'on n'étudie soigneusement l'état général d'un enfant teigneux. On pense à sa teigne et à prévenir la contagion pour lui et les autres.

Mais, si l'on suppose que le malade fait lui-même sa dermatose, on est d'emblée ramené à l'examen de ses organes et de ses fonctions, pour chercher celle dont les troubles peuvent expliquer la lésion cutanée dont on est témoin. Jacquet étudia de ce point de vue un lot considérable de peladiques et mit en relief le phénomène qu'il appela l'*hypotonie*.

L'hypotonie. — Si nous regardons certains grands peladiques à une distance d'un ou deux pas, nous sommes d'abord frappés par l'étrangeté de leur aspect et de leur allure. La perruque immédiatement reconnaissable à un œil médical averti, avec ses bords décollés sous lesquels, surtout en arrière ou aux tempes, on voit un interstice où passerait une lame de couteau; les sourcils faits au crayon, ses yeux sans cils, donnent à la tête du sujet l'aspect d'une poupée vieillote, aspect des plus singuliers et qui fixe le regard de prime abord. Mais le malade, qui a conscience de sa laideur, a pris souvent, de ce fait, une allure timide et honteuse, un abord et des gestes gauches, un air perpétuellement inquiet, habitus très fréquent que l'on retrouve, chez les uns, plus marqué que chez les autres, mais qui se voit chez presque tous, et spécialement chez la femme, toujours instinctivement désireuse de plaire.

Mais tout cela n'est pas une cause de la maladie, c'est un effet que la maladie détermine. Tout au plus, quand cette inquiétude se traduit chez le malade par une sorte de mouvement perpétuel et du tremblement, pourrait-on en inférer l'existence d'un état nerveux qui a pu préexister à la maladie et aider peut-être à son développement.

En outre de ces symptômes cependant, on observe chez beaucoup de grands peladiques, sur le visage et sur le cou, une série de plis qui sont normaux, mais trop accentués pour leur âge et trop multiples, et trop mobiles aussi, et qui changent avec tous les mouvements de la physionomie. Le visage en devient simiesque.

Beaucoup de vieillards présentent cet aspect ridé, qui a de tous temps prêté à la caricature; mais c'est le désaccord entre l'âge réel du malade, et cet aspect sénile qui frappe l'observateur. Au repos, tous ces plis descendent vers le cou et constituent à son niveau, au devant de la gorge, sous le menton, au niveau des sterno-mastoïdiens, des saillies verticales analogues aux fanons des ruminants, coupées de plis transversaux en collier. L'aspect du malade est celui de certaines têtes de vieillards que l'antiquité romaine et la Renaissance nous ont laissés. L'ensemble est d'un visage trop gras qui aurait beaucoup maigri.

Si on palpe ces visages et ces plis, on trouve la peau flaccide, et on a la sensation que la tonicité du tégument et surtout du pannicule adipeux sous-cutané s'est considérablement relâchée. Souvent c'est comme si le pannicule adipeux avait disparu. En serrant ces plis, les doigts se rejoignent. En tirant sur ce pli, on l'écarte du visage, son élasticité a triplé. Ce pli, on peut le tordre sur lui-même. La comparaison avec la peau du chien, si élastique, si aisée à déplacer loin des plans profonds, s'impose à l'esprit. Et si, par comparaison, on répète les mêmes gestes sur soi devant une glace, on s'aperçoit de l'énorme différence qui existe entre les deux téguments. Au cuir chevelu, il en est souvent de même. Beaucoup de cuirs chevelus peladiques qui paraissent normaux sont mobiles et lâches au-dessus du péricrâne. On y peut provoquer par la pression aux doigts, par le pincement, l'aspect bien connu de la dermatolysis (fig. 173).

Cela, c'est l'hypotonie décrite par Jacquet. Et quand on l'a une fois remarquée, elle apparaît si visible, dans un si grand nombre de cas, qu'on se demande comment Jacquet a pu être le premier à la décrire et comment ce symptôme ne faisait pas, depuis toujours, partie de la description du grand peladique. Mais il en est

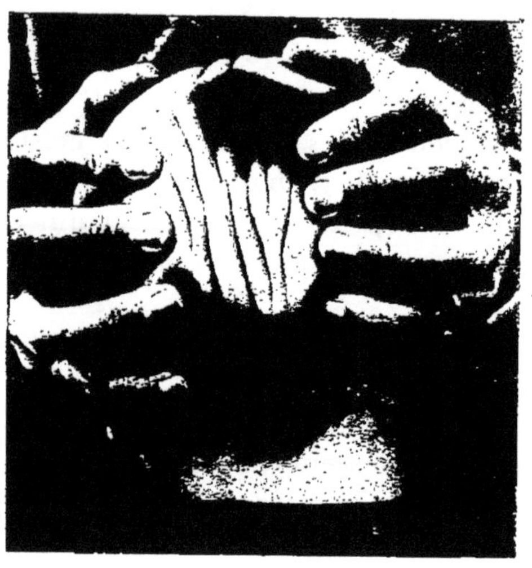

Fig. 179. — Hypotonie peladique. Pelade à grandes aires. (Malade de L. Jacquet. Cliché Dubray.)

ainsi pour presque toutes les découvertes cliniques une fois faites. Il est aussi facile et simple de retrouver un symptôme lorsqu'il est devenu classique, qu'il était difficile de l'apercevoir alors que personne ne s'en était encore avisé. L'hypotonie tégumentaire des grands peladiques est donc une chose qui existe, qu'on ne peut plus passer sous silence désormais, et qui doit faire partie intégrante de la description des pelades graves.

Mais ici se posent des objections.

1) Le tonus de la peau est extrêmement variable suivant les sujets, et à tout âge. Même chez l'homme jeune, non peladique, on rencontre beaucoup de peaux flaccides, beaucoup d'hypotonies. Presque tous les comiques renommés ont une peau hypotendue, c'est ce qui donne à leur masque une mobilité dont ils tirent des effets risibles.

2) L'hypotonie tégumentaire ne coïncide pas toujours avec de la pelade. On la retrouve chez des sujets qui n'ont jamais présenté la moindre pelade. Elle peut être excessivement accusée, en dehors de toute pelade et à tout âge.

3) Et inversement, quoique le fait soit plus rare, on voit de grands peladiques qui n'en montrent point. L'hypotonie a donc partie liée avec la pelade, sans que les deux phénomènes aient un lien nécessaire. C'est ce que nous avons vu des rapports entre la pelade et le Basedow.

Qu'est-ce ce phénomène et de quoi dépend-il ? Est-il antérieur à la pelade ou s'accuse-t-il progressivement avec elle ? Est-il susceptible de régression ?

Nous devons croire forcément ce phénomène sous la dépendance du grand sympathique. On voit et je l'ai vu, des individus replets et de peau «pleine » atteints, par exemple, d'un traumatisme mortel, surtout abdominal, et qui semblent maigrir en quelques heures. La main, jeune et ronde le matin, montre son squelette le soir. Le nez pincé du facies péritonéal est un phénomène de même ordre. Y a-t-il des troubles généraux de l'économie capables de produire lentement le même phénomène? On peut le croire, sans qu'on soit très éclairé sur les causes et le mécanisme d'un tel processus.

Nous autres, dermatologistes, nous ne connaissons pas nos malades. Quand ils viennent nous consulter, nous les voyons souvent pour la première fois. Nous ne pouvons savoir quand cette hypotonie tégumentaire a commencé et si elle s'est prononcée récemment. Le demander au malade qui l'ignore ne nous éclairerait aucunement. Tout au plus l'examen de photographies anciennes pourrait-il nous servir un peu.

Il m'a semblé que cette hypotonie progressait en certains cas, au cours de la généralisation de la pelade, mais nous n'avons aucun moyen de la mesurer. Lorsque nous assistons à la rénovation plus ou moins complète de la chevelure chez un hypotonique tégumentaire, ce qui est rare, il m'a semblé parfois que cette hypotonie diminuait, mais sans jamais disparaître. L'hypotonie me paraît un phénomène analogue à une sénilisation précoce et qui ne rétrocède jamais, au moins complètement.

De tout cela, il me semble, comme l'avait dit Jacquet, que les pelades, au moins les pelades graves, frappent à la fois « le sol et le sous-sol cutané ». Nous ne pouvons rien dire de plus, mais c'est à mon avis un point acquis désormais que la clinique de l'avenir ne devra plus négliger.

Trémulations fibrillaires, nystagmus, varices, hernies de faiblesse chez le peladique. — Si l'on met à part de tous autres symptômes l'hypotonie tégumentaire, dont les causes pour tous restent obscures, il reste parmi les symptômes antérieurs à la pelade, remarqués par Jacquet, surtout des signes qui accompagnent très fréquemment la syphilis congénitale : les varices, le varicocèle, les hernies de faiblesse et l'agénésie pilaire.

On ne peut dire d'ailleurs qu'aucun de ces symptômes soit bien fréquent chez les peladiques, bien moins fréquent d'après mon observation que les lésions dentaires rattachées maintenant par tous à la transmission de la syphilis congénitale, mais ils méritent au moins une mention. Je n'ai pas vu que Jacquet ait signalé le *nystagmus* que nous avons observé assez souvent chez les peladiques. Mais nous avons signalé, — lui ou moi le premier, je ne sais pas, — les *trémulations fibrillaires* des peauciers ou des masseters à la moindre émotion du sujet. Ce symptôme se rencontre chez des peladiques hypernerveux, anxieux, phobiques, basedowiens, etc. Il peut être très marqué.

Les *varices des jeunes,* celles qui ne s'expliquent par rien, ni par des lésions viscérales, cardiaques, puerpérales, sont encore si fréquemment liées aux altérations dentaires tératologiques que mon opinion formelle est que, dans un avenir prochain, elles seront comptées comme un des stigmates fréquents de syphilis congénitale. Je m'excuserais volontiers de cette opinion; je ne suis pas syphiligraphe; je ne suis pas de ceux qui veulent faire rentrer dans le cadre de la syphilis tous les faits dont l'origine leur échappe. Je dis ce que j'ai vu et le plus possible comme je l'ai vu. Eh bien ! je crois que les varices « idiopathiques » des jambes sont fréquentes chez les jeunes sujets dont la syphilis congénitale m'est démontrée.

Je n'ai pas rencontré très fréquemment le *varicocèle,* et non plus les *hernies de faiblesse* chez les peladiques. Les hernies assez rarement, une hernie de l'ovaire une fois, et le varicocèle seulement chez les grands peladiques dont l'hypotonie est totale. Par conséquent, je n'en parlerai pas davantage.

J'ai rencontré en outre, assez fréquemment pour être mentionnés, l'*arriération mentale,* les troubles dysphoniques tels que le *bégaiement* ou le *chuintement.* Mais je les mentionne sans en vouloir toujours faire un témoignage de l'hérédité spécifique. J'ai vu la *cryptorchidie* unie ou bilatérale, l'*infantilisme,* quelques très rares difformités congénitales de la verge, *rudiments d'hypospadias,* comme j'ai constaté le *pied-plat.* Je le dis parce que je l'ai vu, et parce que, à la suite des travaux de Jacquet, nous devons examiner nos malades tout entiers et plutôt pour chercher d'où nous viendra la lumière qu'en suivant une théorie préconçue.

Ainsi en est-il advenu pour l'*agénésie pilaire* que j'ai très souvent constatée (après Jacquet) et très longtemps avant de me rendre compte qu'elle coïncidait, comme les varices, avec des stigmates indubitables de syphilis.

Agénésie pilaire. — D'aucune manière tous les individus ne se développent pareillement. Beaucoup montrent un système pileux anormal; il peut pécher par excès ou par manque. Laissons de côté les hypertrichoses pour n'envisager que les atrichies. On sait que les enfants naissent avec un cuir chevelu plus ou moins évolué, et qui évoluera d'une façon variable. Mais, si nous n'envisageons que le système pileux du corps devenu adulte, nous verrons qu'à cet âge, en dehors de toute influence morbide appréciable, on rencontre de très grosses variétés individuelles. Elles devaient frapper Jacquet avant tout autre. Conduit par ses idées préalables, il devait regarder mieux que nous les atrichies antérieures à beaucoup de pelades. Pour lui, l'agénésie pilaire est un arrêt plus ou moins complet du développement pilaire avant ou après la puberté : « infantilisme pilaire chez des sujets nullement infantiles ». Aux uns manque la queue du sourcil; chez les autres, la nuque glabre est trop haute ; chez d'autres encore manque du poil au milieu de la moustache, ou sous le menton ou au milieu des joues... Examinons un peu ces divers cas.

L'agénésie pilaire spontanée de la queue du sourcil n'est pas chose fréquente. Si nous éliminons du sujet la disparition partielle du sourcil sous l'influence d'une pelade active ou ancienne et la disparition progressive de la queue du sourcil par l'extension progressive et lente de la kératose pilaire de Brocq, on voit assurément que les sourcils peuvent être très inégalement fournis suivant les sujets, mais qu'à de très rares exceptions près, ils affectent la même forme et la même longueur proportionnelle des deux côtés.

En ce qui concerne la nuque demi-glabre et trop haute, nous savons qu'elle caractérise essentiellement la demi-guérison de l'ophiasis, ou que cette demi-alopécie se produit en même temps que l'ophiasis. Je n'y verrais donc que le premier symptôme précédant un état morbide déjà en action ou survivant à un état morbide plus ou moins éteint. Et j'élimine du sujet, bien entendu, les alopécies inflammatoires ou cicatricielles qui accompagnent ou suivent les sycosis de la nuque, l'affection dite acné chéloïdienne, etc...

L'espace glabre de la gouttière sous-nasale, au milieu de la moustache, très peu marqué d'ordinaire, accentué seulement par la divergence de direction des poils de chaque côté, peut être à la vérité plus ou moins visible, mais jamais évident sans un état morbide préalable : pelade ou sycosis. J'ai examiné sur ce point un très grand nombre de sujets sans constater entre eux sur ce point de différences prononcées. Tout autres sont les résultats de mon observation en ce qui concerne la barbe de l'homme, très différente en abondance d'un homme à l'autre, et qui, même normale, peut être divisée en plusieurs régions où les poils ont évolué d'une manière proprement distincte. Il est à noter d'ailleurs que ces centres de pullulation pilaire existent chez la femme aussi, et chez elle on les distingue mieux. Les cas d'hypertrichose, chez elle, montrent pareillement des localisations diverses dont chacune a pu évoluer seule dans certains cas. On voit des femmes qui n'ont qu'un développement anormal de ce qui chez l'homme est *la moustache*. D'autres ont au devant des oreilles une bande verticale d'hypertrichose à la place des *favoris* chez l'homme. D'autres ont ce qu'on appelle *la mouche*, c'est-à-dire une touffe de poils sous la lèvre inférieure, au-dessus du pli mentonnier. D'autres enfin ont au menton, et le plus souvent sous le menton, une rangée de poils large comme un doigt, qui suit la courbe du maxillaire inférieur au-dessous de lui.

Chez l'homme, ces centres d'évolution pilaire demeurent les mêmes, ils sont seulement plus développés, développés jusqu'à se rejoindre. Mais on peut voir pareillement certains d'entre ces centres avoir évolué plus que d'autres, même chez l'homme, ou au contraire avoir cessé d'évoluer avant de s'être rejoints et d'avoir fusionné. Je ne veux pas m'étendre dans le détail, mais il peut exister ainsi chez l'homme une bande verticale d'agénésie pilaire, entre les favoris d'une part et les poils du menton. Chez certains hommes, cette agénésie est des plus marquées, au point que le sujet, vous désignant ces deux points symétriques, vous dit que là *il n'a jamais eu rien à raser*. Sur une barbe de quelques jours, on vérifie nettement que, sur une largeur de deux doigts et de bords incertains, il y a un espace où le développement pilaire normal ne s'est pas produit.

Si j'ai insisté particulièrement sur ce symptôme, vu d'abord et décrit par Jacquet, c'est qu'à mon avis, au lieu d'appuyer l'argumentation de Jacquet, il vient appuyer la mienne. Cette agénésie pilaire me paraît, à n'en pas douter, un signe fréquent de syphilis congénitale, — un signe mineur, si l'on veut, — en ce sens qu'on ne peut s'appuyer sur lui seul pour certifier la syphilis originelle, mais qu'il s'observe souvent chez des sujets montrant d'autres symptômes plus probants de leur origine.

Dans ces conditions, ce qu'on peut dire au sujet de l'agénésie pilaire, c'est que dans sa manifestation la plus fréquente, elle est indicatrice d'une hérédité syphilitique probable, et que la syphilis congénitale est parmi les facteurs étiologiques les plus fréquents et les mieux prouvés de la pelade. Nous le savons.

CHAPITRE XXVI

SUR LES TROUBLES VAGO-SYMPATHIQUES DANS LA PELADE

En plusieurs des chapitres précédents, nous avons mis hors de doute l'action proche ou lointaine, mais indubitable, des glandes endocrines dont les troubles fonctionnels, solitaires ou conjugués, précèdent souvent l'apparition de la pelade. Mais les relations réciproques entre le système endocrinien d'une part, et le système neuro-végétatif d'autre part, ne sont plus mises en doute par personne. Et même l'anatomie pathologique, lorsqu'elle nous montre les troubles pigmentaires sous la dépendance du réseau trophomélanique cutané, impliquent en quelque sorte des troubles du système organo-végétatif correspondant. C'est ce qu'ont voulu prouver spécialement les travaux de Lévy-Franckel et de Juster (1). Laissant de côté le chapitre *Etiologie* de la pelade et la recherche de ses causes, c'est la *Pathogénie* qu'ils en ont voulu élucider, c'est-à-dire le mécanisme de sa genèse.

Cherchant à préciser les rapports de l'alopécie en aires avec les troubles de fonctionnement du système sympathique et des glandes endocrines, ils furent frappés par deux ordres de faits.

« *1°* L'apparition consécutive à un traumatisme, d'une façon précoce ou tardive d'une alopécie en aires, accompagnée de phénomènes inexplicables sans l'intervention du sympathique et des glandes associées.

2° La coexistence de cas de pelade avec des manifestations viscé-

(1) Nous devons remercier ici ces deux auteurs de nous avoir obligeamment fourni un résumé succinct de leurs travaux, résumé auquel nous nous référerons. Tous les paragraphes entre guillemets leur appartiennent.

rales ou cutanées dans lesquelles l'intervention du système sympathique était admise (Basedow, zona, kémiatrophie faciale) ou paraissait vraisemblable (vitiligo, sclérodermie).

Le premier fait qu'ils observèrent fut le suivant :

«... Le soldat Sed..., du 4e colonial, fut blessé devant Frise le 13 janvier 1915, par un éclat d'obus qui, pénétrant au niveau de la région occipitale, à droite de la bosse de ce nom, suivit un trajet rectiligne le long des premières vertèbres cervicales, puis dévia à gauche et s'arrêta à environ un travers de doigt de la ligne médiane. Le projectile fut extrait, sans examen radioscopique, le 4 avril. Le 13 avril apparut une alopécie de la région occipito-temporale droite. Le 23, cette alopécie prit l'aspect d'un large placard à bords irréguliers, ne présentant aucun cheveu cassé et ayant tout l'aspect d'une alopécie peladique. Du côté gauche, au point symétrique, débutait à cette époque une plaque alopécique où les cheveux s'arrachaient facilement. Jamais, antérieurement à ce traumatisme, le blessé n'avait perdu de cheveux... Le Bordet-Wassermann fut négatif. Force nous fut de conclure, quoique notre éducation dermatologique ne nous y incitât nullement, à une alopécie par lésion nerveuse et d'admettre la réalité des faits analogues signalés par Jacquet. »

Voilà un fait qui nous semble devoir rentrer de plain-pied dans la catégorie des pelades traumatiques dont nous avons parlé plus haut. Comme dans plusieurs cas analogues, la pelade débute onze à douze jours après le traumatisme chirurgical et semble devoir lui être attribuée plutôt qu'au traumatisme de guerre antérieur de cinq semaines à l'opération. C'est un de ces faits qui nous font croire à l'importance qu'il y aurait à réaliser la pelade expérimentale systématiquement chez l'animal.

Mais, dans cette observation comme dans beaucoup d'autres similaires, un doute reste sur l'authenticité du diagnostic, l'évolution qui l'aurait certifié n'ayant pas été suivie. Qu'est devenue cette pelade, qu'est devenu ce point gauche de l'alopécie occipitale symétrique à la première plaque? Où s'est arrêté le processus de dépilation? A-t-il rétrocédé? Et si oui, après combien de temps? etc., etc... Toutes questions qui, pour le jugement du critique, enlèvent à cette relation une partie de sa valeur.

Cependant les auteurs poursuivent :

« Ce ne fut qu'après la fin de la guerre que de nouvelles observations nous permirent de préciser cette idée, et en février 1922, à propos d'une communication de MM. Thibierge et Cottenot, l'un de nous rapporta quelques observations de pelade associée à un zona ophtalmique ou intercostal, et souleva la question des rapports entre la pelade et le système endocrino-sympathique. »

Un autre cas de pelade consécutive à un traumatisme fut le point de départ de recherches nouvelles par les deux auteurs sur l'état de la réflectivité sympathique chez les peladiques.

« Il s'agissait d'un blessé de guerre, Moil..., âgé de trente-trois ans, qui, *blessé en septembre 1914* (fracture des os du bras avec section nerveuse), présenta *en 1918* une pelade à type décalvant, ayant débuté par la barbe, atteint ensuite le cuir chevelu, les cils, les sourcils et la moustache. Ce malade présentait des signes de la série sympathique tels que glossy-skin, sensibilité au froid, troubles vaso-moteurs, anisocorie, et des signes de la série endocrinienne tels que l'émotivité et la tachycardie. »

Voilà un fait déjà moins pur que le précédent. La pelade, cette fois, est bien certaine et, bien que de quatre ans postérieure au traumatisme, peut encore lui être attribuée, mais l'ensemble des symptômes annexes se rapproche de ce que Charcot avait nommé l'hystérie traumatique, de toutes les névroses conditionnées par un accident, de celles qui suivent par exemple les traumatismes de heurt, de tamponnement chez les cheminots. Il ne s'agit plus aussi assurément d'une pelade traumatique comme celle qui suit une opération sur le cou. Et tout de suite les phénomènes observés s'éparpillent. Ni la tachycardie, ni l'émotivité, ni l'anisocorie ni la glossy-skin, ni les troubles vaso-moteurs perceptibles à l'œil nu ne sont du cortège ordinaire de la pelade.

Ces faits observés dirigèrent Lévy-Franckel et Juster vers des recherches cliniques expérimentales : ils commencèrent par rechercher chez le peladique, les troubles de la réflectivité sympathique. Et alors :

«... Nous avons observé ces troubles avec une grande fréquence chez les peladiques : troubles vaso-moteurs, modifications des réflexes oculo-cardiaque, pilo-moteur et naso-facial, ont été retrouvés par nous chez un grand nombre de sujets examinés, plus ou moins nettement suivant la gravité de la pelade et les traitements antérieurement suivis.

« *A)* Vaso-motricité. — Ses modifications sont mises en évidence par l'existence d'une raie vaso-motrice, persistant très longtemps, parfois une journée entière, prenant souvent l'aspect urticarien avec centre blanc, avec halo rouge, parfois même œdémateuse au niveau de la plaque de pelade. Ce phénomène s'améliore souvent à mesure que l'alopécie tend à disparaître. De plus, ces malades ont une fragilité spéciale des téguments (?); ils se coupent facilement et saignent longtemps : le temps de saignement, mesuré par la méthode de Duke et P.-E. Weil, est souvent augmenté (quatre à cinq minutes).

« *B)* Sudation. — Le transpiration locale, régie elle aussi par le système sympathique, peut être modifiée en plus ou en moins et revient en général à la normale en même temps que la pelade s'améliore.

« *C)* Réflexe oculo-cardiaque. — Nos recherches avec l'appareil compresseur de Barré nous ont montré ce réflexe presque toujours anormal chez les peladiques. Presque toujours, il est ultra-positif (— 20 pulsations) ; plus rarement, il est inversé, c'est-à-dire que la compression oculaire amène de la tachycardie (+ 12 à 16 pulsations), et que ces malades réagissent alors comme des hypersympaticotoniques : c'est une constatation qui rapproche les peladiques des basedowiens, qui peuvent réagir comme des hypervagotoniques ou comme des hypersympathicotoniques (Sainton).

« *D)* Réflexe pilo-moteur. — Ce réflexe, qui a une certaine importance, puisqu'il est uniquement sous la dépendance du système nerveux du grand sympathique (André Thomas), présente d'intéressantes modifications. Il existe, en général, sur le corps du peladique, mais il disparaît parfois ou est peu marqué au niveau des plaques, la chair de poule s'arrêtant un peu en dehors de la limite de l'alopécie ; il peut être plus vif sur la plaque en voie de repousse ou irritée par le traitement. Dans les pelades unilatérales, nous avons constaté des différences nettes entre le côté malade et le côté sain.

« *E)* Réflexe naso-facial. — Dans ces pelades unilatérales, la recherche de ce réflexe nous a permis d'exagérer les différences entre le côté sain et le côté malade : congestion faciale et palpébrale, exophtalmie, anisocorie, apparition de sueurs localisées d'un côté, soit que le syndrome oculaire fût latent, soit qu'il soit déjà ébauché. Chez trois malades atteints de pelade unilatérale, avec syndrome oculo-sympathique, enophtalmie, mydriase, hyperthrophie unilatérale du corps thyroïde du même côté que l'alopécie, nous avons pu constater nettement des différences entre le réflexe pilo-moteur et le réflexe nasofacial du côté malade et du côté sain.

« A ces troubles de la sudation, de la vaso-motricité et de la réflectivité sympathique, d'ailleurs en tout semblables à ceux qui existent dans les lésions nerveuses, nous devons ajouter les modifications de la tonicité cutanée, soit l'hypotonie bien décrite par Jacquet, pour lequel elle constituait avec les troubles excrétoires locaux et l'atrophie du derme « l'atmosphère peladique locale », soit cet œdème gras, sous-dermique, sur lequel a bien insisté Sabouraud. »

A ces études sur la réflectivité sympathique chez les sujets atteints de pelade et qui seraient du plus haut intérêt si les troubles constatés étaient constants, j'opposerai tout à l'heure les résultats obtenus par André Thomas sur mes peladiques. Nous verrons que nombre des signes énumérés se trouvent obscurs et discutables et ne permettent pas de conclusions bien formelles...

Lévy-Franckel et Juster ont rencontré aussi, chez certains de leurs malades, des troubles endocriniens, et voici ce qu'ils en disent :

« Le corps thyroïde est un des organes dont le fonctionnement est le plus souvent modifié, soit qu'il y ait dysthyroïdie pouvant aller de la maladie de Basedow confirmée aux symptômes basedowiens frustes, dont l'hypertrophie du corps thyroïde avec tremblement ou modification du rythme cardiaque (tachycardie) nous ont paru les plus fréquents. »

Cela, c'est ce que nous avions observé et mis en valeur dans nos observations de 1913 et que nous avons étudié plus haut dans un chapitre spécial.

« Métabolisme basal. — Cette fréquence de l'hyperthyroïdie nous fut confirmée par la recherche, avec Van Bogaerts, du métabolisme basal. Sur vingt-cinq peladiques, le métabolisme basal se montre augmenté dix-huit fois et diminué cinq fois. Les troubles ovariens se rencontrent avec une grande constance : règles rapprochées, prolongées, ou au contraire diminuées ; obésité coexistant ou non avec des modifications thyroïdiennes.

« Chez l'homme, on rencontre, en quelques cas, la frigidité dont le début peut précéder de quelques semaines celui de l'alopécie. Chez trois sujets, nous avons pu constater des troubles hypophysaires. Quant à la surrénale, elle n'a été trouvée en cause que chez un des sujets examinés : un homme atteint d'acanthosis nigricans, observé avec Caussade, présentait en même temps que la dystrophie papillaire et pigmentaire habituelle, de l'alopécie des sourcils et des membres inférieurs. »

Notons en ce cas qu'il ne s'agit point ici de pelade, mais d'une alopécie diffuse sourcilière comme nombre de sujets en présentent, qui n'ont jamais eu les sourcils très « fournis » ; et, quant à l'alopécie des membres inférieurs, si elle ne se produit pas en plaques ou en bandes bien délimitées, elle est vraiment d'une certification impossible...

« Recherches pharmaco-dynamiques. — La nécessité d'opérer sur des malades hospitalisés et de répéter plusieurs fois les épreuves (A.-C. Guillaume) ne nous a pas permis d'examiner tous les peladiques au point de vue des phénomènes réactionnels aux différents tests. Aussi cette catégorie de recherches a-t-elle été faite surtout par d'autres que par nous (Bertraccini, Winstel), et leurs résultats ont confirmé ceux que nous avons obtenus par l'étude de la réflectivité et du métabolisme basal. Cependant, chez un blessé, nous avons pu, avec A.-C. Guillaume, faire des observations intéressantes. Il s'agissait d'un nommé L..., âgé de quarante-neuf ans, blessé le 18 février 1918, au Maroc, par une balle ayant pénétré par la face interne du tiers inférieur du fémur gauche, et hospitalisé en avril 1925 à l'Hôtel-Dieu. En octobre 1908 était apparue une pelade de la région occipitale qui déglabra en trois mois la totalité du cuir chevelu, et en six à huit mois la totalité du corps, sauf les aisselles. Chez ce sujet, l'épreuve de Goëtsch à l'adrénaline, répétée deux fois, fut nettement positive ; elle fut suivie d'un tremblement fibrillaire ayant débuté au siège de la blessure, puis se généralisant de manière à déterminer un léger clonus des deux membres, d'une réaction dermographique intense et persistante, d'une accélération du pouls suivie de ralentissement, d'une élévation nette de la tension artérielle entre la cinquième et la dixième minute, avec modification des bruits d'auscultation et d'une élévation du métabolisme basal de + 14 à + 28 %. Chez ce même malade, l'épreuve aux hydrates de carbone fut aussi positive. »

Ce cas se rapproche nettement du second, raconté par les mêmes auteurs. Il me semble plus propre à élucider le problème des névroses post-traumatiques que celui de la pelade, qui ne semble ici qu'un symptôme tardif entre beaucoup d'autres.

« Capillaroscopie. — Il nous a semblé intéressant de compléter ces recherches par l'étude des phénomènes circulatoires dans les capillaires, et nous nous sommes adressés à la méthode de la capillaroscopie suivant la technique mise au point par A.-C. Guillaume, grâce à laquelle il est permis de distinguer les uns des autres les états de vaso-constriction et de vaso-dilatation et de stase sanguine, qui sont souvent associés au déséquilibre nerveux organo-végétatif. Chez le sujet L..., de l'observation précédente, peladique total, blessé de guerre, la capillaroscopie montre l'existence d'un spasme artériolique généralisé, plus marqué au cuir chevelu, spasme qui se révélait par les modifications de l'index oscillométrique, sous l'influence du froid et de l'adrénaline et des modifications constatées à l'examen capillaroscopique. Ce spasme, accompagné d'un ensemble de phénomènes (raie blanche prolongée, tremblements, douleurs, claudication intermittente, glossy-skin, *ulcérations à type de maux perforants*) dans lesquels la participation du sympathique ne pouvait être mise en doute.

« Chez ce malade, le début des phénomènes douloureux et du tremblement fibrillaire se faisait au niveau de la blessure, ce qui permit en quelque sorte, grâce aux phénomènes révélés par l'épreuve de l'adrénaline, de matérialiser la relation de cause à effet entre le traumatisme et les troubles consécutifs, sensitifs, vasculaires, musculaires et cutanés.

Chez d'autres peladiques, l'examen capillaroscopique nous a montré d'une façon constante la disparition ou la diminution considérable du nombre des capillaires. Sur les zones en voie de repousse, nous avons constaté parfois, mais non d'une façon constante, l'existence de rares anses capillaires. Il est intéressant de signaler la vasoconstriction fréquente et le ralentissement de la circulation au niveau des extrémités des doigts chez les peladiques. Ces phénomènes existent également chez les sujets atteints de vitiligo, ce qui semble établir une parenté entre les deux affections. »

Interprétant les faits qu'ils ont observés, Lévy-Franckel et Juster croient que la relation de cause à effet entre les troubles endocrino-sympathiques et la pelade s'appuient sur trois ordres de considérations :

1) Sur ce que leurs malades ne leur ont montré rien d'autre que des troubles endocrino-sympathiques.

2) Sur ce que chez plusieurs sujets, les modifications heureuses du dysfonctionnement endocrinien et sympathique furent suivies parallèlement d'une amélioration de leur pelade.

3) Sur les résultats thérapeutiques obtenus par la médication opothérapique ou par la radiothérapie du corps thyroïde chez les hyperthyroïdiens ou par la galvanisation du corps thyroïde chez les hypothyroïdiens.

Enfin les deux auteurs, en insistant sur les phénomènes d'angiospasme des petites artérioles que la capillaroscopie montre au niveau des plaques, concluent qu'il y aurait deux modes pathogéniques de pelade. L'un où les troubles vasculo-sympathiques seraient dus à un réflexe de voisinage (pelade traumatique, pelade dentaire), avec métabolisme normal. L'autre endocrinien, avec métabolisme anormal et dont le type serait le Basedow.

En toute impartialité, les auteurs font la critique de leurs propres résultats. Ils font remarquer « que tous les dysendocriniens ne font pas de la pelade ». Il reste donc un *quid ignotum*, même à l'origine des pelades basedowiennes.

Ils ont vu que la repousse des plaques n'est pas toujours parallèle à l'amélioration du déséquilibre endocrino-sympathique. Et, comme Bertaccini, ils ont vu les manifestations cutanées guérir alors que le trouble sympathique persistait. Ces objections que Lévy-Franckel et Juster se font à eux-mêmes ont une valeur. Mais on peut se demander aussi avec quel degré de fréquence se rencontrent les faits qu'ils ont observés.

Ayant étudié moi-même les divers réflexes sympathiques et surtout le réflexe pilo-moteur, j'ai obtenu des résultats très variables suivant les cas et le plus souvent nuls. Cependant, comme je me défiais de ma propre observation, j'ai demandé à un maître en la matière, à mon collègue et ami le docteur André Thomas, de vouloir bien examiner un certain nombre de mes malades peladiques au point de vue de leurs troubles nerveux possibles. Il a très obligeamment voulu se prêter à ma demande et voici les résultats de ses examens :

« J'ai examiné dans votre laboratoire dix-neuf malades atteints de pelade, douze hommes, sept femmes :

Avant vingt ans	5
Avant trente ans	4
Avant quarante ans	4
Avant cinquante ans	4
Après cinquante ans	2

« A ces indications il ne faut pas attribuer une importance absolue, puisque beaucoup de ces malades n'en étaient pas à leur première atteinte (six cas de pelade récidivante).

« Chez plusieurs malades, la pelade avait envahi la barbe (cinq), les cils et les sourcils (au moins cinq), le corps (cinq pelades généralisées, pubis, plaque de l'avant-bras, etc...) ; les ongles étaient striés et piquetés sur quatre malades.

« La dentition mauvaise chez six malades ; chez plusieurs autres, anomalies, écartement des incisives, microdontisme, grosses molaires abrasées.

« Ces malades n'ont pas souffert de névralgies dentaires (pour la plupart), et un interrogatoire minutieux n'a pas permis d'établir une relation certaine entre l'apparition de la pelade et la chute des dents ou une névralgie dentaire, ou l'évolution de la dent de sagesse. Je n'ai recueilli, il est vrai, que des renseignements rétrospectifs qui ne sont pas une source de vérité absolue. Même chez les malades dont la pelade a récidivé plusieurs fois, leur attention n'a pas été retenue par un incident dentaire. A ce sujet, j'ai l'impression qu'un fait positif bien établi a plus de valeur que des faits négatifs.

« La syphilis a été retrouvée sûrement trois fois dans les antécédents ; mais, à ce point de vue, les documents que j'ai entre les mains sont très insuffisants ; il faudrait revoir le registre des Wassermann.

« Chez quelques-uns, la syphilis est probable (syphilis congénitale). Si l'on s'appuie sur la multiplicité des avortements chez la malade, la polyléthalité chez les ascendants. C'est une proposition toujours très délicate à établir (1).

« La tuberculose figure quatre fois chez les malades ou les ascendants. Le nombre des antécédents nerveux est assez considérable; ils existent chez huit malades (constitution émotive, chorée, crises nerveuses, excitation, insomnies).

« Le vitiligo existait à un degré marqué chez un malade.

« Une légère augmentation du corps thyroïde a été constatée chez quelques malades (trois). L'irrégularité des règles a été notée trois fois. L'examen du système nerveux a été négatif chez le plus grand nombre.

« Les réflexes patellaires étaient absents ou faibles chez deux malades; les pupilles irrégulières chez un malade dont le Wassermann était négatif.

« La sensibilité au niveau des plaques s'est montrée constamment normale (tact, piqûres, compas de Weber).

« Le réflexe pilo-moteur s'est montré normal chez la plupart des malades. Il était quelquefois plus faible sur une plaque, sur une partie d'une plaque, plus faible par exemple sur les parties centrales qu'à la périphérie. Chez le malade atteint de vitiligo, le réflexe était normal au niveau du vitiligo.

« Le fait important, c'est que le réflexe s'est montré normal aussi bien sur des plaques en évolution que sur des plaques en voie de guérison, sur des plaques anciennes que sur des plaques nouvelles. Il est possible que, sur certaines plaques, le réflexe s'atténue ou disparaisse, mais on n'en peut tirer aucun argument en faveur de l'origine nerveuse de la pelade, puisque le réflexe peut se montrer tout à fait normal sur la plaque la plus invétérée et la plus rebelle à tout traitement.

« Les auteurs qui ont soutenu la théorie nerveuse de la pelade en s'appuyant sur l'absence du réflexe pilo-moteur ont commis une double erreur d'observation et d'interprétation.

« De mes examens, je conclurais que le réflexe pilo-moteur peut persister, *normal*, sur une plaque de pelade, et que cette constatation ne permet pas de rapporter la pelade ou toutes les pelades à une affection du système sympathique, mais je ne conclurais pas que le système nerveux ne joue aucun rôle, je n'en sais rien; le système nerveux

(1) « En ce qui concerne la syphilis, il est à noter qu'un malade avait eu une atteinte de pelade avant l'accident primitif. » (Note d'André Thomas.)

végétatif est encore si peu connu, qu'il est à peine possible d'en parler.

« Voilà, certes, un butin bien maigre. Un premier résultat, même négatif, n'est cependant pas négligeable pour ceux qui ne veulent pas poser la toiture avant d'avoir construit la maison. »

« *N.-B.* — Il y aura lieu d'étudier à nouveau et de plus près les cas dans lesquels le réflexe pilo-moteur diffère de la normale. De même pour le vitiligo.

« Il est à rappeler que, sur les coupes de peau peladique examinées dans votre laboratoire, les muscles pilo-moteurs étaient très apparents. J'ai constaté également ce fait chez un malade de Lenglet atteint de pelade généralisée et sur lequel j'ai fait pratiquer une biopsie. »

Rien que la confrontation de ces quelques pages, émanant de deux sources différentes, suffit à montrer combien il est difficile à plusieurs de regarder les mêmes faits avec les mêmes yeux. C'est que nous manquons de techniques instrumentales pour mesurer les déséquilibres nerveux. Alors l'appréciation de chacun entre en jeu, et elle est variable.

La conclusion à tirer de ces affirmations diverses nous paraît dès lors celle sur laquelle nous avons déjà insisté. Il semble bien qu'il y ait une pelade traumatique ou chirurgicale accidentelle ; il faut la vouloir et la reproduire à volonté. Ce jour-là, nous aurons saisi un fait certain et positif autour duquel d'autres viendront tout naturellement se grouper. Jusque-là, dans les phénomènes observés, l'appréciation personnelle de l'observateur joue un rôle trop prédominant.

CHAPITRE XXVII

LE MÉTABOLISME BASAL DANS LA PELADE

Nous aussi, après d'autres, nous avons voulu interroger le métabolisme basal pour savoir s'il était en quelque manière troublé, au cours de l'évolution de la pelade, et surtout de la pelade grave.

Car il y avait lieu de penser qu'une pelade qui frappe la tête entière, le poil du corps, les ongles, les cils et les sourcils, aurait plus de chances de s'accompagner de troubles généraux perceptibles qu'une pelade faite d'une ou deux plaques destinées à guérir aisément.

Pour cette recherche, nous nous sommes adressé à l'un de ceux qui en connaissent le mieux la théorie et la pratique : c'est le docteur Henri Janet qui a fait dans notre laboratoire l'installation nécessaire, qui en a mis au point la technique et en a assuré le fonctionnement. C'est par lui, avec l'aide du docteur Rivalier, que trente-deux de nos malades ont été soumis à cette épreuve.

Nous avons commencé ces recherches sans aucune idée préconçue, sans savoir si elles pourraient nous donner des résultats utiles ; nous les avons poursuivies de même, non pour prouver quoi que ce soit, mais pour savoir si la pelade s'accompagnait ou non de troubles du métabolisme et lesquels on y trouvait.

Or, voici le tableau qui rend compte des résultats obtenus :

L'étude attentive de ces résultats montre, à elle seule, qu'il est impossible d'en rien conclure. Auparavant, il nous faudrait prendre au hasard un nombre égal de sujets de même âge, non peladiques, et voir si le tableau général qu'on pourrait faire de leur métabolisme basal ne serait pas tout à fait pareil. Car, si nous trouvions les mêmes chiffres ou des chiffres analogues, cela ne signifierait-il pas que le métabolisme basal est, en général, sans rapports avec la pelade que le sujet peut présenter ?

RECHERCHE DU MÉTABOLISME BASAL CHEZ 32 MALADES PELADIQUES

NOM	AGE	CARACTÈRES GÉNÉRAUX DE LA MALADIE	M. B.	NORMALE	DIFFÉRENCE	CONCLUSION
Odette Suz.....	7 ans	Début à deux ans d'une pelade ayant abouti deux fois à la décalvante. Repousse partielle. Fillette très nerveuse.	40	55	— 26 %	écart considérable
Mme Fav.......	30 ans	Pelade grave.	30	36,5	— 17 %	»
M. Char........	32 ans	Pelade de la barbe et du cuir chevelu datant de six mois. Evolution paraissant bénigne.	34	39,5	— 13 %	notable
Mlle Dagon.....	17 ans	Pelade des cils exclusivement, deux atteintes antérieures de pelade et hérédité peladique.	35	40	— 12 %	»
M. Blanc.......	22 ans	Pelade grave avec atteinte des cils et sourcils. Durant depuis quatre ans avec alternatives.	35	39,5	— 12 %	»
Jean Degr.....	9 ans	Pelade grave.	50	55	— 10 %	négligeable
Alfred Lem....	15 ans	Pelade ayant débuté à trois ans et demi, décalvante. Perte des cils et sourcils.	43	46	— 6 %	»
M. Poug.......	25 ans	Pelade de cinq mois en extension et généralisation. Alopécie syphiloïde, sourcils, moustache, poil du corps.	37	39,5	— 6 %	»
Mlle Corn......	16 ans	Ophiasis datant de trois ans, deux atteintes antérieures à six et onze ans.	41	43	— 5 %	»
Ray. Jam......	17 ans	Pelade grave, plaques multiples, extension.	41	43	— 5 %	»
M. Lav........	29 ans	Ophiasis datant de deux ans. Extension et repousse simultanées.	38	39,5	— 3,8 %	»
Mme Pag.......	26 ans	Pelade bénigne de trois mois de date, deux plaques ; pas d'atteinte anté-	35	37	— 3,75 %	»

M. M. Blanc....	20 ans	Pelade grave datant de deux ans.	40,5	40	+ 1 %	négligeable
M. Dura.......	19 ans	Pelade extensive de dix mois, sérieuse.	41,5	41	+ 1,25 %	»
M. Massic......	19 ans	Pelade en plaques multiples extensive.	43	41	+ 5 %	»
Mlle Thell......	24 ans	Première atteinte d'un an et demi de date ; plaques multiples.	39	37	+ 5 %	»
M. Biu.........	32 ans	Pelade décalvante du cuir chevelu. Sourcils conservés.	42	39,5	+ 6,25 %	»
M. Paill........	33 ans	Pelade de la barbe et du cuir chevelu datant de quinze mois et en généralisation.	42	39,5	+ 6,25 %	»
M. Der.........	50 ans	Pelade grave d'allure torpide.	40	37,5	+ 6,25 %	»
Mlle Dud.......	47 ans	Pelade de quelques mois en généralisation avec atteinte des sourcils.	39,5	36	+ 9 %	»
M. Charr......	23 ans	Pelade ancienne de trois ans et torpide.	43,5	39,5	+ 10 %	»
M. Shob.......	17 ans	Pelade grave en extension de huit mois de date.	48	43	+ 11,6 %	notable
Mlle Marc......	22 ans	Pelade extensive en plusieurs plaques.	42	37	+ 12 %	»
Mme Pra.......	29 ans	Pelade perpétuelle depuis l'âge de trois ans.	42,5	37	+ 13 %	»
M. Prad.......	20 ans	Pelade sérieuse, extensive, de six mois. Plusieurs plaques.	47	41	+ 14,6 %	»
M. L. Douc....	30 ans	Pelade en plaques multiples datant de quatre mois; première atteinte.	45,5	39,5	+ 15 %	»
M. Pradel......	25 ans	Pelade faite de deux plaques torpides durant sans repousse depuis dix-huit mois.	50	39,5	+ 21 %	considérable
Mme Bast......	34 ans	Pelade en plaques multiples. Sujet névropathe. Son agitation au cours de l'épreuve rend le résultat suspect.	46	36,5	+ 26 %	»

En tous cas, on peut dire que *les deux tiers de nos malades, même des plus grièvement atteints, présentent un métabolisme normal*, dont les variations n'excèdent pas les variations physiologiques (10 %) ou la limite des erreurs possibles de l'expérience. Cela seul est déjà une conclusion, et la seule possible.

Si maintenant nous examinons le tiers de nos malades qui présentent un métabolisme anormal, nous voyons ce tiers divisé en deux moitiés. L'une varie par excès, l'autre par manque, et suivant des chiffres analogues. Mais ces troubles inverses ne coïncident ni avec des formes morbides différentes, ni avec une gravité ou une durée particulières de la maladie, ni avec d'autres symptômes constants, ni même toujours avec des signes endocriniens ou sympathiques concomitants. L'idée qui vient donc tout naturellement, c'est que, en général tout au moins, le métabolisme basal n'est pas touché par la pelade, bénigne ou grave.

De même que nous voyons à l'examen clinique des peladiques chez lesquels on ne peut relever aucun trouble bien net du système vago-sympathique, de même que nous en voyons d'autres dont le système endocrinien paraît intact, de même nous en trouvons les deux tiers dont le métabolisme mis à l'épreuve est resté normal, en dépit de leur pelade.

D'après les recherches sur le sujet de MM. Lévy-Franckel, Juster et Van Boghaert, il semble que, pour eux, le métabolisme basal *doive* toujours avoir une valeur dans l'explication de la pelade. « Si, disent-ils, le métabolisme basal se montre supérieur à la normale, c'est qu'il s'agit d'un peladique entaché de Basedow ou de basedowisme; et nous admettrions assez volontiers ce postulat comme hypothèse de travail. »

« ... Si, disent-ils, le métabolisme basal se montre inférieur à la normale, c'est qu'il s'agit d'un cas d'hypothyroïdisme et de myxœdème... Et déjà cette conclusion nous paraît moins appuyée de faits précis; nous ignorons trop si d'autres états que l'état strumiprive ne peuvent pas faire un métabolisme déficient... »

... Enfin, d'après ces auteurs, si le métabolisme basal est normal, c'est que la pelade est d'origine sympathique, sans retentissement sur les glandes endocrines; elle serait due alors à un réflexe de voisinage (pelade dentaire)...

Mais ici, nous ne savons rien, et il peut sembler invraisemblable d'invoquer un réflexe de voisinage à l'origine d'une pelade grave évoluant depuis des années.

Pour suivre ces auteurs dans leurs conclusions, il faudrait admettre *par avance* que le métabolisme basal est toujours en étroits rapports avec la pelade et que, quel qu'il soit, on en puisse conclure quelque chose. Or, cela n'est pas du tout prouvé quant à présent. Il se pourrait que beaucoup de pelades, même graves, fussent indépendantes du métabolisme basal, et sans relation non plus avec le système sympathique, de même que nous les voyons compatibles avec un état de santé générale en apparence parfaite. Et il se pourrait même que le métabolisme basal pût être normal ou anormal, en plus ou en moins, dans beaucoup de cas de pelade, sans que le fait eût une valeur pathogénique ou pronostique quelconque en ce qui concerne cette maladie.

Le métabolisme basal nous semble donc devoir être étudié chez les peladiques, mais sans partir de cette idée préconçue que, quoi qu'il dise, cela doive toujours avoir une importance dans la question.

Devant un cas de pelade généralisée dont le métabolisme est normal, il me paraît bien plus facile de dire : « Je n'en sais pas la cause » que de le croire dû depuis des années à un réflexe supposé qu'on admet comme nécessaire, sans savoir quel il peut être et le point d'où il est parti.

Parce que nous voyons le métabolisme basal augmenté chez certains peladiques, chez les basedowiens peladiques particulièrement, et normal chez d'autres qui ne sont pas des basedowiens, nous ne sommes pas en droit de supposer que, quoi qu'il se montre, nous en pourrons tirer une déduction. Il faudrait cinq cents peladiques étudiés ainsi, par comparaison avec cinq cents autres sujets indemnes de pelade et pris au hasard, pour permettre une affirmation si précise.

En attendant, la question reste ouverte, et, à mon avis, toute conclusion peut paraître prématurée. La seule permise est une conclusion de fait : les deux tiers des peladiques, même gravement atteints, présentent un métabolisme normal.

CHAPITRE XXVIII

RÉCAPITULATION ET CONCLUSIONS

Dans cet ouvrage, pour autant que nous l'avons pu, nous avons cherché à résumer ce que l'on sait, tout au moins ce que nous savions de cette maladie énigmatique qu'est l'alopécie en aires, la pelade française.

Pour cela, nous avons étudié d'abord la plaque peladique, qui est son unité élémentaire, depuis son apparition, et suivi son évolution à la période d'augment, au stade d'état, à la période de régression qui ramène l'état morbide à l'état normal.

Ensuite, nous avons montré l'évolution de la pelade bénigne, fréquente, dont la guérison se produit en quelques mois, et celle des pelades à plusieurs plaques, plus graves, qui peuvent aboutir à la décalvation de la tête entière.

En regard de cette alopécie en aires, qui ne montre aucune élection topographique et dont les plaques surgissent n'importe où, nous avons décrit la pelade de Celse, l'ophiasis, pelade en arceaux à laquelle son lieu de naissance, son développement circonférentiel autour de la tête, son évolution si souvent grave et récidivante constituent une sorte de personnalité particulière.

Cependant, jusqu'ici, toutes les formes de pelade semblent rattachées les unes aux autres par la communauté de presque tous leurs symptômes élémentaires, par leur non-contagion égale et par l'étude de nombreux cas qui commencent comme l'une et finissent comme l'autre.

Ensuite, nous avons examiné de notre mieux la pelade en ses diverses localisations, à la barbe, sur le corps, aux ongles ; la variété extrême de ses manifestations cutanées, pilaires, sous-cutanées, unguéales ; la variété de ses formes, de son pronostic, de sa gravité. Ayant ainsi envisagé cliniquement cette affection sous toutes ses formes, nous avons jugé utile d'en exposer le traitement topique, local, qui, dans un nombre de cas considérable, paraît d'une très certaine efficacité.

Dans la seconde partie de cet ouvrage, nous avons voulu accroître la somme de nos connaissances cliniques sur le sujet par son étude microscopique. Le *cheveu peladique* étant l'une des caractéristiques propres de la pelade, nous l'avons étudié dans sa forme, son mode de formation, ainsi que les *cheveux cadavérisés* que l'on rencontre parfois en grand nombre sur les pelades rapidement extensives, et aussi les *bols pilaires*, excréta ultimes de la papille dont le cheveu vient de mourir.

Nous avons montré l'infection séborrhéique, qui signale le début d'un grand nombre de plaques peladiques en formation et dont la fréquence et le degré gardent quelque chose d'étonnant.

Et nous avons étudié les troubles pigmentaires de la papille, les modifications topographiques, tissulaires et cellulaires, qui accompagnent la pelade au cours de son évolution, aussi les signes d'atrophie dont s'accompagnent les pelades graves et durables. Tout cela sans qu'aucun des signes révélés par cette analyse nous ait conduit à des conclusions en ce qui concerne les origines possibles de ce processus morbide.

Alors nous avons cherché parmi nos malades ce que pouvait nous montrer leur hérédité. Nous avons montré combien l'hérédité de cette maladie était fréquente, et aussi sa coexistence chez plusieurs membres de la même famille. Nous avons signalé les reviviscences de la maladie lorsqu'on pourrait la croire tout à fait éteinte, et ses récidives à échéance même lointaine.

Ensuite nous avons relevé, parmi les facteurs étiologiques de la pelade, l'influence évidente d'une syphilis acquise ancienne ou, bien plus souvent, d'une syphilis héritée. Il nous a semblé que sept sur dix des pelades de l'enfant coexistent avec des preuves de syphilis congénitale. Sans doute retrouverait-on chez beaucoup de peladiques adultes un peu de la même influence si les stigmates de l'héritage spécifique ne devenaient pas moins évidents à mesure que le sujet prend de l'âge.

Nous avons observé aussi, après Jacquet, un certain nombre de pelades sérieuses, naissant au cours d'un état de déficience du sujet, caractérisé par les ptoses viscérales, l'hypotonie des tissus sous-cutanés et divers troubles sympathiques. Et les pelades qu'on voit accompagner soit des tuberculoses ganglionnaires, soit des tuberculoses pulmonaires d'évolution lente, sans qu'on puisse affirmer pourtant que l'infection bacillaire joue un rôle important dans les origines de la pelade.

Nous avons vu de même des pelades, souvent très sévères, survenir immédiatement à la suite d'infections graves ayant brusquement et profondément transformé l'état antérieur du sujet et même transformé sa physionomie. Ces pelades rares sont souvent définitives, comme certaines qui suivent le goitre exophtalmique, la castration, la syphilis congénitale, etc...

Enfin nous avons signalé les exemples rares, mais impressionnants de pelades traumatique ou post-opératoire, et parmi elles la pelade de la dent de sagesse, peut-être trop hautement mise en relief par Jacquet.

Mais tout cela réuni laisse dans l'ombre le mécanisme et l'origine du plus grand nombre de pelades banales, pour lesquelles aucune de ces causes, déjà disparates, ne saurait être invoquée.

Alors, ayant examiné systématiquement deux fois, à dix ans d'intervalle, la date de début d'un très grand nombre de pelades, nous avons d'abord remarqué entre les deux courbes ainsi dressées une diminution du nombre des pelades de l'enfant, diminution qui paraît en rapport avec le meilleur traitement de la syphilis chez leurs parents. Nous avons remarqué ensuite, après d'autres, mais chiffré, la différence du nombre des pelades chez l'homme et chez la femme, celle-ci étant beaucoup moins souvent frappée que l'homme.

Et surtout les courbes nous ont montré, chez la femme, une recrudescence de la pelade à l'époque de la ménopause. Suivant cette indication, nous avons montré la fréquence de la pelade, non seulement après une ménopause normale ou anticipée, mais aussi après la castration et dans les deux sexes.

L'observation de ces cas nous a montré que non seulement l'appareil génital, mais le corps thyroïde, et sans doute aussi d'autres glandes endocrines, pouvaient avoir une part dans la genèse de la pelade. Nous avons relaté de nombreux faits.

Et ceci nous conduit à étudier les troubles vago-sympathiques dont il semble que certaines pelades s'accompagnent. Nous avons présenté à ce sujet les observations d'autrui, même contradictoires, après avoir résumé d'abord la théorie de Jacquet: « De la pelade comprise comme un réflexe sympathique d'un trouble proche ou lointain de l'économie. »

Tout cela ne nous a donné sur le sujet aucune clarté définitive. Si donc certains cas de pelade semblent témoigner d'une infection ancienne ayant laissé des traces durables, ou d'une infection larvée, ou d'une auto-intoxication actuelle, sous la dépendance de troubles endocriniens, en regard de ces faits, eux-mêmes troubles, il y en a d'autres, en très grand nombre, qui sont plus obscurs encore ; car nous voyons très souvent une pelade, même grave, chez des sujets dont la santé générale nous semble parfaite, des cas où ni la syphilis, ni l'hérédité peladique, ni une déchéance vago-sympathique, ni des infections antérieures graves, ni des troubles endocriniens ne peuvent être décelés par l'analyse clinique. Et, sur ces cas, nous ne savons rien.

En outre, beaucoup des faits observés, tels que l'hérédité peladique ou la syphilis congénitale, ne sont que des faits, dont les connexions avec la pelade nous échappent entièrement ; le lien qui relie à la pelade ces facteurs étiologiques multiples et différents nous reste caché. Nous ne comprenons aucunement comment tous ces facteurs en arrivent à constituer le même syndrome fait des mêmes éléments cliniques, survenant dans le même ordre et comme par un mécanisme préétabli, avec les mêmes guérisons définitives ou précaires et les mêmes récidives lointaines. On voit combien de doutes nous restent sur l'étiologie et la pathogénie de l'alopécie en aires ! Il en reste un autre :

Pour le moment, il nous est impossible de catégoriser d'avance une pelade naissante et de prévoir sa gravité ; on ne juge de la gravité d'une pelade que par son extension ; on ne prévoit son avenir que par son passé. Si encore nous pouvions présumer l'avenir bénin ou grave d'une pelade, nous pourrions peut-être arriver, en limitant par exemple nos recherches à venir aux seules pelades de mœurs bénignes, à les comprendre comme un type morbide distinct de tous autres.

Car il se pourrait encore que notre clinique confondît sous le même nom deux ou plusieurs affections différentes et de symptômes analogues. La pelade ordinairement bénigne, qui commence par une plaque, qui peut continuer par quelques autres, et qui guérit presque toute seule, ou même qui peut arriver à la décalvation de la tête entière par la multiplication de toutes petites aires survenant chacune sur une tache érythémateuse roséolique, mais qui guérit après six mois ou un an, ne serait-elle pas différente de la pelade ophiasique de Celse, à répartition géométrique, dont les mœurs particulières diffèrent parfois si étrangement du type peladique, dont les plaques n'ont aucune élection topographique perceptible.

N'y aura-t-il pas lieu de chercher à faire, entre les pelades, la même différenciation qui se fait sous nos yeux entre l'eczéma vrai et les « petits eczémas », lésions microbiennes chroniques ?

Sans doute, aucune pelade ne nous semble contagieuse ; les pelades familiales, d'ailleurs si rares, s'expliquent toujours mieux par l'hérédité commune que par la contagion. Et quant à l'épidémicité de la pelade, on n'y a pu croire que par suite d'erreurs de diagnostic en série.

Mais le meilleur traitement local des pelades banales, par l'huile de cade et l'acide chrysophanique, pourrait encore appuyer l'origine externe de certaines pelades, de celles qui semblent superposées à un individu de santé parfaite. A la vérité, le doute qui nous reste pourrait être considéré comme un doute purement philosophique. Néanmoins, ces remarques laissent encore des armes à ceux qui voudraient défendre la pluralité des pelades, et tant que nous n'aurons pas élucidé le mécanisme qui relie ce complexe symptomatique aux causes distantes que nous lui voyons, ce doute pourra persister.

C'est pour cela que les cas, si rares qu'ils soient encore, de pelade traumatique ou post-opératoire, de celles principalement qui suivent certains traumatismes du cou, gardent pour notre esprit une si particulière importance.

Si nous voulons commencer à comprendre ce qui fait la pelade, il faut se décider à entrer dans cette voie expérimentale. Ce n'est pas une courte série d'expériences comme celles de Max Joseph, de Mibelli, de Samuel, de Behrend, qui peut suffire à nous apporter la lumière. Mais c'est dans le sens indiqué par ces expérimentateurs qu'il faut marcher. Même des expériences négatives, si elles étaient poursuivies suffisamment, écarteraient du sujet cette pathogénie toujours discutée, parce que c'est la seule qui ait l'ombre d'une consécration expérimentale. Je ne vois que cette seule voie qui nous reste ouverte. Et tant que les recherches ne seront pas portées sur ce terrain, nous ne pouvons guère espérer de l'avenir plus que le passé ne nous a donné.

CHAPITRE XXIX

DU TRAITEMENT DE LA PELADE

Ici, comme dans tout le reste de ce travail, dont tant de parts demeurent encore pleines d'incertitudes, je m'attacherai le plus possible aux faits concrets et vérifiables.

Le premier que nous montre l'étude attentive de la pelade, c'est l'action incontestable des traitements locaux et leur puissance vraiment démonstrative quand ils ont été bien conduits. Ces traitements suffisent le plus souvent à limiter la maladie aux lésions déjà faites et, quand on arrive à temps, à prévenir leur développement.

Je le répète et le soutiens comme un fait de valeur certaine: devant le traitement local, *tout se passe comme si la pelade était contagieuse pour le sujet sur lequel elle évolue, et de contagion nulle pour tout autre.* Et c'est pourquoi nous avons placé l'étude du traitement local de la pelade immédiatement après son étude clinique, et avant toute recherche des troubles généraux qu'on a invoqués à son origine.

Mais cette notion première et toute pratique, qui ne préjuge rien du problème étiologique de la pelade, n'a de vérité vraie qu'en ce qui concerne les pelades du cuir chevelu. Déjà les pelades de la barbe, des sourcils, des cils, répondent beaucoup moins bien à l'action des médicaments externes. Et ceux-ci paraissent d'effet à peu près nul sur les pelades du corps et sur les pelades généralisées.

Malheureusement, dans la thérapeutique de la pelade, en dehors du traitement externe et des résultats heureux qu'il fournit (tout au moins au cuir chevelu), tout le reste est confusion. Ce n'est pas qu'on ne sache rien, mais on ne sait rien de précis. Les résultats obtenus par les moyens les plus divers peuvent être semblablement heureux ou malheureux.

Chez un syphilitique ancien ou congénital, par exemple, on verra sa pelade guérir par le traitement spécifique. Mais on pourra voir la pelade récidiver deux ans plus tard, et le même traitement ne plus la guérir. D'ailleurs bien des peladiques, qui sont nés syphilitiques, ne guériront de leur pelade par aucun traitement de leur syphilis.

De même on observera fort nombreux les cas de pelade sérieuse chez la femme, en connexion avec des troubles thyro-ovariens ; et là aussi, tantôt on obtiendra un résultat heureux d'une opothérapie bien dirigée, et tantôt on n'obtiendra par les mêmes moyens aucun succès.

Enfin on verra les cas de pelade héréditaire résister le plus souvent à tous les traitements locaux et généraux imaginables, guérir ou persister sans que la thérapeutique appliquée y semble rien faire.

En chaque société dermatologique, en tous pays, on voit annoncer un ou plusieurs résultats merveilleux obtenus par tel ou tel traitement, dans des cas inutilement traités par d'autres. Et les traitements ainsi préconisés comme merveilleux sont étrangement dissemblables.

De même que toute religion a ses miracles, tout traitement de la pelade enregistre quelque succès. En fait, nous avons toujours des peladiques en grand nombre, que nous ne savons pas guérir. A juger les choses de sang-froid, il semblerait ou bien que nous mélangeons sous le même nom des affections diverses et similaires que nous ne savons pas différencier, dont nous savons guérir les unes et non les autres, ... ou bien que, dans la chaîne des causes diverses qui peuvent déterminer la pelade, les principaux anneaux de la chaîne nous manquent et que nous ne les accrochons que par hasard.

L'étiologie vraie de la pelade ou des pelades nous est inconnue, et de même tout ou presque tout du mécanisme pathogénétique qui les détermine. Donc, ce que nous observons, ce sont des symptômes, ou parmi leurs causes, des causes lointaines, non pas la vraie cause immédiate, effective, celle qu'il faudrait connaître pour lui opposer des moyens efficaces.

Comment, dès lors, exposer ce que doit être le traitement général d'un peladique? Nous pouvons seulement classer sous quelques rubriques les faits dont nous avons été témoins, dont la thérapeutique fut heureuse. Et nous les donnerons, non comme des règles à suivre aveuglément, mais seulement comme des exemples.

*1. — **Pelade héréditaire.*** — Rencontrer un cas de pelade héréditaire est en général fâcheux pour le médecin. Certes, on en verra des cas qui spontanément guériront, mais la plupart sont graves et très peu réagissent bien aux traitements locaux ordinaires ; enfin je ne connais aucun traitement général qui les améliore.

Le traitement local reste le même que j'ai décrit en son lieu (v. p. 100) et on en peut obtenir des effets inattendus. Mais ce cas n'est pas le plus ordinaire. Bien étudier son malade, rechercher attentivement chez lui les signes d'une syphilis congénitale et autour de lui les commémoratifs d'une syphilis paternelle. Rechercher tous signes de troubles thyroïdiens, thyro-ovariques ou testiculaires, examiner successivement le système respiratoire, digestif, les troubles vasculaires, organiques et nerveux et traiter de son mieux tout organe dont on voit le fonctionnement être défectueux.

Le plus souvent, en dépit des traitements les plus attentifs, la maladie suit sont cours, après comme avant, sans que les traitements locaux ou généraux semblent le modifier beaucoup. J'ai dit qu'il y a des cas bénins, j'ai raconté plus haut celui de deux sœurs, dont l'une basedowienne, peladique depuis des années, et l'autre commençant, à trente-neuf ans, une petite pelade qui se montra bénigne et guérit très vite; toutes deux filles d'une mère peladique pendant des années. Mais un tel bon résultat à côté d'un mauvais est l'exception. La règle est que la pelade héréditaire soit sérieuse et obéisse mal au traitement.

2. — Pelade chez les hérédo-syphilitiques. — Je dirai quelle est ma pratique dans le traitement des peladiques, congénitalement entachés de syphilis.

Si la séro-réaction est possible et qu'elle soit positive, je traite, comme pour une syphilis acquise de date ancienne et mal traitée, ordinairement par le novarsénobenzol et le cyanure d'hydrargyre. L'observation clinique me fait préférer pour cela les doses moyennes et répétées. Pour un adulte de poids moyen, deux piqûres par semaine de 0,30 centigrammes de novar. Les séries de deux mois, avec un court intervalle de quinze jours entre chacune, jusqu'à la négativité de la réaction. Dans l'intervalle des séries, je conseille le mercure, souvent par suppositoires. De même, une fois la négativité de la séro-réaction obtenue permanente, je continue le mercure soit sous la forme d'un sirop de Gibert, soit par suppositoires.

Chez l'enfant, quand les stigmates sont évidents, mais la séro-réaction négative ou à peine douteuse, je donne la préférence au mercure et sous la forme de sirops. J'utilise très peu le bismuth.

Quand l'enfant, avec une syphilis congénitale probable et peladique, est amené chez le médecin par sa mère, cas très fréquent, il peut être difficile de provoquer une enquête et de demander la séro-réaction sans risques graves pour l'union du ménage. Dans ces cas, je traite, comme à la fin du traitement précédent, par le mercure et par la bouche. Il existe dans le commerce des sirops plus ou moins copiés du sirop de Gibert, et dont le nom quelconque n'indique rien. Ils peuvent être conseillés comme dépuratifs sans exciter de soupçons.

J'ai dit d'ailleurs que les traitements intensifs ne sont pas de mise dans le traitement des syphilis congénitales latentes, comme celles que l'on rencontre si souvent au-dessous de la pelade, surtout chez l'enfant, et qu'un traitement plus lent et plus long donne de meilleurs résultats.

L'inconvénient de tels traitements est précisément leur longue durée. La prévoir, et dire que le traitement interne, pour montrer toute sa valeur, doit être continué pendant de longs mois.

J'ai dit et je dirai encore les résultats que j'ai obtenus, mais je dois insister d'abord sur ce fait que les traitements par la bouche, chez l'enfant, sont en général admirablement tolérés. C'est à peine si on rencontrera une fois par hasard un petit malade chez lequel le médicament provoquera un vomissement, de la diarrhée. Très ordinairement, aucun inconvénient quelconque ne résulte de leur emploi.

Si maintenant je parle des résultats, voici ce que j'en peux dire. Ils sont si souvent heureux, que leur interprétation en devient difficile : ou bien il faut admettre avec moi la syphilis dans 70 % des cas de pelade chez l'enfant, ou bien il faut que les préparations mercurielles, en dehors de leur action spécifique, soient pour l'enfant des toniques très souvent utiles. Je ne compte plus les cas dans lesquels un petit peladique, chétif et malingre, reprend à partir de leur usage un aspect meilleur, un développement normal et une santé plus robuste. Sous leur influence, j'ai vu vraiment s'épanouir des organismes jeunes restés pour leur âge insuffisamment développés. J'ai vu des mères, revenant me voir après six mois, ne pas vouloir interrompre l'usage du sirop chez leur enfant, le qualifier de « sirop magique », et l'avoir même essayé, sans mon conseil, sur d'autres de leurs enfants que je n'avais pas vus et qui s'en étaient d'ailleurs bien trouvé.

On voit même la pelade, qui jusque-là ne guérissait pas, marcher rapidement vers la guérison. Tout cela serait donc parfait si de tels résultats étaient constants; mais il n'en est pas ainsi. On voit des cas de syphilis congénitale avérée, avec pelade, où le sirop mercuriel reste sans effet; d'autres où il semble améliorer l'état général d'une façon visible au cours du traitement sans que la pelade se guérisse le moins du monde.

Si j'avais à chiffrer les résultats obtenus, je dirais que les enfants atteints de syphilis congénitale et de pelade bénéficient du traitement spécifique dans les deux tiers des cas environ, et que, dans la moitié, pelade et état général du sujet s'en trouvent parallèlement améliorés. Dans un tiers des cas, ce traitement n'amène aucun changement. Dans un sixième environ, l'état général s'améliore sans que la pelade s'améliore de même, ou inversement.

Ces résultats peuvent être tenus pour vrais entre trois et quinze ans environ. Au delà de cet âge, même quand la syphilis congénitale est probable ou certaine, les résultats du traitement interne sont beaucoup moins évidents, moins beaux et moins réguliers.

De ces constatations, il résulte qu'un enfant atteint de pelade est d'avance, pour moi, suspect de syphilis congénitale, et que, dès que cette hérédité est probable, elle doit être traitée, ouvertement ou non... Que l'on aura souvent à se féliciter d'en avoir agi ainsi, et que, dans les cas où ce bon résultat n'est pas obtenu, il ne semble pas que l'on ait jamais nui au malade.

En ce qui concerne les adultes, et bien que les résultats du traitement soient souvent moins remarquables, ils restent souvent assez évidents pour que le traitement soit à conseiller dès lors que le sujet présente des stigmates, des stigmates que l'on ne recherche presque jamais avec assez d'attention au-dessous de la pelade.

Chez les sujets d'un certain âge, syphilitiques de naissance ou ayant acquis la syphilis pour leur compte, même de longues années auparavant, la séro-réaction est naturellement exigible. Elle est fréquemment positive (non pas toujours). Quand elle est positive, elle exige un traitement actif, comme toute syphilis ancienne mal traitée. Même après une séro-réaction douteuse ou négative, chez un peladique dont la syphilis acquise est certaine, je reprends le traitement par le novar et le cyanure. Et si ce traitement par piqûres était refusé ou impossible, je n'hésiterais pas à recourir aux mêmes moyens que chez l'enfant.

Après tout ce qui précède, je sais bien que beaucoup penseront agir au mieux, en traitant tous leurs peladiques comme de vieux syphilitiques ou les enfants comme atteints de syphilis congénitale. Une telle pratique, quoique sans grand danger, ne serait pas sans inconvénient, car elle empêcherait le médecin d'étudier avec soin chaque cas particulier. Et comme, suivant les cas, les résultats seraient très différents, il jugerait la méthode plus inconstante qu'elle ne l'est en réalité; une telle façon d'agir serait d'un empirique plus que d'un médecin; elle dégoûterait par avance le médecin d'une étude personnelle du sujet.

3. — Pelade chez les tuberculeux et les sujets atteints de dénutrition. — Je connais bien maintenant cette pelade survenant, soit au cuir chevelu, soit aux ongles et à la barbe, avant d'atteindre le chevelu, et qu'on observe surtout chez les jeunes gens entre dix-huit et vingt-huit ans.

Lorsqu'un sujet maigre et efflanqué, assez poilu du reste du corps, atteint de ptoses viscérales diverses, vient vous consulter pour une pelade, après un examen complet, vous trouverez quelquefois des signes certains de tuberculose pulmonaire au début; mais, si vous n'en trouvez pas, il faut exiger une radioscopie, un examen bacillaire des expectorations (au besoin provoquées par un peu d'iodure), et si cet examen est impossible ou négatif, faire rechercher le bacille dans les selles. Même dans le doute, on agira vigoureusement; faire peur au malade si cela est nécessaire, mais exiger la saison de repos et une cure d'engraissement à une demi-altitude, cure de repos, de silence, de sommeil, faire interrompre les occupations et avertir les parents de la nécessité où l'on est d'en agir ainsi. Avec quelque retard sur l'amélioration de l'état général, la pelade guérira, avec des soins locaux bien entendus, et l'on aura fait œuvre de médecin plus que de dermatologiste.

Il va sans dire qu'une pelade accompagnant des tuberculoses externes ganglionnaires par exemple, dans lesquelles la dénutrition générale est presque toujours peu accentuée, sera traitée par d'autres moyens : l'iode à doses fractionnées, mais à hautes doses, les cures de mer, l'héliothérapie, et au besoin les bains de rayons ultra-violets seront indiqués particulièrement.

*4. — **Les pelades de la ménopause.*** — Après une ménopause normale ou même anticipée, les pelades sont rarement graves. Pour le plus grand nombre, elles guérissent dans l'espace d'une année.

La nécessité de l'opothérapie ovarienne est évidente, mais le sujet doit être étudié avec soin, car les fonctions thyroïdes et ovariennes sont conjuguées et une opothérapie simple pourrait être insuffisante. La double opothérapie thyro-ovarienne est souvent nécessaire: opothérapie thyroïde par ingestion, ovarienne par injections.

S'il y a participation thyroïdienne évidente (goitre sans basedowisme), l'iode à l'intérieur est indiqué. Lorsqu'il y a eu ovariotomie, ne pas hésiter à conseiller une opothérapie pluriglandulaire, à continuer plusieurs mois. L'opothérapie thyroïdienne est le plus souvent utile; chaque cas nécessite une étude attentive de la malade, de sa pression artérielle, que j'ai vu augmentée ou diminuée, de son état nerveux; j'ai trouvé les réflexes quelquefois augmentés. Au-dessous de ces états, ne jamais négliger la recherche de la syphilis par séro-réaction.

*5. — **Les pelades de la grossesse*** ne sont en général à traiter que localement ; il peut y avoir cependant, ou bien un état de dénutrition à surveiller, ou bien un état dysthyroïdien qui se renouvelle à chaque grossesse. Quand une pelade préexistante semble améliorée par la grossesse, comme on l'a vu, et les couches être suivies de rechute, la nécessité des injections de corps jaune est certaine.

6. — ***Les pelades suivant la castration*** chez l'homme sont fort rares, comme cette opération même. La pelade peut suivre la destruction du testicule sans opération, comme il arrive parfois au cours d'une double épididymite tuberculeuse. Je n'en ai vu que deux cas, dont un de pelade totale et définitive. L'opothérapie orchitique et thyro-orchitique pourrait être conseillée, sans qu'on lui fasse une foi profonde.

7. — ***Le pelade du goitre exophtalmique*** a la gravité et le pronostic du goitre même. Je n'ai jamais vu le traitement local donner de bons résultats permanents à lui seul, mais j'ai vu l'état local s'améliorer très sensiblement sous son influence; il ne serait nullement à dédaigner. Néanmoins la thérapeutique dirigée contre le goitre lui-même et les phénomènes nerveux dont il s'accompagne m'a toujours paru garder le premier rang. La radiothérapie de la région, l'hémato-éthyroïdine à l'intérieur m'ont donné deux bons résultats. L'iode à doses extrêmement faibles et très fractionnées également. Je n'ai jamais suivi de pelade chez des basedowiennes, après thyroïdectomie, et je le regrette. J'ignore donc les résultats possibles de cette opération sur une pelade concomitante.

8. — ***La pelade du goitre sans basedowisme.*** — Ici l'iode à l'intérieur m'a semblé donner des résultats intéressants. Je le prescris d'ordinaire sous la forme de lipoïodine. Son influence sur le goitre et la pelade m'a paru très nette à plusieurs reprises. Les cas en sont moins rares que l'on pourrait croire, à parcourir les études parues sur le sujet.

9. — J'ai dit avoir rencontré ***la pelade chez des hypothyroïdiens*** manifestes. Les cas que j'en ai pu suivre surtout chez l'enfant ont été graves. Dans l'un, j'ai vu la pelade survivre à tous symptômes : obésité, retard intellectuel. Il est évident qu'en de tels cas la médication thyroïdienne est à conseiller sans réserve.

10. — Les cas observés par moi de ***pelade suivant immédiatement une infection grave*** (rougeole, oreillons) ont tous été des plus graves. Ordinairement, il s'agit d'une pelade totale et définitive, contre laquelle aucun traitement que j'aie essayé n'a donné un résultat quelconque.

11. — Si l'on rencontrait un de ces cas si rares de ***pelade liée à l'éruption tardive et malencontreuse de la dent de sagesse,*** nulle hésitation possible. Même si l'on garde quelque doute sur la relation de cause à effet entre la dent et la pelade : intervention et extraction. Je l'ai conseillée et fait faire même dans un cas où le résultat subséquent a été nul et où la pelade a suivi son cours, sans modification aucune.

12. — Quant à la ***pelade traumatique*** (projectiles, interventions), je ne vois guère de traitement possible: séances de faradisation légères et répétées sur toute la région, massages, etc... J'ai dit que, par malchance, je n'en avais rencontré qu'un seul cas très récemment. Je ne puis donc m'appuyer sur ma pratique pour un conseil quel qu'il soit.

13. — Tous ces cas écartés, il en reste un nombre immense, sans doute plus de la moitié, qu'on ne sait à quelle cause attribuer, même hypothétique. Dans ces cas, le traitement local garde tous ses droits, et ses résultats, si on en a bien compris le détail, seront le plus souvent excellents.

Cela n'empêche pas de rechercher les causes qu'on ignore et d'obvier, si faire se peut, à tout ce qu'on rencontre de défectueux dans la santé du malade. Mais il y a un grand nombre de peladiques chez lesquels l'examen le plus attentif et le plus minutieux ne m'a permis aucune conclusion.

Ceci dit comme étant l'expression de ma croyance personnelle, je ne puis passer sous silence les divers traitements qui, en d'autres mains, auraient paru donner de bons résultats. Je dirai donc un mot de chacun des principaux.

Les bains de lumière. — Dès 1897, par l'intermédiaire de mon élève et ami le docteur Noiré, je fis venir de Copenhague le premier appareil Finsen installé à l'hôpital Saint-Louis, et je traitai avec lui un grand nombre de pelades. Avec lui j'obtins parmi beaucoup d'insuccès quelques résultats étonnants, comme il m'arriva de faire repousser, au milieu d'une plaque de pelade, une surface exactement ronde, de la dimension exacte du compresseur. Les cheveux de repousse, gros, durs, foncés, la repousse intégrale sur le point traité, alors que le reste de la plaque, large comme la paume de la main, demeurait chauve.

Avant cela et depuis lors, on a traité beaucoup de pelades aux rayons Finsen, le plus souvent à la lampe de quartz et, s'il faut en croire les auteurs, avec des résultats excellents. Mais les auteurs ont une tendance bien naturelle à n'envisager que leurs victoires, à ne pas apercevoir leurs défaites. Il me semble que, si ce procédé donnait d'une manière constante des résultats si merveilleux, on n'eût cherché ni mieux ni autre chose.

Les rayons ultra-violets sont aujourd'hui communément employés et c'est avec leur emploi qu'on a surtout perdu de vue les principes mêmes du traitement de la pelade. Sur les plaques, on s'est servi des rayons jusqu'à provoquer de réelles brûlures; on devait donc obtenir par ce moyen les résultats obtenus depuis mille ans avec tous les rubéfiants chimiques. Mais, ce que j'ai vu obtenir le plus souvent, c'est l'extension des plaques et leur multiplication. Sans doute on obtient des repousses partielles. Ce sont là des repousses non seulement incomplètes, mais illusoires, en ce sens que, sur la tête ainsi traitée, on voit, dans les mauvais cas, apparaître plus de plaques nouvelles qu'on n'en a guéri d'anciennes. C'est parce que le traitement local étant irritant, il empêche qu'on prenne le soin prophylactique urgent des parties de la tête restées saines. Pour ma part, je ne conseille pas ce moyen, j'en ai trop connu les déboires. Je ne porterais d'ailleurs pas le même jugement défavorable sur les bains du corps entier dans la lumière ultra-violette. En nombre de cas, surtout chez les amaigris, les convalescents, les dénourris, ils m'ont donné des résultats excellents.

En résumé, je conseille, et assez souvent, à mes patients les bains complets de lumière ultra-violette, mais je déconseille formellement les applications faites sur les plaques jusqu'à brûlure superficielle et exfoliation, non pas que je les juge mauvaises en soi, mais parce que des applications ainsi faites interdisent les traitements locaux de la tête entière, que je considère comme d'effet bien plus utile et plus constant. J'ai vu essayer les rayons infra-rouges de même et jusqu'à brûlure superficielle, et avec le même insuccès.

Tout récemment, le docteur Jausion a préconisé l'irradiation de tout le corps une demi-heure après des injections de gonacrine destinées à faciliter la pénétration profonde des rayons violets. Il a présenté ainsi à la Société française de Dermatologie et Syphiligraphie un cas de pelade grave non pas guéri, mais très amélioré... J'aurais voulu le revoir guéri quelques mois plus tard. Il ne faut décourager aucun de ces essais, car c'est en multipliant les expériences qu'on se donne des idées neuves. Mon avis, toutefois, est que je n'ai rien vu là encore de décisif et qui emporte la conviction.

On a dit aussi avoir obtenu des succès par le SHOCK, le shock obtenu par l'injection de substances protéiniques hétérogènes. Là encore, il y a des expériences à faire dont on suivra le développement avec intérêt. Pour le moment, rien de plus.

Quant aux MÉDICAMENTS agissant directement sur le sympathique ou sur le vague (atropine, vératrine, etc.), il y en a peu qui aient sur eux une action bien élective, et avec aucun d'eux, je crois, on n'a obtenu de résultats évidents.

Après cette brève revue, on comprendra qu'avec un peu du scepticisme que mon âge autorise, je préfère encore les médicaments locaux, dont les résultats sont le plus souvent bons, aux traitements généraux appliqués à une cause obscure et mal définie.

Je ne crois pas cette question fermée, je crois au contraire qu'elle n'est pas encore ouverte.

POUR SERVIR
A LA
BIBLIOGRAPHIE DE LA PELADE

ÉTUDE CLINIQUE

SANGSTER. — « Alopecia areata » (*D. S. of L.*, 10 oct. 1883 ; *B. J. D.*, avril 1907, p. 137).

COLCOTT (FOX). — « Alopecia areata » (*D. S. of L.*, 14 mai 1884; *B. J. D.*, mai 1907, p. 278).

COLCOTT (FOX). — « Complete alopecia of the scalp » (*D. S. of L.*, 12 janv. 1887 ; *B. J. of Derm.*, juill. 1907, p. 249).

MORRIS (MALCOLM). — « Alopecia areata » (*D. S. of L.*, 11 fév. 1891 ; *B. J. D.*, sept. 1907, p. 322).

SABOURAUD. — « Etudes cliniques et expérimentales sur les origines de la pelade » (*Ann. fr. de Derm. et Syph.*, 1896).

HEUSS. — « Alopecia areata capitis » (*Corresp. bl. f. schw.*, Aerzte, 99, n° 1).

HEIDINGSFELD. — « Cases of alopecia areata » (*Cincinnati Acad. of med.*, 18 déc. 1899 ; *Journ. of the Amer. med. assoc.*, 20 janv. 1900, p. 165).

FOURNIER. — « Pelade pseudo-syphilitique à petits îlots multiples » (*S. f. D.*, janv. 1901; *A. d. D.*, janv. 1901, p. 60).

RILLE. — « Alopecia areata ». — (*Wissensch. Aerzteges. in Innsbruck*, 19 janv. 1901; *Wiener klin. Wochenschr.*, 11 juill. 1901, p. 683).

MIBELLI. — « Ueber die Alopecia areata » (*M. f. p. D.*, 1er mars 1901, p. 231).

GEBERT. — « Alopecia areata totalis » (*B. D. G.*, 11 juin 1901; *D. Z.*, 1901, n° 6, p. 728).

FOX. — « Third attack of alopecia areata » (*D. S. of L.*, 13 févr. 1901; *B. J. D.*, mars 1901, p. 94).

GÉBERT. — « Alopecia areata totalis » (*B. D. J.*, 11 juin 1901; *D. Z.*, 1901, n° 6, p. 728).

CLARKE. — « Report of an unique case of the loss of beard and hair » (*Amer. Practit. and News*, 15 juill. 1901, p. 52).

BRONZON. — « A case of complete alopecia » (*N.-Y D. S.*, 22 oct. 1901 ; *J. of b. D.*, fév. 1902, p. 81).

SKLARCK. — « Haarverlust an der Haargienze der behaarten Kopfhaut-Ophiasis (pelade en bandes et en couronne) » (*Breslauer Dermat., Vereining.*, 10 mai 1902; *A. f. D.*, 1903, t. 64, p. 429).

HALLOPEAU. — « Statistique peladique » (*D. S. f. D.*, 2 avril 1902; *A. d. D.*, 1902, p. 386).

SQUIRE. — « Case of complete baldness from alopecia areata » (*Brit. med. Journ.*, 12 avril 1902, p. 884).

MOTY. — « Note sur la pelade » (*S. f. D.*, 1er mai 1902; *A. d. D.*, mai 1902, p. 503).

LÉVY. — « Un cas intéressant de pelade clinique » (*J. d. M. C.*, mai 1902, p. 331).

EDDOWES. — « Two cases of alopecia » (*D. S. of. G. B.*, 22 oct. 1902; *B. J. D.*, déc. 1902, p. 473).

PLONSKI. — « Alopecia areata » (*B. D. G.*, 3 juin 1902 ; *D. Z. dir.*, 1902, p. 824).

LESPINNE. — « A propos de la pelade » (*Bull. de la Soc. belge de Derm. et de Syph.*, 1903, t. 3, n° 3, p. 76).

MEACHEN. — « Alopecia areata » (*D. S. of. G. B.*, 25 mars 1903 ; *B. J. D.*, mai 1903, p. 176).

MENDES DA COSTA. — « Een geval van alopecia areata mett spier atrophie » (*Medisch Weekblad voor Noord-en-Zuid. Nederl.*, 1903, n° 17).

FREUND. — « Alopecia areata » (*W. D. G.*, 28 janv. 1903 ; *A. f. D.*, 1903, t. 66, n° 1, p. 200).

MENDES DA COSTA e CALLENFELS. — « Een geval van Alopecia areata met spieratrophie » (*Medisch Weekblad*, 25 juill. 1903, p. 317).

CHARMEIL. — « Pelade » (*Echo Médical du Nord*, 2 août 1903. p. 343).

BENIAYA. — *Contribution à l'étude de la pelade, de sa nature*, thèse Montpellier, 1903.

HANSEN. — « Alopécie en taches » (*Soc. danoise de Dermat.*, 4 nov. 1903).

ULLMANN. — « Ueber Canities praematura und Alopecia areata Heilung durch Röntgens strahlen » (*Gesellsch. der Aerzte in Wien*, 18 déc. 1903 ; *Wiener klin. Wochensch.*, 1903, n° 52, p. 1470).

STOWERS. — « Universal alopecia » (*D. S. of G. b.*, 27 janv. 1904 ; *B. J. D.*, mars 1904, p. 111).

RIEHL. — « Alopecia areata totalis » (*W. D. G.*, 27 janv. 1904 ; *A. f. D.*, mai 1904, t. 70, p. 136).

DILLINGHAM. — « Alopecia areata » (*Amer. medic.*, 12 mars 1904).

MEWBORN. — « A case of alopecia areata » (*N. Y. D. S.*, 22 mars 1904 ; *J. of C. D.*, juin 1904, p. 282).

CARO. — « Ueber zwei Fälle von periodisch weiderkebrendem Haaransfall » (*D. B.*, mai 1904, p. 226).

Blaschko. — « Sehr schwere totale Alopecia areata » (*B. D. G.*, 1er mars 1904 ; *D. Z.*, juill. 1904, p. 523).

Moberg. — « Alopecia areata » (*Soc. Dermat. de Stockholm*, 24 nov. 1904).

Kromayer. — « Alopecia areata totalis » (*B. D. G.*, 13 déc. 1904 ; *D. Z.*, mai 1905, p. 318).

Ochs. — « Alopecia totalis » (*Manhattan Dermat. Soc.*, 1er déc. 1905 ; *J. of C. D.*, 7 mars 1906, p. 138).

Matsunra. — « Ueber die Alopecia areata » (*Japanische Dermat. Urol. Gesel.*, nov. 1904 ; *Japan. Zeitschrift. f. Dermat. und Urol.*, juin 1905, p. 322).

Pinkus. — « Alopecieherde » (*B. D. G.*, 10 janv. 1905 ; *D. Z.*, 10 juill. 1905, p. 472).

Hyde (Nevins). — « Alopecia areata » (*Journ. of the Amer. medic. assoc.*, 16 sept. 1905, p. 847).

Bonnam (L.). — « Recurrent alopecia areata » (*Manhattan Dermat. Soc.*, 2 févr. 1906 ; *J. of C. D.*, avril 1906, p. 386).

Davis. — « A case of probable early alopecia areata » (*Philadelphia Dermat. Soc.*, 15 mai 1906 ; *J. of C. D.*, sept. 1906, p. 437).

Campana. — « L'alopecia areata » (*Clinic. dermosif. della Reg. univers. di Roma*, juill. 1905, p. 53).

Ullmann. — « Alopecia areata mit gelbrötlicher Verfärbung der rezenten Plaques » (*W. D. G.*, 16 mai 1906 ; *A. f. D.*, déc. 1906, t. 82, p. 423).

Scholtz and Dœbel. — « Alopecia areata » (*Univ. Polikl. zu Kœnigsberg Bericht über das Arbeitsjahr.*, 1906-1907 ; *A. f. D.*, oct. 1908, p. 374.

Payne. — « Case of total alopecia » (*D. S. of L.*, 10 fév. 1907 ; *B. J. D.*, oct. 1907, p. 362).

Hale. — « A case of complete alopecia areata » *Medical record*, 16 mars 1907, p. 455).

Murase. — « Ein Fall von Alopecia totalis » (*Siebenter Congress der Japan. Dermato-Urolog. Gesellsch.* Nagoya, 30-31 mars 1907 ; *Japanische Zeitschrift für Dermatologie und Urologie*, août 1907, p. 476).

Fox. — « Alopecia areata » (*N. Y. D. S.*, 28 mai 1907 ; *J. of C. D.*, août 1907, p. 360).

Schamberg. — « A marked case of alopecia areata » (*Philadelphia Dermat. Soc.*, 16 avril 1907 ; *J. of C. D.*, juill. 1907, p. 321).

Bleiman. — « Alopecia areata totalis » (*Manhattan Dermat. Soc.*, 4 janv. 1907 ; *Journ. of cut. dis.*, juill. 1907, p. 321).

Pye-Smith. — « Boy with total alopecia areata » (*D. S. of L.*, 11 mai 1887 ; *B. J. D.*, juill. 1907, p. 253).

Valence. — « Pelade et marine » (*Tribune Médicale*, 14 sept. 1907, p. 577).

Hyde. — « Case of alopecia areata » (*Chicago Dermat. Soc.*, 28 févr. 1908 ; *J. of C. D.*, juin 1908, p. 276).

HAYN. — « Zwei Fälle von circumscripte alopecia areata » (*Verhand. der Breslauer Dermat. Vereinig.*, 17 oct. 1908. *A. f. D.*, fév. 1909, p. 412).

HALLOPEAU. — « A propos de la pelade » (*La Clinique*, 23 oct. 1908, p. 684).

HALLOPEAU. — « Enquête sur la pelade » (*La Clinique*, 25 déc. 1908, p. 827).

JACQUET. — « Réponse à M. Hallopeau sur la pelade » (*La Clinique*, 25 déc. 1908).

PFAHLER. — « A case of alopecia areata » (*The Philadelphia Dermat. Soc.*, 18 janv. 1909 ; *J. of C. D.*, mai 1909, p. 221).

HALLOPEAU et CHICOTOT. — « Pelade » (*Ac. de méd.*, 2 mars 1909).

KINGSBURY. — « Alopecia areata. In a young child. » (*N. Y. D. S.*, 23 mars 1909 ; *J. of C. D.*, juill. 1909, p. 306).

BALINA. — « Alopecia en absas de la totalidad de la cabeza y cara » (*Soc. Dermat. Argentina*, 19 mai 1909 ; *Revist. Dermat.*, déc. 1909, p. 11).

BRAULT. — « Deux cas de pelade chez des indigènes algériens » (*B. S. f. Derm.*, 1er juill. 1909, p. 309).

KINGSBURY. — « Alopecia areata band type » (*Manhattan Dermat. Soc.*, 4 déc. 1908 ; *J. of C. D.*, août 1909, p. 267).

PUSEY. — « Alopecia areata » (*Chicago Dermat. Soc.*, 19 mars 1909 ; *Journ. of cut. D.*, oct. 1909, p. 470).

BALINA. — « Niña de quince anos con una pelada que abarca las tres cuartas partes de la cabeza » (*Soc. Dermat. Argent.*, 4 oct. 1908 ; *Revista Dermat.*, déc. 1909, p. 4).

BIACH. — « Alopecia areata das mons veneris » (*W. D. G.*, 17 nov. 1909; *A. f. D.*, avril 1910, p. 375).

NAKAJIMA. — « Eine Behandlungs method für Alopecia areata » (*Dermato-Urolog. Gesellsch. in Tokio*, 4 déc. 1909; *Japan. Zeitschr. für Dermat. und Urol.*, fév. 1910, p. 95).

ABRAHAM. — « Case of alopecia areata » *Proceed. of the Royal Soc. of Med. of London Dermat. Sect.*, 17 févr. 1910, p. 55).

NAKAJIMA. — « Eine Behandlung der Alopecia areata » (*Japan. Zeitschr. für Dermat. und Urol.*, fév. 1910, p. 70).

EAST. — « A case of self produced alopecia » (*British med. Journ.*, 9 juill. 1910, p. 79).

VIGNOLO-LUTATI. — « Ueber einen seltenen Fall von periodischer Alopecie » (*U. f. p. D.*, 1er oct. 1910, p. 301).

HEUSS. — « Alopecia areata 78 » (*Versamml. des arzt. Zentralver.*, Zurich. 3-4 juin 1910. *Corresp. Blatt. für Schweizer Aerzte*, 10 oct. 1910, p. 936).

KINGSBURY. — « Alopecie universalis » *Manhattan Dermat. Soc.*, janv. à avril 1910 ; *J. of C. D.*, avril 1911, p. 243).

MULLER. — Ein Beitrag zur Frage der Alopecia totalis neurotica » (*Inaugur. Dissert.*, Wurzburg, 1911).

KINGSBURY. — « Alopecia areata » (*N. Y. D. S.*, 26 sept. 1911; *Journ. of Cut. Dis.*, janv. 1912, p. 22).

KINGSBURY. — « Alopecia universalis » (*N. Y. D. S.*, 28 nov. 1911; *J. of b. D.*, mars 1912, p. 169).

LITTLE. — « Two cases of alopecia universalis » (*D. S. of L., Dermat. Sect.*, 15 fév. 1912, p. 91).

DYER. — « Alopecia : types and treatment » (*New-York med. Journ.*, 8 juin 1912, p. 1192).

SEQUEIRA. — « Case illustrating a sequel to alopecia areata » (*D. S. of L., Dermat., Sect.* 21 nov. 1912, p. 49).

OPPENHEIM. — « Herde von Alopecia areata » (*W. D. G.*, 15 janv.; *A. f. D. Bericht.*, avril 1913, p. 739).

SABOURAUD. — « Sur le problème étiologique de la pelade et l'utilité du traitement local des plaques peladiques » (*Entretiens dermatologiques à l'Ecole Lailler,* O. Doin, édit., 1913, p. 121).

SABOURAUD. — « Sur l'évolution de la pelade » (*Entretiens dermatologiques à l'Ecole Lailler,* O. Doin, édit., 1913, p. 135).

PELLIZARI. — « Alopecia areata et maladies similaires » (*Congr. Lond.*, 6-12 août 1913, *Sect. de Dermat.; Presse Médic.*, 6 août 1913, p. 652, F).

PELLIZARI. — « Alopecia areata e mallatie affini » (*G. J. M. V.*, 1913, n° 6, p. 517).

SABOURAUD. — « La pelade » (*Journ. de Méd. et de Chir. prat.*, 10 juin 1913, p. 415).

SABOURAUD. — « La pelade est une maladie générale » (*La Clinique,* 5 déc. 1913).

DELBANCO. — « Alopecia areata » (*Biolog. Abteilung des Arztlichen Vereins in Hamburg.*, 21 av. 1914 ; *Münchener medizin. Woch.*, 28 juil. 1914, p. 1705).

MAC KEE and WISE. — « Alopecia at back of neck » (*Manhattan Derm. Soc.*, 13 déc. 1913 ; *J. of Cut. Dis.*, juin 1914, p. 467).

DORE. — « Case of alopecia areata of the scalp and left cyclids in a boy aged » (*D. s. of L., Dermatol. sect.*, 17 déc. 1914, p. 60).

MOUNT-PETERSEN. — « The alopecias » (*Med. Record,* 22 mai 1925, p. 852).

MOUNT-PETERSEN. — « Alopecia fere totalis recidivans » (*Dausk dermatol. Selskahs Forhandlinger,* 5 mai 1915, p. 58).

JENKINS. — « Alopecia areata in a boy of twelve » (*Kentucky med. Journ.*, juin 1920, p. 206).

BARBER. — « Case of almost complete alopecia areata of the scalp of five years duration in which rapid regrowth of the hair followed removal of tonsils and adenoids, and subsequent vaccine treatment » (*D. S. of L., section of Dermatol.*, 20 janv. 1921, p. 53).

LINSCHÜTZ. — « Alopecia areata » (*W. D. G.*, 3 nov. 1921).

KRÜGER. — « Symmetriche Alopecie » (*W. D. G.*, 26 janv. 1922).

FISCHL. — « Alopecia areata fere totalis » (*W. Derm. G.*, 23 fév. 1922).

SABOURAUD. — « Diagnostic différentiel de la pelade » (*La Clinique,* n° 5, mai 1922).

LEVIN. — « Alopecia universalis » (*Manhattan Dermat. Soc.*, 11 oct. 1922).

SCHŒNHOF. — « Alopecia areata fere totalis bei zwei Geschwestern » (*Deutsch. Dermat. Gesells.*, in *der Tschekoslowakischen Republik*, 3 déc. 1922).

CHARGIN. — « Alopecia totalis » (*New-York Acad. of Med., section Dermatol.*, 5 déc. 1922).

GILMOUR. — « Alopecia areata totalis » (*New-York Acad. of Med., section Dermatol.*, 2 janv. 1923).

GUYA JACOB. — « Alopecia universalis » (*Philadelphia Derm. Soc.*, 14 mai 1923).

MICHELSON. — « Alopecia universalis » (*Minnesota Dermat. Soc.*, 7 fév. 1923).

SWARTZ. — « Alopecia areata » (*New-England Dermat. Soc.*, 14 fév. 1923).

SWEITZER. — « Alopecia areata » (*Minnesota Dermat. Soc.*, 7 mars 1923).

MILIAN et PÉRIN. — « Pelade en clairière » (*B. S. f. D.*, 13 déc. 1923, p. 466).

SCHŒNHOF. — « Alopecia areata fere totalis » (*Deutsch. Derm. Ges.* in *d. Tschekoslowakischen Republik*, 3 fév. 1924).

SABOURAUD. — « Un cas de pelade conjugale » (*B. Soc. fr. de Derm.*, 14 fév. 1924, p. 87).

UNNA. — « Alopecie und gleichzeitiges Auftreten von subcutanen Tumoren » (*Dermat. Gesselsch.*, Hamburg, 23 mars 1924).

CLARK. — « Alopecia totalis » (*New-York dermat. Soc.*, 27 mai 1924).

PAROUNAGIAN. — « Universal alopecia » (*N.-Y. Ac. of Med. Dermat. sect.*, 7 oct. 1924).

SCHAMBERG a KLANDER. — « Alopecia totalis » (Philadelphia, *New-York a. New-England derm. Soc. joint meeting*, 14 oct. 1924).

JORDAN. — « 140 Fälle von alopecia areata » (*D.-W.*, 17 janv. 1925, p. 85).

JERSILD. — « Forme particulière d'alopécie en aires » (*Société danoise de Dermat.*, 4 mars 1925).

FOX. — « Alopecia totalis » (*N.-Y. D. Soc.*, 24 mars 1925).

GALEWSKY. — « Beitrage zur Kenntnis der Alopecia areata » (*D.-W.*, 12 sept. 1925, p. 1327).

GONIN. — « Alopécie chronique innomée de la région occipitale chez une jeune fille » (*B. S. f. D.*, 12 nov. 1925, p. 380).

MICHELSON. — « Alopecia areata » (*Minnesota Dermatol. Soc.*, 2 déc. 1925).

UHLMANN. — « Alopecia areata » (*Medic. Klinik*, XXIV, n° 14, 6 avril 1928, p. 531).

SIEMENS. — « Alopecia areata hypotonica » (*Zentralbl. f. Haut u. Geschlechtskr.*, XXVI, n°s 9 et 10, 20 avril 1928, p. 464).

ALOPÉCIES CONGÉNITALES

MORRIS. — « Complete alopecia » (*D. S. of L.*, 13 avril 1887 ; *B. J. D.*, juill. 1907, p. 253).

HUTCHINSON. — « A case of congenital alopecia » (*D. S. of L.*, 9 janv. 1889 ; *B. J. D.*, août 1907, p. 288).

MORRIS. — « Universal alopecia » (*D. S. of L.*, 11 déc. 1889 ; *B. J. D.*, août 1907, p. 298).

CHAMBERS. — « Alopecia universalis » (*Toronto cl. Soc.*, 14 nov. 1900; *Journ. of amer. med. Ass.*, 5 janv. 1901, p. 56).

DANLOS. — « Alopécie congénitale peladiforme » (*S. f. D.*, mai 1901 ; *A. d. D.*, mai 1901, p. 432).

AUDRY. — « Sur un cas d'alopécie congénitale » (*J. D. M. C.*, janv. 1902, p. 9).

BONNAIRE. — « Alopécie congénitale » (*Soc. d'Obstétrique de Paris*, 16 mai 1902).

BETTMANN. — « Ueber angeborenen Haarmangel » (*A. S. D.*, juin 1902, p. 343).

BAUDOUIN. — « Alopecie congénitale » (*S. f. de Derm.*, 3 juill. 1902 ; *A. d. D.*, juill. 1902, p. 753).

GRAHAM-LITTLE. — « Universal alopecia in a boy aged 10 years » (*D. S. of G. B.*, 22 mars 1905 ; *B. J. D.*, mai 1905, p. 185).

ESHNER. — « Universal congenital atrichia » (*Am. Journ. of med. sciences*, avril 1905, p. 622).

SEQUFIRA. — « A case of congenital alopecia » (*D. S. of L.*, 12 avril 1905; *B. J. D.*, mai 1905, p. 182).

HOFFMANN. — « Ein Fall von totaler engeborener und bleibender Atrichie » (*Dissert. med.*, Königsberg, 1905).

KINGSBURY. — Alopecia congenita » (*J. of C. D.*, sept. 1906, p. 419).

PETERSEN. — « Alopecia universalis congenita » (*Société russe de Syphiligraphie et de Dermatologie*, Tarnowsky, Saint-Pétersbourg, 14 mars 1908).

NOBEL. — « Zwei Fälle von Alopecia congenita » (*Gesellsch. der Aerzten Wien*, 23 avril 1920 ; *Wiener klin. Wochens.*, 6 mai 1920, p. 41).

ANDERODIAS. — « Alopécie congénitale » (*Soc. Méd. et Chir. de Bordeaux*, 27 oct. 1922).

CLARK. — « Congenital alopecia » (*N.-Y. Dermat. Soc.*, 24 avril 1923).

JEANSELME et RIMÉ. — « Un cas d'alopécie congénitale familiale » (*B. S. f. D.*, 14 fév. 1924, p. 79).

DUBREUILH et PETGES. — « Des alopécies congénitales circonscrites » (*A. d. D.*, mai 1908, p. 257).

WAELSCH. — « Ueber Hypotrichosis (alopecia congenita) » (*A. f. D.*, juill. 1910, p. 63).

JACKSON. — « Congenital alopecia » (*N.-Y. D. S.*, 23 janv. 1912; *J. of C. D.*, juin 1912, p. 350).

SCHRAMEK. — « Fall von Atrichia congenita » (*W. D. G.*, 27 nov. 1912 ; *A. f. D.*, Berichsteil, mars 1913, p. 636).

DORE. — « Case of congenital alopecia » (*D. S. of L. Dermat. sect.*, 18 déc. 1913, p. 54).

OBSERVATIONS SPÉCIALES CONCERNANT LES LÉSIONS DES ONGLES DANS LA PELADE

AUDRY. — « Lésions des ongles au cours d'une pelade vitiligineuse généralisée » (*S. f. D.*, 6 fév. 1902 ; *A. f. D.*, fév. 1902, p. 144).

LEVEU — « Alopecia areata totalis maligna mit nagelatrophia » (*U. f. p. D.*, 15 août 1902, p. 149).

FOX. — « A case of alopecia areata, with atrophia unguium » (*N.-Y. D. Soc.* 23 sept. 1902 ; *J. of. C. D.*, déc. 1902, p. 574).

JERSILD. — « Cas de lésion unguéale combinée avec la pelade décalvante » (*Soc. dan. de Dermat.*, 7 déc. 1903 ; *D. Z.*, 1907, p. 764).

GROVER WENDE. — « Alopecia areata, as associated with nail changes » (*Journ. of. C. D.*, déc. 1905, p. 51).

CAVAFY. — « Congenital alopecia and atrophia unguium in a child » (*D. S. of L.*, 14 nov. 1888 ; *B. J. of D.*, 11 août 1907, p. 287).

SEQUEIRA. — « Alopecia universalis with distrophy of the nails ». *D. S. of L. Dermat. sect.*, 15 fév. 1912, p. 96).

WEBER. — « Case of trophoneurotic separation of nails, followed by alopecia areata » (*D. S. of L. Dermatol. sect.*, 18 avril 1912, p. 129).

HOFFMANN. — « Alopecia maligna totalis mit Nagel veraenderungen » (*Schlesische dermat. Ges.*, Breslau, 22 nov. 1924).

HISTOLOGIE

SABOURAUD. — « Études cliniques et expérimentales sur les origines de la pelade » (*Ann. Dermat. et Syph.*, 1896).

BULKLEY (D.). — « Broken hair in a case of alouecia areata » (*N.-Y. D. S.*, 25 mars 1902 ; *J. of C. D.*, juin 1902, p. 273).

MENAHEM HODARA. — « Histologische Untersuchung über die Wirkung des chrysarobins bei der Alopecia areata » (*M. f. p. D.*, 15 mai 1903, p. 561).

ASAHI. — « Ueber den anatomischen B. einer durch 30 jahre getragenen Alopecia totalis » (*Drager mediz.-Wochens.*, 1905, n° 24 et 25).

SAAFELD. — « Ein anatomischer Beitrag zur Lehre vom vorzeitigen Haarausfall » (*A. f. D.*, mai 1912, p. 907).

MORELLE. — « Recherches hématologiques dans des cas de pelade »

(1er *Congr. des Derm. et Syph. de langue française, Paris,* 6-8 juin 1922).

SABOURAUD. — « Sur le cheveu peladique » (*B. Soc. fr. Dermat.,* 8 janv. 1922, p. 2).

TAMURA and KANEDA. — « A study of alopecia areata. Part I. A statistical observation on the relation between psychonervous diseases and the hair growth » (*Acta Dermat.,* vol. XI, fasc. 1, janv. 1928, p. 71).

TAMURA. — A study of alopecia areata. Part II. An histological study of the slender nerve branches of hair follioles in alopecia areata » (*Acta Dermatologica,* vol. XI, fasc. 2, 1928, p. 184).

ÉTIOLOGIE

PAGGI. — « Considerazioni cliniche e etiologiche su alcuni casi di alopecia areata » (*Boll. d. mal. ven. sifil urin. e. d. pelle,* mai 1901, p. 93).

BARBER. — « Alopecia areata with a note on the estimation of the pathogenicity of the tonsils » (*Br. journ. Derm.;* janv. ???, p. 1).

VIGNOLO-LUTATI. — « Sull' etiologia e sulla patogenesi dell' alopecia areata » (G. J. M. V., 19, n° 6, p. 401).

BOUVEYRON. — « Nature et pathogénie de la pelade » (*Soc. d. Sc. méd. de Lyon,* 5 juin 1901).

RILLE. — « Universeller Alopecie » (*Wissenschaft. Aerztegesell. in Innsbruck,* 15 fév. 1902; *Wien. klinische Wochenschr.,* 21 août 1902, p. 880).

JACQUET. — « Les sommations peladogènes » (*Bull. et Mém. de la Soc. méd. des Hôp.,* 13 mars 1902, p. 187).

GASTOU. — « Pelades d'origine utérine » (*S. f. D.,* 8 jan. 1903 ; *Ann. d. Derm.,* janv. 1903, p. 47).

VILANOVA. — « Contribution al estudio de la etiologia de la pelada » (*Revista de Medic. y Cirug.,* mars 1903).

CHATIN. — « Etiologie de la pelade; théorie dentaire et sommations peladogènes de L. Jacquet. Traitement. Prophylaxie » (*Dauphiné Médical,* fév. 1903, p. 45).

EYRAUD. — « La pathologie de la pelade. Un fait confirmatif de la théorie de Jacquet » (*Presse Médicale,* 30 mars 1904, p. 204).

WHITFIELD. — « A contribution towards the etiology of alopecia areata » (*Lancet,* 5 mars 1904).

LEREDDE. — « Pathogénie de la pelade » (*Revue pratique des Maladies cutanées, syphilitiques et vén.,* 1er sept. 1904, p. 295).

SUQUET. — « Quelques réflexions der Alopecia areata » (*D. Z.,* janv. 1906, p. 59).

MAYER. — Zur Ubertsagung der alopecia areata » (*D. Z.,* janv. 1906, p. 59).

BULKLEY and JANEWAY. — « Nutritive and neurotic disturbances of the hair. Hirsuties. Alopecia. Canities. Fragilitas crinum. Monilithrix » (*Journ. of the amer. med. assoc.*, 25 juill. 1908, p. 279).

Jacquet. — « Sur le problème étiologique de la pelade » (*La Clinique*, 9 oct. 1908, p. 655).

Jacquet. — « A propos de la pelade » (*La Clinique*, 23 oct. 1908, p. 683).

Sabouraud. — « Sur le problème étiologique de la pelade et l'utilité du traitement local des plaques peladiques » (*La Clinique*, 14 août 1908, p. 51).

Jacquet. — « Sur le problème étiologique de la pelade. Réponse à M. Sabouraud » (*La Clinique*, 18 sept. 1908, p. 595).

Jacquet. — « A propos du problème étiologique de la pelade » (*La Clinique*, 25 sept. 1908, p. 622).

Valoquia. — « Pelada : alopecia en areas, consecutiva de una polineuritis de origin paludico » (*Soc. espan. de Dermat. y Sifil.*, 7 avril 1910 ; *Act. dermosifil.*, avril-mai 1910, p. 261).

Sabouraud. — « Nouvelles recherches sur l'étiologie de la pelade » (*A. d. Derm.*, nov. 1910, p. 545).

Buschke. — « Klinische und experimentelle Beobachtung ueber Alopécie (Hypothricasis) congenita » (*A. f. D.*, mai 1911, p. 27).

Bechet. — « Alopecia areata ; its causative factors and therapy » (*New-York State Journ. of med.*, août 1912).

Bremener. — « Sur la question de l'étiologie et la thérapeutique de la pelade » (*J. R. D.*, oct. 1912).

Jones. — « On reflex irritation as a cause of alopecia areata (*B. J. of D.*, oct. 1912, p. 362).

Sabouraud. — « Quelques remarques cliniques concernant l'étiologie de la pelade » (*La Clinique*, 22 nov. 1912).

Sabouraud. — « Sur l'évolution de la pelade » (*Entretiens dermatologiques à l'Ecole Lailler*, Doin et fils, édit., 1913, p. 135).

Sabouraud. — « Un élément de pronostic dans la pelade. Cheveux qui tombent et cheveux qui repoussent » (*Entretiens dermatologiques à l'Ecole Lailler*, Doin et fils, édit., 1913, p. 151.

Sabouraud. — « La pelade n'est plus contagieuse » (*Entretiens dermatologiques à l'Ecole Lailler*, Doin et fils, édit. 1913, p. 194).

Sabouraud. — « Sur le cheveu peladique » (*Entretiens dermatologiques*, série nouvelle, IIe vol., Masson, édit., 1924, p. 64).

Sabouraud. — « La pelade est une maladie générale » (*Id., ibid.*, p. 116).

Sabouraud. — « Un peu d'exégèse à propos de la pelade » (*Id., ibid.*, p. 130).

Sabouraud. — « Les pelades qui ne guérissent pas complètement » (*Ibid., Ibid.*, p. 149).

Sabouraud. — « Fréquence de la pelade aux différents âges » (*Id., Ibid.*, p. 165).

Yamada. — « Zusamenfassung der Aetiologie der Alopecia areata Japanische » (*Zeitschrift für Dermat. und Urol.*, janv. 1913, p. 50).

WALSH. — « Circulatory disorders in relation to alopecia areata and other forms of baldness » (*Eighty first annual meeting of the british med. Ass. B. J. D.*, sept. 13, p. 287).

SABOURAUD. — « Sur le problème étiologique de la pelade et l'utilité du traitement local des plaques peladiques » (*Entretiens dermatologiques à l'Ecole Lailler*, Doin et fils, édit., p. 121, 1913).

SABOURAUD. — « Sur l'étiologie de la pelade » (*A. de D.*, avril 1920, p. 177).

SPITZER. — « Zur aetiologie der alopecia areata ». (*Dissertation*, Breslau, 1920).

SICILIA. — « Causas y typos de alopecias con sus relaciones organicas y tratamientos » (*Congr. de Ciencias de Oporto*, 1921).

FRÜHWALD. — « Behandlung der Alopecia areata » (*Hundert jahr feiar. Dtsch., Naturf. u Aertze*, Leipzig, 21 sept. 1922).

ROSENTHAL. — « Pour l'étiologie de la pelade » (*Wratchebnoje Djelo* 23, n° 12, p. 39).

ZER GRIGORIANZ. — « Alopecia areata comme une trophonévrose de la peau » (en russe) (*J. R. D.*, t. I, n°s 8, 9, 10, 11).

SABOURAUD. — « Quelques remarques cliniques concernant l'étiologie de la pelade » (*Entretiens dermatologiques*, série nouvelle, IIe vol., Masson, édit., 1924, p. 109).

SABOURAUD. — « Sur l'étiologie de la pelade » (ID., *ibid.*, p. 245).

BUSCHKE u. PEISER. — « Zur Aetiologie der alopecia areata » (*D. W.*, 14 et 21 fév. 1925, pp. 237 et 287).

MONTPELLIER. — « A propos de l'étiologie de la pelade » (*Bruxelles Médical*, 22 mars 1925, p. 695).

EBSTEIN. — « Zur Etiologie der Alopezie » (*D. W.*, 3 oct. 1925,, p. 1461).

CONCOMITANCES

DEHU, dans l'article « Pelade » de la *Pratique dermatologique* (1902), cite parmi les concomitances morbides remarquées au cours de la pelade :

1° Les paralysies faciales observées par BAERENSPRUNG, cité Plattner (*Inaug. dissert.*, Zurich, 1890) et ROMBERG, cité par Chambard (art. « Pelade » du *Dict. encycl. de Sc. méd.*).

2° Le zona observé par CULTER (*Journ. of cut. and génit.-urin. diseases*, janv. 1896 ; la sclérodermie, par RILLE (*Arch. für Derm. und Syph.*, Bd. XXXVII, p. 206).

3° L'hémiatrophie faciale, observée par ROSENTHAL (*Berl. Klin. Woch.*, 1889, n° 34) et LEWIN, Hémiatrophie faciale (*Charité Annalen*, 1884).

4° Le vitiligo, mentionné par de très nombreux auteurs.

5° L'épilepsie, observée par FÉRÉ (*Ann. Derm. et Syph.*, 1893. p. 463).

6° La maladie de Basedow, signalée dès l'origine par Basedow lui-même, ensuite par Kohn, Unna, Rille, Besnier : BASEDOW

Monatshr. f. prakt. Derm., 1896, Bd. XXIII, p. 541) ; KOHN UNNA *(Ibid.)*, chez deux sujets de souche épileptique (et basedowiens) ; RILLE (*Arch. f. Derm.*, Bd. XXXVII, p. 266) ; BESNIER : « De la pelade » (*Rapport à l'Ac. de méd.*, Paris, 1888).

7° Enfin la syphilis, par FOURNIER : « Syph. et pelade » (*Cong. intern. de dermat.*, Paris, 1900).

EDDOWES. — « Alopecia, leucoderma and scleroderma » (*D. S. of G. B.*, 28 juin 1899 ; *B. J. of D.*, août 1899, p. 325).

EDDOWES. — « Alopecia areata and leucodermia » (*D. S. of G. B.*, 23 janv. 1901 ; *B. J. D.*, mars 1901, p. 102).

HEIDINGSFELD. — « Alopecia areata and nasal épithélioma » (*Cincinnati Acad. of med.*, 25 mars 1901 ; *Journ. of amer. med. Assoc.*, 20 avril 1901, p. 1133).

GOLJAKOWSKY. — « Un cas d'urticaire persistante avec pigmentation compliquée de pelade (en russe) ; *J. R. D.*, 1903, t. 5, fasc. 3).

JACQUET. — « Adénolymphite faciale et pelade de la jambe » (*Bull. de la Soc. méd. des Hôp. de Paris*, 24 déc. 1903, p. 1459).

DU CASTEL. — « Pelade et vitiligo » (*S. f. D.*, 5 mars 1903 ; *A. D. D.*, mars 1903, p. 243).

DUNZELT. — « Behandlung des lupus und der Alopecia areata » (*Munchener medic. Woch.*, 1903, n° 47).

EDDOWES. — « Coexistence of alopecia areata, melanodermia, leucodermia morphœa and sclerodermia in one patient » (*Medic. Times* and *Hosp. Gaz.*, 28 mars 1903, p. 193).

ROSENTHAL. — « Partiel sklerodermic consecutive hemiatrophia facialis combiniert mit alopecia » (*B. D. G.*, mars 1903 ; *D. Z.*, déc. 1903, p. 594).

WENDE. — « A case of epidermolysis bullosa hereditaria, associated with congenital alopecia and atrophy of the finger ends » (*J. of C. D.*, janv. 1904, p. 14).

VERDALLE. — « Pelades associées. Dermatoses d'origine nerveuse. Pelade et lichen plan » (*Bull. de la Soc. méd. des Hôp. de Paris* 6 mai 1904, p. 467).

FALK. — « Ein Fall von Alopecia areata bei einem Vitiliginösen » (*D. C.*, juin 1904, p. 262).

GIOVANNINI. — « Ueber einem Fall universeller Alopecia areata in verbindung mit mycosis fungoïdes » (*A. f. D.*, janv. 1906, t. 78, p. 3)

DANLOS et DEHÉRAIN. — « Pelade et vitiligo » (*S. f. D.*, 1er mars 1906; *A. d. D.*, mars 1906, p. 268).

FOX. — « Leucodermia and alopecia areata » (*D. S. of L.*, 11 oct. 1882 ; *B. J. D.*, mars 1907, p. 88).

GOTTHEIL. — « Alopecia areata of malignant type and lingua geographica » (*Manhattan dermatol. Soc.*, 7 déc. 1906 ; *J. of C. D.*, mai 1907, p. 226).

COLCOTT FOX. — « Leucodermia and alopecia areata » (*D. S. of L.*, 11 oct. 1882 ; *B. J. D.*, mars 1907, p. 88).

MORRIS. — « Leucodermia with alopecia areata » (*D. S. of L.*, 10 avril 1889 ; *B. J. D.*, août 1907, p. 290).

CROKER. — « Alopecia areata associated with tinea tonsurans « (*D. S. of L.*, 11 oct. 1882 ; *B. J. D.*, mars 1907, p. 87).

SCHOLTZ u. DŒBEL. — « Bericht über das arbeits jahr., t. VII, 1906-1, ou 1907. Mycosis fungoïdes (d'emblée). Mycosis fungoïdes mit totaler Alopecie » (*A. f. D.*, t. XCII, n 3).

FORDYCE and JACKSON. — « Patient showing three distinct skin affections (alopecia areata, nodular syphilide, lichen hypertrophicus of the leg » (N.-Y. *D. S.*, 28 janv. 1908 ; *J. of C. D.*, mai 1908, p. 232).

MAC LEOD. — « Alopecia areata following smallspored ring worm » (*Roy. Soc. of med. Dermat. section*, 21 mai 1908 ; *B. J. D.*, juin 1908, p. 196).

ZOWLE. — « Alopecia areata with tinea trichophytica » (*Derm. conference Massachusets gener. hosp.*, 23 avril 1908 ; *Boston med. and Surg. Journ.*, 1er oct. 1908, p. 438).

SMITH. — « Alopecia areata and ringworm in the same subject » (*Boston dermat. Soc.*, févr. 1908 ; *J. of C. D.*, oct. 1908, p. 476).

KINGSBURY. — « Three cases of alopecia areata associated with amiotropia » (N.-Y. *D. S.*, 26 janv. 1909 ; *J. of C. D.*, mai 1909, p. 211).

BONNIOT. — « Incident peladique au cours d'un traitement radiothérapique » (*Bull. et Mém. Soc. Rad. méd.*, Paris, mai 1909, p. 127).

ORMSBY. — « Alopecia areata and vitiligo » (*Chicago derm. Soc.*, 22 janv. 1909 ; *Journ. of Act. D.*, oct. 1909, p. 465).

HALLOPEAU. — « Eruption eczématiforme, peut-être prémycosique, et pelade » (*B. S. f. D.*, 12 mai 1910, p. 119).

PAROUNAGIAN. — « Lupus erythematosus and alopecia areata » (*Manhattan Dermat. Soc.*, mai 1911 ; *J. of C. D.*, avril 1912, p. 419).

ROCAMORA. — « Le alopecie nella tuberculosi viscerale » (*VIIe Congrès intern. de Dermat. et de Syph.*, Rome, 8-13 avril 1912 ; *G. I. M. W.*, 5 juin 1912, p. 253).

NOBL. — « Simultanerscheinung einer totalen Alopecia und Lupus erythematosus disseminatus » (*W. D. G.*, 15 mai; *A. f. D. Berichtteil.*, août-sept 1912, p. 1004).

LITTLE. — « Alopecia areata and tinea tonsurans » (*P. S. of L. Dermat. sect.*, 13 mars 1913, p. 122).

BOGROW. — « Cas d'alopécie en aire combinée à la microsporie » (*Société de Derm. et de Vén. de Moscou*, 20 janv., 5 fév. 1914).

LITTLE. — « Alopecia universalis with lichen planus » (*Harveyan Soc. of Lond.*, 29 janv. 1914).

MIDELTON. — « A case of mongolian, with alopecia » (*P. S. of L. Sect. for the Study of diseases in children*, 6 juin 1914, p. 184).

WITH. — « Udbret vitiligo samt alopecia areata og Leuthrichi hos 11-aarig Dige » (*Dans dermatologisk Selskabs Forhandlinger*, avril 1920, p. 45).

SLUYS. — « Un cas d'hémiatrophie faciale et pelade associée » (*Soc. belge de Derm. et Syph.*, 18 juin 1922).

BOTHE. — « Syringomyelie in Kombination mit Alopecia areata und lupus vulgarii » (*Schlesische Dermat. Gesells.*, 8 juill. 1922).

DOHI. — « A case of urticaria bulbo-haemorrhagica and a case of alopecia universalis with artificial aurantiasis cutis » (*Japan J. of Dermat. a. Urol.*, 24, n° 1, p. 3).

ORR. — « Alopecia areata and syphilis » (*B. J. D.*, fév. 1924, p. 71).

DREYER. — « Alopecia areata Vitiligo und Pigmentierung nach Malaria » (*Kœlner dermatol. Gesellsch.*, 31 oct. 1924).

SABOURAUD. — « Pelade et psoriasis. Pelade et tuberculose » (*Entretiens dermatologiques*, série nouvelle, IIe vol., p. 152, Masson, éd., 1924).

TOMKINSON. — « Alopecia areata and strabismus » (*Brit. med. Journ.*, 20 sept. 1924, p. 518).

BARBER. — « Case of vitiligo with (formerly) alopecia areata and lupus erythematosus » (*D. S. of L. section of Dermat.*, juill. 1925, p. 51).

ROSENTHAL. — « Sklerodermia. Alopecia areata » (*Zentralblatt für Haut u. Geschlechtstr.*, Bd. XXXI, n°s 3 et 4, 5 mars 1926, p. 122).

PELADE ET SYPHILIS

DANLOS. — « Pelade ophiasique chez une jeune fille entachée d'infantilisme » (*S. f. D.*, 7 mai 1903 ; *A. d. D.*, mai 1903, p. 418).

LEINER. — « Hereditär luetisches mit areolärer Alopecie » (*W. D. G.*, 15 mars 1905 ; *A. f. D.*, oct. 1905, t. 77, p. 117).

LEINER. — « Ueber Haaransfall bei hereditarer Lues » (*Deutsche mediz. Wochens.*, 1905, n° 48).

LEINER. — « Alopecia in hereditary syphilis » (*A. J. of D.*, mars 1907, p. 105).

DU BOIS. — « Réaction de Wassermann chez les peladiques » (*A. d. D.*, nov. 1910, p. 554).

ADAMSON. — « Onychia sicca syphilitica associated with total alopecia (alopecia areata type) » (*D. S. of Lond. Dermat. sect.*, 19 oct. 1911, p. 1).

AZNA (J. DE). — « Pelada y syfilis » (*Soc. espan. d. Dermat. y sifilog.*, avril-mai 1912 ; *Actas dermosifilopatias*, avril-mai 1912, p. 230).

TERZAGHI. — « L'alopecia areata negli eredosifilitici » (*Clinica dermosifil. della R. Università di Roma*, oct. 1912, p. 118).

PETGES et MURATET. — « Pelade et Syphilis » (*A. d. D.*, nov. 1913, p. 617).

SABOURAUD. — « Pelades et tératologie dentaire » (*Presse Médicale*, n° 47, 23 août 1917).

SABOURAUD. — « Des faits concernant la pelade chez les hérédosyphilitiques » (*Presse Médicale*, n° 64, 19 nov. 1917).

SABOURAUD. — « Sur les rapports de la pelade et de la syphilis surtout héréditaire » (*Presse Médicale*, 23 juill. 1921, p. 581).

HUDELO et RABUT. — « Enquête sur l'étiologie syphilitique de la pelade » (IIe Congrès de Dermat. et de Vénér. de langue fr., Strasbourg, 25-27 juill. 1923).

PICK. — « Alopecia ere totalis bei Lues II und pluriglandulärer Insuffizienz » (Deutsch. dermat. Ges. i. d. tschechoslow. Republik, 2 mars 1924).

VAN GELDER. — « Deux cas d'alopécie en aire, l'un avec stigmates d'hérédo-syphilis, l'autre avec rein mobile » (72e Réunion de la Soc. néerlandaise de Dermat., Arnheim, 21 juin 1925).

PELADE TRAUMATIQUE

BAYET. — « Pelade traumatique » (*Soc. belge de Dermat. et de Syph.*, 12 mai 1901).

DUFOUR. — « Alopécie traumatique » (*Soc. belge de Dermat.*, 14 juill. 1901).

SPRECHER. — « Alopecia areata da trauma » (*Rif. Med.*, 3 fév. 1904).

RAMAZZOTI. — « Alopecia areata in seguito a trauma » (*Gaz. deg. Osped.*, mars 1904).

JACQUET. — « Pelade par projectiles intracraniens » (*S. f. D.*, 11 mars 1906 ; *A. d. D.*, mars 1906, p. 248).

HIRSCHFELD. — « Ueber einem Fall von traumatischer Alopecia areata » (*Monats. f. Unfallkeilk. u. Invalid.*, 1907, n° 5).

WECHSELMANN. — « Ueber traumatische Alopecie » (*Deutsche mediz. Wochens.*, 1908, n° 46).

SPRECHER. — « Neuer Beiträg zum Studium der alopecia areata traumatica » (*A. f. D.*, 1909, p. 299).

MARTINO. — « Sull'alopecia areata da trauma » (*G. J. M. W.*, 1910. n° 4, p. 583).

CHAJES. — « Traumatische Alopezie und Vitiligo » (*A. f. D.*, mai 1912, p. 245).

MOUTIER (F.) et LEGRAIN (P.). — « La pelade traumatique » (*Ann. Dermat.*, 1928, p. 268-284). — (Trois observations personnelles avec grosse bibliographie et des références ; valeur très inégale. Certaines des observations citées d'autrui sont bien discutables, mais il y en a quarante.)

SHOCK NERVEUX

FOUQUET. — « Deux cas d'alopécie circonscrite du cuir chevelu consécutive à un shock nerveux » (*B. Soc. fr. Derm.*, avril 1913, p. 201).

TODDE. — « Un caso di alopecia generali absoluta d'origine emotiva » (*Riforma Med.*, 17 avril 1920, p. 382).

BERGÈS. — « A propos d'un cas d'alopécie diffuse due à un choc nerveux » (*Soc. des Sc. méd. et biol. de Montpellier et du Languedoc médit.*, 4 janv. 1924).

ALOPÉCIES EXPÉRIMENTALES

(*Voir la bibliographie spéciale citée au cours du chapitre correspondant.*)

MOSKALENKO. — « Alopécie en aires à la suite de l'extirpation du deuxième ganglion cervical chez le chien » (*Soc. Dermat.*, Moscou, 3 fév. 1899).

TRAUTMANN. — « Alopecie im Anschluss anoperative Nervenverlet zung » (*D. C.*, oct. 1911, p. 7).

ALOPÉCIES TOXIQUES

VIGNOLO LUTATI. — « Ueber die experimentellen Alopecian durch Abriss » (*A. f. D.*, mars 1912, p. 549).

PÖHLMANN. — « Beiträg zur Aetiologie der Alopecia areata mit experimentellen Untersuchungen ueber die Thallium-Alopecie » (*A. f. D.*, fév. 1913, p. 633).

FIOCCO. — « Tallio ed alopecia areata » (*IIe Congresso delle tre Venezie*, 19 avril 1925 ; *G. J. D. S.*, août 1925, p. 1287).

ÉTUDE HÉMATOLOGIQUE ET URINAIRE DES PELADIQUES

JACQUET et PORTES. — « Troubles du chimisme sanguin et urinaire dans la pelade » (*S. f. D.*, mars 1901 ; *A. d. D.*, mars 1901, p. 287).

JACQUET et PORTES. — « La viciation hémo-urinaire dans la pelade » (*A. d. D.*, avril 1901, p. 322).

JACQUET et PORTES. — « Urologie et hémologie de la pelade » (*Acad. de méd. de Paris*, 18 juin 1901).

CONTAGION. ÉPIDÉMIES

HEBRA avait admis d'abord l'origine parasitaire de la pelade (1858) ; il revient à son origine nerveuse. (*Trad. Doyon*, 1878, t. II, p. 200 et suiv.).

La thèse de FEULARD (*Teignes et Teigneux*) donne les noms de tous ces auteurs qui réagirent contre la théorie parasitaire de la pelade (pp. 79-82).

EHRENHAFT. — « Endemisches Auftreten der Alopecia areata » (*Klin. therap. Wochens.*, 99, n° 12).

BOWEN. — « Two epidemies of alopecia areata in an asylum for girls » (*Trans. of amer. dermatol. assoc.*, for 1899, p. 39).

KAPOSI. — « Contagiöse Alopecia areata » (*W. D. G.*, 8 mars 1899 ; *A. f. D.*, t. 48, p. 410).

CRUYL. — « Contagiosité de la pelade » (*Soc. belge s. Derm. et Syph.*, 10 mars 1901).

DAUZAT. — *Recherches sur la contagiosité de la pelade*, thèse de Paris, 5 juin 1901.

HALLOPEAU. — « De la contagiosité de la pelade » (*Acad. de méd.*, 16 juill. 1901).

BAYET. — « La contagiosité de la pelade » (*Journ. méd. de Bruxelles*, 21 août 1902).

BODIN. — « Note sur un cas de pelade contagieuse » (*Bull. de la Soc. scient. et méd. de l'Ouest*, 1902, p. 227).

JACQUET et SABOURAUD. — « A propos de la contagiosité peladique » (*Bull. et Mém. de la Soc. méd. des Hôp.*, 27 mars 1902, p. 271).

GAUCHER. — A propos de la contagiosité de la pelade » (*Bull. et Mém. de la Soc. méd. des Hôpit.*, 20 mars 1902, p. 227).

CONTET. — « La pelade est-elle ou non une maladie parasitaire et contagieuse ? » (*Revue générale de Clin. et de Thérap.*, 13 juin 1903, p. 369).

BEURMANN (DE). — « Pelade conjugale : contagion ou coïncidence » (*S. f. D.*, 2 juill. 1903 ; *A. d. D.*, juill. 1903, p. 584).

HALLOPEAU. — « Sur deux tentatives infructueuses d'inoculation de la pelade » (*S. f. D.*, 5 fév. 1903 ; *A. d. D.*, fév. 1903, p. 134).

JACQUET (L.). — « Echec de cent tentatives d'inoculation peladique » (*Ac. de Méd.*, 8 déc. 1903).

GARY. — « Etude sur la contagiosité et le traitement de la pelade » (*Arch. de Méd. et de Pharm. milit.*, janv. 1904).

GAUCHER et LACAPÈRE. — « Petite épidémie peladique » (*S. f. D.*, mai 1904 ; *A. f. Derm.*, mai 1914, p. 435).

JACQUET. — « Rapport sur la « petite épidémie peladique » de MM. Gaucher et Lacapère » (*S. f. D.*, 3 nov. 1904 ; *A. d. D.*, nov. 1904, p. 1028).

JACQUET. — « Echec de l'inoculation peladique sur terrain optimum » (*Bull. Soc. médic. des Hôp.*, 22 juill. 1904, p. 896).

BOUVEYRON. — « Contagion de la pelade » (*Soc. nat. de Méd. de Lyon*, 2 nov. et 5 déc. 1904 ; *Lyon Méd.*, 1er et 8 déc. 1904, pp. 933 et 1001).

BOUVEYRON. — « De la contagion de la pelade » (*Lyon Méd.*, 1904, n° 50).

HALLOPEAU. — « Cas de contagions peladiques » (*S. f. D.*, déc. 1905 ; *A. f. Derm.*, déc. 1905, p. 945).

JACQUET. — « A propos de la contagion peladique » (*S. f. D.*, 11 janv. 1906 ; *A. f. Derm.*, janv. 1906, p. 39).

JACQUET. — « A propos de la soi-disant épidémie familiale de Briey » (*S. f. D.*, 1er fév. 1906 ; *A. d. D.*, fév. 1906, p. 131).

HORAND. — « La pelade n'est pas contagieuse » (*Soc. nat. de Méd. de Lyon*, 21 janv. 1907 ; *Lyon Méd.*, 27 mars 1907, p. 518).

JACQUET. — « La pelade n'est pas contagieuse. Réponse à M. Hallopeau » (*La Clinique*, 18 déc. 1908, p. 802).

BUTTE. — « La pelade envisagée surtout au point de vue scolaire » (*La Méd. scol.*, 10 nov. 1909).

BRANDWEINER. — « Fall von Alopecia nach Lupus erytheinatodes » (*W. D. G.*, 20 oct. 1909 ; *A. f. D.*, avril 1910, p. 369).

FOX. — « On a small epidemic of an areata alopecia » (*Br. med. Journ.*, fév. 1913, p. 51).

POYNTON. — « Three cases of alopecia areata in children in the same family » (*D. S. of L. sect. for the Study of Diseases in Children*, 28 nov. 1913, p. 36).

DAVIS. — « Epidemie alopecia areata » (*B. J. D.*, juin 1914, p. 207).

RUTHERFURD. — « Notes on an epidemic of alopecia » (*B. J. D.*, janv. 1920, p. 4).

PELADE HÉRÉDITAIRE ET FAMILIALE

DU CASTEL. — « Pelade familiale chez une névropathe » (*S. f. D.*, 3 juill. 1902 ; *A. d. D.*, juill. 1902, p. 730).

BLASCHKO. — « Alopecia areata étendue à toute une famille » (*B. D. G.*, 3 mars 1903 ; *D. Z.*, 2 déc. 1903, p. 588).

KRAUS. — « Beitrage zur Kenntnis der Alopecia congenita familiares » (*A. S. D.*, août 1903, pp. 66-369).

BOWEN. — « Alopecia areata in three members of a family » (*Boston dermat. Soc.*, oct. 1903 ; *J. of C. D.*, janv. 1904, p. 37).

LEBET. — « Alopécie en bande, familiale » (*Verhandl. der deutschen dermatog. Gesellsch.*, Berne, 12 sept. 1906, p. 333).

HYDE. — « Congenital alopecia as an expression of atavism » (*J. of C. D.*, janv. 1909, p. 1).

SCHAMBERG. — « Two cases of alopecia areata in the same family » (*The Philadelphia Dermat. Soc.*, 18 janv. 1909 ; *J. of C. D.*, mai p. 219).

WHITEHOUSE. — « Three cases of alopecia areata in one family » (*N.-Y. D. S.*, 25 mai 1909 ; *Journ. of C. D.*, oct. 1909, p. 457).

KINGSBURY. — « Three cases of alopecia areata in the same family » (*N.-Y. D. S.*, 23 avril 1909 ; *Journ. of Cert. D.*, sept. 1909, p. 403).

DAVIS. — « Cases of in herited alopecia; *D. S. of L. Dermat. Sect.*, 17 oct. 1912, p. 6).

DISEXSTAEDT. — « Three cases of family dystrophy of the hair and nails » (*The Journ. of th. Améric. medic. assoc.*, 11 janv. 1913, p. 27).

BALZEV et BARTHELÉMY. — « Alopécie congénitale diffuse et généralisée à type familial » (*B. Soc. fr. derm.*, 1914, p. 321).

PETERSEN. — « Congenit familiaer hereditaer Alopeci hos 3 Born » (*Dansk dermat. Selskahs Forhandl.*, 7 oct. 1914, p. 4).

TOMKINSON. — « Familial alopecia areata and strabismus family group of cases » (*British med. J.*, 16 sept. 1922, p. 505).

GUY a. JACOB. — « Three cases of congenital alopecia » (*Pittsburgh derm. Soc.*, 2 mai 1925).

TROUBLES SYMPATHIQUES DANS LA PELADE

BAYET. — « Ueber neurotische Alopecia » (*D. Z.*, août 1901, p. 379).

JACQUET. — « Pelade droite avec hémi-hyperesthésie névro-musculaire gauche » (*S. f. D.*, 3 juill. 1902 ; *A. d. D.*, juill. 1902, p. 728).

SEQUEIRA. — « A case of alopecia areata neurotica » (*D. S. of L.*, 11 mars 1903 ; *B. J. D.*, avril 1903, p. 135).

STOWERS. — « Alopecia neurotica » (*D. S. of G. B.*, 28 avril 1904 ; *G. J. D.*, juin 1904, p. 235).

JACQUET. — « Angine, pelade et névralgie occipitale » (*Bull. Soc.. méd. Hôp.*, 5 mai 1904, p. 406).

BULKLEY and JANEWAY. — « Nutritive neurotic disturbances of the hair. Hirsutics. Alopecia, canities, fragilitas crinum. Trichorrexis nodosa. Alopecia areata. Monilethrix » (*Journ. of the Amer. med. Assoc.*, 25 juill. 1908, p. 279).

SICARD. — « A propos de la pelade » (*La Clinique*, 2 et 16 oct. 1908, pp. 636 et 669.

JACQUET et SERGENT. — « Sur un cas de pelade avec névralgie faciale » (*Bull. Soc. méd. des Hôp.*, 18 mars 1909, p. 467).

ROCK. — « Beitrag zur Kenntnis der alopecies neurotica » (*D. W.*, 14 juin 1913, p. 661).

SANZ DE LOS TERRENOS. — « Pelada trofoneurotica en una nina de cuatro anos » (*Soc. Gynécol. espan.*, 14 mars 1913).

JACQUET, ROUSSEAU et DECELLE. — « Synalgie prépeladique du trijumeau » (*Bull. Acad. Méd.*, 9 déc. 1913, p. 535).

THIBIERGE et COTTENOT. — « Récidives de pelade consécutives à des poussées de prurit anoscrotal. Repousse dès poils à la suite de la guérison du prurit » (*B. S. F. D.*, 9 fév. 1922, p. 54).

LÉVY-FRANCKEL. — « La pelade, symptôme d'irritation vago-sympathique » (*B. Soc. fr. Derm.*, 9 mars 1922, p. 93).

LÉVY-FRANCKEL et E. JUSTER. — « Le syndrome endocrino-sympathique de la pelade » (*Presse Médicale*, n° 79, 4 oct. 1922 ; *Premier congrès de Dermatol. de langue franç.*, Paris, juin 1922, pp. 100-103).

P.-E. WEIL, LÉVY-FRANCKEL et JUSTER. — « Le réflexe naso-facial, utilisé comme test fonctionnel du système sympathique » (*Soc. Biol.*, 3 juin 1922).

P.-E. WEIL, LÉVY-FRANCKEL et JUSTER. — « Le réflexe naso-facial » (Revue gén. de Clin. et Thérap., *Journal du Pratic.*, n° 22, 2 juin 1922).

CAUSSADE, LÉVY-FRANCKEL et JUSTER. — « Acanthosis nigricans, Pathogénie de la pigmentation et de la dystrophie cutanée ». (*Soc. médic. des Hôpit.*, 22 oct. 1922).

LÉVY-FRANCKEL, COTTENOT et JUSTER. — « Résultats obtenus dans les pelades rebelles par la radiothérapie et la galvanothérapie de la région thyroïdienne » (*Bull. Soc. dermat.*, 9 nov. 1922, n° 7).

LÉVY-FRANCKEL et JUSTER. — « Le rôle du système endocrino-sympathique dans la pathogénie de certains troubles trophiques cutanés (troubles pilaires, pigmentaires, unguéaux, kératodermiques (*Presse Médicale*, n° 60, 28 juill. 1923).

LÉVY-FRANCKEL, JUSTER et VAN BOGAERT. — « Etude du métabolisme basal chez les peladiques » (*Bull. Soc. dermat.*, 14 juin 1923, p. 290; *Journ. de Médec. de Paris*, 18 août 1923).

LÉVY-FRANCKEL et JUSTER. — « Le métabolisme basal en dermatologie » (*Bull. Médic.*, n° 4, 1924).

LÉVY-FRANCKEL et GUILLAUME. — « Pelade avec spasme artériolique et polyurie consécutifs à un traumatisme » (*B. S. fr. Dermat.*, 2 avril 1925, p. 144).

LÉVY-FRANCKEL et A.-G. GUILLAUME. — « Pelade avec spasme artériolique et polyurie consécutifs à un traumatisme » (*Bull. Soc. dermat.*, avril 1926, n° 4).

LÉVY-FRANCKEL, A.-G. GUILLAUME et JUSTER. — « Examen de la circulation cutanée dans la pelade et le vitiligo » (*Bull. Soc. dermat.*, juill. 1925, n° 7).

LÉVY-FRANCKEL et JUSTER. — « La pelade. Notions actuelles sur ses causes, son mécanisme et son traitement » (*Journ. de Méd. de Paris*, 25 juill. 1925, n° 30, p. 632).

CASTEX et CAMAUER. — « Alopécie en aire, affection d'origine sympathique » *Prensa Medica*, 10 août 1925, p. 250).

BERTACCINI (G.). — Richerche sull' importanza delle alterazioni endocrino-simpathiche nell' eziologia di alcune mallatie cutanee » (*Giornale ital. Dermatol. e sifililog.*, 1925, p. 3).

LÉVY-FRANCKEL et JUSTER. — « Le rôle des perturbations du système nerveux sympathique et des glandes endocrines dans la pathogénie des affections cutanées » (*Rev. franç. de Dermat. et de Vénéréol.*, n° 5, 8 mai-6 juill.-août 1926).

— « The role played by disturbances of the sympathetic nervous system and of the endocrine glands in the pathogenesis of cutaneous affections » (*The urologic and cutaneous Review*, juin 1926, p. 327).

WERTHER (de Dresde). — « Endokrine züsammenhänge bei Hautkreiten » (*Archiv. für Dermatologia*, 1926, p. 179).

BUSCKE et PREISER. — « Thallium und Endokrines System » (*Klin. Wochens.*, 1922, Heft 43-45).

MARIO ARTOM. — « Contributo allo studio dei rapporti esistentitia le alterazioni generali e le alterazioni locali del interna nervoso vegetativo in alcune Dermatosi » (*Giornale italiano di Dermatol. e sifililogia*, 1926, p. 27).

MARIO ARTOM. — La ghiandola tiroide in dermatol. » (*J. D. .?. S.*, 1927, p. 158).

A. LÉVY-FRANCKEL et E. JUSTER. — « Recherches sur le mécanisme physiopathologique de la pelade » (*Ann. Dermat.*, 1928, pp. 285-294).

MÉTABOLISME BASAL DANS LA PELADE

Lévy-Franckel, Juster et Van Bogaert. — « Etude du métabolisme basal chez les peladiques » (*B. S. f. D.*, 14 juin 1923, p. 290).

TROUBLES ENDOCRINIENS DANS LA PELADE

Jacquet et Gaumerais. — « Maladie de Basedow et pelade systématisées (*Bull. de la Soc. méd. des Hôpit.*, 13 nov. 1902, p. 916).

Taylor and Mackenna. — « Effect of pregnancy on alopecia areata » (*Journ. of Obstet. and Gynecol. of the brit. empire*, avril 1907).

Mac Leod. — Loss of hair in exophtalmie goiter » (*British med. Journ.*, 17 avril 1909, p. 952).

Machen and Provis. — « Case of alopecia areata totalis cured by pregnancy and relapsing with the reestablishment of the menses » (*Ph. S. of L. Dermat. Sec.*, 20 juin 1912, p. 152).

Sabouraud. — « Nouvelles recherches sur l'étiologie de la pelade (Pelade et ménopause) » (*Ann. fr. de Dermat.*, fév. 1913, p. 88).

Sabouraud. — « Pelade et goitre exophtalmique » (*Ann. Derm.*, mars 1913, p. 140).

Rasch. — « Tilfaelde al alopecia arcata hos in patient med. dystrophia adiposo genitalis » (*Dansk. dermat., Selskales Forhandl.*, 7 oct. 1914, p. 8).

Barber. — « Alopecia of the scalp and eyebrows associated with graves diseases » (*R. S. of Lond. Sect. of dermat.*, 20 mars 1919, p. 41).

Balzer et Barthélemy. — « Alopécie peladoïde généralisée d'origine surrénalienne » (*B. S. f. D.*, 12 juin 1919, p. 189).

Lévy-Franckel et Juster. — « Le syndrome endocrino-sympathique de la pelade » (*I*[er] *Cong. des derm. et syph. de langue franç.*, Paris, 6-8 juin 1922).

Lévy-Franckel et Juster. — « Le syndrome endocrino-sympathique de la pelade » (*Presse Méd.*, 4 oct, 1922, p. 855).

Gawalowski. — « Alopécie confluente thyrogène » (*Luska dermatogii*, 22, n°s 2 et 3, pp. 41 et 69).

Ayres. — « Vitiligo and alopecia areata associated with severe hyperthyroidism » (*Arch. of Dermatol. a Syphil.*, oct. 1923, p. 502).

Buschke. — « Nervöse und endokrine Störungen bei Kindern mit Alopecia areata » (*B. D. G.*, 25 mars 1924).

Armani. — « Alopecia totale con disfruizione endocrina » (*Raggi ultra violetti*, juill. 1925, p. 213).

Jedlicka. — « Pathogénèse de l'alopécie thyréogène » (*Luska dermat.*, 1925, n° 8).

PELADE DENTAIRE

JACQUET. — « Pelade, lésions dentaires, hypotonie et viciation urinaire » (*S. f. D.*, fév. 1901; *A. d. D.*, fév. 1901, p. 151).

JACQUET. — « Irritation gingivale dentaire comme point de départ de la pelade » (*S. f. D.*, déc. 1901; *Ann. f. de Derm.*, déc. 1901, p. 1063).

JACQUET. — « Nature et traitement de la pelade. La pelade d'origine dentaire » (*A. d. D.*, fév. et mars 1902, p. 97 et 181).

JACQUET. — « La pelade d'origine gingivo-dentaire » (*S. f. D.*, 6 mars 1902; *A. d. D.*, mars 1902, p. 245).

DÉHU. — « Un cas de pelade d'origine dentaire chez une hystérique tuberculeuse » (*Bull. et Mém. de la Soc. méd. des Hôp. de Paris*, 20 mars 1902, p. 229).

JACQUET. — « Pelade symétrique par éruption précoce de la dent de sagesse » (*Bull. et Mém. de la Soc. méd. des Hôp.*, 27 mars 1902, p. 279).

JACQUET. — « La pelade d'origine dentaire » (*Soc. de Stomatologie*, 26 mai 1902; *Revue de Stomatologie*, 1902, p. 349).

JACQUET. — « Pelade d'origine dentaire. Traitement stomatologique, guérison très rapide » (*S. f. D.*, 5 juin 1902; *A. d. D.*, juin 1902, p. 616).

JACQUET. — « Pelade d'origine dentaire » (*S. f. D.*, 3 juill. 1902; *A. d. D.*, juill. 1902, p. 698).

JACQUET. — « Syndrome néo-dentaire avec pelade » *Bull. et Mém. de la Soc. méd. des Hôp. de Paris*, 24 juill. 1902, p. 771; *Revue de Stomatologie*, nov. 1902, p. 526).

MILIAN. — « Pelade de la moustache d'origine dentaire » (*S. f. D.*, 6 nov. 1902; *A. d. D.*, nov. 1902, p. 1000).

PÉCHIN. — « *Indications et résultats de la cure gingivo-dentaire dans la pelade*, thèse de Paris, 12 nov. 1902.

RODIER. — « A propos de pelade dentaire » (*Revue de Stomatologie*, janv. 1903, p. 42-47).

TRÉMOLIÈRES. — « Indications et résultats du traitement gingivo-dentaire dans la pelade » (*Presse Médic.*, 3 janv. 1903, p. 10).

CHOMPRET et PATTE. — « Essai sur la pelade d'origine gingivo-dentaire » (*Revue de Stomatologie*, juill. 1903, pp. 319 et 344).

FERRIER et SCHMELTZ. — « Un cas de pelade dentaire » (*Gaz. méd. de Paris*, 15 oct. 1903, p. 330).

PATTE. — *Essai sur la pelade d'origine gingivo-dentaire*, thèse, 25 fév. 1904.

BETTMANN. — « Ueber Beziehungen der Alopecia areata zu Dentalen. Reizungen » (*A. f. D.*, mai 1904, t. 79, p. 67).

JACQUET. — « Sur un cas complexe de pelade dentaire » (*S. f. D.*, mai 1904, p. 432).

Souques. — « Pelade, migraine et névralgie dentaire » (*Bull. de la Soc. méd. des Hôp.*, 6 mai 1904, p. 443).

Clément. — « Pelade d'origine dentaire » (*Revue de Dermat. et Vénéréol. pratiques de Lyon*, juin 1905, p. 13).

Rousseau-Decelle. — « Sur la pelade d'origine dentaire » (*Bull. de la Soc. méd. des Hôp. de Paris*, 21 janv. 1903, p. 62).

Rousseau-Decelle. — « Les pelades d'origine dentaire » (*Presse Méd.*, 10 fév. 1909, p. 98; *Revue de Stomatol.*, juin-juill. 1909, pp. 278-309).

Jourdanet. — « Un cas de pelade d'origine dentaire » (*B. S. f. D.*, 4 avril 1910, p. 77).

Jourdanet. — « A propos de la pelade d'origine dentaire » (*Lyon Médic.*, 17 juill. 1910, p. 45).

Rousseau-Decelle. — « Un cas de pelade d'origine dentaire » (*Soc. de Stomatol.*, 17 juin 1912; *Revue de Stomat.*, août 1912, p. 371).

Ferrier et Schmeltz. — « Un cas de pelade dentaire » (*Gazette méd des Hôp.*, 15 oct. 1913, p. 330).

DIAGNOSTIC

Sabouraud. — « Teignes et pelades » (*Echo médic. du Nord*, 9 juill. 1899).

Renault. — « Alopécie peladoïde ou peladique chez un syphilitique » (*S. f. D.*, mars 1901; *Ann. d. D.*, mars 1901, p. 277).

Danlos. — « Alopécie congénitale peladiforme simulant absolument la pelade » (*S. f. D.*, mai 1901 ; *Ann. de Derm.*, mai 1901, p. 432).

Bayet. — « Pseudo-pelade consécutive à un abcès » (*Soc. belge de Dermat. et de Syph.*, 12 mai 1901).

Walsh. — « Moniliform hair associated with alopecia areata » (*Lancet*, 12 avril 1902, p. 883).

Walsh. — « Five cases of moniliform hair associated with alopecia areata » (*Brit. med. Journ.*, 12 avril 1902, p. 883).

Danlos. — « Tuberculose cutanée en foyers multiples avec alopécie peladiforme tuberculisée secondairement » (*S. f. D.*, 6 fév. 1902; *A. d. D.*, fév. 1902, p. 156).

Morrow. — « Syphilitic alopecia ressembling alopecia areata » (*N. Y. D. S.*, 25 mars 1902; *J. of C. D.*, juin 1902, p. 275).

Hallopeau. — « Sur deux cas fraternels d'alopécie congénitale de nature indéterminée » (*S. f. D.*, 5 juin 1902; *A. d. D.*, juin 1902, p. 615).

Sabouraud. — « Séméiologie des alopécies » (*Rev. prat. des Mal. cut. et syph.*, mai 1903, p. 149).

Little. — « Two cases of arrest of growth of the hair of the scalp of unexplained causation » (*P. S. of L., Dermatol. section*, 17 déc.).

Williams. — « Lupus erythematosus and band alopecia (*Royal Soc. of Medic. Dermatol. Soc.*, 21 mai 1908; *B. J. D.*, juin 1908, p. 201).

LEINER. — « Circumscripta alopecia congenita » (*W. D. G.*, 26 mai 1909; *A. fr. Derm.*, sept. 1909, p. 129).

FOX. — « Ringworm and alopecia areata » (*N. Y. D. S.*, 27 sept. 1910; *J. of D.*, fév. 1911, p. 96).

SABOURAUD. — « Diagnostic clinique différentiel de l'impétigo et du favus du cuir chevelu. Pseudo-pelade de Brocq, son diagnostic différentiel avec l'alopécie cicatricielle du favus et l'alopécie syphilitique. De l'alopécie de la pelade » (*La Clinique*, 12 janvier 1912).

SAMPELAYO. — « Un caso de pelada decalvante total en el curso de una infeccion sifilitica curada despues de dos inyecciones de salvarsan » (*Soc. españ. de Dermatol. y Sifiliogr.*, fév.-mars 1912 ; *Actas Dermo-sifiliogr.*, fév.-mars 1912, p. 161).

LUITHLEN. — « Alopecie und Defluvium » (*Medizinische Klinik*, 1912, n° 9).

LITTLE. — « Alopecia areata and tinea tonsurans » (*Z. S. of L. Dermatol section*, 13 mars 1913, p. 122).

PELLIZARI. — Alopecia areata et maladies similaires » (*Congrès de Londres*, Section de Dermatologie, 6-12 août 1913, p. 652 F.).

PELLIZARI. — « Alopecia areata e malattie affini » (*G. I. M. V.*, 13, n° 5, p. 517).

SABOURAUD. — « Les fausses pelades à l'Ecole » (*Entretiens dermatol. à l'Ecole Lailler*, O. Doin, 1913, p. 118).

DELBANCO. — « Zur Pathologie der Haare : 1° Piliannulati ; 2° Alopecia areata ; 3° Defekt der Augenbraunen und Wimperu » (*Aerztlicher Verein zu Hamburg*, 21 avril 1914 ; *Berliner klin. Wochens.*, 8 juin 1914, p. 1093).

IVANOW. — « Tricophytie et pelade » (*Dermatologie* [russe], janv. 1914, p. 43).

BURNIER. — « Diagnostic clinique des alopécies chez l'enfant » (*Presse Médicale*, 15 avril 1914, p. 286).

DORE. — « Common forms of alopecia and their treatment » (*Clinical Journ.*, 21 janv. 1914).

HAXTHAUSEN. — « Negleaffektion ved Alopecia areata » (*Dansk dermatol. Selskales Forhandl.*, 2 mars 1921, p. 60).

SABOURAUD. — « Diagnostic différentiel des alopécies diffuses » (*Le Médecin d'Alsace et de Lorraine*, 1922, leçon professée à l'hôp. de Strasbourg).

SABOURAUD. — « Diagnostic différentiel de la pelade et des teignes tondantes » (*Presse Médic.*, 18 fév. 1922, p. 146).

DAVIS. — « Pseudo alopecia areata » (*B. J. D.*, mai 1922, p. 162).

SABOURAUD. — « Diagnostic différentiel de la pelade » (*La Clinique*, mai 1922, p. 115).

SABOURAUD. — « Diagnostic des alopécies profuses » (*Presse Médicale*, 6 janv. 1923, p. 14).

SABOURAUD. — « Les eczémas du cuir chevelu capables de déterminer des alopécies » (*Presse Médic.*, 14 avril 1923, p. 341).

SABOURAUD. — *Entretiens dermatologiques*, série nouvelle, IIe vol., Masson, édit., 1924.

Diagnostic différentiel de la pelade, p. 32.

Diagnostic différentiel de la pelade et des teignes tondantes, p. 75.

ARAMARI. — « Alopecia atrophica Symmetrica temporalis, eine Form der Alopecia gradus Japanesi » (*J. Derm. u. Urol.*, 1925, n° 7, p. 87).

TRAITEMENT

MAC GOWAN. — « A new agent for the treatment of alopecia areata » (*J. of C. D.*, mai 1899, p. 217).

BORDIER. — « Pelades traitées par les courants à haute fréquence » (*Soc. Sc. méd. de Lyon*, 6 mars 1901).

BORDIER. — « Traitement de la pelade par les effluves de haute fréquence » (*Soc. Sc. méd. de Lyon*, 13 mai 1901 ; *Lyon Méd.*, 1901, t. I, p. 556).

BENNATI. — « Alopecia totale del capillizio guarica colla galvanizzatione » (*Ac. di Sc. méd. e natur. in Ferrara*, 30 mai 1901).

FORGEAS DE LA MOTHE. — *Hypotonie organique dans la pelade : effets thérapeutiques du massage*, thèse de Paris, 15 juill. 1901.

HALLOPEAU et VILLARET. — « Traitement d'un cas de pelade décalvante par les frictions avec le pétrole » (*S. f. D.*, juill. 1901 ; p. 665).

BUTTE. — « Traitement de la pelade et des teignes par le collodion iodé » (*Annales de Thérap. dermat. et syph.*, 5 nov. 1901, p. 457).

RILLE. — « Alopecia areata » (*Wissenschaftliche Aerztegesells, in Innsfrach.*, 15 fév. 1902 ; *Wien. Kl. Woch.*, 21 août 1902, p. 880).

HEIDINGSFIELD. — « The X ray. and trikresol in alopecia areata. Cincinnati » (*Lancet clin.*, 20 sept. 1902).

SCHMIDT. — « Einiche Versuche betreflend den Einfluss des Lichtes auf das Wachsum der Haare und seine therapeutische Anwendung bei der Alopecia areata » (*A. f. D.*, oct. 1902, t. 62, p. 329).

BIALOBJESKY. — « Le phosphore dans le traitement de la pelade » (en russe). (*Med. Obozr.*, 1902, t. 57).

LUSK. — « On treatment of alopecia areata and report of case » (*A. J. of D.*, juill. 1904, p. 156).

KROMAYER. — « Behandlung und Heilung der Alopecia areata durch direckte Bestrahlung mit kaltem Eisenlicht » (*Deutsche medic. Wochens.*, 1904, p. 295).

KROMAYER. — « Resultate der licht behandlung bei Alopecia areata » (*M. f. p. D.*, 1er juill. 1905, p. 1).

NICOLAS et FAVRE. — « Un cas de traitement de la pelade par la congestion passive du cuir chevelu au moyen d'une bande élastique » (*Soc. des Sciences méd. de Lyon*, 29 nov. 1905 ; *Lyon Médical*, 31 déc. 1905, p. 1097).

VASSILIDÈS. — « Le traitement de la pelade par les courants de haute fréquence » (*Archives d'Electr. méd.*, 10 fév. 1906).

BENDER. — « Zur Röntgentherapie der Alopecia areata » (*D. Z.*, mars 1906, p. 175).

BORDET. — « Pelade infantile rebelle traitée par la haute fréquence » (*Assoc. franç. p. l'avanc. des Sciences*, 1907; *C. R. du Cong. de Reims*, p. 388).

SORRENTINO. — « Fototerapia nell' area belsi » (*Nona reunione della Soc. dermat. ital.*, Rome, 18-21 déc. 1907 ; *G. I. M. V.*, 1908, fasc. 2, p. 269).

BAYET. — « Traitement de la pelade par le rayonnement » (*Journ. Méd. de Bruxelles*, 1908, n° 39, p. 617).

SABOURAUD. — « De l'acide phosphorique officinal dans le traitement interne des peladiques » (*La Clinique*, 21 août 1908, p. 538).

MAC INERNEY. — « Formaldehyde in alopecia areata » (*Brit. med. Journ.*, London, 25 janv. 1908, p. 203).

TROISFONTAINES. — « Traitement de la pelade par la stase veineuse » (*B. S. f. D.*, 2 juill. 1908, p. 273).

BERING. — « Die behandlung der Hautkrankheiten mit Licht (Alopecia areata, Rosacen, Nævus telangiectodes, etc...) » (*80 Versammlung Deutscher Naturforscher und Aertze in Köln*, 23 sept. 1908 ; *D. Z.*, nov. 1908, p. 699).

HEIN. — « Alopecia totalis nach Finsen behandelt » (*Breslauer dermat. Vereinigung*, 17 oct. 1908; *D. b.*, nov. 1908, p. 61).

CHICOTOT. — « Pelade généralisée et rebelle, traitée et guérie par les courants de haute fréquence et les rayons X » (*Bull. Acad. de méd.*, 2 mars 1909, p. 266).

BERGMANN. — « Alopécie en aire : résultat du traitement par les rayons ultra-violets » (*Soc. Dermat. Stockholm*, 24 mars 1909).

JOACHIM. — « Ueber Behandlung der Alopecia mit ultravioletta Strahlen » (*Deutsche mediz. Woch.*, 1909, n° 19).

HODARA. — « Therapeutische Bemerkungen zur Behandlung der Trichophytiasis, der Alopecia areata, des lupus erythematosus und der impetigo contagiosa » (*M. f. h. D.*, 1er juin 1919, p. 508).

SANDMANN und BJERRE. — « Alopécie en aire. Traitement par l'hypnotisme » (*Société de Derm. de Stockholm*, 25 fév. 1909).

JACKSON. — « Notes on the treatment of alopecia areata and dermatitis exfoliativa » (*Transact. of the Amer. Dermat. Assoc.*, Philadelphie, 3-5 juin 1909, p. 31).

ULLMANN. — « Fall von alopecia areata durch Röntgenbestrahlungsheilt » (*W. D. G.*, 1er déc. 1909; *A. S. D.*, avril 1910, p. 378).

MARQUÈS. — « Traitement de la pelade par l'ion zinc » (*Arch. d'Elect. méd.*,, 10 janv. 1912).

SABATIÉ. — « Traitement de la pelade » (*Progrès Médical*, 29 juin 1912, p. 328).

PLICQUE. — « Le traitement des alopécies » (*Bulletin Médical*, 19 oct. 1912, p. 927).

SABOURAUD. — « De l'acide phosphorique officinal dans le traitement interne des peladiques » (*Entretiens dermatologiques à l'Ecole Lailler*. O. Doin, éd., 1913, p. 138).

MIBELLI. — *Atti della quindicesima reunione della Soc. ital. di Dermat.*, déc. 1913; *G. J. M. V.*, mai 1914, p. 434).

FOX. — « The treatment of alopecia areata with quartz lamps (Kromayer and Alipine) » (*Medical Record*, 27 nov. 1920, p. 895).

SABOURAUD. — « Sur le traitement de la pelade » (*Presse Médicale*, 4 déc. 1920, p. 875).

PAUTRIER. — « L'huile soufrée en dermatologie (psoriasis), pelade, acnés » (*Bull. et Mém. de la Soc. méd. des Hôp. de Paris*, 21 mai 1921, p. 401).

LÉVY-FRANCKEL, COTTENOT et JUSTER. — « Résultats obtenus dans les pelades rebelles par la radiothérapie et la galvanothérapie de la région thyroïdienne » (*B. Soc. fr. Derm.*, 9 nov. 1922, p. 314).

SAVINI. — « Contributo al trattamento dell' alopecia » (*Riforma med.*, 29 janv. 1923, p. 103).

SABOURAUD. — « Regrar geraes do tratamento da pellada » (*A Medicina hodierna*, fév. 1923).

FOX. — « Alopecia totalis success fully treated with the quartz lamps » (*N.-Y. derm. Soc.*, 23 oct. 1923).

DARIER. — « Cas de pelade décalvante avec canitie guéri par la médication thyroïdienne » (*B. S. F. D.*, 10 juill. 1924, p. 368).

SABOURAUD. — « Quelques règles à suivre dans le traitement de la pelade » (*Médecine*, nov. 1924, p. 108).

LORTAT-JACOB. — « Traitement de la pelade par la cryothérapie » (*Progrès Méd.*, 1925, n° 24, p. 901).

BIZARD. — « Traitement de la pelade par les rayons ultra-violets » (*B. S. F. D.*, 12 fév. 1925, p. 32).

BONJOUR. — « L'influence de la suggestion dans quatre cas de pelade » (*Presse Médicale*, 16 déc. 1925, p. 1659).

WERTHEIMER. — « A clinical note on the tricresol in the treatment of alopecia areata » (*Urol. and cutan. Review*, vol. XXXI, nov. 1927, p. 709).

ALINAT et BERGÈS. — « Sur un cas de pelade décalvante réfractaire au traitement usuel et guérison par les U.-V. » (*Arch. Soc. des Sciences méd. et biol. de Montpellier*, IX, fasc. 2, fév. 1928, p. 89).

TABLE DES MATIÈRES

DEUXIÈME PARTIE

Etude microscopique

TROISIÈME PARTIE

Les concomitances morbides et les grandes hérédités chez le peladique

QUATRIÈME PARTIE

Les causes invoquées par le malade lui-même

CINQUIÈME PARTIE

Recherches sur l'origine endocrinienne et sympathique de la pelade

NIORT. — IMP. TH. MARTIN.

MASSON ET Cie, ÉDITEURS
120, BOULEVARD SAINT-GERMAIN, PARIS

Première partie

RÉCENTS OUVRAGES

Ouvrages de fonds
Monographies

(A l'exception des volumes faisant partie des traités et des collections qui constituent la *Deuxième partie* de ce catalogue : *Page 29.*)

Pr. D. — 438. *

Atlas de
Radiographie Osseuse

I. — SQUELETTE NORMAL

PAR

G. Haret. A. Dariaux — Electro-radiologistes des hôpitaux de Paris.

Jean Quénu — Professeur agrégé à la Faculté de Médecine, Médecin des hôpitaux.

avec la collaboration de H.-P. Chatellier
Oto-rhino-laryngologiste des hôpitaux.

PRÉFACE DU PROFESSEUR PIERRE DUVAL

(1927). Un volume in-4 (25×32) de 132 pages avec 123 figures et 123 schémas, relié toile, fers spéciaux. . . . . **160 fr.**

CET ouvrage est une nouveauté dans la littérature médicale française. C'est un atlas de radiographie osseuse, *normale*, réalisé en collaboration par un chirurgien et deux radiographes expérimentés; il est destiné à servir d'instrument de travail à tous ceux qui ont besoin d'interpréter une radiographie, depuis l'étudiant jusqu'au clinicien.

On y trouvera toutes les images utiles : toutes les parties du squelette ont été reproduites, de face, de profil, de 3/4 et sous les angles où l'on peut pratiquement examiner un organe.

Les 65 premières images concernent *l'adulte*, les 60 dernières concernent *l'enfant* pris depuis la période fœtale (*in situ*) jusqu'à l'âge de 16 ans.

En face de chaque document a été publié *un schéma établi sous une forme nouvelle*; ce schéma, en effet, a été dessiné sur une seconde radiographie identique à la première et reproduite à la même échelle. Les notations anatomiques ont été portées sur cette seconde image, de sorte que le lecteur embrasse d'un coup d'œil : la radiographie, le schéma analytique et son commentaire anatomique, sans qu'il ait à feuilleter le livre ou même à se reporter de l'image à la légende.

DANS LA MÊME SÉRIE (En Préparation)

II. — Système osseux pathologique.

Luxations, Fractures, Affections acquises, Malformations.

Radiologie clinique
du Tube Digestif

publié sous la direction de MM. :
PIERRE DUVAL, J.-CH. ROUX, H. BÉCLÈRE

I. — ESTOMAC ET DUODÉNUM

PAR

Pierre Duval

Jean-Charles Roux *Henri Béclère*

(1928). Un volume in-4 (25×32) de 340 pages contenant 400 radiographies et 432 schémas inédits, relié toile, fers spéciaux. **250 fr.**

Relié en deux volumes pour expédition à l'étranger : 265 fr.

CE LIVRE est le premier du genre. A une exigence nouvelle de la pratique, il apporte un type nouveau de publication : c'est un *Traité clinique* de Radiographie.

Pour répondre au double but que suppose un tel programme : — il groupe 400 radiographies inédites d'affections de l'estomac et du duodénum.

— il donne de chacune un double commentaire : des dessins schématiques explicatifs et une description *médicale* détaillée, — description contrôlée *dans chaque cas* par un résultat opératoire *réel* ou par un traitement médical suivi et prolongé.

— il classe enfin ces images selon un plan qui permet de situer chaque cas concret à sa place dans la Pathologie.

Ce livre, *dans ses 340 pages in-quarto*, contient, à côté des « images », et pour chacune d'elles, *l'étude clinique* des affections qu'elles révèlent; cet exposé de clinique séméiologique a été présenté avec une richesse de développement inédite encore dans un livre de diagnostic radiologique.

DANS LA MÊME SÉRIE (*Sous Presse*)

II. — Œsophage, Intestin, Foie et Pancréas

par MM. J. GATELLIER, F. MOUTIER et P. PORCHER

F. Lejars

Professeur de Clinique chirurgicale à la Faculté de Médecine de Paris,
Chirurgien de l'Hôpital Saint-Antoine,
Membre de l'Académie de Médecine.

Exploration Clinique

et diagnostic chirurgical

2e *Édition refondue* (1927). Un volume de 912 pages avec 1054 photographies et dessins originaux, broché. . . . . 100 fr.
Relié toile. . . . . 120 fr.

Pour établir cliniquement un diagnostic, il faut deux opérations distinctes mais connexes ; d'abord la *recherche des signes physiques*, l'exploration, opération sensorielle qui nécessite une technique réglée et un entraînement progressif, puis l'*interprétation rationnelle des signes recueillis*, opération intellectuelle qui suppose des connaissances étudiées en pathologie.

« Devant telle ou telle affection régionale, dit le Professeur Lejars dans sa préface, *à quoi penser ? comment explorer ?* Je répéterai maintes fois ces deux appels qui traduisent au mieux l'idée qui m'a conduit. »

Il faut que le médecin — que tout médecin — sache regarder, palper, percuter, mobiliser, explorer, pour tout dire.

C'est cette technique qui est *figurée et décrite* dans ce bel ouvrage : *figurée* par des photographies abondantes, inédites, *décrite* dans un style concis qu'ont su apprécier les médecins du monde entier pour lesquels « La Chirurgie d'urgence » du Professeur Lejars a toujours été le guide sûr et indispensable.

F. Lejars

Traité de Chirurgie d'urgence

8e *Édition* (1921). 2e *tirage* (1925). Un volume de 1120 pages avec 1100 figures et 20 planches, broché. . . . . 140 fr.
Relié toile, en 2 volumes. . . . . 175 fr.

Ce traité est universellement connu par ses nombreuses éditions françaises et par ses traductions en six langues étrangères. L'auteur y analyse et y expose d'un point de vue hautement critique tout ce qu'un médecin doit savoir de la chirurgie.

Henri Hartmann

Professeur de Clinique Chirurgicale à la Faculté de Médecine de Paris.

Chirurgie de l'Estomac et du duodénum

Avec la collaboration de M. Boppe, M. Renaud, R. Soupault, M. Breton, H. Welti, Brouet, A. Bergeret.

2e *Partie* (1928). Un volume de 340 pages avec 142 figures. **60 fr.**

Cette septième série des Travaux de Chirurgie du Professeur Hartmann contient des mémoires écrits soit par lui, soit par ses collaborateurs, en utilisant les matériaux recueillis dans sa clinique. Elle fait suite à la précédente et complète l'exposé d'une série de points de chirurgie gastrique. La pathologie du duodénum se rapprochant par bien des points de celle de l'estomac, l'auteur a adjoint aux articles traitant uniquement de la chirurgie gastrique plusieurs mémoires sur les lésions duodénales.

Chirurgie de l'Estomac

1re *Partie* (1926). Un volume de 336 pages avec 115 figures. **52 fr.**

A. Gosset

Professeur de Clinique chirurgicale à la Faculté de Médecine de Paris.

Travaux de la Clinique chirurgicale et du Centre anticancéreux de la Salpêtrière

Deuxième série (1927). Un volume de 275 pages avec 143 fig. **65 fr.**

(Ouvrage publié en collaboration.)

I. Organisation et fonctionnement de la clinique chirurgicale et du centre anticancéreux de la Salpêtrière. — II. Traitement chirurgical du cancer du sein. — III. L'exérèse en deux temps des tumeurs du côlon droit. — IV. De la Dégastro-entérostomisation. — V. « Vésicule fraise » trente-huit observations. — VI. A propos de 24.000 anesthésies générales. — VII. Résultats thérapeutiques obtenus dans 75 cas de cancers cervico-utérins par l'association du radium et de la chirurgie. — VIII. Recherches anatomiques et bactériologiques sur le cancer des plantes. — IX. Traitement chirurgical des adénopathies cancéreuses du cou. Technique des évidements ganglionnaires. — X. La rectite chronique hémorragique et purulente.

P. Lecène
Professeur à la Faculté de Médecine de Paris.

R. Leriche
Professeur à la Faculté de Médecine de Strasbourg.

Thérapeutique Chirurgicale

OUVRAGE COMPLET EN TROIS VOLUMES

TOME I. — *Généralités. — Membres*, par R. LERICHE. 644 pages.
TOME II. — *Tête, Bouche, Cou, Thorax, Glande mammaire*, par P. LECÈNE; *Rachis, Bassin*, par R. LERICHE; *Nez, Oreilles, Larynx*, par F. LEMAITRE. 508 pages.
TOME III. — *Abdomen et Organes Génito-Urinaires*, par P. LECÈNE, 646 pages.

(1926). Prix de chaque volume. Broché. . . . . 62 fr.
Prix de chaque volume. Relié toile, fers spéciaux . . . . . . 75 fr.

OUVRAGE de conception entièrement nouvelle : 1° Indications du traitement chirurgical; 2 Réalisation de ces indications; 3° Résultats que donné l'acte chirurgical exécuté.

Ces trois volumes constituent une œuvre de haute valeur scientifique et pratique, parce qu'elle n'est point une compilation atone de thérapeutiques diverses, au milieu desquelles le lecteur reste hésitant dans le choix du meilleur traitement ou de la meilleure opération à appliquer : MM. Lecène et Leriche donnent, en effet, pour chaque question, leur opinion personnelle. Et quand on sait que celle-ci repose sur une documentation faite de la connaissance de tout ce que la littérature chirurgicale mondiale a publié d'essentiel; que tout cela a été passé au crible d'une critique judicieuse et pénétrante, basée sur une expérience clinique, anatomo-pat ologique et expérimentale très étendue, on comprend la valeur de ce traité.

J. Leveuf
Chirurgien des hôpitaux.

Ch. Girode
Chirurgien des hôpitaux.

Le Traitement des Fractures du Col du Fémur

par la méthode du Professeur Delbet

(1927). Un volume de 148 pages avec 164 figures (*Annales de la Clinique chirurgicale* du Professeur PIERRE DELBET). . . . . 30 fr.

Pierre Delbet
Professeur de clinique chirurgicale
à la Faculté de Médecine de Paris.

Mendaro
Assistant étranger à la clinique
du professeur Delbet.

Les Cancers du Sein

(1927). Un volume de 346 pages avec 238 figures et 4 planches hors texte en couleurs. . . . . 50 fr.

L'HISTOLOGIE permet d'établir le pronostic d'un grand nombre de cancers du sein. A la base de ce travail est la revision de toutes les préparations de tumeurs du sein du laboratoire du professeur P. Delbet avec notation de toutes les particularités intéressantes et la recherche des anciennes opérées; puis le collationnement des faits cliniques et des faits microscopiques.

Étude histologique générale. — Classification morphologique des tumeurs du sein. — Classification physiologique. — Pathogénie, Etiologie. — Symptomatologie. — Diagnostic. — Statistique générale. — Evolution des principales variétés des cancers. — Curage du creux susclaviculaire. — Opérabilité. — Opérations pour récidive. — Technique opératoire. — Thérapeutique non opératoire.

Marc Iselin
Ancien Interne des Hôpitaux.

Plaies et Maladies infectieuses des mains

(1928). Un volume de 218 pages avec 66 figures. . . . . . 30 fr.

Préface de Ch. LENORMANT,
Professeur agrégé à la Faculté de Médecine de Paris.

LE traitement des lésions de la main est toujours délicat; il peut entraîner à des interventions difficiles, et comme il est matériellement impossible que toutes les plaies des mains soient traitées par des chirurgiens spécialisés, il faut instruire les médecins pour les mettre tous à même de soigner les plaies et les traumatismes des doigts.

Tous peuvent avoir à donner les premiers soins, faire le premier pansement dont dépend souvent l'évolution de la plaie, tous doivent savoir inciser correctement un panaris de la gaine ou un phlegmon de la main.

La thérapeutique des infections des mains a fait de grands progrès grâce aux perfectionnements de la technique chirurgicale, à l'emploi de procédés nouveaux pour la réparation ou la greffe des tendons, aux tentatives ingénieuses faites pour pallier aux mutilations de la main.

Le mérite de ce livre est précisément de faire connaître à tous les médecins à la fois les données nouvelles et la pratique mûrie par l'expérience

G. Marion

Professeur agrégé à la Faculté de Médecine de Paris,
Chirurgien du Service Civiale (Hôpital Lariboisière).

Traité d'Urologie

2e *Édition refondue* (1928). Deux volumes formant ensemble 1192 pages avec 482 figures et 31 planches hors texte en couleurs, reliés toile, fers spéciaux. . . . . 200 fr.

C'EST un exposé de tout ce qui touche à l'Urologie présenté d'une façon essentiellement pratique.

Il comprend : 1° *Une description de l'anatomie* macroscopique et microscopique des organes urinaires.

2° Un chapitre sur les *diverses méthodes d'exploration*, y compris la technique des Examens de laboratoire chimiques et bactériologiques — dont l'importance est si grande en urologie.

3° Une étude des grands symptômes urinaires et leur signification : ce chapitre de *sémiologie* générale que l'auteur considère comme la base des maladies des voies urinaires constitue avec le précédent un véritable Traité de diagnostic urologique.

4° *La pathologie* des affections de l'appareil urinaire tient naturellement la plus grande place avec pour chacune d'elles un exposé sur l'étiologie, l'anatomie pathologique, les symptômes, le diagnostic, le pronostic et le traitement.

5° La partie *thérapeutique* est exposée de la même manière éminemment pratique et répond à cette nécessité de tout ouvrage de spécialité d'être à la fois médico-chirurgical. On y trouvera d'abord un *formulaire urologique* avec renseignements précis sur les médications, les régimes et modèles d'ordonnance pour les principales affections chirurgicales du rein, de la vessie et de la prostate, formulaire qui sera très apprécié des praticiens.

6° Mais c'est surtout la *technique opératoire* urologique qui constitue la partie la plus originale et la plus personnelle de l'ouvrage.

L'auteur ne décrit qu'une seule technique pour chaque opération : celle que l'expérience lui a montré être la meilleure, celle dont le lecteur doit attendre le plus sûrement des résultats aussi satisfaisants que possible.

Toutes les interventions pratiquées sur l'appareil urinaire y sont décrites.

Cette partie de technique est complétée par l'étude des *explorations instrumentales* (cystoscopie, cathétérisme urétéral, urétroscopie, étincelage) ; les indications, l'étude des résultats, trouvent leur place dans les chapitres précédents.

Gaston Cotte

Professeur agrégé à la Faculté de Médecine de Lyon,
Chirurgien des Hôpitaux.

Les Troubles fonctionnels de l'Appareil génital de la Femme

ÉTUDE PHYSIOLOGIQUE, CLINIQUE ET THÉRAPEUTIQUE

(1927). Un volume de 570 pages avec 117 figures. . . . . . 60 fr.

Après avoir donné un court aperçu sur le cycle sexuel des Mammifères, l'auteur dans une série de chapitres étudie *la menstruation et ses troubles, la copulation, le sens génital et leurs troubles :* dyspareunies, vaginisme, hyperexcitation génitale et frigidité ; *la fécondation de l'ovule, la nidation de l'œuf* et la stérilité de la femme qui en est le corollaire. Il étudie ensuite *les sécrétions de l'appareil génital et leurs troubles :* écoulements d'origine tubaire, utérine, vaginale et vestibulaire. A propos de la *circulation sanguine de l'appareil génital*, il décrit la congestion utéro-annexielle sous ses différents aspects. Après quelques rappels anatomiques sur *l'innervation de l'appareil génital*, il consacre de très bonnes pages à la dysménorrhée et aux autres syndromes sensitifs de la sphère génitale : névralgies pelviennes, prurit vulvaire, coccygodynie. Dans un dernier chapitre enfin réservé aux *insuffisances ovariennes et aux troubles consécutifs à la castration*, il montre ce qu'on est en droit d'attendre aujourd'hui d'une opothérapie bien comprise et des greffes chirurgicales.

Claude Béclère

Interne des Hôpitaux de Paris.

L'Exploration radiologique en gynécologie

TECHNIQUE — RÉSULTATS

Ouvrage couronné par l'Académie de Médecine

(1928). Un volume de 176 pages avec 61 figures . . . . . . 45 fr.

En opacifiant les cavités de l'utérus et des trompes on rend plus précis le diagnostic gynécologique. Or un diagnostic gynécologique précis devient maintenant d'autant plus nécessaire que les moyens thérapeutiques se sont perfectionnés. L'auteur de cet ouvrage montre que l'injection de lipiodol dans la cavité utérine, n'est ni douloureuse ni dangereuse et n'a d'inconvénients qu'en des mains inexpertes. Elle a en plus l'avantage de laisser un document que l'on peut voir et consulter.

Le présent ouvrage met parfaitement au point cette question toute nouvelle et laisse pressentir les progrès à venir.

M. Chiray
Professeur agrégé à la Faculté de Paris,
Médecin des Hôpitaux.

I. Pavel
Assistant Universitaire
à la Faculté de Bucarest.

La Vésicule biliaire

ANATOMIE, PHYSIOLOGIE, SÉMIOLOGIE PATHOLOGIE, THÉRAPEUTIQUE

avec un exposé de la Radiologie vésiculaire
par A. LOMON, Électro-radiologiste des hôpitaux de Paris.

(1927). Un volume de 568 pages avec 158 figures et 4 planches en couleurs. . . . . 70 fr.

MONOGRAPHIE complète de la vésicule biliaire. Après un exposé d'anatomo-physiologie, on y trouvera développés : *Les méthodes d'examen* (Épreuves de l'excrétion vésiculaire provoquée. Radiologie de la vésicule). *Les syndromes vésiculaires. La pathologie vésiculaire.* Enfin *des considérations thérapeutiques tant médicales que chirurgicales.*

Le travail des auteurs ne s'est pas limité aux travaux principaux, on trouvera à leur place maints documents intéressants, maints faits cliniques qui n'avaient pas été groupés jusqu'à présent.

Les auteurs ont donné une large extension à l'exposé des méthodes nouvelles employées pour l'exploration vésiculaire.

Henri Mondor
Professeur agrégé à la Faculté de Médecine de Paris,
Chirurgien des Hôpitaux.

Les Arthrites Gonococciques

(1928). Un volume de 528 pages avec 121 figures. . . . . 70 fr.

C'EST la première étude de cette ampleur sur une question dont l'importance sera certainement de plus en plus confirmée.

L'auteur n'a pas seulement réuni ses recherches personnelles sur la bactériologie et la variété des lésions anatomiques, sur les ostéoarthrites gonococciques, sur les coxites si redoutables et si souvent méconnues, sur les résultats des traitements médicaux et chirurgicaux. Il a voulu que tous les éléments du problème clinique et toutes les difficultés de la thérapeutique fussent mis sous les yeux du praticien.

La thérapeutique est le chapitre le plus étendu : tous les traitements ont leur technique décrite et leurs résultats jugés ou discutés.

Ce livre a été écrit pour le chirurgien et surtout pour le médecin à qui revient le mérite du diagnostic fait à temps ou sur qui pèsent les terribles responsabilités d'une découverte retardée.

Ch. Achard.

Professeur de Clinique médicale à la Faculté de Médecine de Paris.

Clinique Médicale de l'Hôpital Beaujon

Troisième Série (1928). Un volume de 326 pages avec 34 figures. **32** fr.

Ces cliniques sont basées à la fois sur l'examen du malade et sur l'utilisation de toutes les ressources du laboratoire afin d'établir le diagnostic; les sujets en sont variés, tous intéressants par quelque épreuve biologique nouvelle, par quelques aperçus de pathologie générale ou par quelques progrès thérapeutiques.

Pour chaque sujet choisi, la leçon clinique débute par une observation minutieuse, par un diagnostic longuement discuté, puis l'étiologie, l'anatomie pathologique, les épreuves biologiques et la thérapeutique sont étudiées en détail.

J. A. Sicard

Professeur à la Faculté de Médecine de Paris,
Médecin de l'Hôpital Necker.

J. Forestier

(d'Aix-les-Bains)
Ancien interne des Hôpitaux de Paris.

Diagnostic et Thérapeutique par le Lipiodol

CLINIQUE ET RADIOLOGIE

(1928). Un volume de 372 pages avec 49 figures . . . . . . **50 fr.**

Cette méthode, proposée par l'auteur il y a sept ans, a reçu tant en France qu'à l'Étranger, l'accueil le plus favorable, grâce à son *innocuité*, à sa *facilité d'emploi* et à la netteté de sa lecture radiologique.

Il n'est pas de cavité physiologique ou pathologique de l'organisme, où on n'ait songé à l'utiliser; il n'est pas d'interrogation qu'on lui ait demandé et qui soit restée sans réponse.

Si le lipiododiagnostic a retenu surtout l'attention des neurologistes et des spécialistes de la pathologie pulmonaire, les gynécologistes, les rhinologistes et les urologistes ont montré également toute la valeur localisatrice des injections lipiodolées et les certitudes apportées par elle à la clinique.

Ce n'est pas seulement par la grande précision de ses indications topographiques que le procédé de l'huile iodée a rallié les suffrages; il a su encore faire œuvre utile en thérapeutique.

L. Hugounenq
Professeur
à la Faculté de Médecine de Lyon.

G. Florence
Professeur agrégé
à la Faculté de Médecine de Lyon.

Principes de Pharmacodynamie

CONSTITUTIONS CHIMIQUES PROPRIÉTÉS PHYSIOLOGIQUES

(1928). Un volume de 392 pages. . . . . 40 fr.

Les auteurs exposent la structure moléculaire des composés organiques doués de propriétés pharmacodynamiques et les rapports unissant cette structure aux actions de ces médicaments.

Cet ouvrage rendra les plus grands services aux chimistes, aux pharmaciens et aux biologistes. Rédigé dans une langue très claire et suivant un plan rigoureux, il rend accessible aux médecins un sujet très spécial dont les éléments ne pouvaient être trouvés jusqu'ici que dans une littérature dispersée ou dans quelques ouvrages étrangers.

André Philibert
Professeur agrégé de Bactériologie,
Chef des travaux pratiques de Bactériologie à la Faculté de Médecine de Paris.

Manuel de Bactériologie Médicale

(1928). Un volume de 552 pages avec 21 planches hors texte en couleurs (120 figures). Broché. . . . . 45 fr.
Cartonné . . . . 55 fr.

I. — Le médecin a besoin de connaître les ressources que lui offre la bactériologie pour aider son *diagnostic* clinique. C'est donc à l'étude des méthodes de diagnostic qu'est consacrée la première partie de l'ouvrage.

II. — La deuxième partie est consacrée à la description de chaque microbe pathogène de l'homme. Dans cette description, l'auteur s'est placé au point de vue de la biologie pathogène, en mettant au premier plan les caractères essentiels de la maladie provoquée, au point de vue anatomique et physiologique, ne gardant de la « botanique » pure que ce qui est indispensable pour déterminer l'espèce.

III. — La troisième partie traite des questions générales. Les grands processus, tels que la défense, l'immunité, l'anaphylaxie, etc... y sont exposés brièvement, avec le souci de montrer que ces processus sont variés, particuliers à chaque groupe de microbes, corollaires de leur biologie.

Marcel Labbé
Prof. à la Faculté de Médecine de Paris.

F. Nepveux
Chef de Laboratoire à la Faculté de Paris.

Acidose et Alcalose

PHYSIOLOGIE, PATHOLOGIE, THÉRAPEUTIQUE

(1928). Un volume de 304 pages . . . . 30 fr.

Dans les organismes vivants, il existe un équilibre remarquable entre les acides et les bases. Le sang, les humeurs, et la plupart des cellules offrent une réaction légèrement alcaline. Le *pH* qui mesure cette réaction est d'une grande constance : ses variations autour du chiffre moyen sont, à l'état physiologique, de très petite amplitude.

L'acidose et l'alcalose sont provoqués par une modification du mécanisme régulateur si sensible qui maintient l'équilibre acido-basique.

On trouvera dans ce livre une étude complète des états d'acidose ou d'alcalose qui s'installent dans l'organisme au cours des états pathologiques.

Marcel Labbé
Prof. à la Faculté de Médecine de Paris.

P.-L. Violle
Chef de Laboratoire à la Faculté de Paris.

Métabolisme de l'eau

ŒDÈMES — DIURÈSE — THÉRAPEUTIQUES HYDRIQUES

(1927). Un volume de 256 pages. . . . . 28 fr.

I. L'eau dans l'organisme. — II. Les œdèmes. — III. Les éliminations aqueuses. Les facteurs rénaux et extra-rénaux de la diurèse. — IV. Les épreuves de polyurie provoquée et l'épreuve de la diurèse fractionnée. — V. Etude de l'élimination urinaire de l'eau dans des cas pathologiques. — VI. Influence des boissons sur le métabolisme. Régimes de boissons. — VII. Diurèse hydrominérale. — VIII. La thérapeutique hydrique.

A-C. Guillaume

Les Radiations lumineuses en Physiologie et Thérapeutique

DE L'INFRA-ROUGE A L'INFRA-VIOLET

(1927). Un volume de 516 pages avec 17 figures. . . . . . 40 fr.

Ce qu'il importe avant tout de savoir c'est le pourquoi des modes d'action des radiations, leurs effets physiologiques et pathologiques.

Les radiations lumineuses ont-elles cette efficacité qu'on leur attribue? Quels peuvent être leurs inconvénients ? C'est ce que dit l'auteur dans cet ouvrage *qui dépasse* le cadre d'une simple étude de l'actinothérapie.

A. Martinet

Diagnostic Clinique

EXAMENS ET SYMPTOMES

avec la collaboration des Docteurs DESFOSSES,
G. LAURENS, Léon MEUNIER, LUTIER, SAINT-CÈNE, TERSON

5e *Édition* (1925). Un volume de 1042 pages avec 892 figures, broché. **95** fr.; relié toile . . . . **110** fr.

La première partie apprend à examiner le malade : selon qu'il se présente avec tel symptôme, il faut savoir l'interroger, le palper, l'ausculter, rechercher ses réflexes, analyser ses urines, examiner ses crachats, etc. Une illustration abondante et, pour certains chapitres, entièrement originale, permet à cette démonstration d'être à la fois brève et claire.

La seconde partie passe successivement en revue tous les symptômes que rencontre la clinique.

En 55 chapitres, vivants, concrets et écrits en vue d'éclairer le diagnostic, sont étudiés tous les symptômes sous la forme où ils peuvent s'observer.

Tel qu'il est, cet ouvrage constitue un dictionnaire de médecine pratique où seraient contenues toutes les données utiles pour découvrir le mal « derrière le malade » et permettre d'instituer un traitement.

A. Martinet

Thérapeutique Clinique

avec la collaboration des Docteurs
DESFOSSES, G. LAURENS, Léon MEUNIER, LOMON, LUTIER
MARTINGAY, MOUGEOT, POIX, SAINT-CÈNE, SÉGARD et TERSON

3e *Édition* (1926). Un volume de 1510 pages avec 310 figures, broché. **130** fr ; relié toile en 1 volume. . . . . . . **150** fr.
Relié toile en 2 volumes. . . . . **165** fr.

La première partie : *Agents thérapeutiques* apprend à connaître les armes chimiques, alimentaires, physiques, psychiques, dont le thérapeute dispose dans sa lutte contre la maladie.

La thérapeutique actuelle exige la mise en œuvre de *techniques thérapeutiques médicales*, qui font l'objet de la deuxième partie (injections intraveineuses, thoracentèse, empyème, ponction lombaire, etc...

Par la troisième partie : *Thérapeutique des symptômes*, ce volume s'apparente plus étroitement encore au *Diagnostic clinique*. La quatrième partie, enfin, est consacrée à la *Thérapeutique des maladies*.

Pr. D. — 438.

L. Brocq

Cliniques Dermatologiques

Première série (1924). Un volume de 740 pages avec 54 figures. **100 fr.**

Deuxième série (1927). Un volume de 660 pages avec figures . **70 fr.**

Le Docteur Brocq avait déjà publié, dans une première série de cliniques, ses principales leçons professées au lit du malade : il les complète par un second volume. Avec ce nouveau livre qui, sur 58 cliniques, en contient 37 inédites on aura une idée exacte des principaux travaux dermatologiques de l'auteur et de l'influence qu'ils ont pu exercer dans la spécialité.

Paul Ravaut

Médecin de l'Hôpital Saint-Louis.

Syphilis — Paludisme — Amibiase

NOTES DE THÉRAPEUTIQUE PRATIQUE

3e *Édition* (1927). Un volume de 284 pages. . . . . **22 fr.**

Syphilis : inconvénients du traitement purement arsenical, avantages des cures mixtes arsenico-mercurielles et arsenico-bismuthiques, étude sur la thérapeutique par les sels de bismuth et sur les traitements par la voie buccale. — *Paludisme* : l'auteur schématise nettement les divers modes de traitement par la quinine et les sels arsenicaux. — *Amibiase* : description des formes torpides et importance du traitement d'épreuve efficace dans nombre d'affections intestinales chroniques dont il n'est pas toujours aisé de prouver la nature amibienne.

H. Grenet — Médecin de l'Hôpital Bretonneau.

R. Levent — Ancien Interne des Hôpitaux de Paris.

L. Pellissier — Interne des Hôpitaux de Paris.

Les Syphilis viscérales tardives

(1927). Un volume de 378 pages. . . . . **32 fr.**

Travail clinique et critique. Exposé des notions acquises et discussion des interprétations. Les auteurs mettent en évidence le rôle réel de la syphilis dans les affections viscérales chroniques, rôle tantôt capital et tantôt plus restreint que ne l'admettent certains auteurs.

J. Darier

Médecin honoraire de l'hôpital Saint-Louis.

Précis de Dermatologie

4e Édition (1928.) Un volume de 1102 pages avec 120 figures.

Broché . . . . 85 fr. ; Cartonné toile . . . . . . 100 fr.

(Collection de Précis Médicaux)

Ce livre est à la fois un traité de dermatologie, œuvre d'un spécialiste expérimenté, et à la fois un traité didactique des maladies de la peau d'une remarquable précision, éclairé des lumières de la pathologie générale.

L'Étude morphologique de l'affection cutanée est la première étape du diagnostic ; l'auteur prend comme point de départ la lésion élémentaire dont les différentes manifestations constituent l'éruption ; si la dermatose ne se manifeste pas par une éruption, il caractérise l'état morbide et choisit ainsi un certain nombre de formes dermatologiques élémentaires et signale les lésions anatomiques spéciales qu'elles traduisent.

La deuxième partie est consacrée à l'étude des maladies de la peau proprement dites, des entités morbides à étiologie définie, classées suivant la nature de leur cause, avec pour chacune d'elles le diagnostic et le traitement.

Un mémento thérapeutique comprenant des formules toutes expérimentées à l'hôpital ou en clientèle termine cet ouvrage.

R. Sabouraud

Directeur du Laboratoire municipal de la Ville de Paris à l'Hôpital Saint-Louis.

MALADIES DU CUIR CHEVELU

Pyodermites et Eczémas

(1928). Un volume de 284 pages avec 149 figures . . . . . . 60 fr.

Consacré aux maladies suppuratives et exsudatives du cuir chevelu, cet ouvrage comprend à lui seul une grosse partie de la Dermatologie élémentaire. Le docteur Sabouraud y expose le résultat de ses recherches et de sa pratique thérapeutique touchant les « pyodermites et les eczémas ».

Cette double monographie n'a pas seulement pour but de fournir au médecin une thérapeutique précise pour tous les cas qu'il peut être appelé à rencontrer, mais elle vise aussi à élucider des faits trop incompris de la plupart des médecins et dont le rôle est capital en Dermatologie.

Ce nouvel ouvrage de l'auteur se rattache à ses trois volumes publiés il y a quelques années consacrés aux maladies séborrhéiques, aux maladies desquamatives, aux maladies cryptogamiques, sous le titre général de « *Maladies du Cuir chevelu* ».

E. Géraudel

Chef de laboratoire à la Faculté de Médecine de Paris.

Le Mécanisme du Cœur et ses anomalies

ÉTUDES ANATOMIQUES ET ÉLECTROCARDIOGRAPHIQUES

(1928) Un volume de 286 pages avec 200 figures . . . . . . **55 fr.**

L'AUTEUR détermine, par l'étude des anomalies du mécanisme cardiaque, le fonctionnement normal du cœur.

La division générale de l'ouvrage est la suivante :

Exposé de l'électrocardiographie, principe et technique. Rappel des notions anatomiques indispensables à toute étude sur le mécanisme cardiaque ; description de l'électrocardiogramme normal et de ses variétés.

L'auteur aborde alors les anomalies du mécanisme cardiaque. A chaque type, il joint l'explication classique, puis son explication personnelle.

R. Lutembacher

HISTOPATHOLOGIE VIVANTE

Structure des muscles striés

Étude cinématographique des contractions normales et atypiques des muscles et du myocarde.

(1928). Un volume de 156 pages avec 103 figures . . . . . **45 fr.**

ÉTUDE originale par la microcinématographie des contractions des muscles du cœur. L'auteur, très connu par ses travaux sur le cœur, montre que les fibres striées possèdent une structure différente de celle admise jusqu'à présent. — Comme matériel d'étude, il utilise des muscles vivants dont les contractions sont suivies sous le microscope à l'aide du cinématographe. — C'est un ouvrage documentaire très richement illustré, un chapitre d'histopathologie vivante permettant de suivre toutes les anomalies fonctionnelles des muscles du cœur.

L. Pellissier

Ancien Interne des hôpitaux de Paris.

L'Hypertension artérielle solitaire

(1927). Un volume de 272 pages. . . . . **30 fr.**

Prof^r Pierre Marie

Travaux et mémoires

Tome premier (1926). Un volume de 350 pages avec figures. 30 fr.
Tome second (1927). Un volume de 394 pages avec 48 figures et 2 planches. . . . . 30 fr.

Le nom du Professeur Pierre Marie est resté attaché aux grandes questions de Neurologie. Ses travaux épars dans de nombreux journaux, des revues et des recueils divers, ont été reproduits dans leur intégrité et groupés dans ce livre.

A-C. Guillaume

Vagotonies — Sympathicotonies Neurotonies

2e *Édition* (1928). Un volume de 562 pages. . . . . 40 fr.

Nouvelle édition complètement remaniée. Étude *étiologique*, *clinique et thérapeutique* des états de déséquilibre du système nerveux de la vie organo-végétative. Classification des états de déséquilibre vago-sympathique, conforme aux états morbides que l'on rencontre en clinique. Description clinique des syndromes de vagotonie, de sympathicotonie et de neurotonie : méthodes d'exploration de la vie organo-végétative ; états morbides qui s'apparentent à la vagotonie, à la sympathicotonie et aux neurotonies. Etude des causes provocatrices de ces états, leur diagnostic et leur traitement.

Constantin V. Economo

Professeur de Psychiatrie et de Neurologie à l'Université de Vienne.

L'Architecture cellulaire normale de l'écorce cérébrale

Édition française par le Dr Ludo VAN BOGAERT (de Bruxelles)

(1928). Un volume grand in-8 de 184 pages avec 61 figures . 80 fr.

Cet ouvrage d'une haute tenue scientifique est l'œuvre personnelle d'un des maîtres de la Neurologie contemporaine ; il a pour but de fournir aux psychiatres, aux neurologues, aux chercheurs, aux étudiants, sous une forme aisément accessible, les notions indispensables à la connaissance de l'*architectonie cellulaire corticale*.

Dans cet ouvrage, le Professeur Economo détermine, par une description de la structure générale, les caractères principaux des champs les plus importants de l'écorce cérébrale, en même temps qu'il indique leur fonction.

J. Dejerine

Professeur à la Faculté de Médecine de Paris.
Médecin de la Salpêtriere, membre de l'Académie de Médecine.

Sémiologie des affections du système nerveux

(1926). 2e tirage conforme à l'édition de 1914. Un volume de 1220 pages, avec 564 figures en noir et en couleurs et 3 planches hors texte, relié toile. . . . . 190 fr.

Cette réédition intégrale est conforme à l'ouvrage original, sans adjonctions ni suppressions. Seule, la table alphabétique générale a été complétée pour faciliter les recherches.

L'auteur passe en revue les troubles de l'intelligence et ceux du langage. Puis vient l'étude de la mobilité, comprenant les hémiplégies, les paraplégies, les atrophies musculaires, les désordres de l'équilibre, les convulsions, les contractures. Un chapitre est consacré à la topographie des paralysies et des atrophies musculaires et à leurs localisations anatomiques, un autre à l'exposé des explorations électriques.

Les chapitres suivants traitent de la sensibilité, des réflexes, des manifestations viscérales, des altérations trophiques, des troubles sensoriels. L'ouvrage se termine par une étude sur le liquide céphalo-rachidien.

P. Gilis

Professeur d'Anatomie à la Faculté de Médecine de Montpellier.

Anatomie élémentaire des centres nerveux et du Sympathique chez l'homme

(1927). Un volume de 232 pages avec 35 dessins et 1 planche. 20 fr.

En cinquante pages qui constituent un abrégé de l'anatomie du système nerveux, véritable chef-d'œuvre d'exposition, l'auteur donne une vue d'ensemble sur le système nerveux tout entier, mettant nettement en évidence son unité. Il rappelle, dans une première partie, les notions classiques sur la structure du système nerveux de *la vie de relation*. Dans la seconde partie consacrée au *sympathique*, il montre que celui-ci est superposable au premier, avec une portion centrale cérébrospinale et une portion périphérique, avec un appareil afférent sensitif et un appareil afférent moteur et sécrétoire.

Ch. Foix
Professeur agrégé à la Faculté
de Médecine de Paris.

J. Nicolesco
Assistant d'Histologie à la Faculté
de Médecine de Bucarest.

ANATOMIE CÉRÉBRALE

Les Noyaux gris centraux

et la région mésencéphalo-sous-optique

suivie d'un appendice sur l'Anatomie pathologique de la maladie de Parkinson.

(1926). 582 pages, 356 figures, 4 planches en couleurs, broché. **135 fr.**
Relié toile. **165 fr.**

Dans une première partie, les auteurs rappellent les notions *anatomiques* élémentaires nécessaires. Ils terminent par un index alphabétique avec définition des centres et faisceaux de la région, suivi d'un rapide résumé d'embryologie générale. La deuxième partie, *topographique*, comporte une étude sur coupes sériées dans les trois plans vertico-frontal, horizontal et sagittal, d'abord des formations blanches colorées par les méthodes myéliniques, ensuite des formations grises colorées par la méthode de Nissl. L'ouvrage se termine par la 3e partie *structurale*, comportant l'étude des différents noyaux de la région étudiée, et par un important mémoire relatif aux lésions anatomiques de la maladie de Parkinson.

Georges Guillain
Professeur à la Faculté de Médecine
de Paris.

Ivan Bertrand
Chef du laboratoire à la Faculté de Médecine
de Paris.

Anatomie topographique du système nerveux central

(1926). Un volume grand in-8° de 322 pages avec 60 planches originales.
Broché . . . . **80 fr.**
Relié toile . . . . **95 fr.**

Ce Traité a été écrit pour les étudiants poursuivant des études anatomiques, pour les médecins non spécialisés qui désirent repérer avec exactitude les lésions du système nerveux dans leurs autopsies et pour les neurologistes qui travaillent dans les laboratoires. On y trouvera une description méthodique de toutes les coupes microscopiques du système nerveux normal. Dans chaque coupe ont été indiqués des repères pour topographier les lésions éventuelles.

P. Nobécourt

Professeur à la Faculté de Médecine de Paris.
Médecin de l'hôpital des Enfants Malades.

CLINIQUE MÉDICALE DES ENFANTS

Livres de *science médicale appliquée*. Le clinicien qu'est le professeur Nobécourt met en scène le malade, il révèle son histoire, l'observe, l'examine, l'analyse, expose les méthodes mises en œuvre pour porter un diagnostic, les difficultés, les hésitations, les traitements institués. Enfin, il tire du fait particulier les enseignements d'ordre général qu'il comporte.

Le médecin trouvera dans ces livres simples et clairs des idées nettes et précises sur la plupart des cas graves qu'il est appelé à rencontrer.

II. — Affections de l'appareil circulatoire

(1925). Un volume de 372 pages avec 122 figures . . . . . **40 fr.**

III. — Troubles de la nutrition et de la croissance

(1926). Un volume de 404 pages avec 104 figures . . . . . . **45 fr.**

IV. — Affections de l'appareil urinaire

(1927). Un volume de 350 pages avec 56 figures . . . . . . **40 fr.**

V. — Affections du système nerveux

(1928). Un volume de 374 pages avec 70 figures . . . . . . **45 fr.**

Le tome I : " Affections de l'appareil respiratoire " est épuisé.

A. Besredka

Professeur à l'Institut Pasteur de Paris.

Etudes sur l'immunité dans les maladies infectieuses

(1928). Un volume de 414 pages. . . . . **30 fr.**

La Science de l'immunité est en pleine évolution. Les quinze études qui composent cet ouvrage quoique indépendantes les unes des autres n'en constituent pas moins un ensemble qui permet de se faire une idée des problèmes essentiels de l'immunité, de ceux notamment qui touchent à l'immunisation préventive et curative.

Georges Schreiber

Ancien interne des Hôpitaux de Paris.
Ancien chef de clinique adjoint à l'Hôpital des Enfants Malades.

La Médecine préventive usuelle

(1928). Un volume de 390 pages . . . . 30 fr.

La *Médecine Préventive* est appelée à devenir une des branches principales — sinon la principale — de la médecine. Elle a d'ailleurs réalisé en ces dernières années des progrès très appréciables.

Les praticiens ont déjà pu constater que l'exercice de la médecine étend très notablement le champ de leur activité. Cette tâche nouvelle exige des instruments de travail adaptés et une documentation établie sur un plan nouveau. Il importe, en effet, dans chaque cas, de discuter les indications et de bien connaître les techniques au nom de principes que les livres ne présentent pas dans un ordre et selon une méthode suffisamment pratiques.

En ce sens, ce livre marque une des étapes les plus importantes franchies par la pratique médicale, dans ses conceptions et dans ses applications.

L'auteur envisage tout le domaine de la médecine préventive, il a l'ingénieuse idée d'exposer ses possibilités actuelles et ses moyens de réalisation en procédant *âge par âge*. C'est, si l'on veut, la forme « didactique » de la présentation de ce livre.

Un index alphabétique bien établi, des sommaires précis et détaillés, servent de liens entre les chapitres, de sorte que le médecin a sous la main comme un « *dictionnaire* » de médecine préventive.

Robert Debré *Pierre Joannon*

La Rougeole

ÉPIDÉMIOLOGIE — IMMUNOLOGIE — PROPHYLAXIE

(1926). Un volume de 288 pages avec 30 figures . . . . . . 35 fr.

Les auteurs envisagent l'importance de la mortalité par la rougeole et l'influence qu'exercent sur elle de multiples facteurs.

Dans la deuxième partie, ils analysent la réceptivité de l'homme vis-à-vis de la rougeole, la contagiosité de cette maladie, l'immunité qu'engendre une première atteinte.

Dans la troisième partie, consacrée à la prévention de la rougeole, ils exposent les mesures générales de prophylaxie, les principes et la technique de l'immunisation au moyen des sérums humains.

Dans le dernier chapitre, ils indiquent dans quelle voie on doit s'engager pour réaliser l'immunisation active, à laquelle appartient l'avenir.

F. Terrien

Professeur de clinique ophtalmologique à la Faculté de Médecine de Paris.
Ophtalmologiste de l'Hôtel-Dieu.

Chirurgie de l'Œil et de ses annexes

3e *Édition* (1927). Un volume de 648 pages avec 565 figures. **100 fr**

La division de l'ouvrage est réglée par la texture de l'appareil visuel. Après avoir rappelé les notions anatomiques avec les points de repère essentiels, et les précautions à prendre avant toute intervention, l'auteur décrit les opérations avec le procédé qui lui a paru le plus pratique. L'étude des indications opératoires et celle des soins à donner à l'opéré ne sont pas négligées non plus que celle des complications.

Ont été décrites en détail les opérations sur le globe oculaire, en particulier l'extraction de cataracte. Le lecteur trouvera exposées dans tous leurs détails les règles à suivre pour la situation de l'opérateur et de son aide, la tenue du couteau, la fixation de l'œil, la technique des incisions, les précautions à prendre.

F. Terrien

SÉMIOLOGIE OCULAIRE

Anatomie — Physiologie — Pathologie

I. — La Calotte cornéo-sclérale

(1923). Un volume de 260 pages avec 144 figures. . . . . . . 40 **fr.**

II. — Le Diaphragme irido-ciliaire

(1924). Un volume de 240 pages avec 126 figures. . . . . . 40 **fr.**

III. — Le Cristallin

(1926). Un volume de 240 pages avec 158 figures. . . . . . . 40 fr.

IV. — Statique et dynamique oculaires

(1928). Un volume de 222 pages avec 100 figures. . . . . . . 40 fr.

Deuxième partie

Gds TRAITÉS — COLLECTIONS

Nouveau Traité de Médecine
Traité de Physiologie

Précis de Technique Opératoire
Collection de “ Précis Médicaux ”
Précis de Pathologie Médicale
Précis de Pathologie Chirurgicale
Collection du Médecin Praticien
Collection “ Médecine et Chirurgie Pratiques ”

NOUVEAU TRAITÉ DE MÉDECINE

PUBLIÉ SOUS LA DIRECTION DE MM. LES PROFESSEURS

G.-H. Roger *F. Widal* *P.-J. Teissier*

Secrétaire de la Rédaction: Marcel Garnier

23 FASCICULES grand in-8°, avec nombreuses figures et planches en couleurs, sous une élégante reliure 1/2 toile.

CETTE encyclopédie est l'entreprise la plus considérable de l'édition médicale française depuis 1920.

L'ouvrage a rencontré dans le monde entier le succès le plus marqué et certains volumes en sont à leur troisième édition. Cet accueil est dû à la judicieuse concept ou de l'œuvre scientifique et plus encore pratique, à la rigoureuse conscience et à la haute valeur des savants français et étrangers qui se sont groupés autour des directeurs et enfin à sa présentation.

Un prospectus complet de l'ouvrage est envoyé sur demande.

FASCICULE I. *Maladies infectieuses.* — *2e Édition* (1925). 584 pages, 66 figures, 3 planches en couleurs. . . . . 60 fr.

Notions générales sur les infections. — Les Septicémies. Les Streptococcies. Erysipèle. — Pneumococcie et Pneumonie. — Staphylococcie. — Infections à tétragènes. Infections à Cocco-bacille de Pfeiffer, à Diplobacille de Friedländer. — Entérococcie. Psittacose. Infections à Proteus vulgaris. Infections putrides et gangreneuses. Méningococcie. Gonococcie.

FASCICULE II. *Maladies infectieuses (suite).* — *2e Édition* (1928). 912 pages, 98 figures, 10 planches en couleurs. . . . . . . 85 fr.

Scarlatine. — Quatrième maladie. Cinquième maladie. Rubéole, Rougeole, Variole, Varicelle. — Vaccine. — Le Zona, les Herpès et les Fièvres herpétiques. — Fièvre aphteuse. — Suette miliaire. — Charbon. — Typhus exanthématique. — Coqueluche. — Oreillons. — Diphtérie. — Tétanos. — Rhumatisme articulaire aigu. — Dengue, Fièvre de pappataci.

FASCICULE III. *Maladies infectieuses (suite).* — *3e Édition* (1927). 608 pages, 62 figures, 4 planches en couleurs. . . . . . 70 fr.

Fièvres typhoïde et paratyphoïdes. — La Dysenterie bacillaire. — Colibacillose. — L'Amibiase. — Choléra. Botulisme et Fièvre de Malte ou Mélitococcie. — La Fièvre des tranchées. — La Grippe. — La Peste. — La Fièvre jaune.

FASCICULE IV. *Maladies infectieuses et parasitaires.* — *2e Édition* (1925). 820 pages, 134 figures. 5 planches en couleurs. . . . 75 fr.

Maladie de Heine-Medin. — Encéphalite léthargique. — La Rage. — La Tuberculose. — Septicémie tuberculeuse. Les Pseudo-tuberculoses. Morve. — Lèpre. — Verruga. — Actynomicose. Aspergillose. — Les Mycétomes. Les Oösporoses. Les Sporotrichoses. Les Blastomycoses. — Spirochétoses. — Syphilis.

NOUVEAU TRAITÉ DE MÉDECINE

FASCICULE V. *Tome I. Maladies infectieuses et parasitaires (fin).* — 2e *Édition* (1925). 452 pages, 196 figures, 3 planches en couleurs. 55 fr.

Chancre simple. Granulome des organes génitaux. — Chancre et bubon poradéniques. — Goundou, Pian. — Fièvres récurrentes. — Sodoku. — Le Paludisme. La Fièvre bilieuse hémoglobinurique — Kala-Azar. Bouton d'Orient. Trichinose. — Filariose, Strongylose. Distomatose. Coccydiose. Sarcosporidiose, Echinococcose, Cysticercose. — Trypanosomoses humaines, Bilharzioses. — Érythème polymorphe et Érythème noueux.

Tome II. Le Cancer. — 2e *Édition* (1928). Un volume avec figures et planches en couleurs. . . . . *Sous presse.*

FASCICULE VI. *Intoxications.* — 2e *Édition* (1925). 520 pages, 27 figures, 4 planches en couleurs. . . . . 65 fr.

Les intoxications. — Saturnisme, Intoxications par le cuivre, le zinc, l'étain. — Phosphorisme. Arsenicisme. Hydrargyrisme, Intoxications par l'oxyde de carbone, le gaz d'éclairage, l'hydrogène sulfuré, le sulfure de carbone, les hydrocarbures. — Intoxication par l'acide picrique. — Intoxication par les gaz de guerre. — L'alcoolisme. — Caféisme. — Théisme. — Intoxication par le kawa. — Intoxications par l'opium, l'éther, la cocaïne. — Tabagisme. — Intoxications diverses. — Intoxication d'origine alimentaire. — Intoxication par les champignons.

FASCICULE VII. *Avitaminoses. Maladies par agents physiques. Troubles de la nutrition.* — 2e *Édition* (1924). 586 pages, 38 fig. 65 fr.

Vitamines et Avitaminoses. — Scorbut. — Scorbut infantile. — La Pellagre. — Béribéri. — L'Intoxication par les venins et la sérothérapie antivenimeuse. — Troubles et maladie déterminés par l'Anaphylaxie. — Maladie Sérique. — Maladies par agents physiques. — Troubles et maladies de la nutrition.

FASCICULE VIII. *Pathologie des glandes endocrines. Troubles du développement.* — 2e *Édition* (1926). 456 pages, 107 figures, 1 planche en couleurs. . . . . 55 fr.

Troubles du développement général. — Pathologie de l'hypophyse. — Acromégalie. Pathologie de la glande pinéale. — Pathologie de la glande thyroïde. — Myxœdème. Goitre exophtalmique. — Pathologie des parathyroïdes. — Pathologie du thymus. — Pathologie des capsules surrénales. — Troubles des glandes génitales. — Syndromes pluriglandulaires.

FASCICULE IX. *Affections du Sang et des Organes hématopoïétiques.* — (1927). 802 pages, 184 figures et 8 planches en couleurs. 80 fr.

Pathologie du globule rouge. Chloroanémies, Anémies graves. Polyglobulies. — Pathologie du globule blanc Leucocytoses, Leucémies, Affections hémorragipares, Hémophilie. — Purpura. — Pathologie des organes hématopoïétiques. — Pathologie de la moelle osseuse, des ganglions. Pathologie de la rate.

NOUVEAU TRAITÉ DE MÉDECINE

FASCICULE X. *Pathologie de l'Appareil circulatoire.* Sous presse.

Pathologie du cœur. — Pathologie du système artériel. — Aortites, anévrisme de l'aorte. — Pathologie du système veineux.

FASCICULE XI. *Pathologie de l'appareil respiratoire.* (Nez, Larynx, Trachée, Bronches, Poumons). — 2e *Édition.* (1926). 658 pages, 90 figures, 5 planches en couleurs . . . . 70 fr.

Sémiologie de l'appareil respiratoire. — Pathologie du nez et du larynx. — Affections de la trachée et des bronches. — Asthme. — Bronchopneumonies. Pneumonoconioses. — Syphilis pulmonaire et autres affections du poumon. — Cancer pleuropulmonaire. — Kystes hydatiques du poumon.

FASCICULE XII. *Pathologie de l'appareil respiratoire* (*suite*). — 2e *Édition* (1926). 596 pages, 56 figures, 10 planches en couleurs. 70 fr.

Tuberculose ou pseudo-tuberculoses pulmonaires. — Pathologie de la Plèvre. — Pathologie du Médiastin et adénopathies trachéo-bronchiques.

FASCICULE XIII. *Pathologie de l'appareil digestif.* (Bouche, Pharynx, Œsophage, Estomac). — 2e *Édition* (1926). 858 pages, 138 figures, 4 planches en couleurs. . . . . 85 fr.

Pathologie de la Bouche. — Pathologie du Pharynx. — Affections communes à la bouche et au pharynx. — Pathologie de l'Œsophage. — Pathologie de l'Estomac.

FASCICULE XIV. *Pathologie de l'appareil digestif* (Intestin). — (1924). 580 pages, 168 figures, 7 planches en couleurs. . . . . . . 65 fr.

Pathologie de l'intestin. — Les Affections gastro-intestinales des Nourrissons. — Vers intestinaux. — Ankylostomiase. — Sémiologie des fèces. — Pathologie du rectum et du côlon terminal.

FASCICULE XV. *Pathologie des glandes salivaires du pancréas et du péritoine.* — 2e *Édition* (1926). 564 pages, 133 figures, 2 planches en couleurs. . . . . 65 fr.

Pathologie des glandes salivaires. — du Pancréas. — Affections aiguës du Péritoine. — Affections chroniques du péritoine. — Kystes hydatiques du péritoine.

FASCICULE XVI. *Pathologie du foie.* — (1928). 1048 pages, 163 figures, 20 planches hors texte dont 11 en couleurs . . . . 125 fr.

Sémiologie physique du foie. — Sémiologie fonctionnelle. — Syndromes d'insuffisance et de suractivité fonctionnelles du foie. — Le Syndrome d'hypertension portale. — Les Ictères. — Spirochétose ictéro-hémorragique. — Congestions du foie. — Les cirrhoses du foie. — Les dégénérescences du foie. — Néoplasme du foie. — Les hépatites infectieuses aiguës. — Tuberculose du foie. — Echinococcose hépatique. — Les hépatites toxiques. — Pyléphlébites. — Affections des voies biliaires. — Lithiase biliaire. — Cancer des voies biliaires.

NOUVEAU TRAITÉ DE MÉDECINE

FASCICULE XVII. *Pathologie des Reins.*

Paraîtra en Janvier 1929.

FASCICULE XVIII. *Pathologie du système nerveux.* — (*Sémiologie générale*) (1928). 846 pages, 256 figures en noir et en couleurs, 2 planches en couleurs. . . . . 85 fr.

Coma et apoplexie. — Céphalée. — Vertiges. — Pathologie du sommeil; La Psychologie des malades. — Les grands syndromes psychiatriques, les Démences. Les Amnésies, Aphasies. Troubles de l'élocution et de la prononciation. Les Paraplégies. Ataxies. — Troubles de l'élocution. — Troubles de la Motilité. — Troubles de la Tonicité. — Troubles des réactions électriques. — La Chronaxie. — Troubles de la réflectivité. — Introduction et classification des réflexes. — Troubles de la sensibilité. — Troubles de l'Appareil visuel. — L'examen fonctionnel de l'oreille interne. — Troubles sensoriels. — Liquide céphalo-rachidien.

FASCICULE XIX. *Pathologie du système nerveux (cerveau et cervelet).* — (1925). 1016 pages, 261 figures, 40 planches en noir et 6 planches en couleurs. . . . . 105 fr.

Syndrome pyramidal (Hémiplégie). — Hémianesthésie cérébrale. — Hémianopsie. — Épilepsie Jacksonienne. — Topographie cranio-encéphalique, Syndromes corticaux. — Syndromes sous-corticaux. — Traumatismes du cerveau. — Infections. — Troubles circulatoires. — Tumeurs cérébrales. — Syphilis cérébrale. — Paralysie générale. — Encéphalopathies infantiles. — Pathologie du Cervelet. — Les Syndromes labyrinthiques.

FASCICULE XX. *Pathologie du système nerveux.* — (Bulbe, nerfs craniens, méninges, moelle). . . . . *En préparation.*

Pathologie des tubercules quadrijumeaux, des pédoncules, de la protubérance, du bulbe. — Pathologie des nerfs craniens. — Pathologie des méninges. — Pathologie de la moelle.

FASCICULE XXI. *Pathologie du système nerveux.* (Nerfs, sympathique, névroses). (1927) 900 pages, 415 figures, 1 planche double. . . 85 fr.

Affections traumatiques des nerfs. — Sémiologie des nerfs périphériques et des Plexus. — Syndromes radiculaires et radiculites. — Polynévrites. — Névralgies. — Les syndromes neuro-végétatifs. — Troubles vaso-moteurs. — Troubles trophiques. — Troubles viscéraux d'origine nerveuse. — Troubles thermiques d'origine nerveuse. — Migraine. — Névroses, Dyskinésies. — Maladies familiales du système nerveux.

FASCICULE XXII (et dernier). *Pathologie des Muscles, Os et Articulations.* — (1924). 560 pages, 209 figures, 2 planches en couleurs. 65 fr.

Affections des muscles. — Maladies des os. — Dystrophies osseuses. — Rachitisme. — Ostéomalacie. — Achondroplasie. — Pseudo-rhumatismes infectieux et toxiques. — Rhumatisme chronique.

Pr. D. — 438.

NOUVEAU TRAITÉ DE PHYSIOLOGIE

TOME IV. — *Les secrétions internes.*

(1928). Un volume in-8 de 586 pages avec 125 figures. Broché. . . 65 fr.
Relié. . . . 80 fr.

Étude générale des sécrétions internes, par J.-E. ABELOUS. — Pancréas, sécrétion interne, par E. HÉDON et L. HÉDON. — La rate, par J.-E. ABELOUS, R. ARGAUD, L.-C. SOULA. — Le Thymus, par J. PARISOT et G. RICHARD. — Glande pinéale, par M. LAIGNEL-LAVASTINE. — Les glandes parathyroïdes, par M. GARNIER et R.-A. TURPIN. — Hypophyse et région infundibulo-tubérienne, par Gustave ROUSSY et J.-J. GOURNAY. — Les insuffisances surrénales, par F. TOURNADE. — Glande thyroïde, par MM. GARNIER et R. HUGUENIN.

TOME V. — *Respiration.* (*Sous presse*).

Nez, larynx, trachée, bronches, poumons, par L. BINET. — Échanges gazeux, quotient respiratoire, par DAUTREBANDE. — Métabolisme basal, par HERMANN, *etc.*, *etc.*

TOME VI. — *Circulation.* (*Sous presse*).

Le Cœur, par MATHIEU et HERMANN. — Poisons du cœur, par SOULA. — Pression sanguine dans les artères, par Ph. FABRE. — L'électrocardiogramme, par Henri FRÉDÉRICQ. — Circulation artérielle et veineuse, par Henri DE WAELE. — Les capillaires, par Jean DEMOOR.

TOME VII. — *Les humeurs, sang et lymphe, réactions d'immunité.*

(1927). Un volume in-8 de 520 pages avec 48 figures. Broché . . 50 fr.
Relié. . . . . . . 65 fr.

Sang, propriétés générales et morphologie, par J. JOLLY. — Hémoglobine et ses dérivés, par René FABRE. — Les albuminoïdes respiratoires chez les invertébrés, par L. CUÉNOT. — Plaquettes sanguines, par PH. PAGNIEZ. — La moelle osseuse, par G.-H. ROGER. — Coagulation du sang, par M. DOYON. — Hémorragies, par Henri DELAUNAY. — La transfusion du sang, par P.-E. WEIL. — Le système lacunaire, par Charles ACHARD. — La lymphe, par Léon BINET et L.-Justin BESANÇON. — Le ganglion lymphatique, par Ernest SCHULMANN. — Immunité, Antigènes, Anticorps, par Jules BORDET. — Théories de l'anaphylaxie, par A. BESREDKA.

TOME VIII. — *Physiologie musculaire, chaleur animale.*

(1928). Un volume in-8° avec figures. (*Sous presse*).

Physiologie générale du tissu osseux et de l'ossification, par R. LERICHE et A. POLICARD. — Production de l'Electricité par les êtres vivants. Production de la Lumière par les êtres vivants. Biophotogenèse, par A. STROHL. — La lutte contre la chaleur. La Fièvre, par J. GAUTRELET. — Principes généraux de la mécanique et de la chaleur, par M. WEISS. — Les Muscles, par L. LAPICQUE. — Principes généraux de la mécanique et de la chaleur, par M. WEISS.

TOMES IX *et* X. — *Physiologie nerveuse.* (*Paraîtront en 1929*).

TOME XI *(et dernier).* — *Reproduction et croissance.*

(1927). Un volume de 516 pages avec 93 figures dans le texte, broché. 50 fr.
Relié, fers spéciaux. . . . . . 65 fr.

Genèse des produits sexuels et fécondation, par CH. CHAMPY. — L'Appareil génital mâle, par H. BUSQUET. — L'Appareil génital femelle, par HENRI VIGNES. — Caractères sexuels secondaires, par A. PEZARD. — La Gestation, l'Embryon et le Fœtus, le Placenta, par H. VIGNES. La Femme enceinte, par H. VIGNES et E. BACH. — Physiologie du nouveau-né et du nourrisson, par LÉON BINET. — La Sécrétion lactée, par CH. PORCHER. — Etude histologique de la croissance, par CH. CHAMPY. — Etude physiologique de la croissance, par E. LESNÉ et LÉON BINET. — Hérédité, par E. RABAUD. — Tératologie, par E. RABAUD.

Précis de
Technique Opératoire

PAR LES PROSECTEURS DE LA FACULTÉ DE MÉDECINE DE PARIS

Nouvelle série : 7 volumes de 250 à 300 pages chacun, comprenant environ 300 figures.

CETTE collection est devenue. en France et dans tous les pays où elle a été traduite, un instrument classique de travail, et il n'y a guère d'étudiants ou de praticiens qui ne la possèdent.

Dans cette nouvelle série, les auteurs s'adjoignant leurs élèves et continuateurs, en la personne des jeunes prosecteurs, ont revu et au besoin récrit avec eux les différents volumes de la série. Des anciennes éditions n'ont été conservés que les chapitres de chirurgie restés classiques. Les techniques ont été remaniées et adaptées aux idées actuellement courantes. Les procédés anciens ont été supprimés et remplacés par les procédés modernes acceptés par la majorité des chirurgiens. De nouveaux chapitres ont été ajoutés. L'illustration enfin a été presque entièrement refaite.

Pratique courante et Chirurgie d'urgence, par V. VEAU et D'ALLAINES. 8e *Édition* (1928), Broché. . 18 fr. Cartonné. . . . . 25 fr.

Tête et cou, par CH. LENORMANT et P. BROCQ, 8e *Édition* (1928). Broché. 18 fr. Cartonné. . . . . 25 fr.

Thorax et membre supérieur, par A. SCHWARTZ et METIVET. 5e *Édition* (1925). Broché. . . . . 18 fr. Cartonné. . . . . 25 fr.

Abdomen, par M. GUIBÉ et J. QUÉNU. 6e *Édition* (1926). Broché. . 22 fr. Cartonné. . . . . 30 fr.

Appareil urinaire et appareil génital de l'homme, par PIERRE DUVAL et J. GATELLIER. 7e *Édition* (1928). Broché. . . 18 fr. Cartonné. 25 fr.

Appareil génital de la femme, par R. PROUST et J. CHARRIER. 6e *Édition* (1927). Broché. . . . . 18 fr. Cartonné. . . . . 25 fr.

Membre inférieur, par GEORGES LABEY et le Dr J. LEVEUF. 5e *Édition* (1923). Broché. . . . . 13 fr. Cartonné. . . . . 25 fr.

COLLECTION DE PRÉCIS MÉDICAUX

Précis de
Pathologie Médicale

PAR

F. BEZANÇON, MARCEL LABBÉ, LÉON BERNARD, J.-A. SICARD, A. CLERC, P. ÉMILE WEIL, PHILIBERT, S.-I. DE JONG, A. SEZARY, CH. FOY, PASTEUR VALLERY-RADOT, G. VITRY, MARCEL BLOCH, J. PARAF et THIERS.

Ouvrage complet en 7 volumes.

Cet ouvrage s'adresse aux étudiants et aux médecins qui ont besoin de se tenir au courant des conceptions nouvelles et des techniques modernes. Il est destiné à remplacer le Dieulafoy qui a éduqué tant de générations médicales.

Chaque partie de ce précis a été confiée à des auteurs spécialisés qui ont tous acquis par leurs travaux et par leur expérience une compétence toute particulière en la matière.

TOME I. *Maladies infectieuses*, par FERNAND BEZANÇON et PHILIBERT 540 pages, 75 figures : broché. . . . . 35 fr.
Cartonné. . . . . 42 fr.

TOME II. *Maladies infectieuses* (2e Partie), par FERNAND BEZANÇON et PHILIBERT. — *Intoxications*, par LÉON BERNARD et JEAN PARAF 646 pages, 91 figures, broché. . . . . 35 fr.
Cartonné. . . . . 42 fr.

TOME III. 2e Édition. *Maladies de l'appareil respiratoire*, par FERNAND BEZANÇON et S.-I. DE JONG. *(Sous presse).*

TOME IV. *Maladies du cœur et des vaisseaux*, par A. CLERC. *(Paraîtra en Mars 1929).*

TOME V. 2e Édition. *Maladies du sang et des organes hématopoïétiques*, par P. EMILE WEILL et MARCEL BLOCH. *Maladies des reins*, par PASTEUR VALLERY-RADOT. 636 pages, 74 figures, broché. . . . . 35 fr.
Cartonné. . . . . 42 fr.

TOME VI. 2e Édition. *Maladies de l'appareil digestif et de la nutrition*, par MARCEL LABBÉ et G. VITRY. 830 pages, 403 figures, broché. 40 fr
Cartonné. 48 fr.

TOME VII. *Maladies du système nerveux*, par M. SICARD, CH. FOIX et THIERS. — *Glandes endocrines*, par A. SÉZARY. *(En préparation).*

COLLECTION DE PRÉCIS MÉDICAUX

La Collection de Précis Médicaux s'adresse aux étudiants pour la préparation de leurs examens et aux praticiens qui, à côté des grands traités, ont besoin d'ouvrages concis mais vraiment scientifiques, qui les tiennent au courant. D'un format maniable, ces livres sont très abondamment illustrés.

H. Rouvière
Professeur à la Faculté de Médecine de Paris.

Précis d'Anatomie et de dissection

TOME I. — *4e Édition. Tête, cou, membre supérieur.*

TOME II. — *4e Édition. Thorax, abdomen, bassin, membre inférieur.*

(1925). Chaque volume, broché. . . . . 32 fr.
Cartonné. . . . . 42 fr.

P. Poirier
Professeur à la Faculté de Paris.

A. Baumgartner
Chirurgien des Hôpitaux.

Précis de Dissection

4e Édition (1919). 360 pages, 241 figures, broché. . . . . 15 fr.
Cartonné. . . . . 22 fr

Aug. Broca
Professeur à la Faculté de Médecine de Paris.

Précis de Médecine opératoire

2e Édition (1920). 296 pages, 510 figures, broché. . . . . 25 fr
Cartonné. . . . . 32 fr

COLLECTION DE PRÉCIS MÉDICAUX

M. Arthus
Professeur à l'Université de Lausanne.

Précis de Physiologie

7e Édition (1927). 1152 pages, 287 figures, broché. . . . . 60 fr.
Cartonné. . . . . 70 fr.

M. Arthus

Précis de Chimie physiologique

10e Édition (1924). 452 pages, 115 figures, 5 planches, broché. . . 35 fr.
Cartonné. . . 44 fr.

M. Arthus

Précis de Physiologie microbienne

(1921). 408 pages, broché. . . . . 25 fr.
Cartonné. 32 fr.

F. Bezançon
Professeur à la Faculté de Médecine de Paris.

Précis de Microbiologie clinique

4e Édition. . . . . *En préparation.*

M. Langeron
Chef de laboratoire à la Faculté de Paris.

Précis de Microscopie

4e Édition (1925). 1034 pages, 315 figures, broché. . . . . 50 fr.
Cartonné. . . . . 58 fr.

COLLECTION DE PRÉCIS MÉDICAUX

Vient de paraître :

E. Brumpt

Professeur à la Faculté de Médecine de Paris.

Précis de Parasitologie

4e Édition (1927). 1452 pages, 795 figures, 5 planches, broché. . . 90 fr.
Relié. . . 100 fr.

C'est en réalité un traité complet de Parasitologie médicale indispensable aux médecins français et étrangers à qui il permet d'approfondir de nombreux faits scientifiques. On trouvera dans cet ouvrage *la description* de tous les animaux et végétaux signalés jusqu'à ce jour comme parasites de l'homme, *leur biologie, leur rôle pathogène, leur distribution géographique, le moyen de les détruire.*

Nouveauté :

Ch. Joyeux

Professeur agrégé à la Faculté de Médecine de Paris.

Précis de Médecine Coloniale

(1927). 832 pages, 138 figures, broché. . . . . 55 fr.
Cartonné. . . . . 65 fr.

Ce précis est destiné au médecin exerçant dans les pays chauds, au jeune praticien colonial, à l'étudiant. L'auteur y envisage les maladies communes des pays chauds, rares ou inconnues en France. Quant aux affections cosmopolites, il indique s'il y a lieu quelques particularités de leur évolution sous les tropiques.
C'est dire que cet ouvrage, tout en étant une mise au point complète et entièrement à jour de la pathologie exotique, a surtout un caractère extrêmement pratique.

J. Courmont *Ch. Lesieur* *A. Rochaix*

Précis d'Hygiène

REVU ET CORRIGÉ PAR PAUL COURMONT ET A ROCHAIX.

3e Édition (1925). 902 pages, 320 figures, broché. . . . . 50 fr.
Cartonné. . . . . 58 fr.

Vient de paraître :

J. Darier

Médecin honoraire de l'hôpital Saint-Louis.

Précis de Dermatologie

4e Édition (1928). 1102 pages, 120 figures, broché . . . . 85 fr.
Cartonné . . . . 100 fr.

COLLECTION DE PRÉCIS MÉDICAUX

L. Ombrédanne
Professeur à la Faculté de Médecine de Paris.

Précis clinique et opératoire de Chirurgie infantile

2e *Édition* (1926). 1140 pages, 584 figures : broché. . . . . . . 65 fr
Cartonné. . . . . 75 fr

P. Nobécourt
Professeur à la Faculté de Médecine de Paris.

Précis de Médecine des enfants

5e *Édition* (1926). 1022 pages, 229 figures, broché. . . . . 58 fr
Cartonné. . . . . . . 70 fr

V. Morax
Ophtalmologiste de l'hôpital Lariboisière.

Précis d'Ophtalmologie

3e *Édition* (1921). 870 pages, 450 figures et 4 planches, broché. . . 52 fr
Cartonné. . . 60 fr

Ét. Martin
Professeur à la Faculté de Médecine de Lyon.

Précis de déontologie et de Médecine professionnelle

2e *Édition* (1923). 344 pages, broché. . . . . 18 fr
Cartonné. . . . . 24 fr

COLLECTION DU MÉDECIN PRATICIEN

L'OBJET de cette collection : Dire au médecin traitant tout ce qu'il doit savoir d'une spécialité, lui indiquer les méthodes les meilleures de diagnostic et de traitement — les lui décrire avec des détails assez minutieux pour lui permettre de les appliquer sans mécompte et le conduire ainsi jusqu'au seuil qu'il ne peut dépasser par ses propres moyens ; — lui permettre d'autre part de guider le spécialiste dont il recherchera le concours et auquel il doit apporter un diagnostic précis ; lui apprendre enfin à utiliser pour le traitement les renseignements que la consultation, le laboratoire ou l'opération lui auront fournis.

G. Laurens

Oto-Rhino-Laryngologie du médecin praticien

5e *Édition* (1926). 508 pages, 596 figures. . . . . 40 fr.

Alb. Terson

Ophtalmologie du médecin praticien

2e *Édition* (1920). 550 pages. 356 figures, 1 planche en couleurs. . 38 fr.

Pierre Réal

Stomatologie du médecin praticien

3e *Édition* (1926). 302 pages, 169 figures, 4 planches. . . . . . . 33 fr.

Guy-Laroche

Examens de laboratoire du médecin praticien

2e *Édition* (1921). 412 pages, 117 figures, 1 planche en couleurs. . 32 fr.

COLLECTION DU MÉDECIN PRATICIEN

C. Florand *A. Girault*

Diagnostic et traitement des affections du tube digestif

(1922). 410 pages, 62 figures. . . . . 28 fr.

R. Ledoux-Lebard

La radiologie du médecin praticien

I. Radio-diagnostic des maladies de l'appareil digestif

(1926). 288 pages, 101 figures, 12 planches. . . . . 40 fr.

Gaston Lyon

Consultations pour les Maladies des voies digestives

(1920). 360 pages. . . . . 20 fr.

Paul Sollier *Paul Courbon*

Pratique sémiologique des Maladies mentales

Guide de l'étudiant et du praticien

(1924). 458 pages, 89 figures. . . . . 30 fr.

Vient de paraître :

Ed. Étienne

Professeur agrégé à la Faculté de Médecine de Montpellier.

Traitement des fractures par le praticien

(1927). 194 pages, 145 figures. . . . . 16 fr.

En présence d'une fracture, le médecin avec sa seule intelligence, son savoir et son habileté manuelle doit formuler et appliquer un traitement.

L'auteur étudie les fractures courantes et les appareils susceptibles d'être réalisés un peu partout en donnant de bons résultats.

COLLECTION

MÉDECINE ET CHIRURGIE PRATIQUES

DANS cette série de petits volumes sont publiées les monographies médicales qui — dans le domaine de la thérapeutique et de la clinique — naissent au jour le jour selon les besoins de l'actualité.

Elles complètent les grands traités et les manuels classiques qui répondent aux besoins généraux des médecins et des étudiants.

Ces ouvrages sont limités à un objet restreint, chacun d'eux est consacré à une question spéciale, ils paraissent assez facilement pour permettre de saisir au moment voulu tel problème précis soulevé par les progrès de la technique médicale.

J. Fiolle
Professeur à l'École de Médecine de Marseille.

Le Curettage utérin

Indications, Technique, Résultats, Accidents

2e *Édition* (1924). 132 pages, 3 figures. . . . . 12 fr.

P. Moure
Chirurgien des hôpitaux de Paris.

Chirurgie vasculaire conservatrice

(1923). 144 pages, 110 figures. . . . . 12 fr.

Robert Dupont
Ancien interne des Hôpitaux de Paris.
Ex-chef de clinique à la Faculté.

Jean Dalsace
Chef de laboratoire
à l'hôpital Saint-Antoine.

Roger Leroux
Chef des travaux d'anatomie
pathologique à la Faculté de Paris.

Technique des prélèvements et des biopsies

dans la pratique clinique

(1926). 144 pages, 50 figures. . . . . 16 fr.

Fidel Fernandez-Martinez
Professeur à la Faculté de Médecine de Grenade.

Traitement de l'ulcus gastroduodénal

(1927). 138 pages. . . . . 12 fr.

COLLECTION
MÉDECINE ET CHIRURGIE PRATIQUES

Marcel Labbé
Professeur de Pathologie générale à la Faculté de Paris.

Le Traitement du diabète

2e Édition (1926). 158 pages. . . . . 10 fr.

L. Nègre — *A. Boquet*
Chefs de laboratoire à l'Institut Pasteur.

Antigénothérapie de la tuberculose
par les Extraits méthyliques de bacilles de Koch

(1927). 158 pages. . . . . 16 fr.

Michel-Léon Kindberg
Médecin des hôpitaux de Paris.

Les Abcès du Poumon

(1928). 138 pages, 21 figures . . . . 14 fr.

L'Abcès du poumon est plus fréquent aujourd'hui qu'autrefois. L'auteur en donne les causes probables, il décrit les syndromes cliniques de cette affection, analyse les problèmes qu'elle soulève, discute le diagnostic, précise les attitudes thérapeutiques entre lesquelles il est permis d'hésiter. Une bibliographie très complète termine l'ouvrage.

Michel-Léon Kindberg

La Collapsothérapie de la tuberculose pulmonaire

(1927). 160 pages, 12 figures. . . . . 15 fr.

P. Guibal (de Béziers)

Traitement chirurgical de la dilatation bronchique

(1924). 174 pages, 31 figures. . . . . 12 fr.

M. Chiray — *J. Lebon*
Prof. agrégé à la Faculté de Paris. — Médecin des Hôpitaux d'Alger.

Les Insuffisances pancréatiques

(1926). 210 pages. . . . . 20 fr.

COLLECTION
MÉDECINE ET CHIRURGIE PRATIQUES

Leroux-Robert
Chef de Travaux de Physiothérapie oto-rhino-laryngée de l'Hôpital Saint-Louis.

La Hte fréquence en O.-R.-Laryngologie

Diathermie, Hte. tension, Effluvation, Diathermo-Coagulation, Étincelage
2e Édition (1927). 216 pages, 113 figures. . . . . 26 fr.

André Moulonguet
Oto-rhino laryngologiste des hôpitaux de Paris.

Les Vertiges labyrinthiques

(1927). 166 pages, 17 figures. 18 fr.

Mlle C. Pascal — *J. Davesne*

Traitement des maladies mentales par les chocs

(1926). 184 pages. . . . . 18 fr.

René Cruchet — *A. Ragot* — *J. Caussimon*

La Transfusion du sang de l'animal à l'homme

(1927). 106 pages, 13 figures. . . . . 12 fr

Marcel Vérain
Chef de Laboratoire à la Faculté de Médecine.

Jean Chaumette
Licencié ès sciences physiques.

Le pH en Biologie

(1928). 168 pages, 20 figures . . . . 16 fr.

Lortat-Jacob
Médecin de l'Hôpital Saint-Louis.

Poumeau-Delille
Interne des Hôpitaux de Paris.

La Syphilis médullaire

(1928). 152 pages. . . . . 14 fr.

96798. — PARIS. IMP. LAHURE

www.ingramcontent.com/pod-product-compliance
Ingram Content Group UK Ltd.
Pitfield, Milton Keynes, MK11 3LW, UK
UKHW020152250726
13967UKWH00003B/1020

9 782012 463486